U0332214

*CLINICAL GUIDELINES AND PRACTICE FOR*
*SEVERE ACUTE PANCREATITIS*

# 重症急性胰腺炎
## 诊疗规范与实践

主　审⊙李宜雄　肖　平　李世忠

主　编⊙龚学军　刘志勇　周　军　纪连栋

副主编⊙潘小季　魏　伟　陆晔斌　黄　勋

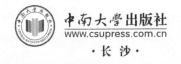
中南大学出版社
www.csupress.com.cn
·长沙·

图书在版编目（CIP）数据

重症急性胰腺炎诊疗规范与实践 / 龚学军等主编.
长沙：中南大学出版社，2025.2.
　　ISBN 978-7-5487-5974-4
　　Ⅰ．R576
中国国家版本馆 CIP 数据核字第 2024JC4744 号

重症急性胰腺炎诊疗规范与实践
ZHONGZHENG JIXING YIXIANYAN ZHENLIAO GUIFAN YU SHIJIAN

龚学军　刘志勇　周军　纪连栋　主编

□出 版 人　林绵优
□策划编辑　陈海波　陈　娜
□责任编辑　陈　娜
□责任印制　李月腾
□出版发行　中南大学出版社
　　　　　　社址：长沙市麓山南路　　　　　邮编：410083
　　　　　　发行科电话：0731-88876770　　传真：0731-88710482
□印　　装　广东虎彩云印刷有限公司

□开　　本　787 mm×1092 mm 1/16　□印张 22.5　□字数 557 千字
□版　　次　2025 年 2 月第 1 版　　　　□印次 2025 年 2 月第 1 次印刷
□书　　号　ISBN 978-7-5487-5974-4
□定　　价　198.00 元

# 编委会

◇ 主　审

李宜雄　肖　平　李世忠

◇ 主　编

龚学军　刘志勇　周　军　纪连栋

◇ 副主编

潘小季(湖南省人民医院重症医学科)

魏　伟(中南大学湘雅医院胰腺外科)

陆晔斌(中南大学湘雅医院胰腺外科)

黄　勋(中南大学湘雅医院院内感染科)

◇ 编　委(按姓氏笔画排序)

王琳维(中南大学湘雅医院胰腺外科)

龙学颖(中南大学湘雅医院放射科)

刘金金(中南大学湘雅医院胰腺外科)

朱　帅(中南大学湘雅医院胰腺外科)

朱忠成(中南大学湘雅医院胰腺外科)

李　乾(中南大学湘雅医院消化内科)

何　文(中南大学湘雅医院胰腺外科)

何　群(中南大学湘雅医院胰腺外科)

宋　超(中南大学湘雅医院院内感染科)

阳建怡(中南大学湘雅医院胰腺外科)

周　莉(中南大学湘雅医院康复科)

赵春光(中南大学湘雅医院重症医学科)

高泰龙(湖南省人民医院肝胆胰外科)

袁洪涛(贵州省贵阳市第一人民医院)

唐　涛(中南大学湘雅医院中医科)

黄　卫(中南大学湘雅医院中医科)

龚　菲(中南大学湘雅医院康复科)

梁　帅(中南大学湘雅医院胰腺外科)

蒋天盛(贵州省贵阳市第一人民医院)

窦晓琳(中南大学湘雅医院胰腺外科)

# 作者简介

## 主 审

**李宜雄** 中南大学湘雅医院普通外科一级主任医师、二级教授及博士生导师，湘雅名医，湖南省普通外科学术与技术领军人物；兼任湖南省医学会胰腺病专业委员会主任委员、普通外科专业委员会名誉主任委员等多项职务，并在中国胰腺病学会、中华医学会外科学分会及肿瘤学分会担任重要理事/委员；深耕普外临床及基础研究40余年，尤其在胰腺癌、胰腺神经内分泌肿瘤等领域积累了丰富经验，对胰胆肿瘤的切除独具特点，手术切除率高，深受同行

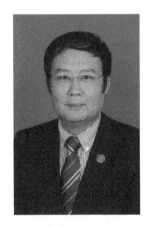

认可，主刀完成胰十二指肠切除病例超1000例；主持国家自然科学基金5项，国家"863""973"计划子课题3项，省部级课题7项，发表学术论文100余篇，其中SCI论文30余篇；荣获湖南省科技进步奖3项及中南大学医疗新技术成果奖2项。

**肖 平** 中南大学湘雅医院肾脏病内科教授、主任医师、博士生导师；曾任中南大学湘雅医院党委书记，以及中南大学党委第一届、第二届党委委员，湖南省第十二届人大代表；现兼任中国医师协会常委、湖南省健康管理学会会长、湖南省健康服务业协会常务副理事长、湖南省医学会医学工程学专业委员会主任委员、湖南湘雅医学与健康基金会理事长，以及《中国医学工程杂志》主编。

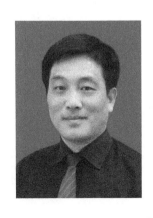

**李世忠** 主任医师,湖南省卫生健康委员会医政医管处原一级调研员、湖南省康复医学会副会长、湖南医药学院医院管理研究院副所长、湖南省药师协会专家委员会副主任,湖南省医疗保障研究会罕见病保障专委会主任委员;先后主持组织编写《湖南省三级综合医院评审标准实施细则(2013版)》及肿瘤、传染、儿童、精神专科医院评审标准实施细则(2013版);组织湖南省医院重点专科建设和县级医院能力建设,为湖南省医疗行业的规范化发展做出了重要贡献。

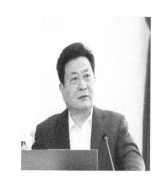

# 主 编

**龚学军** 中南大学湘雅医院胰腺外科主任,副教授,硕士生导师;美国约翰霍普金斯医院访问学者;兼任中国医师协会外科医师分会胆道外科专家组委员、中国医师协会外科医师分会加速康复外科专家组委员、中国抗癌协会胰腺癌专委会委员、湖南省医学会普通外科专业委员会副主任委员、湖南省医学会胰腺外科专业学组副组长、《中国普通外科杂志》编委;对肝胆胰疾病的外科治疗有较高造诣,尤其擅长微创外科技术。主持省厅级课题2项,参与国家级课题1项,在国内外知名期刊发表论文20余篇。

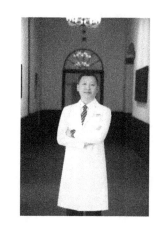

**刘志勇** 中南大学湘雅医院重症医学科副主任,副教授,硕士生导师;兼任中华医学会重症医学分会青年委员,中国病理生理学会危重病医学专业委员会青年委员,中国研究型医院学会胰腺病分会胰腺炎专业委员会委员。同时,他也是湖南省医师协会重症医师分会委员,湖南省医学会外科专业委员会肠瘘学组副组长,湖南省医学会消化专业委员会胰腺炎组委员。主要研究方向聚焦于脓毒症、多器官功能衰竭患者的生命支持、危重患者营养支持治疗及重症急性胰腺炎的综合治疗。

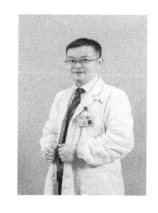

周　军　中南大学湘雅医院胰腺外科副主任医师、副教授；美国哥伦比亚大学访问学者；兼任湖南省医学会消化内镜专业委员会内镜外科学组副组长；湖南省医学会普通外科专业委员会胰腺外科学组委员；湖南省医学会消化疾病专业委员会胰腺学组委员；湖南省医学会普通外科专业委员会肝胆胰数字医学学组委员；深耕胰腺外科领域多年，临床技艺精湛，致力于胰腺疾病的精准治疗。

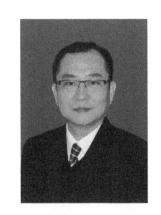

纪连栋　医学博士，中南大学湘雅医院胰腺外科主治医师、助理研究员，中华医学会胰腺外科学组青年精英俱乐部的成员。兼任湖南省医学会多个青年委员职务，包括普通外科专业委员会、肝胆专业委员会以及抗癌协会胆道肿瘤专业委员会等，以及湖南省中医药和中西医结合学会普通外科专业委员会青年委员、湖南省老年医学学会肝胆胰外科分会的青年委员；湖南省湘雅胰腺外科专科联盟的秘书长，在胰腺外科领域具有深厚的专业背景和丰富的临床经验。

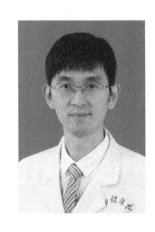

# 序 言

急性胰腺炎是一种常见病，全球发病率约为 34/10 万，近年来发病率呈明显上升趋势，发病原因因地域、生活习惯，以及基因背景等有所不同，常见原因有胆道结石、饮酒、高脂血症、暴食、药物和感染等。其中 10%～20% 可发展为重症急性胰腺炎，并发症明显增高，病死率为 15%～20%。历史上对急性胰腺炎的认识经历了漫长的时间。其中对治疗的不同选择，反映了各个时期对急性胰腺炎的认识特点。近 20 多年来，在全球范围内制定了不同地域不同时期的诊治指南，为提高急性胰腺炎，特别是重症急性胰腺炎的诊治水平提供了切实有效的指导意见。国内自 20 世纪 80 年代开始，在张圣道、赵玉沛、王春友等教授的带领下，在吸收国外指南和国内丰富的诊治经验的基础上，制定了《中国急性胰腺炎诊治指南》，并在不同时期进行了修订。该指南最新一版发布于 2022 年，极大地提高了我国急性胰腺炎的救治水平。

中南大学湘雅医院普外科自 2006 年开始建立胰腺疾病专科化病房，将急性胰腺炎的病例集中收治，采用外科为主导的多学科诊疗模式，使重症急性胰腺炎救治的病死率由 17.3% 降至 9.19%（2008.01—2022.08），极大地改善了重症急性胰腺炎的治疗现状。其中重症医学科(ICU)、影像科、消化内科、医院感染科等科室与胰腺外科医生的密切合作，也使许多重症急性胰腺炎患者得到成功救治，积累了大量的宝贵经验。

中南大学湘雅医学院 1979 级校友王继华女士，念及母校和乡土情结，深知急性胰腺炎给患者带来的痛苦，献出大爱，捐巨资建立湖南省急性胰腺炎救治能力提升项目基金。通过培训、学习班讲课、巡回指导、座谈讨论、进修学习、编写讲义及线上会议等形式，对以县市级医院为主的各类医务人员进行培训，极大地提高了市县级医院急性胰腺炎的救治水平，造福了广大患者，其情其景，非常令人感动和敬佩。

这一项目由湖南省卫生健康委员会李世忠副处长牵头组织，湖南省湘雅医学与健康基金会肖平理事长亲自领导，费汝倩女士具体安排，由中南大学湘雅医院、中南大学湘雅三医院、湖南省人民医院共同实施。交由中南大学湘雅医院胰腺外科和重症医学科共同负责，在胰腺外科主任龚学军教授的组织带领下，赖以项目的有力支持，将近几年的讲课内容、讨论病例进行系统整理，积累成册，方便各级同道分享参考。在本书的撰写过程中，为了使读者对急性胰腺炎这一常见的疾病有完整的认识，编者详细回顾了人类认识这一疾病的曲折历史，使人们从中受到启发，对目前诊治重症急性胰腺炎的重点和难题作了重点叙述和分析，以及对临床诊治方法和操作要求作了详细说明，最后对一些临床典型病例的救治经验和教训给予认真剖析。

相信本书对这一领域的各级临床医生和护士，特别是基层一线的同道能开卷有益。同时，借此机会对参与本书撰写并付出艰辛和无偿劳动的各位老师和同道表示深深的敬意和感谢！

李宜雄

2023 年 6 月 6 日

# 目　录

## 第三篇　重症急性胰腺炎治疗的关键技术

## 第四篇　经典病例回顾及专家点评

# 第一篇

# 急性胰腺炎概述

# 第一章
# 急性胰腺炎的历史沿革

## 第一节　急性胰腺炎的认知过程及重要时间节点

公元前 323 年，亚历山大大帝在征服了东方的印度河附近后凯旋，回到巴比伦，在盛大的庆祝宴会中他进食了大量的食物和酒精。宴会第 2 天，亚历山大大帝出现腹痛，且病情逐渐加重。经过 12 天治疗，亚历山大大帝在他 33 岁生日的前几天去世。对于他的死因，当时广为流传的解释是中毒。然而历史学家 Robin Lane Fox 认为，当时最常见的毒药是番木鳖碱和藜芦，这两种毒药的作用都比较猛烈，人在中毒后不太可能活过 12 天。也有人认为他可能死于疟疾，因为当时巴比伦城暴发了疟疾。直到 1986 年，Simmy Bank（南非，摩尔斯堡，1931—?）提出，这可能是第一例与酒精相关的急性胰腺炎，尽管这已无从考证。

在中国古代的文献里对胰腺炎虽无专述，但从 2000 多年前的《内经》开始就可见许多类似的相关记载，常将急性胰腺炎归于中医"脾热病""脾心痛""结胸病"等范畴。如《素问·六元正纪大论》载："木郁之发，民病胃脘当心而痛，上支两胁，鬲咽不通，食饮不下。"《内经·厥病篇》载："腹胀胸满，心尤痛甚，胃心痛也……痛如以锥针刺其心，心痛甚者，脾心痛也。"至汉代，《金匮要略》载："按之心下满痛者，此为实也，当下之，宜大柴胡汤。"大柴胡汤证、大承气汤证、厚朴三物汤证、大陷胸汤证、四逆汤证等则从不同侧面反映了本病的临床特征，如《伤寒论·辨太阳病脉证并下》指出："……从心下至少腹，硬满而痛，不可近者，大陷胸汤主之。"至隋唐时期，如《备急千金要方·卷十三》提出用针刺治疗本病："心痛引背不得息，刺足少阴，不已取手少阴。"金元时期的一些医家对本病的辨证施治及饮食宜忌有了进一步的认识，如《丹溪心法》云："假如心痛，有因平日喜食热物，以致死，血留于胃口作痛。"总体而言，当时中医对急性胰腺炎的认知仍然停留在表征的研究上。

尽管从古代起，人们就用希腊字 skírros 或拉丁字 scirros（肿瘤，硬的）来描述胰腺的不同异常情况，但从未详细描述过与这一器官有关的具体疾病。Iacobo Auberto Vindone（1500?—1587）对一名胰腺坏死的酗酒患者进行尸检，1579 年他在巴塞尔出版的书中首次描述了急性胰腺炎的胰腺体征和外观的情况（图 1-1-1）。1652 年著名的荷兰医生和解剖学家 Nicolaes Pietersz Tulp（荷兰，阿姆斯特丹，1593—1674）在他的第四本书《观察医学》（*Observationes Medicae*）中记载了他在一位死于背部疼痛、低热、失眠和躁动的年轻男子身上观察到的胰腺脓肿的体征和解剖结果。10 年后，巴黎医学院院长 Guy Patin（1601—1672）发表了类似的观察。

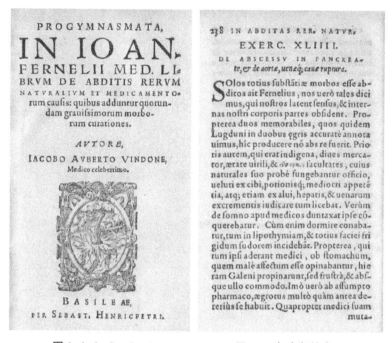

图 1-1-1　Iacobo Auberto Vindone 于 1579 年出版的书，
第一次描述了发生胰腺坏死的酗酒患者的尸检结果

　　1679 年，Théophile Bonet（瑞士，日内瓦，1620—1689）在他的著作《坟墓解剖实践》（对死于疾病的尸体的墓地或解剖学研究）中描述了胰腺"腐烂和化脓"的情况，该书收录了近 3000 份尸检报告（包括他们的病史），被认为是第一本完整的解剖病理学图书。1761 年，Giovanni Battista Morgagni（意大利，福尔利，1682—1771）出版的书中包含了 700 多份病历和相应的尸检报告。其中一位患者出现上腹部剧烈疼痛、呕吐、昏倒，尸检中观察到其胰腺肿大，布满大小不等的结节，且胰腺质地硬如软骨。这本书被翻译成多种语言，并被用作《解剖学》的参考资料。

　　1788 年，Thomas Cawley 发表了对一位 34 岁的糖尿病患者的尸检结果：胰腺充满了结石，因此他提出糖尿病和胰腺的外观之间可能存在联系，尽管他无法确定原因或结果。1803 年，法国国家医学科学院创始主席 Antoine Portal（法国，加亚克，1742—1832）是第一个将胃肠道出血和食管静脉曲张联系起来的人，同时也是路易十八和查理十世的医生，他描述了坏疽性胰腺炎可能与胆结石有关。当时，关于胰腺炎的可能原因有许多理论，包括用于治疗梅毒的汞的影响、慢性肝病、蠕虫从十二指肠进入胰管、消化性溃疡穿透胰腺和胆管压迫导致与黄疸有关的胰腺炎等。然而，1815 年，G. Fleischman 在其著作《验尸》中描绘了一个年轻男性酗酒者死于反复发作的腹痛、恶心和呕吐的案例，尸检过程中发现死者的胰腺非常坚硬，他认为这是多次胰腺炎的结果，并认为这表明了疾病的慢性恶化。据此 Heinrich Claessen 于 1842 年推测酒精在胰腺炎的发展中起作用，并首次强调酒精是引起胰腺炎的主要原因之一。

病理学家和细菌学家 Theodor Albrecht Edwin Klebs（普鲁士，1834—1913）在 1870 年提出了出血性胰腺炎和胰腺周围脓肿之间存在联系。16 年后芝加哥拉什医学院的外科医生 Nicholas Senn（瑞典，1844—1908）赞成这一观点，即胰腺感染和脓肿是急性胰腺炎的结果。他在美国外科协会的会议上，依据自己在《胰腺外科手术》文章中所做的实验和研究，为这个观点进行了辩护并得出结论：胰腺受影响的部分被重新吸收，并被结缔组织取代，而其余的腺体继续保持正常功能；同时如果胰腺导管受到炎症过程的影响，将导致因瘢痕形成的导管阻塞，使远端腺体部分恶化。Senn 还进行了多项与胰腺手术相关的实验和临床研究，这些成就使他被公认为"实验胰腺病学之父"。

1889 年，哈佛大学病理解剖学名誉教授 Reginald Herber Fitz（美国，马萨诸塞州，1843—1913）在《波士顿医学和外科杂志》（创刊于 1828 年，100 年后更名为《新英格兰医学杂志》）发表了一篇文章，其中记录了急性胰腺炎的体征和症状，确定了这一过程的不同阶段，描述了坏疽、出血和化脓性变化；并提出急性胰腺炎可能有不同的病因，如胆结石、酒精、消化性溃疡穿孔和腹部创伤；还描述了急性胰腺炎的并发症，如脓肿、脾静脉血栓形成和胰腺假性囊肿。

1901 年，约翰霍普金斯医院的病理学家 Eugene L. Opie（美国，弗吉尼亚州，1873—1971）通过对急性出血性胰腺炎患者进行尸检，根据其结果提出了"共同通道理论"。他观察到在一个病例中胆管有一块小结石导致胆总管扩张，但胰管没有扩张，因此他认为胆汁反流进入胰管后导致了胰腺炎。这一理论在后期的动物胰腺注射胆汁引起胰腺炎的实验中得到了证实。

1908 年，德国生理学家 Julius Wohlgemuth（德国，柏林，1874—1948），发现了一种测定血清淀粉酶浓度的方法，使得除了在剖腹探查或死后解剖（当时可能确诊的唯一方法）外急性胰腺炎的诊断成为可能，标志着急性胰腺炎诊断方法的重大突破。德国内科医生 Gerhardt Katsch（德国，柏林，1887—1961）在 1925 年建议通过测定血清淀粉酶和脂肪酶浓度来诊断胰腺炎，并于 1939 年提出了胰腺炎"酶逸出"理论来解释本病的发病机制。

妇科医生 Thomas Stephen Cullen（加拿大，布里奇沃特，1868—1953）和外科医生 George Grey Turner（英国，北希尔兹，1877—1951）在 1916 年和 1920 年分别描述了与出血性胰腺炎相关的腹侧脐周青紫和瘀斑，也就是至今仍在临床广泛应用的重症急性胰腺炎特征性体征，即 Cullen 征和 Grey Turner 征。

胰腺疾病的第一个影像学诊断是在 1927 年通过腹部 X 线平片观察到胰腺区域出现钙化。然而，在引入不同的成像技术［超声（1971 年）、计算机断层扫描（CT）（1974 年）、磁共振成像（MRI）（1975 年）］和内镜［内镜逆行胰胆管造影（1968 年）和超声内镜（1980 年）］之前，胰腺疾病的死前和（或）术前形态学诊断无法进行系统和令人信服的诊断。

1946 年，明尼苏达州罗切斯特市梅奥诊所的医生 Mandred W. Comfort（美国，得克萨斯州，希尔斯伯勒，1894—1957）提出了一个新的临床和解剖学病理概念——"慢性复发性胰腺炎"。两年后，纽约贝尔维尤医院的外科医生 Henry Doubilet 和 John H. Mulholland 提出了"复发性急性胰腺炎"的概念，并根据 21 例病例报告描述了其病因和手术治疗。1958 年，来自亚特兰大的外科医生 Joseph L. Owens 和 John M. Howard 明确区分了结石性胰腺炎和酒精性胰腺炎，并描述了慢性酒精性胰腺炎中的钙化现象。但直到 1963 年，在马赛举行的一次会议上，在会议主席马赛圣玛格丽特医院的著名胃肠病学家 Henri Sarles（1922—2017）的主导下，就主要基于临床和形态学标准的胰腺炎的第一次分类达成了共识，这种分类区分了急性胰腺炎、急性复发性胰腺炎、慢性胰腺炎和慢性复发性胰腺炎。尽管这种临床分类很简单并被广泛接受，但急性复发性胰腺炎和慢性复发性胰腺炎这两个概念仍引起了混淆，因为即使在现在也很难区分急性胰腺炎复发和慢性胰腺炎加重。

大约 20 年后，得益于成像技术（超声和 CT）和内镜（内镜逆行胰胆管造影）的发展，基于形态学特征和疾病的自然归转，胰腺炎新的分类方法被提出来。第一次会议于 1983 年在剑桥市由英国胰腺学会主办，1984 年第二次研讨会在马赛市举行。在这两次会议上，急性胰腺炎和慢性胰腺炎的区别保持不变；专家们一致认为急性胰腺炎的特点是腹痛伴随血液和尿液中酶学水平升高，可能会有不同严重程度的全身反应，并且发作后可能会复发。两次会议一致认为并发症包括坏死、出血和假性囊肿，但剑桥会议增加了蜂窝织炎和脓肿。而在马赛会议上对急性胰腺炎的定义和基本形态学诊断标准进行了概述，包括一种严重的类型，伴有胰周和胰腺脂肪坏死、实质坏死和出血，以及一种不太严重的类型，仅伴有胰周脂肪坏死和间质水肿；并且确定这些病变可能是局部的或弥漫性的，这种形态和功能异常在每次发作后都可能恢复正常。慢性胰腺炎的特征是不可逆的组织学变化，可能是进行性的，并导致外分泌和内分泌功能的丧失，通常与腹痛有关。还定义了一种特殊的形式——慢性梗阻性胰腺炎，其特征是一旦梗阻性胰管减压，外分泌功能就可能得到改善。

1992 年，在亚特兰大的会议上一些国际胰腺专家希望为胰腺炎制定出一种新的分类标准，结合与急性胰腺炎相关的不同标准来定义一种与多器官衰竭和（或）局部并发症（如坏死、假性囊肿或脓肿）相关的严重类型（坏死性出血）和一种轻度类型（水肿性或间质性），后者仅有轻微的器官功能障碍且可以平稳恢复。还定义了如积液、坏死、假性囊肿和脓肿等概念。然而，这种分类并没有对胰腺炎的不同程度进行正确的分层，也没有明确定义局部并发症的形态学定义。因此，考虑到关于急性胰腺炎的新的生理病理知识，其严重程度是由它引起的全身反应（器官衰竭）所决定的，特别是当它呈持续性时，以及可能出现的局部并发症（积液或坏死），尤其是在发生感染时，后来在此基础上又提出了两种新的分类：2012 年的基于决定因素的分类（胰腺）和 2013 年修订的亚特兰大分类。基于决定因素的分类根据患者的严重程度分为 4 类：轻度（无坏死或器官衰竭）、中度 [有无菌性坏死和（或）短暂性器官衰竭]、重度（有感染性坏死或持续性器官衰竭）和危重（有感染性坏死或持续性器官衰竭）。修订后的亚特兰大分类将严重程度分为 3 类：轻度 [无局部或全身并发症和（或）器官衰竭]、中度 [有局部或全身并发症和（或）器官衰竭] 和重度（持续性器官衰竭>48 小时）。后者还引入了一种新的并发症，即"包裹性坏死"，指坏死的胰腺或胰腺周围组织被炎症壁包围（在动态计算机断层扫描图像上增强），至少需要 4 周的时间才能形成这层包裹。事实证明，这两套标准都优于 1992 年的旧亚特兰大分类，虽然它们是相互排斥的，但也是相辅相成的，2013 年修订的亚特兰大分类似乎更好地反映了日常临床实践中患者的真实情况。

现代重症急性胰腺炎的外科新纪元可以说是和预测急性胰腺炎的严重性同时开始的。治疗急性胰腺炎患者的医生一直试图寻找工具来预测疾病的进展，例如，哪些患者会从轻度类型中迅速恢复，或患者是否会遭受严重的危及生命的并发症。John H. Ranson（印度，班加罗尔，1938—1995）于 1974 年发表了一套评分系统（Ranson 评分），用于预测急性酒精性胰腺炎的严重程度，后来对其进行了轻微修改以评估胆源性胰腺炎。该评分系统基于 11 个衡量因素：5 个在入院时测量，6 个在入院后 48 小时内测量。存在 3 个或以上因素的患者预示着死亡或重症胰腺炎的风险增加，敏感性为 60%~80%。4 年后，由杰出的苏格兰外科医生及胰腺病理学专家 Clement W. Imrie 领导的格拉斯哥皇家医院的外科医生团队，发表了另一系列的因素以帮助预测急性胰腺炎发作的预后。无论其病因是酒精还是胆结石，如果患者达到 3 个或更多的标准，就表明在疾病过程中有严重并发症的高风险。Imrie 团队最终在 1984 年通过审核后正式发布了这一评分系统，称为格拉斯哥评分。1983 年，Le Gall 等人开发了简易急性生理评分(simplified acute physiological score, SAPS)，后来在 1993 年进行了修改，更名为 SAPS-Ⅱ。1989 年推出了急性生理和慢性健康评估Ⅱ(acute physiology and chronic health evaluation Ⅱ, APACHE-Ⅱ)，这是一般急性疾病严重程度评分系统，用于评估需要入住重症监护病房的患者，这两个系统都涉及对 12 个生理变量、年龄和既往健康状况进行评估。1985 年，专攻腹部放射学的纽约大学医学院放射学名誉教授 Emil Jacques Balthazar 发表了以他的名字命名的依据计算机断层扫描数据的评分系统，Balthazar 评分用于评估急性胰腺炎的预后。5 年后，他又发表了一篇新文章，利用动态计算机断层扫描技术对胰腺坏死的程度进行分级，称为 CT 严重程度指数(CT severity index, CTSI)。来自赫尔辛基大学的 Pauli Poulakkainen 等人于 1987 年描述了血清 C 反应蛋白(C-reactive protein, CRP)的价值测定在评估急性胰腺炎严重程度中的作用。1993 年，来自南非开普敦的 Ivor C. Funnell 等人指出了肥胖对急性胰腺炎患者构成的风险，提出体重指数(body mass index, BMI)>30 kg/m² 作为预测严重程度的标准，他们的结果在后续研究中被证明是局部和全身并发症发生的风险因素，也是死亡的风险因素。2004 年，来自布鲁塞尔伊拉斯谟大学医院的 Marianna Arvanitakis 公布了磁共振严重程度指数(MR severity index, MRSI)，观察到磁共振成像提供的数据与 CT 扫描在确定急性胰腺炎严重程度方面获得的数据相当，但其禁忌证更少，且在疾病的初始阶段出现胰管破坏时也能进行识别。2008 年，波士顿哈佛医学院的 Bechien U. Wu 提出了急性胰腺炎严重程度床边指数(bedside index for severity in acute pancreatitis, BISAP)，以简化当时已知的不同严重程度标准的评估。BISAP 就是计算在入院前 24 小时内的指标，如血尿素氮(blood urea nitrogen, BUN)>25 mg/dL、精神状态、全身炎症反应综合征(systemic inflammatory response syndrome, SIRS)、年龄>60 岁或有胸腔积液，这些因素会增加死亡风险。BISAP 的准确性类似于 APACHE-Ⅱ，但计算要简单得多。目前，公认的胰腺炎预后不良的风险且需要重症监护的影响因素包括：年龄(>35 岁)、BMI(>30 kg/m²)、器官衰竭和 SIRS、CRP(>150 mg/dL)、血尿素氮(>25 mg/dL)、红细胞比容(>44%)和 CTSI 或 MRSI(在最初 72~96 小时内)。

重症急性胰腺炎外科领域的历史发展大事录，见表 1-1-1。

表 1-1-1　重症急性胰腺炎外科领域的历史发展大事录

| 专家 | 年份 | 主要贡献 |
| --- | --- | --- |
| Tulp | 1652 | 最初通过尸检来描述坏死性胰腺炎 |
| Klebs | 1870 | 描述了出血性、坏死性和化脓性胰腺炎的关系 |
| Chiari | 1883 | 提出了胰腺自身消化的发病机制 |

续表 1-1-1

| 专家 | 年份 | 主要贡献 |
|---|---|---|
| Senn | 1886 | 描述了胰腺应用科学实验动物的外科方法 |
| Fitz | 1889 | 建立坏死性胰腺炎与临床病理特征的关系 |
| Koerte | 1894 | 第一次为感染性坏死性胰腺炎进行手术 |
| Mayorobson | 1904 | 提倡早期探索和感染期阶段的引流 |
| Elman | 1929 | 建立诊断急性胰腺炎的分析 |
| Nordmann | 1938 | 发表各种形式的急性胰腺炎的保护机制 |
| Watts | 1963 | 第一次成功为暴发性急性胰腺炎患者行全胰腺切除术 |
| Altemeier and Alexander | 1963 | 倡导清创和关闭胰腺脓肿引流 |
| Lawson | 1970 | 介绍了三重造口与引流在胰腺炎坏死出血性阶段的应用 |
| Hollender | 1979 | 积累了早期切除在出血坏死性阶段的大量经验 |
| Bradley and Davidson | 1983 | 对感染性坏死性胰腺炎进行延迟和有计划的探索 |
| Kivisaari | 1984 | 通过 CT 增强扫描进行诊断和治疗 |
| Beger | 1985 | 将清创加小网膜囊灌洗术用于所有形式的坏死性胰腺炎 |
| Gerzof | 1987 | 引导下细针穿刺诊断胰腺坏死的感染 |
| Bradley and Allen | 1991 | 对大多数形式的无菌坏死性胰腺炎行非手术治疗 |
| Atlanta Symposium | 1993 | 以临床基础定义坏死性胰腺炎，并据此提出治疗方法 |
| Carter | 2000 | 清创和引流胰腺感染及坏死 |

（龚学军　高泰龙）

# 第二节　急性胰腺炎诊疗策略的演变

## 一、国际胰腺炎诊疗策略变迁

一直以来关于急性胰腺炎究竟是采用药物治疗还是手术治疗的争论从未停止，这一争论可以追溯到 19 世纪末 Reginald Fitz 和 Nicholas Senn 的时代。1886 年，Nicholas Senn 认为急性胰腺炎的早期阶段进行手术是无效且有风险的，而 Reginald Fitz 则认为手术在初期阶段是一种令人满意的治疗方法。在那个时代和 20 世纪初，大多数胰腺炎患者都是在尸检或腹部手术中被诊断出来的，只有少数人存活下来。1887 年，巴塞尔外科教授 August Socin（瑞士，沃韦，1837—1899）对一名胰腺囊肿导致肠梗阻的 45 岁妇女进行了引流手术，患者在手术 5 小时后死亡。该囊肿被证实为胰腺头部的血肿，极有可能由急性胰腺炎发展而来，它被认为是急性胰腺炎最早的手术治疗病例之一。外科治疗坏死性胰腺炎的成功病例最早是 1894 年由 Werner Koerte 报道的，一例 48 岁的肥胖女性重症急性胰腺炎患者于发病后一个月成功通过左上腹切口引流胰腺巨大脓肿。术中将碘仿纱布引流条放置在腹膜后位，术后的处理包括更换引流条。在伤口引流出相当数量的坏死胰腺及脂肪组织和胰腺瘘管形成后，患者终于在术后 5 个月治愈出院。不幸的是，另外有两例坏死后脓肿的患者在同样的治疗后因反复感染而死亡。Koerte 提倡延迟探查胰腺感染情况，他认为在急性期不推荐外科治疗，因为此时患者有循环系统崩溃的可能；而后期当胰腺化脓组织增多时就是外科治疗的指征。

有了最初的成功尝试后，外科医生们蜂拥到外科干预治疗胰腺炎的大旗之下。在 20 世纪初，已有很多外科干预的拥趸，如 Mayo Robson 和 Johann von Mikulicz 等。1904 年 Mayo Robson 报道了 4 例早期坏死性胰腺炎中的 2 例幸存者，以及 6 例胰腺脓肿中的 5 名幸存者。Johann von Mikulicz 提倡早期探查胰腺坏死组织，并主张通过胰腺切开术，而不是通过纱条引流来进行胰腺引流。哥伦比亚的外科教授 Woolsey 报道了 3 例早期应用清创术和纱条引流术探查坏死性胰腺炎成功的病例。Bunge 和 Villar 也报道了采用相同方法成功的病例。他们所采用的技术包括在急性出血性/坏死性胰腺炎早期切开胰周小网膜囊，用纱布条引流胰腺周围组织。

在接下来的四分之一个世纪中，外科干预坏死性胰腺炎成为公认的治疗策略，甚至外科医生继续争论适宜的外科干预时间以及用什么技术去干预。在这种外科治疗热潮中，1911 年 Hoffman 尝试对一名出血性胰腺炎患者进行全胰腺切除术，但是后来因为大出血而不得不停止。这种外科干预治疗胰腺炎的热潮在 1925 年著名的英国外科医生 Berkeley Moynihan（马耳他，1865—1936）的陈述中达到了顶点，他认为没有外科干预的出血性坏死性胰腺炎患者完全不可能生存。他说："除了外科手术，这种疾病几乎不可能痊愈，以至于没有一例不做处理而存活的病例。"1927 年，法兰克福大学的教授 Viktor 报道了一组前 8 年间从 124 家国际多中心收集来的 1510 名坏死性胰腺炎患者的病例，其中有 1278 例进行了外科治疗，这些患者的总病死率为 51%。作者感到很惊讶，因为这个病死率并没有比世纪初的 60% 的病死率有明显改善。在出血性胰腺炎和坏死性胰腺炎中病死率是最高的，分别为 60% 和 65%；在急性水肿性胰腺炎中是最低的，为 24%。他们提倡在发病几天之内尽早外科干预，纵向切开胰腺来减压，并且用棉条引流 6~8 天。腹部切口应该保持数周的敞开，因为持续的胰腺酶分泌，还有腺体坏死组织释放需要很长时间。

尽管之前一直认为只有外科干预才能制止急性胰腺炎患者的死亡，但是在外科手术的实施和术后护理的困难也被广泛认识。1929 年越南医生 Peter Walzel 首先提出对于那些更常见的轻度胰腺炎，保守治疗比外科干预的病死率更低，并且急性水肿性胰腺炎和急性坏死性胰腺炎是两种不同的疾病，因此，他反对广泛认同的观点——急性水肿性胰腺炎是坏死性胰腺炎的必有前兆。John R. Paxton 和 J. Howard Payne 在 1948 年的一篇论文中回顾了 307 例胰腺炎病例，发现其总病死率为 33%，手术干预组的病死率为 45%，而非手术急性组的病死率为 28%。他们强调了早期手术后的低生存率，因此，认为手术是不必要，甚至是有害的。同时一旦能够确定血清淀粉酶浓度，就可以在不需要开腹探查的情况下作出诊断，这就扩大了保守治疗的适应证范围，特别是在病情不严重的情况下。非手术治疗急性胰腺炎很快就得到了欧洲的 Mikelson、Demel 和 Nordmann 及北美的 Trasoff、Pratt、Fallis 和 Lewison 等的支持。从 20 世纪 30 年代到 20 世纪 50 年代，外科干预很少被提及。

然而，保守治疗并不像刚开始想象的那样是万能的。1959 年利兹大学的 Pollock 分析了 100 例采取保守治疗的急性胰腺炎病例，发现重症急性胰腺炎的患者尽管当时治疗效果很好，但是最终仍可能死亡。1962 年 Foster 和 Ziffen 表达了对重症急性胰腺炎保守治疗病死率依然很高的担心。他们注意到保守治疗的重症急性胰腺炎病死率在某些医疗组中高达 80%。后来其他公开文献先后报道重症急性胰腺炎持续内科治疗的病死率为 50% ~ 90%。因此，外科医生又开始想要知道选择性外科治疗到底能不能改善重症急性胰腺炎的病死率。

外科医生一直秉承着只要存在坏死组织，就要把它去除的原则。继 1911 年 Hoffman 尝试切除坏死性胰腺炎的腺体不成功后，又有零零散散的尝试。1945 年，法国里昂的 Dargent 完成了一例坏死性胰腺炎急诊胰腺切除术，但这位患者最终死亡。1959 年，Chau 等人首先报道了坏死性胰腺炎胰腺远端切除术的成功。4 年后，英国伯明翰医院的外科医生 George Wartts 对一位暴发性急性胰腺炎的休克患者实施了第一例成功的全胰腺切除术。尽管这篇报道在 The Lancet 上篇幅很短（只有不到一页），但是它大大激发了外科医生进行胰腺切除来治疗重症急性胰腺炎的兴趣。

用"对支持性治疗无效"作为外科干预重症急性胰腺炎的首要指征，一些外科医生迅速在这个高风险群体内开展了扩大范围胰腺切除术。外科干预常于急性发病期的 48 小时之内实施，包括胰体尾部切除术和偶尔的全胰腺切除术。远端切除的病死率为 28%，胰十二指肠切除术的病死率为 60%。然而，在这些切除术中有超过四分之三的患者需要接受反复多次手术治疗，主要原因是术后感染和出血。其中做得最多的是 Strasburg 的 Louis H 等教授，从 1967 年开始在他们进行胰腺切除术的 82 名重症急性胰腺炎患者中病死率达到 26%。因此他们认为"保守治疗可能会延迟致死性的结果，但是很少会阻止死亡"。这个看法在当时是很具有代表性的。然而，这种病死率的改善，在很大程度上可以理解为当时外科代谢和液体治疗的巨大进步。药理学对血压的维持成为保守治疗的最新水平，使外科医生不仅改善了手术后的外科护理，还为现代保守治疗提供了框架。

1970 年，在美国马萨诸塞州综合医院由 Lawson 等人对 15 名出血性坏死性胰腺炎患者进行早期外科干预，通过胆囊造口、胃造口和空肠造口给予营养（三重造口术），并加上胰周引流术。结果有 11 人存活，有 4 例死亡的患者是由于疾病后期的感染，因此 Lawson 等人提出了"晚期感染仍然是一个临床上的难题"。White 和 Heimbach 等人同样不主张对坏死性胰腺炎患者采用胰腺切除术，1976 年，他们报道了 30 例难治性出血性胰腺炎患者采用引流管引流、静脉营养和三重造口术治疗，最终的病死率为 20%。其中一半的患者因为术后感染需要第二次手术。

由于胰腺炎的病死率仍然居高不下，因此人们又开始尝试新的保守治疗方法。20 世纪 80 年代进行的一系列前瞻性研究表明，无菌性坏死性胰腺炎患者的保守治疗可能比手术治疗效果更好，推迟手术治疗可获得更好的结果，这再次改变了重症胰腺炎的治疗策略。对于感染性坏死性胰腺炎患者，建议推迟手术，并进行清创、灌洗（连续或间歇性）和所谓的"开放填塞"。

1979 年，波士顿退伍军人医学中心的 Stephen G. Gerzof 在发现超声或 CT 下腹腔脓肿引流的价值方面取得了重要突破，并在 1987 年实现了使用超声或 CT 引导下的穿刺抽吸，并培养胰周组织和液体，这使得感染的早期诊断成为可能。

在世纪之交，纽约西奈山医学中心的 Pamoukian 和 Gagner 发表了一篇关于腹腔镜坏死组织清除术优点的文章。几年后，来自法兰克福大学医院的 Seifert 等人发表了一篇关于多中心研究的文章，包括了 93 例内镜坏死组织清除术，尽管其中 4% 的患者最终仍然需要开放手术。

显然，胰腺和胰周组织坏死感染是重症胰腺炎患者面临的主要问题，这是导致多器官衰竭的主要原因之一。因此，在 1975 年，R. Howes 就提出使用抗菌药物进行预防性治疗，这一建议至今仍在争论中，并已成为多项试验的主题。最后，人们认为预防性使用抗菌药物在疾病进展方面没有表现出任何优势。

1984 年，E. Kivilaakso 等人发现肠道细菌易位是导致胰腺坏死感染的原因，Stoutenbeek 的团队证明了头孢噻肟对这些患者消化道净化的价值，成功将感染降低到 16%。1986 年，Hans G. Beger( Meissen, Germany, 1936) 在乌尔姆大学医院进行了一项前瞻性的细菌学分析，入组 114 名重症急性胰腺炎患者。他通过手术获取坏死组织并分析了细菌菌落，证明如果感染发生在早期，那么这些患者的发病率和病死率高于无菌性坏死患者。尽管缺少客观证据，但很多研究者认为去除坏死的胰腺组织是必要的。这一观念基于 3 个合理的假设：①去除坏死的胰腺组织可以阻止毒性物质的释放，这些毒性物质可以引起器官衰竭。②坏死物质的二次感染不会发生。③外科病死率可以改善。因此 Hans G. Beger 等人是计划性胰腺坏死组织切除的主要倡导者。他们在急性胰腺炎的坏死出血阶段采用坏死组织清创术，而非切除术。受术后网膜囊导管灌洗的影响，引流时间较长。他们在最初的报告中强调了坏死和临床严重性的联系，以及感染的胰腺坏死发展的病死率风险增高。腹膜后和网膜囊的成功引流众所周知，用胰腺坏死组织清创代替扩大范围的切除，标志着重症急性胰腺炎的外科治疗向前迈进了一大步。

然而，在德国乌尔姆大学医院，外科治疗的指征包括所有由 CT 增强扫描证实的在 48 小时内对积极内科治疗无反应的坏死性胰腺炎，无论是否存在感染。这与欧洲习惯相同，他们提倡在开始出现坏死性胰腺炎时就进行外科干预，平均为症状出现的 5.1 天就进行外科干预。1988 年的报道中，乌尔姆大学医院团队总结了无菌性坏死性胰腺炎患者用这些技术的总体外科病死率为 8.1%。另外，活跃的胰蛋白酶和磷脂 A 在术后 12~14 天仍然存在于引流的流出物中。这意味着，坏死的过程在术后是一个持续性的阶段，因此为术后延长引流时间提供了依据。直到 1995 年，他们改良了以前的方法，即只对那些无菌性胰腺坏死的患者采取保守治疗。在他们收集的 2005 例病例中，无菌性和感染性胰腺坏死的手术患者共 107 例，其病死率为 13.1%，而保守治疗的患者病死率为 6.2%。同时，他们将感染性胰腺坏死患者的手术病死率降低到 21%。但是，为了让清创术和小网膜灌洗术达到较好的结果，至少有 25%的患者需要再次手术。术后出血和复发性败血症是再次探查的主要指征。无菌性坏死性胰腺炎患者与感染性坏死性胰腺炎患者的术后病死率并没有显著差别。约有 40%的无菌性坏死性胰腺炎患者发生术后感染，这些不幸术后感染的患者病死率为 50%，显著高于未感染患者( 3%)的病死率。

如上所述，手术治疗坏死性胰腺炎的基本认知是建立在手术可以降低坏死性胰腺炎的病死率和并发症( 如二次感染或器官衰竭)的假设之上。但事实上并没有可靠的数据表明这种手术可以降低坏死性胰腺炎的器官衰竭或任何其他并发症的发生率。尽管一些报道一再宣称手术可以降低坏死性胰腺炎的病死率和发病率，但并没有任何报道说明无菌性坏死性胰腺炎的手术治疗病例与非手术病例在病死率上存在对照组。

尽管从手术治疗无菌性坏死性胰腺炎进步到保守治疗降低了大部分患者的病死率，但仍有一小部分无菌性坏死性胰腺炎患者可以从手术治疗中受益。比如主胰管坏死后破裂，或被称为"持续性胰腺炎""重饲性胰腺炎"或"胰管中断综合征"，会导致坏死性胰腺炎患者在恢复口饲饮食的过程中出现反复腹痛和高淀粉酶血症。在这种情况下，内镜下或者开放手术干预仍然是必要的。

从20世纪80年代到20世纪90年代，急性坏死性胰腺炎患者的手术时机问题在赞同早期干预（发病1周以内）的人和主张推迟治疗（发病2~4周甚至更迟）的人之间重新成为一个论题。现在看来这种争论是没有必要的，因为赞成早期干预的外科医生主要是主张在无菌性坏死性胰腺炎的早期出血坏死阶段进行清创术，而支持推迟治疗的医生则将干预时间设定在患者出现感染性胰腺坏死的表现时。随着坏死性胰腺炎的手术指征不再是出现无菌性胰腺坏死，推迟治疗的优势便显现出来。它的优点包括：清楚地划分了组织存活和坏死的时间界限；简化了晚期清创术的技术；可以获得更清晰描述感染程度的CT影像；更好地控制新陈代谢和坏死性胰腺炎的器官转归。Mier等人在1997年进行的随机的、控制的研究最终解决了手术干预时间的问题，证明了推迟治疗有利于降低病死率。

保守治疗包括补液、镇痛、胃肠减压等，在特殊的情况下，研究者们还测试了各种药物，希望能缩短疾病持续时间并将组织损伤降到最低，如西咪替丁、阿托品、胰高血糖素、降钙素、生长抑素及其类似物奥曲肽等具有抑制胰腺分泌的作用，以及对胰腺蛋白水解酶、抑肽酶有抑制作用的加贝酸甲酯和磷脂酶抑制剂等。然而，这些药物都没有达到预期的效果。

重症急性胰腺炎治疗的另一个基本方面是需要维持患者的营养状况，因为他们需要长时间禁食，并面临严重的炎症过程和感染的风险。在20世纪60年代进行了通过空肠造口管的肠内营养试验，但这种技术造成了非常高的局部并发症风险。因此，全胃肠外营养得到了广泛使用。然而，研究表明，该方法会导致肠黏膜萎缩，并增强细菌和毒素的易位，同时还有感染肠管的风险。

因此，经鼻空肠管肠内营养于20世纪90年代被提出，因为它能保持肠道屏障的良好功能，同时减少全身感染、多器官衰竭、手术需求和病死率。后来证明，通过鼻胃管喂食与使用鼻空肠管喂食具有相同的优点。但在某些情况下，如患者不耐受肠内营养或因肠梗阻或腹内高压而存在禁忌证，肠外营养途径仍是我们的选择。

在重症急性胰腺炎患者的治疗中，一个非常重要和决定性的因素是重症监护病房的建立。第一个这种类型的单元是1926年由神经外科医生Walter Edward Dandy（美国，密苏里州，1886—1946）在波士顿的约翰霍普金斯医院组建的。Peter Safar（奥地利，维也纳，1924—2003年）在纳粹集中营待过之后移民到美国，毕业于宾夕法尼亚大学麻醉专业的他很快对心肺复苏产生了兴趣，并于1962年在巴尔的摩的约翰霍普金斯医院建立了第一个综合性重症监护病房（ICU）。在这些病房中，患者的血流动力学、肾功能和呼吸状况可以得到连续监测。因此，在患者出现任何全身或局部并发症时，都可以及早进行干预。

目前认为，重症急性胰腺炎应该由多学科团队治疗，包括重症监护医生、外科医生、放射科医生、内镜技术人员等。

## 二、我国胰腺炎诊疗策略变迁

我国开展重症急性胰腺炎外科治疗始于20世纪70年代，较国外起步晚了10~20年。纵观国内重症急性胰腺炎治疗的历史，经历了非手术治疗—手术治疗—非手术治疗—扩大手术治疗—合理的手术治疗等不同历史阶段，每个阶段的共识都是在当时技术和认识背景下相对合理的选择，每次治疗观念的变化都带来了认识和疗效的进步。

在 50 多年的时间里，国内重症急性胰腺炎外科治疗的策略大致经历了四个主要的发展阶段。

1. 第一个阶段　时间跨度为 20 世纪 80 年代至 90 年代初，这一时期的手术指征是胰腺坏死，当临床诊断考虑为急性坏死性胰腺炎时就立即进行手术治疗。手术方式经历了胰腺被膜切开引流、造口、胰腺坏死组织清除、计划性再次清创、切口部分敞口和胰腺规则切除的发展过程。这一阶段的手术时机多为早期手术或急诊手术。国内关于胰腺炎外科治疗方案的讨论始于 1984 年，1992 年第四届全国胰腺外科学术会议上提出了《重症急性胰腺炎临床诊断及分级标准(试行稿)》。但直至 1996 年贵阳会议，国内关于胰腺炎的分类与治疗才达成基本一致的观点，会议在参考亚特兰大分类的基础上提出了感染性坏死性胰腺炎为外科手术治疗的主要指征。采用这些方案使重症急性胰腺炎的治愈率上升到60%~70%，但再难以进一步提高。同时，大量的开放手术所带来的腹腔感染、出血、肠瘘等严重并发症给患者带来了较差的预后。

2. 第二个阶段　即具有中国特色的"个体化治疗"模式，其核心内容是对感染性坏死者采用手术治疗，而对非感染性坏死者采用非手术治疗。根据这一方案，大部分非感染性坏死的患者能够通过非手术治疗痊愈，"个体化治疗"模式因此使这部分患者获益；手术治疗的主要目标则集中在感染性坏死。1998 年成都第七届全国胰腺外科学术会议后，人们逐渐认识到胰腺炎发展的多阶段性和不同阶段有着不同的病理生理及代谢变化特点。胰腺炎早期的 SIRS 导致的全身性毛细血管渗漏综合征(capillary leak syndrome, SCL)和多器官功能障碍综合征(multiple organ dysfunction syndrome, MODS)是其早期死亡的主要原因，此时不适当的外科手术可能加剧 SIRS 及代谢、循环功能紊乱等病理改变，增加感染和病死率。在胰腺炎的后期(感染期和残余感染期)，腹腔脓肿、消化道瘘和腹腔出血等感染性并发症导致了第 2 个死亡高峰。因此，2000 年杭州会议制定的《重症急性胰腺炎诊疗草案》(以下简称草案)在治疗上达成了一致，即胆源性胰腺炎有胆道梗阻者应进行急诊手术解除胆道梗阻，无梗阻者进行保守治疗，炎症消退后住院期内手术；非胆源性胰腺炎坏死未感染时行保守治疗，感染者在 ICU 观察 24 小时，病情加重则手术；另外，胰腺炎的治疗应该是在个体化区别的基础上，强调系统成套的综合治疗，不同病期做不同处理，如在SIRS 期主要针对血流动力学变化和 MODS 进行治疗，尽量避免手术，而在感染期除加强抗感染和支持治疗外，一旦发生感染，应积极进行手术引流等。该草案的提出和推广实施，有效地提高了我国重症急性胰腺炎的治疗水平，以胰腺坏死感染为主要手术指征的综合治疗实施以后，全国有 60%~75% 重症急性胰腺炎患者采取非手术治疗，病死率下降至 20%左右。胰腺坏死感染的及时诊断成为这一阶段的重要课题，细针穿刺细菌学检查和聚合酶链反应(polymerase chain reaction, PCR)检查是胰腺坏死感染的病原学诊断方法；临床上则主要根据脓毒症的表现，结合 CT 增强扫描检查作出判断。CT 检查的重要作用还在于为手术范围确立提供依据，对胰腺坏死和胰外坏死或胰外侵犯的范围作出全面判断是手术成功的关键。在这一阶段，手术时机倾向于延期，等待坏死分界清晰之后，进行感染坏死病灶的清除。就如张圣道教授所言，"重症急性胰腺炎清创时机的掌握如同摘桃子，摘早了，桃子没熟；摘迟了，桃子烂在地上。只有恰当的时候，桃子成熟了，摘下的桃子才又香又甜"。当然，"延期"是有限度、有指征的，过度延期势必使病程迁延，还可能增加出血、肠瘘和全身感染并发症的危险，有时还可能延误时机导致病情再度恶化。

3. 第三个阶段　这个阶段以个体化方案和全病程分期为基础，重症医学、影像学、内镜治疗学和营养学的发展，制定了重症急性胰腺炎的治疗规范，形成较为完善的"外科综合治疗体系"。急性全身反应期，先行非手术治疗，包括：抗休克治疗，维持水电解质平衡；胰腺休息疗法；预防性应用抗菌药物，主要针对肠源性革兰氏阴性杆菌易位，应采用能通过血胰屏障的抗菌药物；镇静、解痉、止痛处理；中药生大黄胃管内灌注或直肠内滴注；中药皮硝全腹外敷；预防霉菌感染，应用氟康唑；营养支持。若治疗中出现感染，则需中转手术。对疾病发展迅猛、非手术治疗无效者应及时手术引流，这类患者在非手术治疗中，病情发展极快，腹胀及腹膜刺激症状严重，生命体征不稳，在24小时左右很快出现MODS，应及时进行腹腔引流。全身感染期针对性选择敏感的、能透过血胰屏障的抗菌药物(如喹诺酮类、头孢他啶或亚胺培南等)；结合临床征象做动态CT监测，明确感染灶所在部位，对感染病灶，进行积极的手术处理；警惕深部真菌感染，根据菌种选用氟康唑或两性霉素B；注意有无导管相关性感染；加强全身支持治疗。腹膜后残余感染期，通过造影明确感染残腔的部位、范围及毗邻关系，注意有无胰瘘、胆瘘及消化道瘘存在，强化全身支持疗法，加强肠内营养支持，改善营养状况，通过及时的残腔扩创引流使患者获得痊愈。在第三个阶段，由于治疗方案已经达成共识，使重症急性胰腺炎的治疗又有了进一步的发展。

4. 第四个阶段　近10年来随着器官功能支持治疗水平的逐渐提高，重症急性胰腺炎患者急性期由器官功能衰竭导致的病死率明显降低，人们将进一步降低病死率的焦点集中在胰腺感染性坏死的控制和处理上。同时一系列能在床旁实现胰周及腹膜后病灶引流清除的微创技术的出现给我们带来了"时间换空间"的概念，即在尽可能减少或避免对机体的"二次打击"的基础上，经过多次逐步递增的微创外科干预(step-up策略)以逐步降低胰腺坏死感染的负荷，辅助内科治疗使机体逐步度过SIRS及MODS阶段，机体的营养及免疫状态得到逐步恢复的同时腹膜后的坏死区域亦得到局限，最终实现"延期手术"，并最大可能地避免开腹清创手术。因此目前多数指南均建议对胰腺感染性坏死尽量延迟至发病4周后处理，处理的方式遵循step-up策略。对胰腺感染性坏死患者先应用经皮穿刺引流或内镜技术引流以缓解脓毒症，随后经腹膜后入路行坏死组织清创术，视频辅助下进行腹膜后清创术或窦道内镜治疗。step-up策略可使部分患者无须手术即可获得临床治愈，微创手段(如经皮穿刺引流术)可作为过渡性干预方式，通过持续引流缓解病情，适当延迟手术时机。此外，这一策略还可能在降低术后并发症发生率和医疗费用等方面显现出一定优势。然而，step-up策略的实施过程中仍然存在较多的问题。首先，存在一部分起病及进展迅猛的患者，无论是内科治疗或是早期微创技术清创均无法阻止多器官功能衰竭的进展，如若一味固守施行step-up策略，将有可能使其丧失最后的救治机会；其次，针对一部分器官功能恢复良好，但是坏死包裹分布广泛且被分隔成多个区域，尤其是胰头及周围形态不规则病灶(复杂性包裹性坏死)的患者，如若坚持采用step-up策略"多点多次"地实施微创清创，不但明显延长治疗周期，更为严重的是有可能增加出血及肠漏等并发症的发生率。最近的临床研究发现，胰腺感染坏死只有在合并器官功能衰竭的情况下采用微创技术及step-up策略才能更加显示出改善预后的优势。截至目前，仍缺乏step-up策略与开腹手术比较的高质量大样本随机对照研究数据，step-up策略在降低患者病死率和新发器官衰竭风险方面的优势尚无令人信服的结论。

因此，我们应当清楚地意识到，当前国际上有关重症急性胰腺炎手术治疗的原则，只是相对于我们这个时代的技术和认识条件下较合理的共识，还有许多临床实际问题没有解决，需要进一步实践和总结经验，今后我们仍需要从以下方向继续努力：①继续对发病机制进行深入基础研究，揭示疾病的自然规律，加深对疾病的理解。②完善合理治疗策略，包括建立多学科团队诊疗模式。③开发新药物、新技术，更有效地治疗和控制疾病，尤其是炎症反应的控制及感染的预防会成为日后重点关注方向。④不要固守现有策略和原则一成不变，积极发展其他非手术治疗和微创手术治疗手段，尤其是重症急性胰腺炎的最佳外科干预时机、干预方式及转换治疗节点的选择等仍需进一步探索。

（龚学军　袁洪涛）

# 第二章
# 急性胰腺炎的病因及诊断

## 第一节 急性胰腺炎的病因与发病机制

急性胰腺炎（acute pancreatitis, AP）是一种常见的疾病,目前我国尚缺乏完整的 AP 流行病学资料。在世界范围内,AP 是常见的需要住院治疗的消化系统急症,其发病率存在一定地区差异,为(4.9~73.4)/10 万。近年来,AP 的发病率呈逐渐上升趋势,临床须高度重视。

### 一、病因

AP 的病因众多,目前尚未完全明了。不同病因引起的 AP 患者年龄、性别分布及疾病严重程度各不相同。大部分患者有胆道病史和过量饮酒病史,二者是 AP 的重要诱因,尤其是胆道疾病和 AP 密切相关,但也有不少病例的发病与其并不相关,故胰腺炎的病因是多方面的,不同病例的病因也可能不同。对病因的早期控制有助于缓解病情、改善预后,并预防 AP 复发。AP 的病因大概有以下几种。

1.胆道疾病　胆石症、胆道感染、胆道肿瘤或胆道蛔虫等均可引起 AP,常见于老年患者,其中胆石症最为常见。胆石症仍是 AP 的主要病因,可发展为胆源性胰腺炎。在解剖上 70%~80%的胰管与胆总管汇合成共同通道开口于十二指肠大乳头,使得感染的胆汁逆行流入胰管,或者胆胰出口梗阻引起胰管内高压,导致胰腺组织损伤或腺泡破裂而发生 AP。AP 与胆石关系密切,一旦结石嵌顿在壶腹部,阻塞胆总管末端,将会导致胰腺炎与胆管炎。

2.暴饮暴食和大量饮酒　常见于年轻男性患者,暴饮暴食使短时间内大量食糜进入十二指肠,刺激大量胰液与胆汁分泌,由于胰液和胆汁排泄不畅,引发 AP。大量饮酒后,酒精不仅能够直接损害胰腺,还可刺激胰液分泌,引起十二指肠乳头水肿和 Oddi 括约肌痉挛,造成胰管内压力增高,细小胰管破裂,胰液进入腺泡周围组织进行"自身消化"。此外,酒精还可降低胰腺血流灌注,导致 AP 发作。

3.高脂血症和高钙血症　约20%的 AP 患者有高脂血症。甘油三酯(triglyceride, TG) > 11.3 mmol/L 时极易发生 AP,这可能是由于 TG 在胰酶的作用下生成的游离脂肪酸,其对胰腺腺泡有损害作用。胆固醇与 AP 的发病无明显相关。甲状旁腺功能亢进、甲状旁腺肿瘤、维生素 D 过多等因素可导致高钙血症。钙可以诱导胰蛋白酶原激活，从而导致胰腺的自身破坏，因此高钙也可导致胰管结石、胰腺钙化，阻塞胰管并引起胰管内高压，最终诱发 AP。

4. 十二指肠液反流　十二指肠乳头邻近部位的病变，如异位胰腺、十二指肠憩室、环状胰腺、十二指肠炎症狭窄、穿透性十二指肠溃疡、胰头肿瘤，以及胃大部切除术后的肠襻淤滞综合征等，均可引起十二指肠内压力增高，导致十二指肠液逆行流入胰胆管，激活各种消化酶，从而引起胰腺组织的"自身消化"。

5. 创伤　上腹部钝器伤、贯穿伤、胆道、胰腺及附近区域的手术操作，特别是经 Vater 壶腹部的操作，如胆道探查、经内镜逆行胰胆管造影术（endoscopic retrograde cholangio pancreatography，ERCP）和内镜经 Vater 壶腹胆管取石术等，都可能导致 AP。

6. 胰腺微循环障碍　胰腺的小动脉急性栓塞、低血压休克、血管炎以及血液黏滞度增高等因素，均可发生胰腺微循环障碍而导致 AP。

7. 其他　AP 的致病因素还有很多，如感染、妊娠、遗传、自身免疫、药物等，均可损伤胰腺，导致发生 AP。

除上述病因外，10%～30% 的 AP 患者排除饮酒、滥用药物及既往感染等因素后，经过初步病史询问（创伤史、近期腹部手术史等）、体格检查、实验室检查（血钙、血脂、抗核抗体和 IgG4 等）及影像学检查仍然无法明确病因，临床上则称为特发性急性胰腺炎（idiopathic acute pancreatitis，IAP）。IAP 在临床上常表现为两种形式：一种是胰腺炎症急性发作，治疗后不再复发；另一种则是有两次或多次 AP 发作病史，每次发作间期无任何临床症状、体征及形态学变化，通常定义为特发性复发性急性胰腺炎（idiopathic acute recurrent pancreatitis，IARP）。

## 二、发病机制

AP 的发病机制复杂，目前尚未完全阐明。但大多数研究者认为 AP 是腺泡内胰酶不适时异常激活的结果。腺泡内的胰酶激活诱导胰腺实质的自身消化，从而启动 AP。在此基础上，腺泡细胞释放炎性细胞因子，如肿瘤坏死因子-α（TNF-α）、白细胞介素-1（IL-1）、白细胞介素-2（IL-2）、白细胞介素-6（IL-6）和抗炎细胞因子白细胞介素-10（IL-10）及 IL-1 受体拮抗剂等，可引起炎症的级联反应，导致腹腔内局部并发症和胰外的全身并发症。严重时，胰腺局部可发生出血和坏死，继而引起全身炎症反应综合征（systemic inflammatory response syndrome，SIRS），甚至多器官功能衰竭（multiple organ failure，MOF）。

## 三、病理改变

基本病理改变是胰腺不同程度的水肿、充血、出血和坏死。

1. 急性水肿性胰腺炎　病变轻，多局限在胰腺体尾部。胰腺肿胀变硬，充血，被膜紧张，胰周可有积液。腹腔内的脂肪组织，特别是大网膜可见散在粟粒状或斑块状的黄白色皂化斑，腹腔积液为淡黄色。镜下见间质充血、水肿并有炎性细胞浸润，有时可见局限性脂肪坏死。

2. 急性出血坏死性胰腺炎　病变以胰腺实质出血、坏死为特征。胰腺肿胀，呈暗紫色，分叶结构模糊，坏死灶呈灰黑色，严重者整个胰腺变黑。腹腔内可见皂化斑和脂肪坏死灶，腹膜后可出现广泛组织坏死。腹腔内或腹膜后可见咖啡色或暗红色血性液体或血性混浊渗液。镜下可见脂肪坏死和腺泡破坏，腺泡小叶结构模糊不清。间质小血管壁也可见坏死，呈现片状出血和炎症细胞浸润。

# 第二节　急性胰腺炎的临床表现与相关检查

## 一、临床表现

由于病变程度、范围和部位不同，AP 患者的临床表现差异很大。

1. 腹痛　是 AP 的主要症状。常于饱餐和饮酒后突然发作，腹痛剧烈，多位于左上腹，向左肩、左腰、背部放射。胆源性 AP 患者的腹痛始发于右上腹，逐渐向左侧转移。若病变累及全胰时，疼痛范围则较宽并呈束带状向腰背部放射。

2. 腹胀　常与腹痛同时存在，是腹腔神经丛受刺激引起肠麻痹的结果。早期为反射性，继发感染后则为腹膜后炎症刺激所致。腹膜后炎症越严重，腹胀越明显，若有腹腔积液则可加重腹胀，患者排便排气停止。腹内压增高可导致腹腔间隔室综合征（abdominal compartment syndrome，ACS）。

3. 恶心、呕吐　早期即可出现，呕吐往往剧烈而频繁。呕吐物为胃十二指肠内容物，偶可呈咖啡色或血性液体。其特点是呕吐后腹痛不缓解。

4. 腹膜炎体征　急性水肿性胰腺炎时，压痛多只限于上腹部，常无明显肌紧张。重症急性胰腺炎患者腹部压痛明显，可伴有肌紧张和反跳痛，范围较广，可累及全腹。肠鸣音减弱或消失，腹腔大量渗液者可出现移动性浊音。

5. 其他　轻症急性胰腺炎患者可不发热或轻度发热。合并胆道感染时常伴有寒战、高热和黄疸。胰腺坏死伴感染时，可能会出现持续性高热。若胆道结石嵌顿或肿大胰头压迫胆总管可出现黄疸。重症胰腺炎患者可出现心动过速、低血压、少尿等休克表现。早期休克主要是低血容量所致，后期继发感染可能出现脓毒性休克，严重且不易纠正。伴急性肺功能衰竭时可有呼吸急促和发绀。胰腺坏死伴感染时，可出现腰部皮肤水肿、发红和压痛。少数严重患者的腰部、季肋部和下腹部皮肤出现大片青紫色瘀斑，称 Grey-Turner 征；若出现在脐周，称 Cullen 征。发生的原因主要是患者胰腺的出血可经腹膜后或前腹壁途径渗入皮下，溶解皮下脂肪，并使毛细血管破裂出血。胃肠出血时可有呕血和便血，严重者可有弥散性血管内凝血（disseminated intravascular coagulation，DIC）表现及中枢神经系统症状，如感觉迟钝、意识模糊乃至昏迷。

## 二、实验室和影像学检查

### （一）实验室检查

1. 胰酶测定　血清、尿淀粉酶测定是最常用的诊断方法。血清淀粉酶在发病数小时开始升高，24 小时达高峰，4~5 天后逐渐降至正常；尿淀粉酶在发病 24 小时才开始升高，48 小时达到高峰，后缓慢下降，1~2 周后恢复正常。淀粉酶不同检测方法产生的诊断参考值不同，淀粉酶值越高诊断正确率也越高，但淀粉酶升高的幅度和病变严重程度不呈正相关。有时，淀粉酶测定结果正常者仍不能完全排除 AP 的可能性，可能原因：①抽血测定时，血清淀粉酶已下降至正常水平；②高脂血症引起的 AP，其淀粉酶测定可能正常；③患者之前的胰腺疾病可能已损害胰腺的分泌功能；④本次发作过于严重，可能破坏了大量胰腺组织。这些因素都可能导致 AP 患者的血清淀粉酶没有相应升高。反之，如果发病后 7 天血清淀粉酶仍显著高于正常者，常提示胰腺可能有某种程度的坏死，或已发生如胰腺及胰周感染或假性囊肿等并发症。此时，如腹腔内有渗液，抽取渗出液做淀粉酶测定，可发现淀粉酶明显升高，这有助于 AP 的诊断。

此外，应注意有消化道穿孔、肠梗阻、胆囊炎、肠系膜缺血、腮腺炎和高淀粉酶血症等疾病者，其血清淀粉酶也可能升高。

血清脂肪酶明显升高（正常值为 23~300 U/L）具有特异性，也是比较客观的诊断指标。

2. 血生化检查　包括白细胞增多、高血糖、低血钙、肝功能异常、血气分析异常等。

血糖早期升高是由于肾上腺皮质的应激反应和胰高血糖素代偿性分泌增高，一般为轻度升高；后期升高则为胰岛细胞破坏、胰岛素分泌不足所致。若血糖超过 11.0 mmol/L，则反映胰腺广泛坏死，预后不良。血钙降低常于发病后 2~3 天出现，主要与脂肪坏死和钙结合形成皂化斑有关。若血钙水平明显下降，如低于 2.0 mmol/L 常表示坏死严重，预后不良。轻度氮质血症较常见，主要与液体大量渗出、低血容量、血管痉挛及心排血量降低有关。肝功能异常包括一过性胆红素升高，在非胆源性胰腺炎患者中，总胆红素水平很少超过 34.2 mmol/L；还可见碱性磷酸酶、γ-谷氨酰转移酶（γ-glutamyl transferase，GGT）和转氨酶的轻度升高。血气分析可见氧分压降低、酸中毒、乳酸升高等。C 反应蛋白（CRP）增高（发病 48 小时 CRP>150 mg/mL）提示病情较重。

(二) 影像学检查

1. 腹部 B 超　B 超检查简单、方便且经济安全，目前仍为胰腺疾病的主要检测手段之一，但由于胰腺位于腹膜后，位置较深，且易受肠道气体和腹部脂肪的影响，其分辨率相对较差，这影响了诊断的准确性。B 超检查有时可发现胰腺肿大和胰周液体积聚，胰腺水肿显示为均匀低回声，出现粗大的强回声常提示有出血、坏死的可能。B 超检查不仅对 AP 假性囊肿形成的诊断有很大帮助，还可发现胆道有无结石、胆管有无扩张等胆道合并症。此外，超声内镜技术（endoscopic ultrasonography，EUS）有助于发现隐匿性胆道系统结石，还可以提高胰腺疾病的诊断符合率。

2. 电子计算机断层扫描（computed tomography，CT）　CT 检查是最具有诊断价值的影像学检查。实验室检查能解决 AP 的定性诊断，但要区分水肿性胰腺炎和坏死性胰腺炎，非一般的实验室检查所能解决，只有增强的 CT 检查才能作出准确的诊断。急性水肿性胰腺炎 CT 检查表现为胰腺组织弥漫性增大，边界模糊；出血坏死性胰腺炎则在胰腺弥漫性肿大的背景下出现密度高低不一；若出现液化和蜂窝状的低密度区，则可诊断胰腺坏死。同时在网膜囊内、胰周、肾旁前或肾旁后间隙、结肠后甚至髂窝等部位也可发现胰外侵犯。

典型的 CT 表现是诊断 AP 的重要依据，但发病初期的影像学特征不能反映疾病的严重程度。除确诊需要外，通常应在发病 72 小时后进行 CT 检查。CT 不仅用于诊断，还常用于连续的动态观察，以判断疗效和决定下一步治疗方案。

3. 磁共振成像（magnetic resonance imaging，MRI） MRI 能提供类似 CT 的诊断信息，适用于碘造影剂过敏、肾功能不全、年轻或妊娠患者。其检查胰腺水肿的敏感度优于 CT，亦可用于判断是否存在局部并发症，但对诊断积聚液体中气泡的敏感度较低。磁共振胰胆管成像（magnetic resonance cholangiopancreatography，MRCP）能清楚地显示胰管和胆管，对诊断胆管结石、胆胰管解剖异常、胰腺肿瘤等引起的胰腺炎有重要作用。

4. 介入性胰腺血管造影 介入性胰腺血管造影和栓塞能对 AP 血管破裂出血和胰周假性动脉瘤作出可靠的诊断和栓塞止血。

## 第三节　急性胰腺炎的诊断

### 一、诊断标准

AP 的诊断标准包括以下 3 项：①上腹部持续性疼痛。②血清淀粉酶和（或）脂肪酶浓度至少高于正常上限值 3 倍。③腹部影像学检查结果显示符合 AP 影像学改变。上述 3 项标准中符合 2 项即可诊断为 AP。

### 二、鉴别诊断

临床上存在许多疾病需与 AP 鉴别，常见疾病如下。

1. 急性胆道疾病 急性胆囊炎或胆石症所致的胆绞痛，有时与 AP 较难鉴别。有上述疾病时，因并发 AP 的机会也较多，区别这两类同时存在就更加困难。AP 的疼痛较胆囊炎剧烈且持久，不易为镇痛解痉药物所缓解；疼痛的位置略偏左侧，常牵涉到左背部。仅从临床表现进行鉴别确实存在困难，需要进一步做血、尿淀粉酶检查及 B 超、腹部 CT 检查，将有助于诊断。

2. 胃十二指肠溃疡穿孔 典型的溃疡穿孔病例有溃疡病史，突发的持续性上腹剧烈刀割样疼痛，可很快扩散至全腹，有明显的腹膜刺激征，以右上腹为著，可呈板状腹，肝浊音界缩小或消失，X 线检查显示膈下游离气体，可以确诊。对于疑难病例可行诊断性腹腔穿刺，对穿刺液性状分析和淀粉酶的测定将有助于鉴别。

3. 急性肠梗阻 特别是高位的绞窄性肠梗阻，两类患者均具有剧烈的腹痛、呕吐和早期休克现象。急性肠梗阻的腹痛部位常位于脐周，呈阵发性，腹痛时常立即发生恶心、呕吐，呕吐后腹痛可缓解，肛门停止排便、排气，伴有高调肠鸣音。X 线检查可见多数肠袢内有气液平面。

4. 肠系膜血管栓塞 肠系膜血管栓塞患者的腹痛一般位于腹中部，疼痛的程度不如 AP 剧烈，甚至在肠袢已经坏死后腹痛可以完全消失。腹胀则较 AP 明显。压痛主要是在腹中部，而腹壁则通常不甚紧张。患者常有休克现象且较 AP 患者更为持久。肠系膜血管栓塞、绞窄性肠梗阻和 AP 三者均可能有血性腹腔渗液；凡无外伤史的急腹症患者，若诊断性腹腔穿刺能抽得血性渗液，一般多为上述 3 种疾病之一。肠系膜血管栓塞者既往可能有心血管病史，绞窄性肠梗阻患者多有腹部手术史或疝病史，而 AP 患者既往常有胆道病及黄疸史。腹腔渗液的肉眼观无显著差别，肠系膜血管栓塞和绞窄性梗阻的渗液可能因含有大肠埃希菌而有臭味，AP 的渗液则无臭味且淀粉酶含量高。

# 第四节　急性胰腺炎的严重程度分级与评价

## 一、分级诊断系统

临床常用的 AP 严重程度分级包括修订版亚特兰大分级(revised Atlanta classification, RAC)和基于决定因素的分级(determinant based classification, DBC)，目前 RAC 分级应用居多。

### (一) RAC 分级

1.轻症急性胰腺炎(mild acute pancreatitis, MAP)　为水肿性胰腺炎，占 AP 的 80% ~ 85%，不伴有器官功能障碍及局部或全身并发症。主要表现为上腹痛、恶心、呕吐，可有轻微腹膜炎，通常在 1~2 周内恢复，病死率极低。

2.中重症急性胰腺炎(moderately severe acute pancreatitis, MSAP)　伴有一过性(≤48 小时)器官功能障碍和(或)局部并发症，早期病死率低，如坏死组织合并感染，则病死率增高。

3.重症急性胰腺炎(severe acute pancreatitis, SAP)　多为出血坏死性胰腺炎，占 AP 的 5% ~ 10%，伴有持续性(>48 小时)器官功能障碍，且不能自行恢复，涉及器官包括肺、肾脏和心血管等，腹膜炎范围大，腹胀明显，肠鸣音减弱或者消失，腹腔积液呈血性或者脓性，病死率高。器官功能障碍的诊断标准基于改良 Marshall 评分系统，任何器官评分 ≥ 2 分可定义为存在器官功能障碍。

### (二) DBC 分级

DBC 分级是基于器官功能障碍和感染两项影响预后的因素进行分类。

1.轻型 AP　无胰腺(胰周)坏死及器官功能障碍。

2.中型 AP　无菌性胰腺(胰周)坏死和(或)一过性(≤48 小时)器官功能障碍。

3.重型 AP　感染性胰腺(胰周)坏死或持续性(>48 小时)器官功能障碍。

4.危重型 AP(critical acute pancreatitis, CAP)　持续性器官功能障碍伴感染性胰腺(胰周)坏死。

目前研究结果显示，RAC 分级和 DBC 分级在预测 AP 患者的病死率、ICU 入住率及 ICU 住院时间等方面无统计学差异。但是，DBC 分级需明确是否存在胰腺和(或)胰周感染，不适用于病程早期应用。伴有持续性器官功能障碍伴感染性胰腺(胰周)坏死的 CAP 患者，虽不常见，但病死率高，临床应给予高度重视。

## 二、器官功能障碍的诊断和病情严重程度评价

### (一) 器官功能障碍的诊断

1. 改良 Marshall 评分　由 Marshall 等人在 1995 年首次描述，随后通过删减得到了改良 Marshall 评分，包括对呼吸系统、循环系统、肾脏系统等 3 个器官系统功能状态的评分。任一器官功能评分≥2 分可诊断为该器官功能衰竭，若在 48 小时内恢复者为一过性器官衰竭，否则为持续性器官衰竭。改良 Marshall 评分与序贯器官衰竭估计 ( sequential organ failure assessment, SOFA) 评分相比更简便，但后者更适用于重症监护患者的评估 ( 表 1-2-1)。

表 1-2-1　改良 Marshall 评分

| 器官/系统 | 评分/分 | | | | |
|---|---|---|---|---|---|
| | 0 | 1 | 2 | 3 | 4 |
| 呼吸系统 | | | | | |
| ($PaO_2/FiO_2$)/mmHg | >400 | 301~400 | 201~300 | 101~200 | ≤100 |
| 肾脏 | | | | | |
| 肌酐/($\mu mol \cdot L^{-1}$) | <134 | 134~169 | 170~310 | 311~439 | >439 |
| 心血管系统 | | | | | |
| 收缩压/mmHg | >90 | <90,输液有应答 | <90,输液无应答 | <90,pH<7.3 | <90,pH<7.2 |

非机械通气患者, $FiO_2$ 按以下估算

| 呼吸情况 | | $FiO_2$/% |
|---|---|---|
| 正常呼吸(室内空气) | | 21 |
| 吸氧/($L \cdot min^{-1}$) | 2 | 25 |
| | 4 | 30 |
| | 6~8 | 40 |
| | 9~10 | 50 |
| 单个器官衰竭诊断界限 | | ≥2 分 |

2. SOFA 评分　由欧洲重症医学协会感染相关工作组在 1994 年制定，评估 SAP 时 6 个器官系统的功能状态，任一器官功能的评分≥2 分可诊断为该器官功能障碍，评分≥3 分可诊断为该器官功能衰竭。( 表 1-2-2)。

表 1-2-2　SOFA 评分

| 器官/系统 | 评分/分 | | | | |
|---|---|---|---|---|---|
| | 0 | 1 | 2 | 3 | 4 |
| 呼吸系统 | | | | | |
| $(PaO_2/FiO_2)$/mmHg | ≥400 | 300~399 | 200~299 | 100~199 | <100 |
| 凝血系统 | | | | | |
| 血小板/$(10^9 \cdot L^{-1})$ | ≥150 | 100~149 | 50~99 | 20~~49 | <20 |
| 心血管系统 | | | | | |
| 平均动脉压/mmHg(未使用活性药) | ≥70 | <70 | | | |
| 多巴胺/[μg/(kg·min)] | | | ≤5 | >5 | >15 |
| 多巴酚丁胺/[μg/(kg·min)] | | | 任何剂量 | | |
| 肾上腺素/[μg/(kg·min)] | | | | ≤0.1 | >0.1 |
| 去甲肾上腺素/[μg/(kg·min)] | | | | ≤0.1 | >0.1 |
| 神经系统 | | | | | |
| Glasgow 昏迷评分/分 | 15 | 13~14 | 10~12 | 6~9 | <6 |
| 肝脏 | | | | | |
| 胆红素/$(μmol \cdot L^{-1})$ | <20 | 20~32 | 33~101 | 102~204 | >204 |
| 肾脏 | | | | | |
| 肌酐/$(μmol \cdot L^{-1})$ | <110 | 110~170 | 171~299 | 300~440 | >440 |
| 尿量/$(mL \cdot d^{-1})$ | ≥500 | | | 200~500 | <200 |
| 单个器官衰竭诊断界限 | ≥3 | | | | |

(二)病情严重程度评价

AP 症状出现后的第一个 24 小时对于确定哪些患者有发生并发症或死亡的风险至关重要。AP 早期的严重程度评估至关重要,特别是在患者入院当天这段时间是确定干预措施以防止胰腺坏死和器官衰竭的机会窗口期。入院时即时评估的敏感性、特异性、阳性预测值(PPV)、阴性预测值(NPV)和准确性分别为 34%、98%、87%、83% 和 83%;而入院后24~48 小时评估的则分别为 47%、100%、100%、86% 和 87%。因此,在入院后 48 小时进行临床评估是预测 AP 严重程度的较好时机。常用的严重程度及预后临床评估方法有以下几种:

1. Ranson 评分　由 Ranson 等人发表于 1974 年,是第一个针对 AP 的多因素评分系统,主要是为急性酒精性胰腺炎患者设计的,1979 年修改了原始评分,使其也适用于急性胆源性胰腺炎患者。该评分包括 11 个显著预后因素的参数:5 个参数在入院时测量,6 个参数在接下来的 48 小时内测量(表 1-2-3)。1~3 分代表 MAP;4 分及以上病死率显著上升,6 分及以上病死率为 100%。Ranson 评分的缺点是使用的参数在临床实践中不太常用,且需要 48 小时才能完成,可能错过潜在的有价值的早期治疗窗口。

表 1-2-3　Ranson 评分

| | 项目 | 评分/分 |
|---|---|---|
| 入院时评估 | 年龄>55 岁 | 1 |
| | 白细胞计数>16×10⁹/L | 1 |
| | 血糖>11.1 mmol/L | 1 |
| | 乳酸脱氢酶>350 U/L | 1 |
| | 谷草转氨酶>250 U/L | 1 |
| 入院48小时内评估 | 血尿素氮上升>1.8 mmol/L | 1 |
| | 红细胞比容下降>10% | 1 |
| | 动脉氧分压<60 mmHg | 1 |
| | 血钙<2 mmol/L | 1 |
| | 碱缺失>4 mmol/L | 1 |
| | 体液丢失>6 L | 1 |
| 重症急性胰腺炎诊断界限 | | ≥3 |

2. Glasgow 评分标准　又称 Imrie 标准，同 Ranson 评分一样是基于入院 48 小时内的客观临床指标，初期包括 9 个指标，后期缩减为 8 个指标，评分≥3 分即为重症。与 Ranson 评分相比，Glasgow 评分(Imrie 标准)评估指标减少，预测效果无显著差异，多用于欧洲地区(表 1-2-4)。

表 1-2-4　Glasgow 评分

| | 项目 | 评分/分 |
|---|---|---|
| 入院48小时内评估 | 白细胞计数>15×10⁹/L | 1 |
| | 动脉氧分压<60 mmHg | 1 |
| | 乳酸脱氢酶>600 U/L | 1 |
| | 谷草转氨酶>250 U/L | 1 |
| | 血清白蛋白<32 g/L | 1 |
| | 血钙<2 mmol/L | 1 |
| | 血糖>10 mmol/L | 1 |
| | 血尿素氮>16 mmol/L | 1 |
| 重症急性胰腺炎诊断界限 | | ≥3 |

3. APACHE-Ⅱ评分　APACHE 评分最初是在 20 世纪 70 年代设计用于评估 ICU 收治的急性疾病患者的严重程度。在 20 世纪 80 年代，将 APACHE 评分进行了简化，并将其称为 APACHE-Ⅱ。APACHE-Ⅱ已在一些研究中用作参考标准，以评估新的预后评分系统或

确定严重结局的个别危险因素。APACHE-Ⅱ评分需要 14 个参数，采用入院后 24 小时内的最差数据。该评分由急性生理参数、慢性健康状况和年龄三部分组成，优点是包括了急慢性指标和年龄因素，且不受入院后时间限制，可反复评估严重度。虽然 APACHE Ⅱ 评分是重症患者通用的评分标准，但由于其评估的准确性，目前仍然被广泛用于 AP 的评分，评分≥8 分即为重症(表 1-2-5)。

表 1-2-5　APACHE-Ⅱ评分

| 项目 | | 评分/分 | | | | | | | | |
|---|---|---|---|---|---|---|---|---|---|---|
| | | 4 | 3 | 2 | 1 | 0 | 1 | 2 | 3 | 4 |
| A 生理指标 | 体温/℃ | ≥41 | 39~40.9 | | 38.5~38.9 | 36~38.4 | 34~35.9 | 32~33.9 | 30~31.9 | ≤29.9 |
| | 心率/(次·min$^{-1}$) | ≥180 | 140~179 | 110~139 | | 70~109 | | 55~69 | 40~54 | ≤39 |
| | 平均动脉压/mmHg | ≥160 | 130~159 | 110~129 | | 70~109 | | 50~69 | | ≤49 |
| | 呼吸频率/(次·min$^{-1}$) | ≥50 | 35~49 | | 25~34 | 12~24 | 10~11 | 6~9 | | ≤5 |
| | FiO$_2$<0.5, PaO$_2$/mmHg | | | | | >70 | 61~70 | | 55~60 | <55 |
| | FiO$_2$≥0.5, AaDO$_2$/mmHg | ≥500 | 350~499 | 200~349 | | <200 | | | | |
| | 动脉血 pH | ≥7.7 | 7.6~7.69 | | 7.5~7.59 | 7.33~7.49 | | 7.25~7.32 | 7.15~7.24 | <7.15 |
| | 血 HCO$_3^-$/(mmol·L$^{-1}$) | ≥52 | 41~51.9 | | 32~40.9 | 23~31.9 | | 18~21.9 | 15~17.9 | <15 |
| | 血钠/(mmol·L$^{-1}$) | ≥180 | 160~179 | 155~159 | 150~154 | 130~149 | | 120~129 | 111~119 | ≤110 |
| | 血钾/(mmol·L$^{-1}$) | ≥7 | 6~6.9 | | 5.5~5.9 | 3.5~5.4 | 3~3.4 | 2.5~2.9 | | <2.5 |
| | 血肌酐/(μmol·L$^{-1}$)(肾衰竭时分值加倍) | ≥305 | 172~304 | 128~171 | | 53~127 | | <53 | | |
| | 红细胞比容/% | ≥60 | | 50~59.9 | 46~49.9 | 30~45.9 | | 20~29.9 | | <20 |
| | 白细胞计数/(10$^9$·L$^{-1}$) | ≥40 | | 20~39.9 | 15~19.9 | 3~14.9 | | 1~2.9 | | <1 |

续表1-2-5

| 项目 | | 评分/分 | | | | | |
|---|---|---|---|---|---|---|---|
| | | 6 | 5 | 4 | 3 | 2 | 1 |
| B Glasgow 昏迷评估 | 睁眼反应 | | | 自动睁眼 | 呼唤睁眼 | 刺痛睁眼 | 不能睁眼 |
| | 语言反应 | | 回答切题 | 不切题 | 答非所问 | 只能发音 | 不能言语 |
| | 运动反应 | 吩咐动作 | 刺痛定位 | 刺痛躲避 | 刺痛屈曲 | 刺痛伸展 | 不能活动 |

| C 年龄 | 0 | 2 | 3 | 5 | 6 |
|---|---|---|---|---|---|
| | ≤44岁 | 45~54岁 | 55~64岁 | 65~74岁 | ≥75岁 |

| D 慢性健康状况 | 5分 | 2分 | 0分 |
|---|---|---|---|
| | 不能手术/急诊手术 | 非手术/择期手术 | 无上述情况 |

| 重症急性胰腺炎诊断界限 | A+15-B+C+D≥8分 |
|---|---|

4.日本急性胰腺炎严重度评分(Japanese severity score for acute pancreatitis, JSS) 于1991年首次被描述，最初由18个复杂的参数组成，随后在2008年被删减为9个指标，评分≥3分即为重症。JSS评分预测病死率和严重程度的准确率与Ranson评分相似，但由于JSS评分项目较多，限制了其临床应用(表1-2-6)。

表1-2-6　JSS评分

| 项目 | 评分/分 |
|---|---|
| 休克(收缩压<80 mmHg或碱缺失≥3 mmol/L) | 1 |
| 动脉氧分压≤60 mmHg或呼吸衰竭 | 1 |
| 尿素氮≥40 mg/dL或肌酐≥2 mg/dL或少尿 | 1 |
| 乳酸脱氢酶≥2倍正常值上限 | 1 |
| 血小板计数≤$10^5$/mm³ | 1 |
| 血钙≤7.5 mg/dL | 1 |
| C反应蛋白≥15 mg/dL | 1 |
| 全身炎症反应综合征(至少3项) | 1 |
| 年龄≥70岁 | 1 |
| 重症急性胰腺炎诊断界限 | ≥3 |

5.床边 AP 严重指数(BISAP) BISAP是一个于2008年开发的简单评分系统，每项1分，评分≥3分即为重症胰腺炎。该评分系统根据患者入院后24小时内收集的数据计算出来，包括5项评分指标，其参数选择来自17992例患者的数据分析，并在美国18256例患者的数据中进行了验证，可以预测AP的住院病死率，AUC为0.83(95% CI: 0.8~0.85)。BISAP评分在预测结果方面与APACHE-Ⅱ评分具有相同的效能，优于Ranson评

分、CT 严重程度指数(CTSI)、C 反应蛋白(CRP)、红细胞比容和身体质量指数(BMI)等，同时比 APACHE-Ⅱ评分更容易实施。因此，BISAP 可以很好地预测 AP 的严重程度、器官衰竭和死亡。BISAP 评分可以在病程中多次进行，动态监测病情变化，临床较常用(表 1-2-7)。

表 1-2-7　BISAP 评分

| 项目 | 评分/分 |
|---|---|
| 血尿素氮>9 mmol/L | 1 |
| 神志异常，格拉斯哥昏迷评分<15 分 | 1 |
| 全身炎症反应综合征(以下至少两项) | 1 |
| 温度>38℃或<36℃ | |
| 呼吸频率>20 次/min 或二氧化碳分压<32 mmHg | |
| 心率>90 次/min | |
| 白细胞计数>12×10⁹/L( 或<4×10⁹/L)或幼稚中性粒细胞>10% | |
| 年龄>60 岁 | 1 |
| 胸腔积液 | 1 |
| 重症急性胰腺炎诊断界限 | ≥3 |

6. SIRS 评分　该评分简单，在临床应用广泛。AP 早期，细胞因子级联反应被这种局部炎症激活，临床表现为 SIRS。如果患者在入院后持续 48 小时以上 SIRS 评分>2 分，发生多器官功能障碍的风险增加，则由改进的马歇尔评分(MMS)系统确定。与 APACHE-Ⅱ相比，SIRS 的性能中等，AUC 最低，比 Ranson 评分、BISAP、序贯器官衰竭估计(SOFA)和 MMS 在预测严重 AP、胰腺坏死和感染性胰腺坏死(infectious pancreatic necrosis，IPN)中的作用较弱。所以，SIRS 评分不是预测严重 AP、胰腺坏死和 IPN 的优先选择。

近年来一个国际专家小组开发了胰腺炎活动性评分系统(pancreatitis activity scoring system，PASS)来评估 AP 患者的疾病活动程度。该评分系统包括 5 个参数：器官衰竭、SIRS、腹痛、对阿片类药物的需求及耐受口服的能力。将 PASS 评分表现与已建立的用于预测严重 AP 的系统进行比较，结果表明，入院时的 PASS 评分与 IPN 密切相关，AUC 为 0.813，而 APACHE-Ⅱ评分为 0.791，BUN 为 0.740，CRP 为 0.619。

<h2 align="center">第五节　急性胰腺炎的病程分期与并发症</h2>

### 一、病程分期

根据 AP 病程中的两个死亡高峰期，AP 的病程可分为早期和后期，这两个阶段相互重叠。

1. 早期　指发病至发病后 2 周，主要病理生理变化为胰酶的异常激活导致的全身细胞因子瀑布样级联反应，其特点为出现 SIRS，甚至可以发生多器官功能障碍。在早期阶段，胰腺局部形态学改变并不能反映病情严重程度，虽然 AP 早期阶段可出现局部并发症，但此时的局部并发症并不是疾病严重程度的主要决定因素。

2. 后期　指发病 2 周后，病程可长达数周甚至数月，仅见于 MSAP 或 SAP。其特点为可能持续存在 SIRS、器官功能障碍和局部并发症。在病程的后期，临床表现为持续的 SIRS、器官功能障碍、胰腺或者胰腺周围组织的坏死感染。持续存在的 SIRS 和器官功能障碍是病情严重程度的重要决定因素。此外，局部并发症特别是感染性并发症也会影响患者预后。

## 二、并发症

### (一)全身并发症

全身并发症主要有 SIRS、脓毒症、多器官功能障碍综合征(multiple organ dysfunction syndrome，MODS)、腹腔高压及 ACS 等。

### (二)局部并发症

1. 急性胰周液体积聚(acute peripancreatic fluid collection，APFC)　发生于病程早期，表现为胰周或胰腺远隔间隙的液体积聚，并缺乏完整包膜，可以单发或多发。

2. 急性坏死物积聚(acute necrotic collection，ANC)　发生于病程早期，表现为混合有液体和坏死组织的积聚，坏死物包括胰腺实质或胰周组织。

3. 胰腺假性囊肿(pancreatic pseudocyst，PPC)　有完整非上皮性包膜包裹的液体积聚，起病后 4 周，假性囊肿的包膜逐渐形成。

4. 包裹性坏死(walled-off necrosis，WON)　是一种包含胰腺和(或)胰周坏死组织且具有界限清晰炎性包膜的囊实性结构，多发生于 AP 起病 4 周后。

以上局部并发症又分为无菌性和感染性两种类型。其他并发症还包括消化道出血、腹腔出血、胆管梗阻、肠梗阻、肠瘘、脾静脉及门静脉血栓形成等。

(魏伟)

# 第三章
# 急性胰腺炎的影像学检查

## 第一节　急性胰腺炎的影像学作用与常用方法和技术

### 一、影像学作用与价值

#### (一)确定诊断

急性胰腺炎(acute pancreatitis，AP)进展快，及时确立诊断及准确评估病情至关重要。根据最新指南，AP 诊断至少需要满足以下 3 项标准中的 2 项：①不同程度上腹部疼痛，常放射至背部，常伴有恶心和呕吐；②血清淀粉酶和脂肪酶值比正常值至少增加 3 倍；③CT 增强扫描、MRI 和(或)B 超检查具有 AP 特征性表现。虽然绝大多数(80%)AP 的诊断可不依赖于影像学，但如果临床表现不典型，或实验室资料尚不具有诊断价值，那么根据 AP 典型影像学(CT 或 MRI)表现，也可确立诊断。此外，AP 初期临床表现可类似于下壁心肌梗死及其他急腹症，例如肠梗阻、肠系膜缺血或梗死、上消化道穿孔、胆绞痛、主动脉夹层，影像学检查有助于鉴别诊断。

#### (二)明确可能的病因

AP 的病因较多，明确病因对于治疗非常重要。胆道结石和酗酒是 AP 最常见病因，约占 70%。B 超、CT、MRI 检查可检出可能存在的胆道结石。其他相对少见病因，如肿瘤(如胰腺癌)、腹部创伤(尤其是儿童)、Oddi 括约肌功能障碍和先天性异常(胆管囊肿、胰腺分裂和十二指肠重复畸形)也有赖于影像学进一步明确诊断。此外，尽管 20%的 AP 是特发性的，但大多数被认为是胆汁淤积物或微结石排出引起的，影像学可能发现胆汁内泥沙样物。

#### (三)疾病分类及严重程度评估

AP 严重程度评估是疾病管理中最重要的问题之一。据估计，仅根据临床结果，即使经验丰富的医生在预测重症急性胰腺炎(severe acute pancreatitis，SAP)方面的准确性也仅有 40%。虽然目前已建立了很多临床评分标准，包括 APACHE-Ⅱ评分、Ranson 评分和

Glasgow 评分，其目的是更准确和可重复地评估 AP 的严重程度，但临床评估通常是复杂的，且可靠性仍然不高。Balthazar 等人最早于 1990 年采用 CT 严重程度指数（CT severity index，CTSI）对 AP 严重程度进行评估，评分方法见表 1-3-1。以 CTSI 计分：0~3 分为轻度，4~6 分为中度，7~10 分为重度。其结果表明 CTSI≤3 分的并发症发生率为 8%，病死率为 3%；而 CTSI≥7 分的并发症发生率为 92%，病死率为 17%。2004 年，Mortele 等人通过引入胰外并发症（如胸腔积液、腹腔积液、血管和胃肠道并发症），并简化了急性积液的数量和胰腺坏死的百分比，修订了 CTSI，即改良 CT 严重指数（modified CTSI，MCTSI）。以 MCTSI 计分：0~2 分为轻度，4~6 分为中度，8~10 分为重度，评分方法见表 1-3-2。对 266 例 AP 患者的评估结果表明，当采用住院时长、需要外科手术或经皮介入治疗、感染发生率作为评价指标时，MCTSI 比 CTSI 具有更好的相关性，且器官衰竭的发生仅与 MCTSI 相关。但 MCTSI 与 CTSI 之间的优劣并无定论，一般认为二者相当，故目前二者均在临床上使用。2021 年的一项纳入 149 例 AP 的前瞻性研究表明，CTSI 在评估 AP 的严重性方面优于经典的 APACHE-Ⅱ评分，其中 CTSI 略优于 MCTSI；CTSI 准确预测了胰腺感染的发生及是否需要外科干预。基于 MRI 影像学表现的磁共振严重程度指数（MR severity index，MRSI）在参考 CTSI 的基础上建立，其方法及价值与 CTSI 相似。此外，也有学者提出采用胰外坏死灶体积作为单一指标进行评估，以胰外坏死灶体积 100 mL 为判断 SAP 的最佳阈值；还有学者采用胰腺坏死灶体积作为评价指标，认为坏死灶体积与 AP 并发症的发生高度相关。用于评估 AP 严重程度的另一个评分系统是 CT 胰腺外炎症（extra-pancreatic inflammation on CT，EPIC）评分系统，其评分法见表 1-3-3，以总分≥4 分评估为 SAP，该评分系统可在 CT 平扫上进行，适合于在入院 24 小时内初步评估以确定风险。

表 1-3-1　CTSI 评分法（Balthazar，1994）

| 预后因子 | | 评分/分 |
|---|---|---|
| 胰腺炎症 | 正常胰腺 | 0 |
| | 局限性或弥漫性胰腺肿大 | 1 |
| | 胰腺本身异常伴胰周脂肪炎性改变 | 2 |
| | 1 处边界不清的胰外液体聚集或蜂窝织炎 | 3 |
| | ≥2 处边界不清的胰外液体聚集，胰内或胰周可见气体 | 4 |
| 胰腺坏死 | 无 | 0 |
| | ≤30% | 2 |
| | >30%~50% | 4 |
| | >50% | 6 |
| CTSI=胰腺炎症评分+坏死评分 | | |

表 1-3-2　MCTSI 评分法（Mortele，2004）

| 预后因子 | | 评分/分 |
|---|---|---|
| 胰腺炎症 | 正常胰腺 | 0 |
| | 胰腺本身异常伴或不伴胰周脂肪炎性改变 | 2 |
| | 胰腺或胰周液体聚集或胰周脂肪坏死 | 4 |
| 胰腺坏死 | 无 | 0 |
| | ≤30% | 2 |
| | >30% | 4 |
| | 胰外并发症<br>（1 处或多处胸腔积液、腹腔积液、血管并发症、实质器官并发症、胃肠道受累） | 2 |
| MCTSI＝胰腺炎症评分+坏死评分+胰外并发症评分 | | |

表 1-3-3　EPIC 评分法

| 预后因子 | | 评分/分 |
|---|---|---|
| 胸腔积液 | 无 | 0 |
| | 一侧 | 1 |
| | 双侧 | 2 |
| 腹腔积液<br>（脾周、肝周、盆腔外肠间隙） | 无 | 0 |
| | 1 处 | 1 |
| | 1 处以上 | 2 |
| 腹膜后炎症 | 无 | 0 |
| | 一侧 | 1 |
| | 双侧 | 2 |
| 肠系膜炎症 | 无 | 0 |
| | 有 | 1 |

（四）病情监测及并发症监测

AP 病情变化迅速且多样化，影像学有助于明确疾病的发生发展并预测疾病转归，为治疗抉择提供客观依据。此外，很多治疗也需要在影像指导下进行。

AP 可继发各种各样的并发症，而并发症与患者的预后密切相关。影像学在及时发现潜在可能的各类局部并发症、血管性并发症及非血管性并发症方面起到关键作用。

## 二、常用影像学方法技术

### (一)X线平片及造影检查

腹部X线平片检查对AP本身并无多大的诊断价值，主要用于起病初期筛查，可对常见急腹症，例如胃肠道穿孔、急性肠梗阻、泌尿系结石及腹部金属异物等进行初步诊断。腹部X线平片简便易行，并可在床旁摄片，可直观了解腹部气体的分布，也可观察各类管道(如鼻空肠管、腹腔引流管)的位置及走行(图1-3-1A)。

胃肠道X线造影检查对评估胃肠道并发症有一定价值。一般采用碘对比剂(根据情况使用注射用对比剂原液或稀释至40%)，通过口服或经胃肠置管注入，可显示胃肠道的大小、形态及走行。在透视下动态观察了解胃肠蠕动，判断有无胃肠麻痹、梗阻及穿孔等。经瘘管及引流管碘水造影可直观显示瘘管及脓腔的位置、大小、形态及其蔓延情况，观察有无与胃肠道等相通(图1-3-1B)；必要时可在造影后行CT检查以进一步判断对比剂分布情况及其解剖关系(图1-3-1C)。

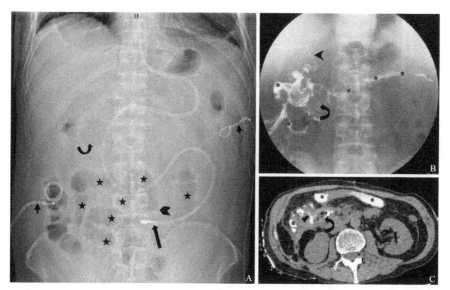

注：立位腹部X线平片(图1-3-1A)示鼻空肠管(长箭)、左右两侧腹腔引流管(短箭)置入，小肠肠袢积气(★)，轻度扩张，并可见气液平面(V形箭头)，中腹区右上部可见含气的类圆形囊腔(弯箭)；经右侧腹腔引流管碘水造影摄片(图1-3-1B)示对比剂部分充盈脓腔(弯箭)，并呈条状向肝区延伸(燕尾箭头)，同时部分结肠(*)显影；碘水造影后2小时CT平扫图像(图1-3-1C)示胰头右前外方脓腔(弯箭)，并显示与结肠(*)之间形成的细小瘘管(三角形箭头)。

**图1-3-1 腹部X线平片及造影检查**

### (二)B超检查

B超检查具有经济简便、无创伤性、实时动态成像的优势，且无辐射，通常用于初筛，是确认AP诊断和排除其他急腹症原因的一线影像学手段。AP患者经B超检查可发现胰腺弥漫性或局限性肿大，内部回声减低，周围界限不清，以及可能存在的诱因(如胆道结石，典型超声表现为强回声团伴声影）。但由于胰腺位置深在，其显示易于受脂肪、胃肠道内容物、气体等因素干扰，且有操作者依赖性，因此并不作为首选检查。B超发现的可疑病变，往往需要通过CT或MRI进一步确认。但B超可以在床旁进行，极大地方便了重症患者的临床诊治，各类影像引导下的介入操作也通常首选在B超引导下进行。对于胆囊结石的检测而言，B超具有最高的敏感性与特异性，但对于胆总管下段的结石显示率不高。B超可通过回声的不同来区分积液与坏死物的积聚，了解假性囊肿的内容物。B超的另一局限性是无法对间质性胰腺炎和坏死性胰腺炎进行鉴别诊断，因为它不能对组织血流灌注进行评估，但超声造影可弥补该不足。超声内镜是在消化道内镜的引导下，通过胃肠壁对胰腺进行扫查，极大地提高了诊断的准确性，但该检查属于侵入性检查，可能带来不适，部分患者不能耐受检查，而且需要特定的设备，对操作者的技术要求较高，因此普及程度不高，目前尚未作为常规检查开展。目前，超声内镜主要应用于需要在超声内镜下治疗的患者，例如假性囊肿的超声内镜下抽吸及置管内引流。

### (三)CT检查

CT检查是目前公认的诊断AP及其局部并发症的首选影像学方法。CT检查不受患者体型及胃肠道气体的影响，图像空间分辨率高，可以清楚地显示胰腺和周围组织。CT扫描速度极快，可一次大范围成像（现代多层螺旋CT在几秒钟内即可完成全胸、腹部、盆腔的图像采集），尤其有利于满足急诊及危重症患者快速检查的需求。虽然通常情况下通过CT平扫即可作出初步诊断，但如需准确评估有无坏死灶及其范围以及有无合并感染等并发症，则必须进行CT增强扫描。需要注意的是，在起病3天内，CT增强扫描常常会低估坏死区范围，因此推荐首次进行CT增强扫描评估坏死灶确切范围的最佳时机为发病后72~96小时。CT还被用于后续病情转归的观察与并发症监测，通常在7~10天常规进行CT复查，或在出院前再次进行CT评估，或在病情突然变化时随时复查。CT增强扫描可采用单时相、双期或三期增强扫描。通常情况下，单时相扫描可满足要求，如采用单时相扫描，一般选择门脉期扫描；双期扫描根据情况可选择动脉期+门脉期或胰腺期+门脉期；三期扫描可选择动脉期+胰腺期+门脉期扫描或动脉期+门脉期+延迟期扫描。扫描前通常不需要做特殊准备，但如果需要细致观察胃肠道，尤其是需要了解有无消化道穿孔或瘘时，推荐在检查前口服稀释碘水进行碘水造影CT。碘水造影CT须在CT扫描前，根据需要观察的目标部位及胃肠道功能状况等不同情况，提前0.5~6小时单次或分次口服适量碘水，碘水可采用注射用非离子型碘对比剂加水配制，稀释为2%~6%浓度即可。如果临床上怀疑血管性并发症，则建议行计算机体层血管成像（CTA+CTV）。此外，还有一些新技术有助于诊断，包括胰腺CT灌注成像、CT双能量成像（或能谱CT）。

CT相对于MRI的主要优势包括：更广泛的可及性、价格更便宜、扫描速度快，并且更容易用于一般情况较差的患者；CT对小气泡和钙化的显示具有最高的敏感性和特异性，并且可作为假性囊肿或坏死灶引流的引导影像手段。CT的主要缺点包括：①有电离辐射；②对坏死灶的评估需要使用碘对比剂，对比剂的使用存在一定的不良反应，有发生急性对比剂肾病的潜在风险，因此肾功能障碍患者需要慎重使用；③当坏死灶表现为液体密度时，难以与积液区分；④此外，CT对出血灶的检测敏感性不如MRI。

### (四)MRI 检查

MRI 检查可作为诊断 AP 非常有价值的替代影像学手段，甚至有文献报告认为非增强 MRI 在评估 AP 严重程度方面比 CT 更可靠和准确。对于 AP 的诊断，MRI 的优势如下：①T2 加权成像(T2-weighted imaging，T2WI)序列对液体检测高度敏感，因此易于显示轻度胰腺炎中的少量液体(包括水肿和积液)。②MRI 在软组织对比度方面比较灵敏，可区分更多的软组织成分，在显示出血和组织坏死方面优于 CT，T2WI 的高对比度能够更好地显示积聚物中的非液体物质，从而有助于鉴别积液和坏死物积聚；急性期出血灶在 T1 加权成像(T1-weighted imaging，T1WI)可特征性表现为高信号而易于识别(图 1-3-2)。③磁共振胰胆管成像(magnetic resonance cholangiopancreatography，MRCP)可以在无须外源性对比剂的情况下无创评估胆管(尤其是超声难以显示的远端胆管)和胰管，发现可能存在的结石及胆胰管先天性发育异常(如胆胰管共同通道过长、胰腺分裂、环状胰腺)与后天性结构异常(图 1-3-3)，帮助诊断病因，同时有助于了解假性囊肿或坏死灶与主胰管或分支胰管之间的关系。④MRI 增强扫描所用的钆对比剂与 CT 增强扫描所需的碘对比剂相比，对比增强效果更好，且不良反应更小，过敏反应发生率更低，更为安全。一般不会导致急性对比剂肾病，采用离子型大环类钆对比剂对于轻中度肾功能损害患者也是较为安全的。⑤除了增强扫描外，MRI 弥散加权成像(diffusion weighted imaging，DWI)序列上的高信号也可以提示是否存在感染，从而在非对比增强 MRI 上初步判断积聚物是否继发感染。⑥MRI 无电离辐射，这为孕妇、儿童等不宜接受电离辐射的人员提供了良好的替代方案。

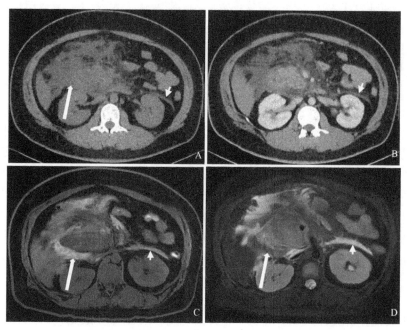

注：CT 平扫图像(图 1-3-2A)及增强扫描门脉期横轴位图像(图 1-3-2B)示右侧肾旁前间隙(长箭)及左侧肾旁前间隙(短箭)无强化的低密度灶，无法判断是否为出血灶；MRI 脂肪抑制 T1WI 图像(图 1-3-2C)示右侧肾旁前间隙病变(长箭)及左侧肾旁前间隙病灶(短箭)均为高信号；而 MRI 脂肪抑制 T2WI 图像(图 1-3-2D)上左侧肾旁前间隙病灶(短箭)高信号，右侧肾旁前间隙病变(长箭)低信号，二者均为亚急性期出血灶。

**图 1-3-2  CT 检查与非增强 MRI 评估 AP**

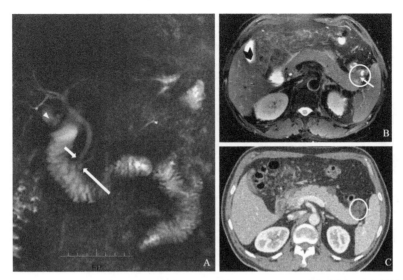

注：MRCP 图像(图 1-3-3A)示胆囊结石(三角形箭头)、胆总管下段小结石(短箭)，同时可见胆总管与主胰管分别开口于十二指肠，主胰管开口处局限性囊样扩张，即主胰管囊肿(长箭)；MRI 脂肪抑制 T2WI 图像(图 1-3-3B)示胰尾前方小灶性胰外脂肪坏死灶(圆圈)，其内除有液体高信号，还存在非液体等信号(燕尾箭)；而在 CT 增强扫描横轴位图像(图 1-3-3C)上难以区分胰外脂肪坏死灶(圆圈)内的固体及液体成分。

**图 1-3-3　MRCP 无创评估胆管和胰管**

MRI 扫描时间长，易产生各种图像伪影，往往需要患者有很好的配合才能获得较为满意的图像质量，且普通的生命支持系统一般都不允许进入磁体间，这在很大程度上限制了 MRI 在急危重症患者中的使用。MRI 在气泡和钙化的显示方面不如 CT。此外，MRI 也存在一些检查禁忌证，例如受检查者体内有铁磁性金属物品存留，有幽闭恐惧症，有胰岛素泵、脑刺激器、心脏起搏器、人工晶状体等体内植入物等。

AP 患者行 MRI 需采用快速成像序列。T2WI 包括自由呼吸下脂肪抑制快速自旋回波序列、屏气状态下单次激发快速自旋回波序列以及稳态进动序列；T1WI 可采用屏气状态下梯度双回波同反相位成像或水脂分离成像序列；增强扫描一般采用脂肪抑制的三维采集快速序列。除常规 MRI 序列(T1WI、T2WI)外，DWI、T1 定量成像、T2 定量成像等新型成像序列也可用于 AP 的定量分析。DWI 能够量化组织内水分子的扩散，较低的表观扩散系数(apparent diffusion coefficient，ADC)与 AP 的严重程度增加相关，DWI 还有助于区分水肿性和坏死性胰腺炎，区分无菌性坏死和感染性坏死。T1 定量成像能够诊断慢性胰腺炎、自身免疫性胰腺炎，T2 定量成像用于量化胰腺水肿和炎性改变的程度，预测疾病结局。

## 第二节　急性胰腺炎及其并发症的影像学表现

2012 年，急性胰腺炎工作组在 1992 版亚特兰大急性胰腺炎分级与定义共识(以下简称亚特兰大共识)的基础上对急性胰腺炎的分类、积聚物等术语规范进行了修订(表 1-3-4)，修订版澄清了一些误解，统一了不同学科医生对疾病的认识，为多学科诊疗提供了更好的背景。本章节有关内容按照 2012 年修订的亚特兰大共识进行阐述。

表 1-3-4 2012：亚特兰大共识中急性胰腺炎积聚物的命名法

| 疾病分类 | 坏死灶 * | 继发感染 | 起病时间 | |
|---|---|---|---|---|
| | | | ≤4 周 | >4 周 |
| 间质性水肿性胰腺炎（interstitial edematous pancreatitis） | 无 | 无菌性 | 急性胰周积液（acute peripancreatic fluid collection，APFC） | 假性囊肿（pseudocyst） |
| | | 继发感染 | 感染性胰周积液 | 感染性假性囊肿 |
| 坏死性胰腺炎（necrotizing pancreatitis） | 有 | 无菌性 | 急性坏死物积聚（acute necrotic collection，ANC） | 包裹性坏死（walled-off necrosis，WON） |
| | | 继发感染 | 感染性坏死物积聚 | 感染性包裹性坏死 |

注：＊积聚内容物如存在固体或半固体成分，提示坏死灶的存在。

## 一、正常胰腺的影像学表现

正常胰腺分为胰头、胰颈、胰体、胰尾四部，各部大小不一，其中胰头部最大，胰颈部最细，但各部的大小呈自然过渡。胰腺边缘光滑或表现为轻微分叶状隆起（每个小的隆起代表一个胰腺小叶）。胰腺各部密度及信号均匀。CT 影像上正常胰腺的密度与肌肉相近；MRI 影像上由于腺泡富含蛋白，正常胰腺实质在 T1WI 上信号强度比肝脏稍高，而在 T2WI 信号强度与肝脏相似或稍低。无论是 CT 还是 MRI，增强扫描各时相实质强化均匀，以胰腺期强化最为明显，此期通常高于肝脏，门脉期其强化水平下降，与肝脏相似。正常胰管不能显示，或表现为胰腺中央部细管状无强化影，其宽度为 1~2 mm。胰周脂肪间隙清晰。

需要注意的是，胰腺形态可有多种变异，例如胰头部可呈分叶状圆隆，胰尾部可卷曲上翘或稍有分叉。胰腺实质内可有不同程度的脂肪浸润，出现片状或分隔样密度减低，易误诊为病变；MRI 同反相位成像有助于鉴别，脂肪浸润在同相位图像上增高而反相位图像上信号减低，脂肪抑制序列信号减低。

此外，部分早期轻型 AP 患者可无明显异常影像学表现，因此影像学表现正常并不能作为排除 AP 的依据。

## 二、急性间质性水肿性胰腺炎的影像学表现

间质性水肿性胰腺炎在病理上表现为胰腺实质充血水肿，可为局限性或节段性，也可为弥漫性，炎症可向胰腺周围蔓延，伴有程度不一的胰周渗出、积液，不伴或仅有少量胰腺实质坏死或胰周脂肪坏死。

### （一）典型 CT 表现

胰腺局限性或弥漫性肿大，CT 平扫密度减低，增强扫描强化减弱但尚无局限性无强化的坏死。胰腺边缘模糊，周围脂肪间隙模糊、密度增高，肾前筋膜增厚。胰周积液表现为无强化的均匀水样密度（CT 值 0~20 HU）（图 1-3-4A）。可伴有反应性胸腔积液（一般左侧更常见）或心包积液，也可有反应性肺部炎症及少量腹腔积液。

需要注意的是，如果 CT 增强扫描在起病最初几天内进行，则尚不能确定强化减弱的区域是否为坏死，需要在起病 3~4 天复查 CT 增强扫描以确定该区域是否最终演变为完全无强化的坏死区。

### (二) 典型 MRI 表现

在脂肪抑制 T1WI 图像上，胰腺实质信号降低或信号不均匀；脂肪抑制 T2WI 序列对胰腺实质水肿及积液的检测更为敏感，胰腺实质信号强度增高（高于肝脏），积液的信号更高，与胃肠腔及胆汁的信号相似；胰腺实质水肿区域在 DWI 序列上可见扩散受限，但增强扫描显示有强化，可与坏死灶区分。胆道结石根据其成分不同在 T1WI 上可有不同信号，其中胆色素性结石为高信号，胆固醇性结石为等或低信号；T2WI（尤其是 MRCP）更有助于显示胆道结石，无论是胆固醇结石还是胆色素性结石，均表现为胆汁高信号背景下的低信号充盈缺损（图 1-3-4B~图 1-3-4E）。

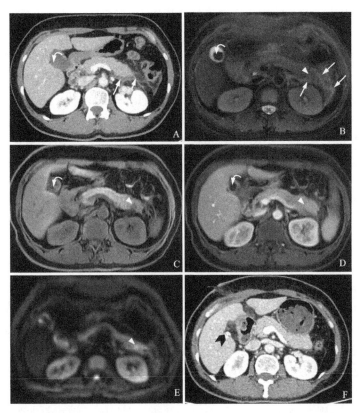

注：急性间质性水肿性胰腺炎起病第 2 天 CT 增强扫描横轴位图像（图 1-3-4A）示胰腺实质稍肿胀，强化稍有减弱但均匀，胰体尾部边缘模糊，周围脂肪间隙少量条片状无强化低密度灶（长箭），左肾前筋膜增厚（短箭）；起病第 3 天 MRI 平扫+增强扫描+DWI，脂肪抑制 T2WI 图像（图 1-3-4B）示胰尾部小片状信号增强（三角形箭头），周围脂肪间隙有少量条片状水样信号灶（长箭）；脂肪抑制 T1WI 横轴位图像（图 1-3-4C）示胰尾部局限性小片状信号减弱（三角形箭头）；增强扫描脂肪抑制 T1WI 图像（图 1-3-4D）示胰尾部未见无强化坏死区（三角形箭头），DWI（$b$ 值 = 800 s/mm$^2$）图像（图 1-3-4E）示胰尾部局限性扩散受限（三角形箭头）；患者有胆囊结石，结石（图 1-3-4A~图 1-3-4D 中弯箭所示）在 CT 上接近水样密度而难以发现，在脂肪抑制 T2WI 图像呈低信号充盈缺损，脂肪抑制 T1WI 图像呈不均匀低信号；当次住院期间腹腔镜下行胆囊切除术，术后复查 CT，横轴位图像（图 1-3-4F）示胰体尾部周围脂肪间隙渗出灶基本吸收，胆囊窝呈胆囊切除术后改变（燕尾箭示术区钛夹）。

**图 1-3-4　急性间质性水肿性胰腺炎 CT、MRI 图像**

### 三、坏死性胰腺炎的影像学表现

坏死性胰腺炎指伴有胰腺实质和(或)胰周任何部位坏死的 AP。病理上，除胰腺实质水肿及胰周渗出积液更严重外，还可有胰腺实质出血坏死、胰周脂肪坏死。坏死在病理上属于液化性坏死，其中脂肪的液化坏死灶可很快继发钙盐沉积，皂化斑形成。重症患者还可有单个或多个器官功能衰竭。根据坏死的发生部位，坏死性胰腺炎可分为三个亚型：仅胰腺实质坏死型、仅胰周坏死型以及胰腺实质坏死伴胰周坏死型。第一种类型最少见，约占所有坏死性胰腺炎的 5%，通常累及胰腺体或尾部。可根据坏死范围<30%、30%~50%和>50%对其严重程度分级。第二种类型见于约 20%的坏死性胰腺炎病例，其临床病程通常较第一种类型轻，但较间质性水肿型胰腺炎重。胰外坏死灶的量与预后相关，但定量分析目前尚无统一的分级标准。有学者根据其范围和累及的部位数量分为"局限性"和"弥漫性"，前者指的是指胰周坏死部位<5 cm，而后者是指胰周坏死部位>5 cm 或涉及的部位超过 3 个；也有学者将局限于胰腺周围组织的坏死称为"局限性"，如坏死延伸至结肠旁沟或累及盆腔，称为"弥漫性"。此外，通过 CT 体积测量技术，可定量化测量坏死的体积，以坏死灶体积超过 100 mL 为阈值，患者在器官衰竭、感染、住院时间和病死率方面均有显著性差异。第三种类型即同时有胰腺实质坏死和胰周脂肪坏死，在临床上最常见，占坏死性胰腺炎的 75%~80%，该类型的并发症和病死率高于前两种类型，而且这种类型比前两种类型可能更需要手术干预。

当胰腺颈体部完全坏死，即所谓的胰腺中央腺体坏死时，可出现胰管中断综合征，其诊断需要显示直径至少为 2 cm 大小的坏死区域，且坏死两端有存活的胰腺组织。在此情况下，胰腺坏死区主胰管受到破坏，而尚未坏死的胰头部及胰尾部仍有外分泌功能，导致胰液持续外溢至坏死区及其周围，不可避免会导致并发症，如持续性积液、胰瘘、腹腔积液或胸腔积液，通常难以自行吸收，往往需要外科干预(图 1-3-5)。

### (一)典型 CT 表现

胰腺实质坏死灶在 CT 平扫中表现为低密度，CT 增强扫描无强化。如为胰腺内部实质坏死，则表现为胰腺强化不均匀，其内有片状或斑片状无强化区，散在分布时呈多发皂泡样；如为大片状坏死，则表现为胰腺节段性强化不连续、中断；如为边缘部坏死，则表现为CT 增强扫描胰腺局限性轮廓异常；如坏死范围小，则常不易与急性胰周积液区分；如坏死范围大，则表现为胰腺整体或大部分区域无强化。胰周坏死通常为脂肪坏死灶，表现为脂肪密度增高，可为液体密度，也可为软组织密度，或为混杂密度(液体、软组织、脂肪密度混杂存在)。起病 1 周内，CT 检查可能无法可靠地鉴别腹膜后脂肪液化坏死与急性胰周积液，因此建议只要 CT 影像上胰周积聚物为密度不均匀的无强化灶，均应被视为伴有胰周脂肪坏死的急性坏死性胰腺炎，而非间质性水肿性胰腺炎。发病 1 周后，其密度更趋于不均匀，CT 增强扫描可更准确地判断为坏死灶。虽然新鲜出血灶在 CT 影像上可表现为局限性高密度，但通常很快被渗液稀释而密度降低，难以在 CT 影像上判断出血的存在(图 1-3-6A、图 1-3-6B)。

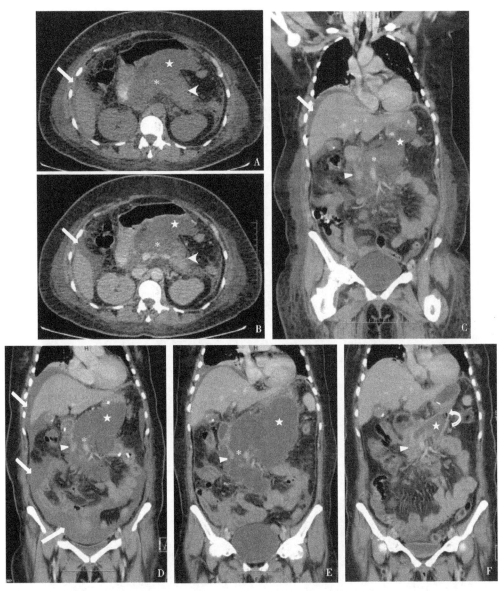

注：急性坏死性胰腺炎(中央区腺体坏死)起病第 3 天 CT 平扫横轴位图像(图 1-3-5A)、增强扫描横轴位图像(图 1-3-5B)及冠状位重组图像(图 1-3-5C)示胰腺颈体部大片无强化坏死区( * )，伴小网膜囊积液(★)、肠系膜渗出灶及少量腹腔积液(直箭)，胰腺实质坏死灶横贯颈体部，但胰头部(三角形箭头)及胰尾部(燕尾箭)尚有未坏死的胰腺组织；起病第 12 天 CT 增强扫描冠状位重组图像(图 1-3-5D)示胰腺坏死灶及胰周积液范围扩大，腹腔积液增多；起病第 21 天 CT 增强扫描冠状位重组图像(图 1-3-5E)示胰腺坏死灶及胰周积液范围继续扩大，但边缘有包裹形成，腹腔积液减少；行小网膜囊置管引流(弯箭示引流管)后，于起病第 40 天 CT 增强扫描冠状位重组图像(图 1-3-5F)示胰周积液及小网膜囊积液较前减少。

**图 1-3-5　急性坏死性胰腺炎( 中央区腺体坏死)CT 图像**

(二) 典型 MRI 表现

MRI 多参数成像有助于判断坏死性胰腺炎的病理改变。T1WI 梯度回波序列最有利于显示胰腺实质或胰周出血，胰腺实质出血灶在脂肪抑制 T1WI 上为斑点状或斑片状高信号区，后期在 T2WI 上可出现低信号含铁血黄素环。坏死胰腺组织在 T1WI 上为低信号，增强扫描无强化；在 T2WI 上，则可能为低信号（无液化），或液化时为高信号。MRI 在显示积液方面具有明显优势，单纯性积液在 T1WI 上为低信号，在 T2WI 上为明显高信号。在脂肪抑制 T1WI 上，复杂性胰周积液为以高信号为主的不均质病变。MRI 可清晰显示液体及其内伴有的其他成分，能够确定急性胰周积液与胰周脂肪坏死，脂肪坏死灶内一般有不规则固体成分或无定形碎屑（重力依赖性分布）的存在（图 1-3-6C、图 1-3-6D）。

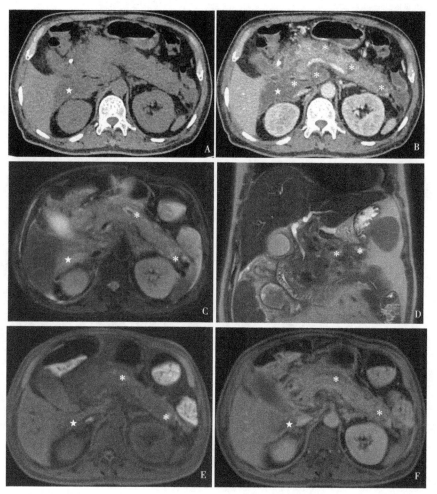

注：急性坏死性胰腺炎起病第 3 天 CT 平扫横轴位图像（图 1-3-6A）示胰腺稍肿大，实质密度欠均匀，增强扫描横轴位（图 1-3-6B）示胰腺实质多发小片状无强化坏死区（＊），伴右侧肾旁前间隙坏死灶积聚（★）；起病第 7 天行 MRI 复查，脂肪抑制 T2WI 横轴位图像（图 1-3-6C）及不加脂肪抑制 T2WI 冠状位（图 1-3-6D）示胰腺实质弥漫性 T2 信号增高，其内多发坏死灶呈斑片状不均匀高信号（＊），右侧肾旁前间隙坏死灶积聚（★）内可见非液体成分，平扫脂肪抑制 T1WI 图像（图 1-3-6E）示胰腺坏死灶内可见高信号，提示伴出血灶，增强扫描脂肪抑制 T1WI 图像示（图 1-3-6F）示胰腺坏死灶及右侧肾旁前间隙坏死灶积聚均无强化。

**图 1-3-6　急性坏死性胰腺炎 CT、MRI 图像**

## 四、AP 的蔓延途径

胰腺位于腹膜后肾旁前间隙，因此胰周的炎性渗液可以渗透到肾旁前间隙，也可以扩散到肾旁间隙、肾旁后间隙、腹膜腔，甚至膈下间隙和盆腔。通常胰头颈部炎症向右侧肾旁前间隙扩展或沿肝十二指肠韧带扩展；胰颈体部炎症向小网膜囊扩展，也可累及肠系膜；胰体尾部炎症向左侧肾旁前间隙和脾门方向扩展。双侧肾旁前间隙炎症均可继续向后方累及肾周间隙，向前累及肠系膜，向外累及结肠旁沟，向下延伸至髂窝、盆壁。

影像学检查可清晰显示腹腔内的各种解剖结构，了解疾病累及的范围，从而为临床诊治提供指导。

## 五、AP 积聚物的影像学表现

AP 的积聚物包括起病 4 周内的急性胰周积液和急性坏死物积聚，以及起病 4 周后的假性囊肿和包裹性坏死。各类积聚物根据有无继发感染，又分为无菌性积聚物和感染性积聚物。

### (一)急性胰周积液

急性胰周积液(acute peripancreatic fluid collection，APFC)是一种富含胰酶的液体积聚，主要积聚在胰腺附近，是胰腺和胰周炎症或一个或多个胰腺外周部胰管小分支破裂所致。30%~50% 的 AP 患者在起病 48 小时可出现胰周积液。APFC 最常见于小网膜囊，但可见于肾旁前间隙(最常见于左侧)、横结肠系膜、肠系膜根、肝胃韧带、胃脾韧带和胃结肠韧带。在 50% 的患者中，大多数 APFC 保持无菌，并在 2~4 周内自行吸收。应避免在此阶段进行干预，因为引流液体可能会导致感染。只有在罕见情况下发生的感染性 APFC 才需要引流(图 1-3-7)。

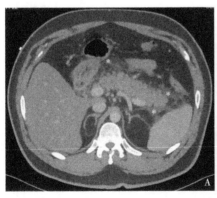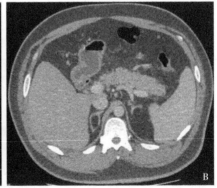

注：急性间质性水肿性胰腺炎起病第 3 天 CT 增强扫描横轴位图像(图 1-3-7A)示胰腺周围多发小片状水样密度灶(＊)；起病第 10 天复查，CT 增强扫描横轴位图像(图 1-3-7B)示胰周积液基本吸收。

**图 1-3-7　急性间质性水肿性胰腺炎 CT 图像**

### (二)假性囊肿

假性囊肿的定义为 AP 发病 4 周后，由纤维组织或肉芽组织构成的非上皮化囊壁包裹的液体积聚。通常由急性胰周积液未能吸收或吸收不全，继发包裹而形成，10%~20% 的

AP 可出现假性囊肿。假性囊肿最常见于小网膜囊，但可发生于从纵隔到盆腔的任何地方，且可多发。据报道，25%~58%的病例中，胰腺假性囊肿与胰管相通。显示是否与胰管相通很重要，因为这有助于确定治疗方法。假性囊肿多为单房，其内为单纯性液体成分或伴有少量碎屑，内壁光滑、清晰。在 CT 或 MRI 图像上，假性囊肿通常为薄壁(1~2 mm)、圆形或椭圆形的囊性病变，呈均匀水样密度(CT 值<20 HU)或水样信号(T1WI 低信号，T2WI 高信号)。但囊壁也可能较厚而不规则，并随着时间的推移可逐渐钙化。CT 或 MRI 增强扫描图像显示囊壁无强化或轻度强化(图 1-3-8)。

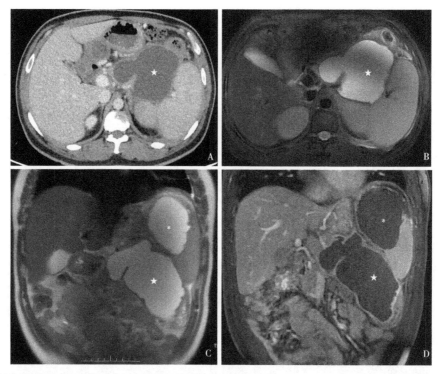

注：急性坏死性胰腺炎起病第 50 天 CT 增强扫描横轴位图像(图 1-3-8A)示胰腺体尾部周围包裹性水样密度灶(★)，有清晰的囊壁形成；同期 MRI，T2WI 脂肪抑制横轴位图像(图 1-3-8B)及 T2WI 不加脂肪抑制冠状位重组图像(图 1-3-8C)示胰体尾部周围囊性灶(★)，脾门区另可见囊性灶(＊)，其内呈均匀水样信号，提示均无明显固体成分，囊内壁较光滑，MRI 增强扫描脂肪抑制 T1WI 冠状位图像(图 1-3-8D)示囊壁轻度强化。

**图 1-3-8  急性坏死性胰腺炎起病第 50 天 CT、MRI 图像**

### (三) 感染性假性囊肿

感染性假性囊肿是 2012 年亚特兰大共识提出的用于取代胰腺脓肿的规范名称。感染性假性囊肿是指在假性囊肿基础上继发感染，形成胰腺周围界限清楚、含有脓液的包裹积液。在 CT 增强扫描图像上，感染性假性囊肿的囊壁比无菌性假性囊肿的囊壁厚且更不规则，可有类似包裹性坏死的厚或多个分隔，但往往较小，常伴有主胰管扩张。20%的患者可在假性囊肿内看到气泡或气液平面。应注意与感染性胰腺坏死和腹膜后肠瘘的鉴别诊断，仔细对比起病后系列影像学资料有助于判断。

### (四)急性坏死物积聚

急性坏死物积聚(acute necrotic collections)包括胰腺实质坏死和(或)胰周脂肪组织坏死。其内容物可以是固体,也可以是液体,或者二者混合存在。在急性坏死性胰腺炎发病的最初几周内,胰腺内任何替代胰腺实质的积聚物都应被视为坏死灶。胰腺实质坏死灶通常与主胰管相通,因为坏死的产生通常与胰管完整性受损有关。胰周坏死物积聚需要与胰周积液鉴别,如在液体成分内有任何固体或半固体成分的存在,应认为是坏死物积聚。这些固体或半固体成分可能是脱落的尚未完全液化的胰腺实质及胰周脂肪碎片,可能为软组织密度,也可伴有脂肪密度。

急性坏死物积聚在CT增强扫描上无强化,CT平扫密度常不均匀,积聚物内可包含液化坏死的组织以及未液化的坏死组织固体碎片和形成皂化斑的脂肪坏死灶固体成分。急性坏死物积聚在T1WI和T2WI上常显示为混杂信号,尤其是在T2WI上更容易显示其内含有的固体成分,表现为絮状、不规则低信号区。CT增强扫描图像中坏死区内无论是固体成分还是液体成分均无强化。在发病的第1周内,如胰外坏死灶呈均匀的液体密度,CT图像上可能很难鉴别急性坏死物积聚与急性胰周积液。虽然MRI在区分胰周积聚物中的不同成分方面更为敏感,但当坏死组织碎片较小时,MRI仍有可能低估坏死物积聚(图1-3-9、图1-3-10)。

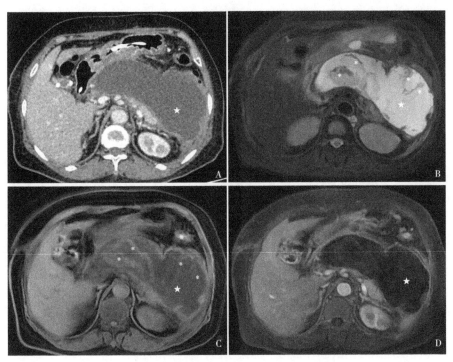

注:急性坏死性胰腺炎,起病第20天CT增强扫描横轴位图像(图1-3-9A)示胰腺体尾部周围水样密度灶(★),其内密度稍欠均匀,但难以察觉有无固体成分;同日MRI,脂肪抑制T2WI横轴位图像(图1-3-9B)及脂肪抑制T1WI冠状位图像(图1-3-9C)示胰体尾部周围明显不均质的积聚灶,于液体信号(★)内见多发条片状固体成分(＊),MRI增强扫描脂肪抑制T1WI横轴位图像示除边缘轻度强化,其内部固体成分均无强化。

**图1-3-9　急性坏死性胰腺炎起病第20天CT增强扫描、MRI图像**

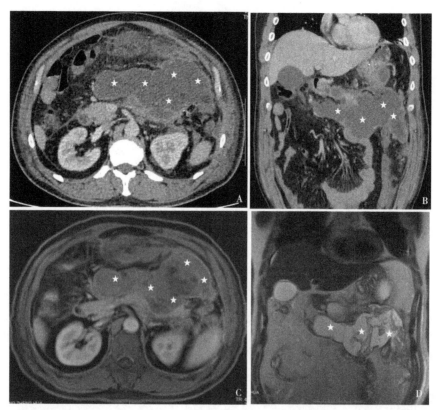

注：急性坏死性胰腺炎，起病第24天CT增强扫描横轴位图像（图1-3-10 A）及冠状位重组图像（图1-3-10 B）示胰腺周围水样密度坏死灶（★），其内密度欠均匀，坏死灶有部分包裹，但尚未形成成熟化的囊壁；起病第25天MRI，脂肪抑制T1WI增强扫描横轴位图像（图1-3-10 C）及不加脂肪抑制T2WI冠状位图像（图1-3-10 D）示胰腺周围明显不均质的坏死物积聚灶，于液体信号（★）内见多发条片状固体成分，固体成分较CT显示更清晰。

**图1-3-10　急性坏死性胰腺炎起病第24天CT增强扫描、MRI图像**

### （五）包裹性坏死

包裹性坏死（walled-off necrosis）是在胰腺实质坏死或胰外脂肪坏死基础上演变而来的，坏死灶逐渐局限化，并于4周或更长时间后在坏死与相邻存活组织之间形成非上皮化的厚壁。包裹性坏死取代了以前使用的术语"机化胰腺坏死""与坏死相关的假性囊肿""中央空洞坏死"等。包裹性坏死可能累及胰腺实质组织，也可累及胰周组织。急性坏死性胰腺炎发病4周后，任何占据或明显替代部分胰腺实质的积液区均称为包裹性坏死。包裹性坏死是一种不规则、部分液化的积聚物，可能含有固体坏死碎片，并可能扩展至胰腺周围间隙。以往，演变中的坏死物积聚常被误诊为假性囊肿，这常引起引流方案不充分，并最终可能导致处理失败。例如，在包裹性坏死的内镜治疗中，常需要使用多个大口径导管和积极冲洗来排出其内的固体成分，而对于假性囊肿和感染性假性囊肿，单纯性单导管引流可能就已经足够了。

包裹性坏死内部为坏死组织，CT上密度不均匀，MRI呈混杂信号，增强扫描内部坏死物无强化；边缘部为纤维化壁，增强扫描囊壁无强化或仅轻微强化。在与假性囊肿的鉴别诊断方面，主要是依据先前是积液还是坏死来判断。此外，支持包裹性坏死的征象包括：

①病变较大，延伸至结肠旁或结肠后间隙；②壁边缘不规则；③内部存在固体或脂肪密度的碎片，与 CT 相比，B 超和 MRI 的 T2WI 图像能更好地识别这些积聚物中的固体成分；④胰腺实质变形和不连续；⑤主胰管无扩张，因为在包裹性坏死中，胰液可经破损的主胰管或其分支渗入胰周，故主胰管并不扩张，而假性囊肿则压迫胰腺实质或近端导管狭窄，易导致主胰管扩张(图 1-3-11)。

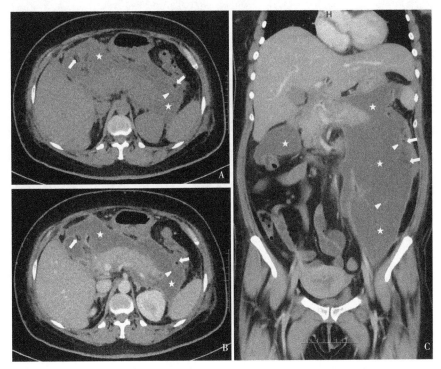

注：CT 平扫横轴位图像(图 1-3-11A)示胰腺体尾部周围大量坏死灶(★)包裹形成，边缘可见稍欠光滑囊壁，其内密度不均匀，可见少量脂肪密度(直箭)及软组织密度(三角形箭头)；CT 增强扫描横轴位图像(图 1-3-11B)示坏死灶无强化，周围不光滑的囊壁轻度强化；CT 增强扫描冠状位重组图像(图 1-3-11C)示坏死灶自左侧肾旁前间隙延伸至左侧髂窝区。

**图 1-3-11　急性坏死性胰腺炎，起病第 40 天 CT 平扫+增强扫描图像**

### (六)感染性坏死

感染性坏死可在胰腺实质坏死灶、急性胰周坏死物积聚和包裹性坏死的基础上继发感染而发生。坏死性胰腺炎，尤其是第三型，继发感染的概率很高，感染也是其第二大死亡原因。感染以细菌感染最为常见，尤其是革兰氏阴性肠菌。随住院时间延长，感染发生率增加(住院时间 3 周以上者，感染发生率约 60%)。一旦发现合并感染，抗菌药物治疗和外科治疗(经皮引流、腔镜或开放手术)是必要的。CT 图像上如发现坏死灶内出现气体，在排除与胃肠道或外界相通(如消化道瘘、术后或置管引流等原因)后，通常为感染性坏死的可靠依据，但该征象敏感性不太高，仅约 40% 的患者出现该征象。MRI 图像上气体在T1WI 和 T2WI 均为低信号，对小气泡的检出不如 CT 敏感。此外，CT 增强扫描示感染性坏死周围可有较明显的强化。DWI 序列边缘部扩散受限亦有助于判断是否合并感染。此外，病程过程中复查影像学发现坏死灶非预期性减少，甚至反而增多，如有脓毒症的临床表现，即便没有典型影像学表现，也应高度怀疑感染性坏死。确诊可通过细针抽吸活检并行革兰氏染色和细菌或真菌培养等病原学检查(图 1-3-12~图 1-3-14)。

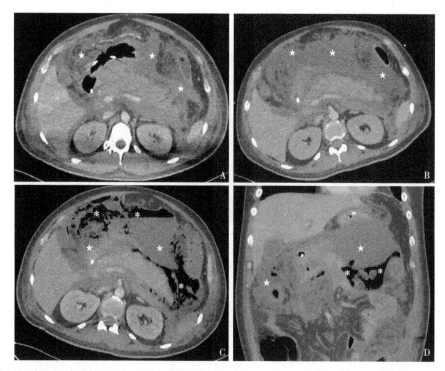

注：急性坏死性胰腺炎，起病第 7 天 CT 增强扫描横轴位图像(图 1-3-12A)示胰外大量坏死物积聚(★)；起病第 19 天患者出现发热，CT 增强扫描横轴位图像(图 1-3-12B)示胰外大量坏死灶(★)较前明显增多，提示合并感染；起病第 21 天再次复查 CT，CT 增强扫描横轴位图像(图 1-3-12C)示坏死灶内出现大量气体(∗)，为提示感染性坏死的可靠依据。

**图 1-3-12  急性坏死性胰腺炎，起病第 7、19、21 天 CT 图像**

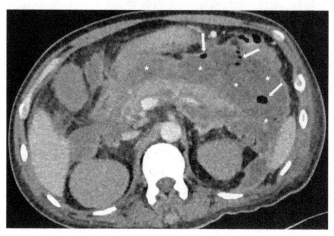

注：急性坏死性胰腺炎，起病第 21 天 CT 增强扫描横轴位图像示胰外大量感染性坏死物积聚(★)，密度明显不均匀，其内出现多发小气泡(箭)。

**图 1-3-13  急性坏死性胰腺炎，起病第 21 天 CT 增强扫描横轴位图像**

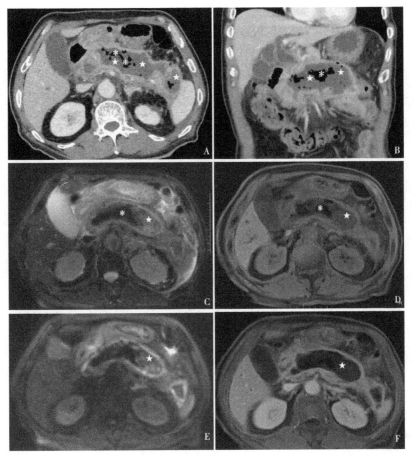

注：急性坏死性胰腺炎，起病第 50 天 CT 增强扫描横轴位图像(图 1-3-14A)及冠状位重组图像(图 1-3-14B)示胰腺颈体尾部包裹性坏死(★)内出现积气，囊壁较厚，强化较明显；起病第 54 天 MRI 平扫+增强扫描+DWI，脂肪抑制 T2WI 横轴位图像(图 1-3-14C)示胰腺颈体尾部包裹性坏死(★)灶内信号不均匀，其内可见低信号气体( ∗ )，脂肪抑制 T1WI 图像(图 1-3-14D)示包裹性坏死(★)灶内气体呈低信号，DWI( $b$ 值 = 800 s/mm$^2$ )图像(图 1-3-14E)示坏死腔的囊壁高信号，MRI 增强扫描门脉期图像(图 1-3-14F)示囊壁较明显强化。

**图 1-3-14　急性坏死性胰腺炎，起病第 50 天 CT 图像及第 54 天 MRI 平扫+增强扫描+DWI 图像**

## 六、AP 并发症的影像学表现

### (一)AP 的血管性并发症

约 25% 的 AP 患者可出现血管并发症。最常见的血管并发症是门静脉系统血栓形成、动脉性出血(假性动脉瘤破裂或小动脉破裂导致的活动性出血)和假性动脉瘤形成。CTA+CTV 是诊断血管性并发症的有力手段。

#### 1. 脾静脉血栓

脾静脉血栓形成是 AP 最常见的并发症(10%~40%)，门静脉或肠系膜上静脉血栓形成相对少见。静脉血栓是由炎症性内膜损伤或积液的外部压迫引起，可继而导致胰源性门脉高压、静脉曲张和淤血性脾梗死。CT 增强扫描图像上，静脉血栓表现为门脉期静脉内出现充盈缺损，静脉管腔变窄或闭塞。受累静脉所属器官可出现淤血，例如淤血性脾脏肿大、淤血性肠系膜水肿及肠管水肿;后期可建立广泛性侧支循环,出现脾门区或胃底静脉曲张、肠系膜静脉曲张、脾肾静脉分流(图1-3-15)。

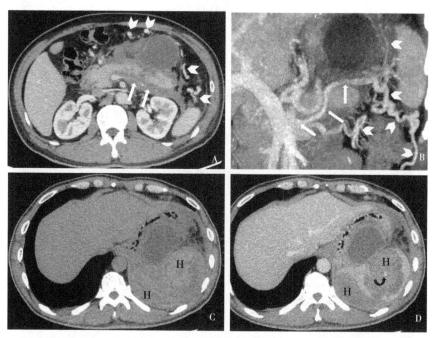

注:急性坏死性胰腺炎,起病第20天CT增强扫描横轴位图像(图1-3-15A)示脾静脉变窄(箭),并可见侧支循环开放(燕尾箭),最大密度投影法三维重建图像(图1-3-15B)更直观地显示脾静脉不均匀变窄(箭)及迂曲扩张的侧支循环(燕尾箭);起病后约4个月复查CT,平扫图像(图1-3-15C)示脾门及脾包膜下血肿(H)呈团块状稍高密度;增强扫描门脉期横轴位图像(图1-3-15D)示血肿内小点状活动性出血(弯箭)。

**图1-3-15　急性坏死性胰腺炎起病第20天、4个月CT图像**

### 2. 自发性动脉出血

自发性动脉出血是一种罕见但致死率很高的并发症。胰腺炎的坏死及渗液中含有蛋白水解酶,可对胰腺动脉或胰周动脉壁造成侵蚀,是导致出血或假性动脉瘤形成的重要病理生理基础。最常受累的动脉依次是脾动脉(40%)、胃十二指肠动脉(30%)和胰十二指肠动脉(20%)。出血可能进入胃肠道,也可能进入腹膜腔。假性动脉瘤可能破裂,出血可进入腹膜腔、腹膜后间隙、假性囊肿,少数情况下也可进入胰管,后者又称为"出血性胰腺炎",内镜检查可见壶腹出血。如果假性囊肿壁累及内脏动脉,这种情况称为"假性动脉瘤性假性囊肿"。出血灶急性期在CT平扫上为局限性密度增高(>35 HU),随着时间的推移,密度逐渐降低。如为活动性出血,还可能在CT增强扫描上见到对比剂血管外溢。MRI上急性期血肿表现为T1WI高信号,T2WI上可有多种不同信号。未破裂的假性动脉瘤需要与活动性出血进行鉴别,CT动脉期+门脉期扫描对于鉴别诊断有较大价值,有时还需要增加平衡期或延迟期扫描。假性动脉瘤为与相邻血管相连的瘤样突起,边界较清,其内强化与邻近动脉的强化基本同步;活动性出血表现为出血部位动脉对比剂外溢,可与邻近动脉的强化不同步,且其边界不清。视出血速度的不同,动脉期外溢对比剂密度可与动脉相似或低于动脉,甚至在动脉期不能确定外溢的存在,而需要在门脉期仔细观察,在门脉期或平衡期外溢对比剂的范围可继续扩大，并向周围扩散，因为动脉内对比剂浓度逐渐降低，而外溢对比剂被周围组织内液体稀释，密度也逐渐降低。对于需要紧急处理的动脉性大出血，数字减影血管造影（digital subtraction angiography，DSA）具有非常重要的价值，不仅可以明确出血部位及原因，还可以在 DSA 引导下行止血介入治疗（例如栓塞治疗）。但需要指出的是，对于活动性出血的检出，CT 增强扫描的敏感性高于 DSA，CTA 可检测到流率低至 0.2~0.25 mL/min 的活动性出血，而 DSA 的检测下限为 0.5 mL/min。因此，如果 CT 增强扫描未能检出活动性出血（排除图像质量因素以外），DSA 也很有可能无阳性发现。此外，CT 还可准确判断出血部位与邻近组织器官之间的关系（图 1-3-16~图 1-3-18）。

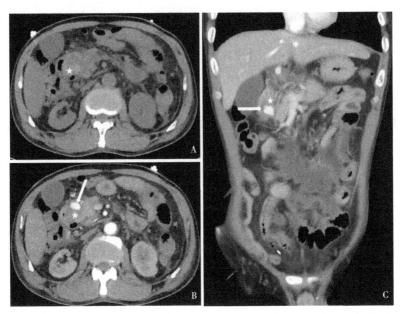

注：急性坏死性胰腺炎，起病第 50 天 CT 平扫横轴位图像（图 1-3-16A）示胰头与十二指肠降段之间高密度灶（★），考虑为出血灶；CT 增强扫描动脉期图像（图 1-3-16B）该处出现局限性结节样强化灶（长箭），强化幅度与大血管相似；CT 增强扫描门脉期冠状位重组图像（图 1-3-16C）示结节样强化灶（长箭）与血管强化基本同步，符合假性动脉瘤。

**图 1-3-16　急性坏死性胰腺炎起病第 50 天 CT 图像**

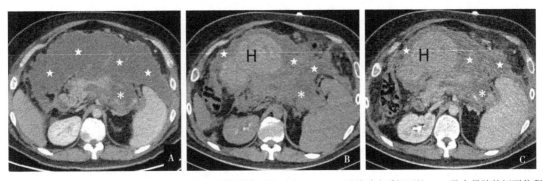

注：急性坏死性胰腺炎，起病第 20 天 CT 增强扫描横轴位图像（图 1-3-17A）示胰腺实质坏死灶（＊）及大量胰外坏死物积聚（★），呈不均匀低密度；起病第 30 天复查 CT，CT 平扫横轴位图像（图 1-3-17B）示胰外坏死物积聚灶内可见团块状高密度灶（H），符合急性期出血灶；CT 增强扫描门脉期横轴位图像（图 1-3-17C）示无强化，未见活动性出血表现。

**图 1-3-17　急性坏死性胰腺炎起病第 20 天 CT 图像**

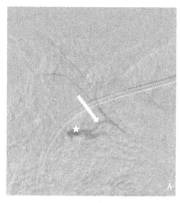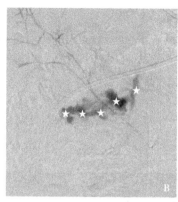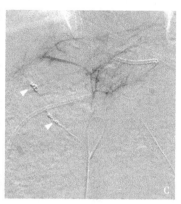

注：急性坏死性胰腺炎，腹腔镜下胰周坏死物清理术后第2天，引流管突然出现大量血性液体伴血压下降，紧急行DSA检查。选择性肝总动脉造影早期图像(图1-3-18A)示胃十二指肠动脉分支(长箭)可见对比剂外溢(★)；前一序列晚期图像(图1-3-18B)示对比剂外溢范围明显扩大，呈不规则条片状向左侧延伸；随后行目标动脉栓塞(三角形箭头)后，再行造影(图1-3-18C)未见对比剂外溢。

**图1-3-18  急性坏死性胰腺炎腹腔镜下胰周坏死物清理术后第2天DSA图像**

### (二)AP的胃肠道并发症

研究表明，约63%的AP患者有胃肠道异常，从常见的胃肠动力障碍、胃肠道炎性水肿，到胃肠道机械性梗阻、出血坏死性胃肠炎、胃肠道穿孔、瘘管形成等均有可能发生。常见胃肠道异常的影像学表现包括胃肠腔扩张，胃肠壁匀称性增厚，增强扫描动脉期肠壁分层强化。MRI在T2WI上肠壁信号分层(中央高信号，内外为环形低信号，即所谓"靶征")。准确评估胃肠道受累对于治疗的选择和监测疗效方面有重要作用。如果在疾病早期忽视肠道损伤，随着疾病的进展，大量毒素和炎症介质释放，可导致细菌移位。肠道并发症中，以横结肠、结肠脾曲最常见，其次为十二指肠。

胃肠道并发症从发生原因可大致分为胰酶作用引起的并发症和假性囊肿形成引起的并发症。胰酶作用引起的并发症包括：①炎症，出现消化道壁环形增厚，增强分层强化。②缺血与坏死，可有消化道壁环形增厚，增强分层强化，或肠壁明显变薄、无强化、肠壁积气。③梗阻，可表现为梗阻点上方肠袢扩张，扩张肠管与瘪陷肠管之间移行区肠壁增厚，出现结肠截断征(colon cut-off sign)、苹果核表现(apple core appearance)或假瘤征(pseudocarcinoma sign)。④穿孔，表现为腹腔内游离气体或胃肠壁外局限性积气，CT增强扫描示穿孔处肠壁强化不连续，若先前采用口服对比剂，如可见胃肠道内对比剂外溢至胃肠壁外，可确立诊断。⑤瘘管，表现为局部大量积气，胰周炎性改变与胃肠道某部分直接连续，口服对比剂进入胰周炎性组织。假性囊肿形成引起的并发症包括：①胃肠道破裂或瘘管形成，胰周积聚物中出现大量气体，假性囊肿与胃肠道某部直接交通；积液的大小和内部性状出现显著变化。②梗阻，上方肠管扩张，梗阻移行处位于假性囊肿处(图1-3-19~图1-3-21)。

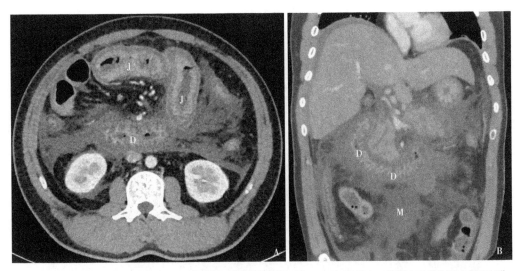

注：急性坏死性胰腺炎，起病第7天CT增强扫描横轴位图像(图1-3-19A)示十二指肠(D)及空肠上段(J)明显增粗，增厚的黏膜强化明显，水肿的黏膜下层低强化，肌层中度强化，呈现分层强化特征；CT增强扫描冠状位重组图像(图1-3-19B)示肠系膜水肿、渗出灶(M)。

**图1-3-19　急性坏死性胰腺炎，起病第7天CT图像**

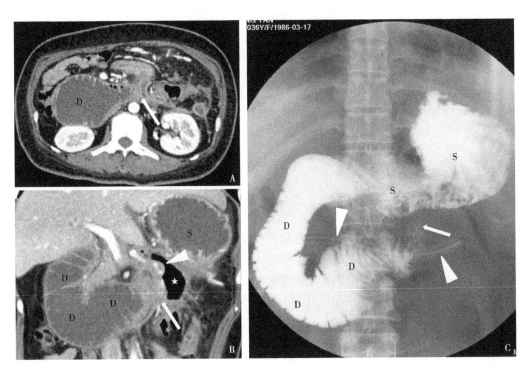

注：急性坏死性胰腺炎，胰周包裹性坏死引流后出现反复呕吐，CT增强扫描横轴位图像(图1-3-20A)及冠状位重组图像(图1-3-20B)示胃(S)及十二指肠(D)明显扩张，十二指肠升段骤然变窄(长箭)，同时可见包裹性坏死囊腔内积气(★)及引流管(三角形箭头)；上消化道碘水造影仰卧正位图像(图1-3-20C)示胃(S)及十二指肠(D)明显扩张，十二指肠升段骤然变窄(长箭)，表现与CT图像类似，下方空肠未见对比剂显影，同时可见留置的腹腔引流管(三角形箭头)。

**图1-3-20　急性坏死性胰腺炎胰周包裹性坏死引流后出现反复呕吐CT图像**

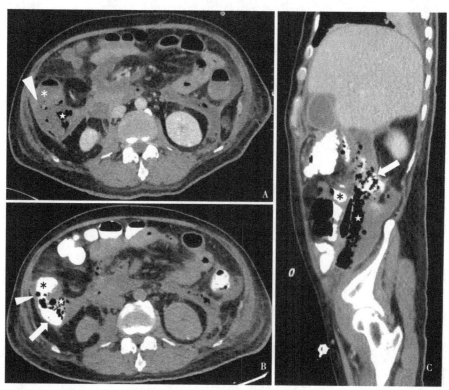

注：急性坏死性胰腺炎，CT 增强扫描横轴位图像(图 1-3-21A)示双侧肾旁前间隙感染性坏死灶，以右侧为主，其内可见积气(★)，同时可见升结肠(＊)后壁局限性强化不连续(三角形箭头)；行碘水灌肠造影未见异常；碘水灌肠造影后第 2 天复查 CT，CT 平扫横轴位图像(图 1-3-21B)及增强扫描冠状位重组图像(图 1-3-21C)示升结肠后壁局限性缺损，碘水自该处外溢，邻近右侧腹膜后肾旁前间隙感染性坏死灶内可见碘水显影(长箭)，为结肠穿孔的可靠依据。

**图 1-3-21　急性坏死性胰腺炎 CT 增强扫描及碘水灌肠造影后复查 CT 图像**

### (三) AP 的肠系膜并发症

AP 可累及肠系膜，表现为炎症从肠系膜根部扩散至肠系膜及横结肠系膜水肿和渗出。肠系膜水肿和渗出在 CT 上表现为肠系膜脂肪密度增高，呈云雾状或条片状，边界不清；MRI 信号特征是 T2WI 上的条纹状和小片状高信号。可伴有肠系膜血管改变，包括血管管壁增厚、边缘模糊、管腔扩张或变窄和侧支循环开放。

### (四) AP 肝胆系统并发症

AP 导致胰周微循环异常、全身炎症反应综合征(systemic inflammatory response syndrome，SIRS)和胆管阻塞，可能导致肝脏异常改变。AP 常见的肝脏异常改变有肝脂肪变性、短暂性肝灌注异常、肝门区淋巴水肿和肝周积液，这些异常可以反映不同程度的肝损伤，其中肝脂肪变性的发生率最高。肝脂肪变性在 CT 上表现为弥漫性密度减低，MRI 多参数成像可更准确判断，在同、反相位成像上出现同相位信号增高而反相位信号减低。AP 引起的肝损伤不仅会加重胰腺炎的病情，还可能导致肝衰竭，甚至死亡。MRI 上发现的脂肪肝与血甘油三酯水平呈正相关，脂肪肝也可随胰腺炎的改善而减轻。

由于胆总管的下部在胰头中穿行，胰头部炎症可能会导致胆总管下段炎性狭窄。CT上胆总管下段炎症表现为胆总管管壁增厚、管腔变窄，继发上方肝内外胆管扩张，增强扫描胆总管管壁明显强化。MRI 可更准确评估胆管受累情况，其中 MRCP 可更直观显示肝内外胆管的全貌、梗阻的部位及程度(图 1-3-22)。

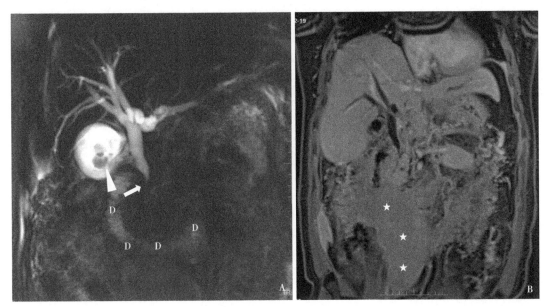

注：急性坏死性胰腺炎，厚层块 MRCP 斜冠状位图像(图 1-3-22A)示胆总管胰腺段狭窄(长箭)，狭窄处呈尖嘴状，边缘光滑，上方肝内外胆管扩张，胆囊肿大，胆囊内可见多发结石(三角形箭头)呈充盈缺损改变，十二指肠圈(D)扩大；MRI脂肪抑制 T1WI 增强扫描冠状位图像(图 1-3-22B)示胆总管于肿大的胰头处骤然变窄，胰头周围及肠系膜内可见坏死灶积聚(★)。

**图 1-3-22　急性坏死性胰腺炎 MRCP、MRI 图像**

(五)腹腔间隔室综合征

腹腔间隔室综合征(abdominal compartment syndrome，ACS)被定义为腹腔内压力急性升高伴器官功能障碍。大量坏死灶及胰源性腹腔积液可能是 ACS 的原因之一。虽然 ACS 的诊断可不依赖于影像学检查，但一系列影像学表现可为客观评估病情提供参考，其可能存在的影像学表现包括：膈肌升高、腹膨隆(前后径/左右径比>0.8)、下腔静脉扁平、肾静脉扁平、胃肠壁广泛性水肿增厚、胃扩张，CT 增强扫描示肝实质马赛克样灌注不均，多普勒超声检查示门静脉、肝静脉或肾静脉舒张血流减少。

(六)其他并发症

AP 还可累及泌尿系统、呼吸系统、骨骼和皮肤。此外，少数患者可能有胰性腹腔积液，即胰管破裂后胰液直接或间接进入腹膜腔。

(1)急性肾衰竭是 SAP 的早期并发症，病死率很高。急性肾衰竭后，其他系统器官衰竭的发生率显著增加。在 CT 增强扫描上，急性肾衰竭出现肾脏实质强化减弱，皮髓质分界不清，延迟期肾盂肾盏内无对比剂显影。在 MRI 上，AP 肾周受累比肾实质受累更多，并且肾周受累与高 MRSI 评分呈正相关。肾脏和肾周间隙异常改变的 MRI 表现包括肾实质异常灌注、肾周脂肪水肿、肾周间隙积液、肾静脉血栓形成等。

（2）呼吸系统并发症在 AP 患者中很常见。低氧血症可能是轻度病例的唯一表现，而呼吸衰竭可能发生在严重病例中。研究表明，与 AP 相关的腹内压增高和 SIRS 是早期肺损伤的主要原因。腹内压增高可导致胸腔内压升高、胸腔积液、肺不张、肺炎、气道阻塞和其他肺部并发症；所有这些都可能导致气体交换异常，这是 AP 早期肺损伤的最常见原因之一。此外，全身炎症反应也是导致 AP 肺损伤的重要机制。在 AP 中，血管活性物质和细胞因子被释放到血流和肺组织中，从而导致内皮损伤和毛细血管渗漏；此外，大量富含蛋白质的渗出物被释放到肺泡腔，导致间质性肺水肿。CT 或 MRI 示弥漫性斑片状肺渗出、双侧小叶性肺实变、肺不张和胸腔积液。

（3）AP 继发的骨骼和皮肤损伤可能是由血液中的高胰脂肪酶引起的。在 MRI 上，这些损伤的特征包括关节炎症、局部骨质破坏和腹壁水肿。

（龙学颖）

# 第四章
# 重症急性胰腺炎诊疗新进展

## 第一节　基础研究进展

### 一、发病机制及病理生理相关研究

#### (一)急性胰腺炎动物模型的研究进展

急性胰腺炎(acute pancreatitis, AP)的病因、发病机制和治疗的研究工作如果能在人类胰腺上开展是最理想的,然而,这种疾病的不可预测性、疾病表现的异质性以及获得人体样本的有限性,使得对人体组织的研究不切实际且非常困难。因此,一个多世纪以来实验模型被广泛用于 AP 的相关研究中。最常用的 AP 模型是在啮齿类动物(大鼠和小鼠)上进行的,其维护成本相对低廉,易于操作,可诱导中度至重度胰腺损伤。这些实验模型不仅为机制研究提供了机会,而且使治疗策略的研究成为可能。

AP 实验模型分为体内模型和体外模型两类,而体内 AP 实验模型一般又可分为无创模型和有创模型。

早在 1895 年,Mouret 就发现过度的胆碱能刺激会导致胰腺空泡化和坏死,这是 AP 的典型特征。1929 年首次报道促胆碱分泌剂过度刺激导致 AP 模型,即通过注射胆碱能激动剂-乙酰胆碱到犬的胰腺,后来这种方式被复制到大鼠模型。

胆囊收缩素(cholecystokinin, CCK)因其主要作用与促进胆囊平滑肌收缩和胆汁排出有关而得名。后来发现它可以作用于胰腺,刺激胰腺消化酶和胰岛素的分泌。CCK 及其类似物诱导胰腺炎病理的基本机制是基于这些化学物质对 CCK 受体的作用,这反过来导致与胰腺腺泡细胞(pancreatic acinar cell, PAC)中胰腺酶(如淀粉酶)分泌相关的第二信使通路的激活,如磷脂酶 C-肌醇三磷酸—钙离子。

雨蛙素(caerulein, CER)是一种 CCK 的类似物,最先从澳大利亚绿树蛙(Litoria caerulea)的皮肤提取物中分离出来,并因其模拟自然激素的生理活性而立即得到认可。CCK 和 CER 的氨基酸序列非常相似,但与 CCK 相比,CER 是一种十肽,由蛋氨酸取代苏氨酸和两个额外的 N 端残基。两种多肽在体外的诱导作用几乎相同,但在体内 CER 诱导 AP 的作用更强。迄今为止,CER 仍是诱导啮齿动物 AP 最广泛使用的化合物。给药时胰腺的结构和生化变化之间存在明显的剂量-反应关系。连续输注大剂量的 CER[0.25 μg/(kg·h)]导致大鼠胰腺迅速脱颗粒，超大剂量给药导致腺泡细胞内液泡化，随后胰腺再生；更高剂量的 CER 引起胰腺间质水肿和炎症细胞浸润，同时血液中胰酶水平显著升高。CER 过度刺激的早期后果之一是胰腺水肿的形成，这可能是由于血管通透性和静水压力的增加，然而，导致广泛水肿形成的确切机制仍未完全了解。该模型现在被广泛用于 AP 早期细胞内变化的分析，胰腺损伤可以通过适当的注射剂量和频率控制，在达到峰值后胰腺开始恢复。该模型通常是自限性的，没有对 MODS 和致命性分析的能力是其最大的局限性。为了解决这一限制，CER 通常与其他化合物结合，以提高 CER-AP 模型的严重程度。例如，CER-AP 中的脂多糖(lipopolysaccharide，LPS)可增强炎症反应和 MODS，模拟与 AP 相关的败血症；大鼠在给 CER 后灌注肠激酶(EK)会导致胰腺坏死、出血和高病死率等。类似的效果也在小鼠中得到复制，这使得转基因研究成为可能。它的非侵入性、易操作性、高重复性，使其成为 AP 的良好模型，被胰腺炎研究人员广泛接受和普遍使用。

L-精氨酸诱导 AP 模型(ARG-AP)是目前在大鼠和小鼠中最常用的氨基酸诱导 AP 模型。自 1984 年以来，L-精氨酸对胰腺的影响已被广泛研究，以 5 g/kg 的 L-精氨酸单次注射可导致大鼠的胰腺腺泡细胞(PAC)和脂肪组织坏死，而不影响胰岛和其他器官。7.5 g/kg 的高剂量 L-精氨酸对实验动物有致死作用，而 2.5 g/kg 剂量的 L-精氨酸只对实验动物造成轻微的胰腺损伤。腹腔注射 L-精氨酸分为两剂，每剂 4 g/kg，间隔 1 小时。在使用 L-精氨酸诱导的 AP 模型时，必须考虑到 L-精氨酸的剂量、浓度、pH 和小鼠的品系，L-精氨酸可以引起小鼠胰腺出现严重急性炎症及典型的继发性肺损伤。但该模型存在一定的失败率和病死率。Rakonczay 等人报道了一种简单的、非侵入性的急性坏死性胰腺炎模型，该模型通过腹腔注射 3 g/kg 的 L-鸟氨酸诱导，在大鼠中甚至比 L-精氨酸更有效。这些 AP 模型有明确的、逐渐进展的胰腺坏死和相关的肺损伤。因此，它们适合于研究急性坏死性胰腺炎的分子机制和发展过程。然而，在临床观察中，过量氨基酸引起的人类 AP 是罕见的。L-精氨酸诱发 AP 的机制尚不清楚，氨基酸失衡、活性氧、炎症介质、一氧化氮、细胞骨架变化、细胞内 $Ca^{2+}$ 信号、线粒体功能障碍和内质网应激等因素都被认为参与了这一过程。

酒精是全球公认的导致 AP 的第二大原因。然而，人们对酒精产生有害影响的机制仍然知之甚少。通过各种途径给予酒精的早期动物实验结果表明，酒精能增加胰管通透性，减少胰腺血流和微循环，降低胰腺耗氧量，诱导氧化应激，但是酒精喂养不会引起实验性 AP，因此酒精被认为是 AP 发展的关键加重因素。另外，经氧化和非氧化途径产生的酒精代谢物已被证明会引起许多变化，从而导致 AP。酒精摄入与血浆甘油三酯升高、脂肪分解受损、游离脂肪酸(free fatty acids，FFAs)从体质组织流向肝脏的通量增加有关。注射酒精(1.35 g/kg)和单不饱和脂肪酸棕榈油酸(150 mg/kg)两次，可以成功诱导小鼠胰腺损伤，表现为胰腺明显水肿、中性粒细胞浸润、局部坏死。这种模型也会引起肺泡膜增厚和肺内炎症细胞浸润，但对肝、肾和心脏没有影响或影响很小。在胰腺炎研究中缺乏被广泛接受的酒精诱导 AP 模型仍然是一个缺陷。其中 Lieber-DeCarli 方法是研究啮齿动物酒精疾病最广泛使用的实验模型。在临床环境中，并非所有的酒精滥用患者都发生 AP，这一事实强烈表明，其他因素一定在确定个体易感性方面发挥了作用。未来基于转基因小鼠的遗传易感性变异结合酒精或其代谢物的管理可能被证明更有用。

胆汁通过胰管回流到胰腺被认为是人类胆源性胰腺炎最常见的原因。在 Bernard

(1856年)的胰管灌注(pancreatic duct infusion, PDI)诱导AP(PDI-AP)报道后,胆盐如鹅脱氧胆酸钠、牛磺胆酸钠(NaTC)、糖脱氧胆酸钠、牛磺脱氧胆酸和3-硫酸牛磺石胆酸(TLCS)等被用于诱导不同种类的PDI-AP。在这些模型中,胰腺损伤发展迅速,且局限于胰腺头部和体部,而胰腺尾部受影响较小。由于该模型需要逆行胰管注射,因此胰腺损伤程度与胰管内压力、诱导剂类型和注射速度密切相关。其中NaTC是迄今为止应用最广泛、特性最好的诱导PDI-AP的胆盐。NaTC注射大鼠模型为研究重症急性胰腺炎(severe acute pancreatitis, SAP)中的MODS提供了一个明确的工具,与人类的情况相似。这种模型的病死率为24%~100%,病死率随着NaTC注射量的增加而增加。该模型适用于研究与LPS结合时的细菌易位。当在NaTC/LPS模型中添加胰蛋白酶时,会产生更严重的MODS。TLCS也被广泛应用于体外表征,效果优于NaTC诱导的PDI-AP,在该模型上验证了多种AP信号通路,包括细胞内$Ca^{2+}$超载等。这一模型的严重程度与人类疾病的严重程度类似。虽然这是一个优秀的胆源性AP模型,但它不是一个理想的AP-MODS模型,因为它需要外科手术。

Churg和Richter(1971年)首次将胰管结扎诱导AP(PDL-AP)模型与胰腺外分泌功能的变化联系起来。在胰管结扎后1~5小时可以观察到导管和PAC的早期变化,24小时和48小时是捕捉胰腺间质水肿和炎症变化的最佳时间点。因此,有人在大鼠中使用该模型来研究疾病发病的早期阶段。研究表明,在大鼠PDL-AP模型中,细胞凋亡是细胞死亡的主要机制。小鼠PDL-AP模型伴全身炎症和MODS,PDL组小鼠4天病死率为100%,而假手术组和胆管结扎组小鼠15天无病死率。该模型模拟了胆结石梗阻致AP的高病死率,因此有可能用于研究SAP的发病机制和测试新的治疗方法。PDL-AP模型的优点是避免了全身应用化学诱导剂,减少了药物的不良反应,但它需要手术,特别是对小动物而言具有挑战性。

ERCP术后胰腺炎(post-ERCP pancreatitis, PEP)是ERCP最常见的并发症之一,发生率为1.5%~15%。早在1979年,Kivisaari等通过逆行输注不同浓度的米谷胺在20~50 mmHg的压力下持续30秒,模拟ERCP的过程,4天后在大鼠体内可观察到肉眼和显微镜下AP的证据,如水肿、白细胞增多、坏死、出血、萎缩和早期纤维化。PEP模型基于一个恒定的、相对较高的导管内注射压力破坏导管完整性导致AP。导致损伤的因素可能包括造影剂的化学毒性、胰管的破坏,甚至强力注射造影剂导致的腺泡小叶破裂等。该模型采用高压(50 mmHg)逆行输注葡胺至大鼠胰管,诱导典型的AP组织病理学改变,血清淀粉酶和胰腺髓过氧化物酶活性在24小时内显著升高。此外,逆行注射造影剂后的胰腺损伤在较大的动物(如犬)中也有报道。

近年来,胰腺遗传学取得了很大的进展,对胰蛋白酶依赖通路相关基因突变的识别是了解胰腺炎发病机制的一个重要里程碑。基于遗传技术的遗传实验动物模型(转基因—敲除—敲入或敲低)已经提供了令人信服的证据。最近开发的一种基于*T7D23A*敲入小鼠的创新模型,该模型携带小鼠阳离子胰蛋白酶原中的p. D23A杂合子突变(亚型T7)。*T7D23A*小鼠在早期出现自发性AP,伴有胰腺水肿、炎症和坏死,并伴有血清淀粉酶升高,逐步发展为慢性胰腺炎特征,与遗传性胰腺炎的临床相关。使用转基因小鼠,错误折叠依赖、NF-κB和细胞因子信号通路也被广泛研究。

除动物模型外,体外实验AP模型经常使用的主要有PAC、腺泡癌细胞系AR42J(大鼠)和266-6(小鼠)和分离的胰腺小叶。Williams等人1978年首次开发了一种分离PAC

的技术，并测试了超大剂量 CCK 和 CER 对其的影响。小鼠 PAC 表达 CCK 受体，有高亲和力和低亲和力两种类型，它可以被低浓度和高浓度的 CER/CCK 激活，进一步激活细胞内信号通路。低生理剂量的 CCK（或 CER）与高亲和力的 CCK 受体结合，介导胰腺分泌和生长；而高或超生理剂量（浓度超过观察到的最大淀粉酶分泌的剂量）则与低亲和力受体结合，抑制胰腺分泌，导致酶原激活和 PAC 损伤。在 CCK 浓度低于 $10^{-10}$ M 时没有发生酶激活，而 CCK 浓度 $>10^{-10}$ M 的超大刺激会导致酶原激活和 PAC 损伤。虽然 CCK 受体在小鼠 PAC 中大量存在，但 CCK 受体是否存在于人 PAC 中仍有争议，CCK 不会引起人类 PAC 功能的任何变化。

在模拟人类疾病的动物模型中进行的研究表明，PAC 是形态损伤的初始部位。原代 PAC 最显著的局限性是其体外存活时间相对较短，因此不适用于长期实验或传代培养，而腺泡癌细胞系可以提供这种优势。然而，必须强调的是，尽管腺泡癌细胞系保留了一些原发性 PAC 的表型（即包含大量消化酶的 mRNA 并对 CCK 有反应），但它们可能已经改变了酶活性和受体，或开始表达其他特定的受体。胰腺小叶的分离提供了一个生理体外模型来研究外分泌胰腺组织中的标志性事件，因为小叶保留了完整腺泡的大部分空间特征，并包含非 PAC，如胰腺星状细胞（PSC），可用于研究不同类型细胞在 AP 发展过程中的相互作用。从注射过盐水的小鼠胰腺中手工切下约 1 mm$^3$ 的小叶，而更小的小叶可以通过改良的胶原酶消化方案从器官中分离出来。用荧光 Ca$^{2+}$ 指示器加载小叶使研究不同的胰腺细胞群如何协调生理和病理 Ca$^{2+}$ 信号成为可能。该模型显示，在一种表型细胞中诱发的 Ca$^{2+}$ 信号不会传递到不同的细胞。虽然分离的小鼠胰管模型为研究上皮表面的功能特征提供了手段，但它们并不是设计用来研究作为形成液体腔的结构的胰管。这种潜在的限制可以通过使用胰导管类器官培养分析离子分泌来解决。导管上皮细胞可以生长成中心中空的类器官（管腔），它保留了平面细胞极性和膜转运体的生理模式。为了实时测量腔内 pH、氯离子浓度或碳酸氢盐分泌过程中的变化，可以在腔内注入适当的荧光指示器。相信在不久的将来，类器官培养可能有助于对驱动胰腺疾病发展的紊乱生理过程的临床前研究。

动物模型允许对疾病病理生理学中的关键事件进行详细研究，因此对建立因果关系很重要。然而，即使是在动物模型上非常有希望的发现，特别是那些关于新型治疗药物的发现，也不一定在临床试验中显示出疗效。在设计适当的临床试验之前，需要通过理解细胞事件的临界阈值和在不同模型中评估潜在的药物疗法，包括体内和体外的多种生化、免疫和组织病理学指标等。在动物研究中，药物治疗通常是预防性的，即在造成 AP 之前或造成 AP 的同时使用。然而，在大多数临床试验中，治疗只能在症状出现后进行。到目前为止，还没有一个完美的模型具有人类 AP 的所有典型特征和炎症风暴。因此，动物研究的重点是了解疾病发病机制中的机制途径。考虑到这些因素，展望未来，细胞技术的进步是至关重要的，特别是人类类器官，这可能提供改进的和更有代表性的模型。

PDI-AP 模型和 PDL-AP 模型的使用越来越多，在大型或小型动物、野生型或转基因动物身上进行的侵入性或非侵入性 AP 动物模型，将继续为 AP 的病因和发病机制提供关键见解，并有助于识别用于治疗该疾病的新的治疗靶点或生物标志物，是研究 AP 不可缺少的工具。随着我们对该病的理解不断提高，可能在不久的将来会开发出新的和更相关的模型。

（二）AP 发病机制及病理生理变化的研究进展

AP 的主要病理机制是胰蛋白酶激活诱导的胰腺自消化急性炎症反应。胰腺腺泡细胞一旦受损就会释放大量促炎介质,如细胞因子和趋化因子,刺激免疫细胞的招募和激活,包括先天免疫细胞(中性粒细胞、巨噬细胞、树突状细胞、肥大细胞和自然杀伤细胞)和适应性免疫细胞(T 细胞和 B 细胞),从而加剧胰腺损伤,导致胰腺坏死。坏死的胰腺腺泡细胞释放各种损伤相关分子模式(damage-associated molecular patterns, DAMPs),并激活浸润的免疫相关细胞,产生更多炎症介质,进而加速更多免疫细胞浸润,加重炎症,甚至导致全身炎症。

AP 的主要病理生理变化过程包括:氧化应激、$Ca^{2+}$ 过载、细胞器紊乱、胰蛋白酶早期激活、Toll 样受体 4(TLR4)、核因子 kappa B(NF-κB)、NOD 样受体 3(NLRP3)、信号转换器和转录激活因子 3(STAT3)、激活蛋白-1(AP-1)的激活诱导腺泡细胞坏死和炎症等。

$Ca^{2+}$ 过载和氧化应激是 AP 的早期事件。AP 发生后,诸如胆汁酸或酒精代谢物等物质促进活性氧(reactive oxygen species, ROS)的产生和 $Ca^{2+}$ 的释放,影响胰腺细胞的结构和功能。ROS 还能增加炎症信号如 AP-1、STAT3 和 NF-κB 等的激活。应激状态下释放的高迁移率族蛋白 1(high-mobility group box 1 protein, HMGB1)促进胰腺损伤和促炎细胞因子释放,并诱导 Janus 激酶 2(JAK2)/STAT3 信号通路,进一步加剧炎症反应。通常,TLR4 是最先被激活的因子,激活后的 TLR4 和 NF-κB 通路促进细胞合成、分泌促炎细胞因子如肿瘤坏死因子-α(TNF-α)、白细胞介素-1β(IL-1β)和 IL-6,它们也可以刺激 NF-κB,导致其进一步激活。最近的研究表明,NLRP3 炎症小体和抗原 D(GSDMD)激活介导的腺泡细胞凋亡与 AP 的胰腺坏死和全身炎症密切相关。有人提出了一种新的机制,p53 凋亡诱导因子(AIFM2)通路通过激活转录因子 6(ATF6)介导的凋亡调节 AP 多器官损伤,提示内质网(ER)-线粒体核串扰在 AP 发生发展中起重要作用。各种炎症因子通过"触发器样作用"触发炎症介质的瀑布级联反应,从而引起 SIRS,最终导致 MODS 和高病死率。

最新的研究表明,胰腺腺泡细胞的细胞器紊乱在胰腺炎的发病中发挥了非常重要的作用。受损的胰腺腺泡细胞被认为是 AP 的起始部位,这些细胞的主要功能是合成、储存和输出消化酶。从内质网开始,到酶原颗粒中储存的蛋白质分泌结束,不同的细胞器利用线粒体产生的 ATP 通过连续的囊泡间隔移动和修饰新生蛋白质。间隔特异性辅助蛋白浓缩产物,促进腺泡芽、靶向和融合。AP 过程中腺泡细胞细胞器紊乱的表现很明显,关键的病理表现包括不适当的胰内酶激活(如胰蛋白酶原转化为胰蛋白酶)、消化酶分泌减少和失调、液泡堆积、炎症、腺泡细胞凋亡和坏死。关于腺泡细胞中不同类型细胞器之间的相互关系,以及这些细胞器是如何被胰腺炎改变的,是否存在一种重要的病理缺陷,在所有类型的胰腺炎中共同导致整个细胞器网络的失败,或者是否通过不同的机制介导细胞器功能障碍,需要恢复多个细胞器功能障碍(例如,同时恢复自噬和线粒体功能),以重建细胞器网络稳态。包括如何将细胞器紊乱与"经典"胰腺炎反应(如炎症和细胞死亡)联系起来的机制等,均有待在未来的研究中进一步阐明。

1. AP 中肺及胃肠道损害

在 AP 发生发展过程中,肺和胃肠道损害密切相关。其相关的潜在机制是炎症反应、氧化应激和内分泌激素分泌障碍。AP 中的肺、肠损伤的主要信号通路为 TNF-α、HMGB1 介导的炎症放大作用、NF-κB 信号通路、Nrf2/ARE 氧化应激反应信号通路、IL-6 介导的 JAK2/STAT3 信号通路等。

在 AP 中肠损伤是一种早期事件,包括肠黏膜屏障损伤和肠黏膜通透性改变,这种损伤增加了肠道的通透性,导致肠上皮和基底膜中的大量细胞死亡,造成局部反应的激活,并诱导细菌转移出胃肠道。而 AP 所致的急性肺损伤（AP-ALI）是弥漫性肺泡损伤并伴有早期 AP 患者的主要死亡相关因素。炎症介质的产生，包括细胞因子趋化因子及 ROS，是 AP 诱导肺损伤的根本原因。

肺损伤是 AP 最常见的特征和早期死亡的主要原因。其病理改变与血管内皮细胞空间和通透性增加、白细胞边缘浓度聚集以及细胞间黏附分子 1 大量表达密切相关。肺内炎症细胞和炎症介质的聚集破坏了血-气屏障。

炎症反应对肺损伤的结局有重要影响。促炎因子在肺损伤中起着关键作用，被认为启动并维持肺损伤，它们主要影响人肺微血管内皮细胞（HPMEC），导致肺泡通透性增加、肺泡组织液外渗、肺水肿和血氧饱和度降低。TNF-α、IL-17A、IL-6、IL-1β 和 HMGB1 是 AP-ALI 中最重要的促炎细胞因子。TNF-α 由巨噬细胞和活化的固定组织中活化的固定循环单核细胞释放，在 AP-ALI 的发生发展中起重要作用。它首先与 TNF 受体 1（TNF-R1）结合，并与受体蛋白相互作用，如 TNF-R1 相关死亡结构域（TRADD）蛋白、TNF-R 相关因子 2（TRAF2）和受体相互作用蛋白（RIP），引发细胞内级联反应，最终激活 NF-κB。NF-κB 激活后可以增强 TNF-α 基因的转录，从而形成一个恶性反馈循环，放大早期炎症信号，加剧初始炎症。IL-17A 主要通过适应性免疫细胞群表达，与 AP-ALI 的发病机制密切相关。它通过中性粒细胞聚集引起肺损伤，直接导致肺和胰腺水肿，并通过与其他炎症因子协同作用，包括 TNF-α、IL-1β 和 TLRs 的配体，诱导其他促炎细胞因子和趋化因子的产生。IL-6 主要由单核细胞、巨噬细胞和树突状细胞产生。它是一种具有明显促炎和抗炎特性的多功能细胞因子，通过激活 JAK2/STAT3 信号通路促进细胞凋亡和肺损伤。在 AP-ALI 早期，IL-6 迅速合成，并在宿主防御中发挥保护作用。到了后期，白细胞产生的 IL-6 持续增加，使肺泡组织液外渗和肺水肿发生，导致肺功能受损、AP 进展和病死率增加。

氧化应激在 AP-ALI 的发展过程中起着至关重要的作用。通过激活中性粒细胞可产生过量的 ROS，导致严重的氧化应激损伤。氧化应激损伤不仅在胰腺的局部损伤中起作用，在其他器官的损伤中也起主导作用，加速了 SIRS 和 MODS 的发生和发展。核因子红系相关因子 2（Nrf2）是碱性锁定链的氧化还原敏感转录因子，是抗氧化应激的主要调节因子，Nrf2/抗氧化反应元件（ARE）通路是体内最重要的内源性抗氧化信号通路。在 AP 中，Nrf2 功能障碍和 Nrf2/ARE 通路中关键酶的功能异常，如血红素加氧酶-1（HO-1）、醌氧化还原酶-1（NQO1）、谷胱甘肽过氧化物酶（GSH-Px）和超氧化物歧化酶（SOD）的发生，导致抗氧化功能的丧失，从而引发肺组织损伤。HPMEC 可以分泌锌依赖性内肽酶 MMP，其中 MMP-2 和 MMP-9 研究最广泛。它们降解细胞外基底膜胶原蛋白，改变肺通透性，加重肺损伤，在 ALI、急性呼吸窘迫综合征（acute respiratory distress syndrome，ARDS）和肺纤维化中发挥重要作用。MMP-9 主要参与 ALI 阶段，而 MMP-2 主要参与随后的修复和纤维化阶段。

溶酶体降解途径的异常是分化障碍出现的基础，可导致细胞发育、内稳态和生存障碍。研究表明溶酶体降解途径的异常，以受损的自噬为代表，在 AP-ALI 的演变过程中起着重要作用。肺血管内巨噬细胞损伤肺内皮细胞，可能在 AP-ALI 的另一病理途径中发挥作用。膜蛋白家族中的水通道蛋白参与水在细胞膜上的选择性运输，并在急性肺水肿的发展中发挥关键作用。其他机制，如细胞间黏附分子的激活、循环蛋白酶和磷脂酶浓度的改变，与 AP 诱导的后期肺损伤相关。

在 AP 引起的肠损伤中，肠屏障最早受损，病理改变与肠黏膜结构的破坏和肠黏膜通透性的增加密切相关，表现为肠道免疫缺陷、肠道菌群紊乱、肠通透性增加和炎症介质过度释放（如内毒素、细胞因子、趋化因子、阻尼因子和信使 RNA）。肠道损伤的机制包括炎症反应暴发、氧化应激损伤、以血管生成素（angiopoietin，Ang）和线粒体损伤为代表的内分泌紊乱等。

炎症反应在 AP 肠损伤的发生和预后中起着重要作用。炎症细胞和炎性因子的积累与浸润，导致肠屏障功能和肠黏膜结构的破坏，肠黏膜通透性增加。肠屏障功能的破坏主要表现在两个方面：肠黏膜上皮屏障功能障碍（机械、化学、免疫、生物屏障功能障碍）和肠毛细血管内皮屏障功能障碍；大多数炎症反应是由机械和化学屏障功能障碍引起的。肠机械屏障由肠上皮细胞（intestinal epithelial cell，IEC）和紧密的细胞间连接组成，IEC 将肠管腔与固有层分离。紧密连接是细胞旁渗透性的主要决定因素。肠上皮炎性反应不受控制是 SAP 肠屏障失效的一个特征，caspase-3 通路可被炎症因子 TNF-α 激活，导致肠黏膜细胞严重凋亡和肠黏膜结构破坏。另一个炎症因子 HMGB1，可与 RAGE 和 TLRs 结合，从而激活 NF-κB 信号通路，释放炎症介质，增强 ARE 元素与下游靶标 mRNA（如 TNF-α、IL-6 和 IL-8）的结合，维持靶标 mRNA 的稳定性，增加相关蛋白的翻译，进而诱导强烈的促炎作用。肠道化学屏障由黏蛋白（MUC）、抗菌肽（AMPs）和其他消化酶组成。抗菌肽具有杀菌抗炎功能。MUC2 是 MUC 最常见的形式之一，是覆盖 IEC 的肠道化学屏障的主要成分，形成肠道黏液层。它是肠黏膜屏障的第一道防线，最容易发生炎症反应和丧失屏障功能。肠毛细血管内皮屏障是一种半选择性的屏障，由单层内皮细胞包围血管腔和基底膜构成。肠毛细血管内皮屏障发生损害，改变了毛细血管通透性，进而影响肠黏膜通透性，引起肠水肿。毛细血管通透性由三个因素决定：内皮细胞、内皮细胞间连接和基底膜。水通道蛋白 1（AQP-1）、MMP-9 和连接黏附分子-C（JAM-C）在 AP 时毛细血管通透性调节中起着关键作用。在炎症因子的刺激下，当 AQP-1 下调时，肠道通透性会增加，导致细胞与血管之间水的转移和内稳态失衡。当 MMP-9 降低时，微血管通透性增加，导致基底膜损伤。JAM-C 定位于细胞连接处，受影响时细胞间通透性增加，进而增加肠黏膜通透性，引起肠水肿。

氧化应激期间体内发生氧化和抗氧化作用之间的不平衡。中性粒细胞的炎性浸润、蛋白酶分泌的增加以及氧化中间体（如氧自由基和脂质过氧化物）的产生，导致 AP 早期的 IEC 损伤。受损的肠道组织可通过激活的免疫细胞和肺泡细胞产生氧自由基和脂质过氧化物，激活 Nrf2/ARE 抗氧化信号通路，导致总 GSH 和 SOD 水平下降，从而导致肠屏障功能、肠黏膜结构和肠黏膜通透性紊乱。Ang 在 SAP 肠毛细血管渗漏综合征的病理中具有重要作用，Ang-1 不仅能促进内皮细胞趋化和聚集，还能抑制凋亡、炎症、渗出和白细胞黏附。

肠系膜淋巴系统是肠和肺之间的直接轴向连接。肺肠综合征是一种肺部和肠道同时受到影响的情况，呼吸和消化道疾病同时发生。炎症介质到达肺和肠组织引起炎症反应、氧化应激和内分泌激素分泌紊乱，破坏肺和肠之间的平衡轴。主要促炎介质包括 HMGB1 和 TLR-4。HMGB1 由坏死的腺泡细胞释放，作用于其受体 large 和 TLR。HMGB1 的表达与肠屏障破坏呈正相关，抑制 HMGB1 可显著改善肠损伤。因此，HMGB1 和 TLR-4 水平可作为 AP 进展的重要指标。

在 AP 发展的过程中，$Ca^{2+}$ 过载、炎症介质和酶原激活可损伤胰腺小叶中的动脉平滑肌和血管内皮细胞，导致胰腺血管收缩、分流和灌注不足。肠黏膜组织最易受灌注不足的影响，主要的炎症因子包括 TNF-α、IL-17、IL-1 和 IL-8，被释放到血液中。它们在肺和肠中积累，激活 NF-κB 信号通路，放大炎症效应，诱导全身炎症反应。这些过程导致肺和肠的炎症损伤。

血栓素 A2（TXA2）、血小板活化因子（PAF）、内皮素 1（ET-1）、磷脂酶 A2（PLA2）、IL-1β 可引起血管痉挛、白细胞和血小板聚集、血栓形成及血管内皮细胞损伤，造成肠屏障的丧失，进而导致肺损伤。肠黏膜以缺血缺氧为信号时，肠组织中黄嘌呤氧化酶和次黄嘌呤积累，氧化磷酸化不足导致三磷酸腺苷（adenosine triphosphate，ATP）耗竭。在随后的再灌注中，机体将次黄嘌呤转化为黄嘌呤，然后释放超氧离子产生更多的游离氧自由基。TLR4 是一种识别病原体相关分子模式（pathogen-associated molecular patterns，PAMPs）的关键受体，可能为 SAP 肺肠损伤的治疗提供有价值的指导。

目前研究 AP 肺肠损伤的焦点集中在阐明其具体机制及精确靶点。通过准确检测这些机制和靶点标志物，并在临床实践中论证其临床疗效，多靶点整合可能有助于治疗 AP 的肺肠损伤。此外，免疫治疗也是一种很有前途的方法，它可能是一种针对和改变 AP 免疫细胞活性的有效策略，具有长期的治疗效果。

### 2. AP 相关性肝损伤（AP-LIA）

SAP 与肝衰竭相关的比例高达83%，约5%的 SAP 患者为暴发性肝衰竭，肝功能与 AP 的进展及预后密切相关。肝脏是体内巨噬细胞（kupffer cells，KCs）最集中的地方，因此，它在控制全身性内毒素血症、菌血症和血管活性副产物方面非常重要。AP 可对肝脏造成损害，反之肝损伤也会加重 AP 的严重程度。AP-LIA 常表现为血清生化指标异常、肝脏灌注异常、脂肪肝等。血清胆红素水平反映肝细胞通过肝网状内皮系统摄取、结合和排泄胆红素的能力。当肝细胞受损时，肝脏清除胆红素的能力下降，血胆红素水平升高。当血清中胆红素水平过高时，患者会出现黄疸。血清总胆红素、白蛋白（ALB）和 ALB-胆红素评分是 SAP 的独立危险因素，可预测 SAP 住院病死率。丙氨酸转氨酶（ALT）和天冬氨酸转氨酶（AST）升高不能准确反映肝病的严重程度，也不能用于评估预后。但是血清 ALT、AST 水平与胰腺炎严重程度呈正相关，胰腺炎缓解后血清 ALT、AST 水平恢复正常。ALB 仅由肝脏合成，半衰期为 20 天，可以反映肝脏在一定时间内的合成功能。当大量肝细胞坏死，残余功能不能完全代偿时，ALB 水平可能下降。ALB 是持续性器官衰竭（POF）的独立预后因素，可预测 AP 的 POF。凝血酶原时间（PT）可以作为外源性凝血系统功能的指标。当肝细胞发生严重损伤时，可导致凝血因子 Ⅰ、Ⅱ、Ⅴ、Ⅶ和 Ⅹ 的合成和生物学活性受到干扰，导致 PT 延长。凝血和纤溶标志物（如 PT）的动态变化是 AP 患者 AP 相关病死率和器官衰竭较好的预测指标。碱性磷酸酶（alkaline phosphatase，ALP）主要存在于肝脏、骨骼、肾脏和胎盘的胆毛细血管中，γ-谷氨酰转移酶（γ-glutamyl transferase，GGT）主要存在于肝脏、胰腺、脾脏、肾脏、心脏和大脑的细胞膜中。在胆源性胰腺炎中，ALT、胆红素和 ALP 水平较高的患者住院时间更长。脂肪肝患者在 AP 中的并发症、器官衰竭、代谢障碍、SIRS、感染、死亡发生率和住院时间均会增加。

AP 可以引起肝组织明显的灌注改变。发病后 24 小时内通过进行 CT 增强扫描检查可揭示肝脏灌注异常并预测 AP 的严重程度。AP 肝脏灌注异常可能与低血容量和炎症引起的高代谢有关。门静脉血流在 AP 中可能减少 50%，液体复苏后可增加 50%。SAP 早期存在内脏功能不全，血液灌注不足的情况可以通过液体复苏来预防。肝血容量估计为心排血量的 1/4，对维持正常肝功能很重要，肝脏内灌注减少会损害和抑制血液/肝细胞替换过程的功能。

由于部分胰腺血液通过门静脉回流，肝脏是 AP 开始时第一个受到高浓度活化酶和炎症介质攻击的胰腺外器官。SAP 期间肝功能受到胰腺炎的影响，清除有毒物质和生物活性物质的能力显著降低，失去了预防内毒素血症的屏障功能，导致内源性炎症介质过度释放，形成恶性循环。

AP 早期胰腺和肝脏可出现微循环障碍，这是 SAP 合并肝损伤的重要原因。在 SAP 中，由于血管活性物质的释放和肝脏血液循环不足，肝脏损伤与血容量不足有关。血管内皮细胞分泌内皮素（ET）和一氧化氮（NO）与花生四烯酸代谢产物血栓素（TXA2）和前列环素（PGI2）之间相互作用，进一步加重肝损伤。抑制 KCs 后，凝血系统功能改善，血清组织因子（tissue factor，TF）及 TF 微粒（TF-mps）水平降低，SAP 相关肝损伤得到缓解。TF 的表达失衡在肝脏微循环障碍引起的肝损伤过程中起着重要作用。胰腺和肝脏微循环的紊乱，不仅影响其他器官的血供，还会导致组织和细胞中炎症因子和活性肽浓度升高，进一步加重胰腺和肝脏细胞及组织的缺血缺氧状态，导致胰腺和肝脏功能的损害。

氧化应激也可通过多种机制引起肝损伤，氧化应激诱导的肝细胞凋亡受到多种调控机制的影响，包括丝裂原活化蛋白激酶（MAPK）、NF-κB、caspase、Bcl-2 和死亡受体（DR）。NLRP3 似乎也受到 ROS 的调控，而 AP-LIA 可能与 NLRP3 有关。NLRP3 炎性体主要诱导 IL-1β，加重炎性肝损伤。基于氧化应激引起肝损伤的机制，褪黑素、抗坏血酸、N-乙酰半胱氨酸、L-半胱氨酸的抗氧化作用可能有助于改善 AP 引起的肝损伤。

内毒素在 AP 肝损伤中也起着重要作用。胰腺炎引起肠道功能紊乱，降低肠屏障功能，破坏肠道微环境和正常菌群，内毒素进入血液，通过循环侵入肝脏。肝脏激活磷脂酶 A2（PLA2），介导膜磷脂降解，诱导自由基介导的肝细胞脂质过氧化。此外，它还通过干扰能量代谢引起肝脏损伤。TLR4 信号通路、转化生长因子 β1（TGF-β1）和 p38 MAPK 信号通路参与 APALI 的发生。

肝细胞凋亡可能是导致肝功能衰竭的因素之一。肝脏中的 Bax、Bcl-2、IL-1 转化酶抑制剂和 TGF-β 在 SAP 肝细胞凋亡诱导的肝损伤中起到重要的作用。

根据 LIAAP 的作用机制，治疗方法包括抗炎抗氧化治疗、改善微循环、抑制细胞凋亡、促进肝细胞再生、支持治疗等。

## 二、AP 治疗相关基础研究

### （一）植物药物在 AP 治疗中的研究

目前 AP 的治疗措施包括：静脉补液、饮食调整、镇痛、胰腺分泌抑制剂（如生长抑素及其类似物奥曲肽）、钙离子拮抗剂和不同的炎症介质抑制剂等。然而，迄今为止这些药物的疗效却难以令人满意，所以开发新的治疗药物迅速纠正胰腺炎症的复杂微环境，尤其是避免多器官衰竭仍然极具挑战性。因此，人们对植物药物在 AP 中的应用产生了浓厚的兴趣。植物药物的不良反应相对较小，不仅可以缓解症状，还可能改善 AP 的发展过程。

此外，像植物化学物质这样的膳食制剂可以使患者耐受相对较高的剂量，并且由于其获取容易和成本低廉，具有巨大的潜力。进一步的研究需要了解这些植物化学物质的摄入上限，以及确定它们在不同剂量下的有效性。

### 1. 植物化学物质

近年来，基于植物化学物质处理 AP 实验模型的修复和再生过程引起了广泛的关注。其中一些(如姜黄素、胡椒碱和白藜芦醇等)已经被纳入治疗 AP 的临床试验，可通过多种机制有效增加胰腺血流量，显著改善胰腺微循环，提示了它们不可否认的治疗价值。比较常见的植物药物包括小檗碱、绿原酸、姜黄素、鞣花酸、肉桂单宁 B-1、白藜芦醇、胡椒碱和番茄红素等。

(1)小檗碱(BBR)对肠道功能和肠黏膜的调节有非常积极的作用。BBR 通过降低 TNF-α 的表达来限制炎症的程度，还可以缓冲肠道中病原体的水平，并影响短链脂肪酸的产生。这些短链脂肪酸强烈影响 AMPK 激酶的激活，AMPK 激酶反过来刺激过氧化物酶体增殖物激活受体 γ 共激活因子 1-α(PGC1-α)，这是影响体内许多重要代谢过程的表观遗传因素之一。BBR 具有抗菌、抗病毒和抗寄生虫的作用，已经成功地用作减少肠道中厌氧细菌的补充剂，可能成为治疗 AP 的药物。

(2)绿原酸(CGA)存在于植物中，主要是绿色(未烘烤的)咖啡豆、可可叶和种子、马黛茶、山楂、山药、洋蓟、蓝莓、苦莓和桑葚、西红柿、生土豆中，也存在于蜂蜜和一些草药中。CGA 抑制活性氧(ROS)的产生，可能被认为是一种改善动脉粥样硬化的药物，通过防止 ROS 引起的细胞损伤，从而保护内皮细胞免受脂多糖引起的损伤。CGA 可降低胰酶活性水平，同时也可降低巨噬细胞迁移抑制因子(MIF)在血清和胰腺的表达水平，MIF 是一种促炎细胞因子，可能是 SAP 的关键介质。

(3)姜黄素是一种天然的多酚类化合物，也被称为印度姜黄。在传统中医治疗中常被用来缓解消化不良和治疗难以愈合的伤口和伤疤。已有研究表明，姜黄素具有抗炎、抗氧化和抗癌作用，以及抗菌、抗病毒和抗真菌的特性。姜黄素对蛋白质、酶、细胞因子、转录因子和生长因子的作用可能与其多样性有关。尽管姜黄素在人体中高剂量存在也是安全的，但它也表现出低生物利用度，这可能是由于该化合物的吸收差、代谢快和快速全身消除。因此，寻找一种更具有生物可利用性的配方颇具前景。

(4)印度醋栗(Amla)是一种水果，由于其药用特性，在印度已经使用了几个世纪，常被用于恢复活力。新鲜水果富含抗坏血酸(维生素 C)，可以达到 445 mg/100 g，且性状稳定，吸收特别好，代谢活跃。Amla 还含有没食子酸、黄酮类化合物和鞣花酸，具有抗渗出、抗炎、抗氧化、抗自由基等作用。在 L-精氨酸大鼠 AP 动物模型的研究中，Amla 可以使 IL-10 降低，核酸含量、DNA 合成速度、胰腺蛋白和胰淀粉酶含量显著升高有利于治疗 AP。

(5)鞣花酸(EA)是一种抗氧化剂，存在于多种水果和蔬菜中。EA 的丰富来源是浆果，主要是草莓、覆盆子、蔓越莓、葡萄以及核桃。研究显示，EA 具有诱导解毒的能力及抗化学制剂活性保护作用，对炎症和氧化应激具有愈合作用。EA 可降低 AP 血清 IL-6、IL-1β 和 TNF-α 水平，从而有利于 AP 的治疗。

(6)肉桂单宁 B-1 是一种 A 型原花青素，是一种有效的抗氧化剂，也是对抗人类血小板氧化应激和细胞凋亡的保护剂。肉桂单宁 B-1 的作用可能是通过减少 ROS 引起的细胞内 $Ca^{2+}$ 超载和细胞内消化酶积累来介导的。肉桂单宁 B-1 可能成为对抗氧化应激对细胞生理学有害影响的潜在治疗方法。

（7）白藜芦醇是一种天然酚类化合物，主要存在于葡萄、花生和红酒中。由于其能减少脂肪组织的体积，因此常用于肥胖疾病的治疗。此外，它也是支持内分泌系统功能（增加睾酮水平和降低雌激素水平）和抗氧化复合物的补充剂的组成部分。白藜芦醇通过上调Fas配体表达，下调血管紧张素Ⅱ、内皮素、一氧化氮和TNF-α水平，可有效诱导胰腺细胞凋亡，抑制血清淀粉酶释放和炎症反应，改善微循环障碍，减轻胰腺病理损伤。已有研究表明，白藜芦醇可以有效抑制SAP的进展，因此白藜芦醇的抗氧化和免疫调节特性可能为SAP的预防提供一种有前途的化学预防方法。

（8）胡椒碱是一种哌啶衍生物，存在于黑胡椒果实的顶层。胡椒碱能刺激胃液的产生，促进消化；也能刺激胰液和肠液的分泌，增加食欲，并显示出利尿和清洁特性。胡椒碱可以促进维生素和矿物质的吸收，如B族维生素、β-胡萝卜素、硒，以及辅酶Q10和白藜芦醇等。它还具有抗炎和抗菌作用，其中包括对金黄色葡萄球菌和球形芽孢杆菌的抑制。在天蓝素诱导AP模型中，胡椒碱预处理后减少了TNF-α、IL-1β和IL-6的产生，降低了分离天蓝素处理后的胰腺腺泡细胞死亡、淀粉酶和脂肪酶活性以及细胞因子的产生。

（9）番茄红素属于类胡萝卜素家族，是植物中的天然染料，主要存在于西红柿、红辣椒和葡萄柚中。番茄红素易与氧原子和ROS发生反应，其抗氧化活性比其他类胡萝卜素高3倍。番茄红素在胆固醇代谢中也起着至关重要的作用；它可以防止低密度脂蛋白胆固醇的氧化，降低整体胆固醇。从饮食中摄入大量的西红柿可能有预防AP的作用。

### 2. 传统中药

传统中药已被证明在调节体内平衡和缓解临床症状方面是有效的，如柴芩成地汤在临床上有明显改善肠麻痹的报道，可有效促进AP患者的胃肠动力，有利于胃肠功能的恢复。许多中药已经在动物模型上进行了研究，并取得了令人鼓舞的结果。丹参注射液通过抑制SAP肠黏膜细胞凋亡和NF-κB信号通路来发挥保护作用。清胰汤剂对急性胆源性胰腺炎有抑制Gpbar1/NF-κB/p-RIP的作用，改善了脱氧胆酸钠的肠道肌电活动和肠道转运（SDOC）诱导AP大鼠模型。创新的给药方式使中草药更易于临床应用。研究人员通过中药浓缩汤剂中化合物的喂养，提高了SAP的临床疗效，缩短了疗程。中药的提取和提纯对AP也有较好的治疗效果。未来仍需要多中心、高质量、大样本量的随机对照试验，为这些植物药物活性化合物的疗效和安全性提供临床指南依据。

### （二）急性胰腺炎药物输送策略研究

#### 1. AP药物治疗失败的原因

目前AP的药物治疗失败主要原因有以下几点：①没有确保治疗药物在给药后能够选择性靶向胰腺。②血-胰屏障（blood pancreatic barrier，BPB）阻碍了药物从血液向胰腺的有效输送，BPB为大多数抗炎药物设置了一个困难的屏障，导致药物在胰腺中的浓度降低。③由于AP是一个复杂的病理过程，单一药物可能不足以控制胰腺炎症。④用于治疗胰腺炎的胰蛋白酶抑制剂大多是多肽，在循环过程中半衰期较短。⑤AP患者恶劣的胰腺微环境也影响了药物的释放和药理活性。

#### 2. AP的纳米颗粒配方策略

近年来，纳米颗粒系统已成为药物输送系统的研究热点，新型给药系统可提高生物利用度，控制药物释放速率，增加所需部位的累积浓度，并降低药物的全身毒性。随着新的靶点药物的发现，纳米颗粒可以提供一个精确递送到炎症病灶的平台，并有可能扩大其在胰腺炎治疗中的应用。

最近的研究报道了中性粒细胞来源的膜伪装纳米颗粒可以伪装成天然中性粒细胞，并在静脉注射后积极招募到有炎症的胰腺中。除了利用 AP 的细胞机制来提高给药效率外，有些纳米颗粒还可以通过直接抑制导致 AP 发展的细胞事件来发挥药物作用，例如聚氨基胺（PAMAM）树状大分子可抑制巨噬细胞 NF-κB 核易位和减少炎症细胞。一些金属纳米材料，如氧化铈纳米粒子（$Ce_2O_3$ NPs）和氧化钇纳米颗粒（$Y_2O_3$ NPs），可以通过抑制 Nrf2/NF-κB 途径来减轻氧化应激。此外，仿生一氧化碳输送系统可以通过抑制中性粒细胞浸润和 HMGB-1 的产生来抑制全身炎症。

纳米药物最广为人知的好处之一是它们在肿瘤部位通过增强渗透和保留（EPR）效应进行选择性积累。最近的研究表明，类似的 EPR 效应也发生在炎性病变中，在一定尺寸范围内类似的纳米颗粒可以通过渗漏的血管外渗作用和随后的炎症细胞介导的隔离作用在炎症部位积聚，即所谓的 ELVIS 效应。在过去的几十年里，ELVIS 效应已被用于将纳米颗粒被动靶向到炎症部位，提高了递送效率，降低了全身毒性。作为 AP 治疗的递送载体，纳米颗粒比传统的配方有明显优势：①增加药物在循环中的稳定性。②防止药物的生物清除，延长半衰期。③通过 ELVIS 效应选择性聚集在炎症部位。④利用 pH、ROS、胰蛋白酶等病理特性，容易被功能基团修饰，在炎症部位实现可控释放。

已经出现了各种潜在的具有内在治疗特征的纳米颗粒用于胰腺炎的治疗研究，如 PAMAM 树状大分子与金属纳米材料。抗炎 PAMAM 树状大分子由二胺（通常为乙二胺）核和支链表面基团组成，在多种与氧化应激相关的疾病模型中被广泛用作基因和低水溶性分子的合适药物传递载体。PAMAM 树枝状大分子具有球形柔性结构、精细均匀的尺寸、足够数量的表面基团进行功能修饰，是最有前途的纳米载体之一。科学家研究了 G4.5-COOH 和 G5-OH PAMAM 树状大分子对青紫素诱导的 AP 模型胰腺损伤的保护作用。PAMAM 树状大分子的治疗机制主要是抑制巨噬细胞 NF-κB 核易位，减少胰腺和外周循环炎症细胞，因此有理由认为 PAMAM-GSH 结合物可能在未来成为 AP 的有效药物。在 AP 发生过程中会发生各种抗氧化酶的消耗，包括超氧化物歧化酶（SOD）、过氧化氢酶和谷胱甘肽（GSH）等，补充抗氧化剂被认为是治疗 AP 的可行方法。然而，双盲安慰剂（PL）对照随机试验表明，简单地补充抗氧化剂对患者内分泌和外分泌功能、纤维化进展、氧化应激和炎症的严重程度等方面都没有获得治疗益处。近来的研究表明，混合非甾体抗炎药和 N-乙酰半胱氨酸治疗可有效预防逆行胰胆管造影后胰腺炎，因此，联合使用抗氧化剂和抗炎药物以获得更好的治疗效果具有临床意义。对于具有固有抗炎特性的 PAMAM 树状大分子体系，PAMAM 可以包封或偶联抗氧化剂，作为具有双重功能的纳米治疗药物。鉴于 ROS 在 AP 发展过程中的重要作用，ROS 反应性 PAMAM 可能在临床治疗中有很好的应用前景。

鉴于抗氧化金属纳米材料的过氧化氢酶和 SOD 模拟特性，通过多项生化研究探索了纳米白蜡对天蓝素诱导的 AP 小鼠模型的抗胰腺炎活性，发现纳米棘可有效地内化至巨噬细胞，缓解 LPS 诱导的氧化应激和亚硝化应激。类似的，钇作为一种具有镧类电子构型的抗氧化剂，也被作为 $Y_2O_3$ 纳米颗粒应用于天蓝素过度刺激引起的 AP。对于金属纳米颗粒，还需要更多的实验数据来证实给药后的体内运转以及对健康组织的潜在毒性。

经研究证实丙二胺衍生物可以穿透 BPB。Idoine-123 标记 N，N，n0-三甲基-n0-（2-羟基-3-甲基-5-碘苄基）-1，3-丙二胺（HIPDM）在体内显像时在胰腺中大量积累，因此丙二胺衍生物可作为开发治疗胰腺炎多靶点配体的良好候选。丙二胺修饰的前药物也有可能被构建成纳米结构，这也有助于延长循环、选择性胰腺分布和改进治疗方法。由此可见，以丙二胺为基础的给药策略代表了一种有效和安全的 AP 管理策略。

脂质和聚合物纳米颗粒是最常见的 AP 给药策略和平台，具有生物相容性、可生物降解性，在生物相关介质中相对稳定，并且由于适当的颗粒大小和 ELVIS 效应，易于在炎症部位积聚。在 AP 患者中，通过细胞膜表面修饰，利用白细胞浸润，生物活性药物可以更好地转运到胰腺。聚乳酸-羟基乙酸（PLGA）纳米颗粒通常作为一种生物可降解和生物相容性的药物平台。PLGA 纳米颗粒在炎性胰腺中的选择性分布可能有两个原因：①PLGA 纳米颗粒可被胰腺炎症中丰富的巨噬细胞和中性粒细胞摄取。②PLGA 纳米颗粒可以利用 ELVIS 效应通过渗漏的血管选择性聚集在炎性病变处。基于 PLGA 的新型基因传递系统对炎性胰腺具有很高的靶向性，预示了 PLGA 纳米颗粒在 AP 治疗中的潜力。

仿生纳米颗粒乳剂制剂已被用于改善 AP 的药物分布。抑肽蛋白是一种球状单体多肽，在 AP 的发生发展中具有广泛的抑制作用，对胰蛋白酶、凝乳蛋白酶和激肽酶有特殊的抑制活性。乳状液被认为是一种很有前途的抑肽酶治疗 AP 的配方。

新型给药系统为 AP 的治疗和诊断提供了新的视角，主要致力于靶向给药，以增加局部药物积累。生物可降解聚合物和生物活性颗粒的仿生改性是进一步研究的重点。虽然目前已有新型的治疗胰腺炎的生物活性药物和新型给药系统，但许多仅限于简单的动物模型，不足以进行临床前研究。目前大样本、多中心研究尚未开展，因此还需要具有挑战性的大规模试验、机制研究和统计数据支持，以帮助我们在 AP 中获得更有效的治疗。

### 三、AP 的体内诊断成像

新兴的纳米颗粒科技为 AP 的诊断成像提供了一种新的选择。传统的胰腺炎诊断通常局限于血清淀粉酶和脂肪酶的分析。在 AP 的临床诊断中，体内诊断成像可以提供更多关于病情进展的信息。最常见的纳米颗粒方法是在用 MRI 扫描仪对铁颗粒进行成像之前，先给予超顺磁性氧化铁纳米颗粒（SPIONs）静脉注射。SPIONs 可被巨噬细胞网状内皮系统特异性摄取，因其本质上具有磁性，SPIONs 和巨噬细胞诱导的 AP 产生的大量促炎细胞因子结合，故 SPIONs 在临床前和临床中被用作巨噬细胞标记剂 MRI。SPIONs 标记巨噬细胞返回肾脏的 MRI 成像有助于早期发现 AP 肾损伤的发病机制，以便尽早对症治疗。还有一种方法是使用金属螯合剂（如二乙三胺五乙酸，DTPA）配合放射性示踪剂（68Ga、111In、64Cu），可通过 PET-CT 或 SPE-CT 成像。有研究显示钆二乙烯三胺五乙酸脂肪酸（Gd-DTPA-FA）纳米颗粒，可作为 AP 早期识别的诊断工具，Gd-DTPA-FA 在 L-精氨酸诱导的 AP 大鼠模型中，T1 加权 MRI 信号强度从 1 小时到 36 小时都显著增加。一种新型 Gd-DTPA 负载脂体（命名为 M-Gd-NL）表现出区分轻症胰腺炎和 SAP 的能力，研究证明 SAP 比 MSAP 有更高的 TMRI 信号。目前这些研究尚处于胰腺炎成像诊断中使用纳米颗粒的试验阶段，仍然充满挑战性。

（龚学军　蒋天盛　刘金金）

# 第二节 临床研究进展

## 一、AP 的诊断与预后因素

### (一)影像学诊断评估方法

在 AP 患者中,进行诊断性成像的原因有很多,包括病因检测(如胆结石引起的胆道梗阻)、在不明确的临床环境中诊断胰腺炎、评估疾病严重程度及并发症。尽管这些成像研究在 AP 的诊疗中具有潜在的好处,但诊断成像与经济条件和医疗风险相关,包括 AP 患者接受有效辐射剂量的增加和不良反应的上升。这些结果包括病死率、手术需求、持续性 SIRS、器官衰竭等。最近的一项研究表明,当临床和生化诊断无并发症的 AP 时,CT 检查是不必要的,并得出结论,减少过度的影像学检查将减少医疗支出和患者的辐射暴露。

根据修订后的亚特兰大分类,胰腺炎的临床病程分为早期和晚期,影像学检查的时机以临床分期为依据。胰腺炎的发作是由腹痛的出现来定义的(而不是入院或住院的时间)。胰腺炎的早期阶段大约持续一周,晚期阶段从第一周开始,可以持续几周到几个月。在临床情况不明的情况下,通常需要影像学来诊断 AP,确定 AP 的潜在原因,评估并发症和疾病严重程度,指导干预。然而,同样需强调不建议进行影像学检查的情况,例如在有典型临床表现和实验室表现的急性情况下(症状出现后<48~72 小时),需要预测 AP 的严重程度,或常规进行初步评估,但当有典型的临床表现和淀粉酶、脂肪酶明显升高时,则不应进行 CT 增强扫描。早期(最初 72 小时内)CT 成像可能会低估疾病的严重程度,因此不应进行。超声检查主要用于评估胆结石,对于第一次出现症状且原因不确定的患者应早期进行。在急性情况下,如果临床表现和淀粉酶、脂肪酶水平不明确,应进行 CT 增强扫描。当患者病情有明显恶化时,包括血红蛋白和红细胞比容急剧下降、心动过速、低血压、突然发热或白细胞增多时,应行 CT 增强扫描。延迟 CT 增强扫描(在症状出现后 7~21 天)对评估严重程度非常有效,并将指导治疗,包括图像引导的抽吸和(或)引流以及其他形式的微创手术。

在疾病发展过程中,不应通过影像学来预测 AP 的严重程度,也不应常规进行 CT 检查初步评估,因为绝大多数并发症可以通过临床表现和实验室检查来评估。轻度胆源性胰腺炎患者无持续性胆总管梗阻的临床证据,一般不适用 MRCP、EUS 和 ERCP,可通过(早期)胆囊切除术伴/不伴术中胆管造影进行治疗。如果 EUS 阴性,建议下一步进行分泌素刺激磁共振胰胆管造影(S-MRCP),目的是识别罕见的形态异常。尤其是复发性 AP(有一次以上 AP 发作的患者),当临床和实验室结果不确定时,S-MRCP 在诊断复发 AP 的潜在原因方面比常规 MRI 更敏感。EUS 和磁共振胰胆管造影(MRCP)可作为诊断评估复发性胰腺炎的补充技术。S-MRCP 已被证明相较于 EUS 和 MRCP 在诊断胆胰管系统的解剖改变(如胰腺分离)方面具有较高的诊断准确性(分别为 64% 和 34%)。

初次 CT 评估最常见的指征包括:①AP 诊断不确定;②根据 SAP 的临床预测因素确认严重程度;③保守治疗后临床没有改善;④临床恶化的背景。初始进行 CT 评估的最佳时机在症状出现 72~96 小时后。在大多数患者中,CT 检查并不是诊断 AP 的必要手段,因为

CT 表现为轻度自限性疾病。AP 不建议常规早期进行 CT 检查的原因如下：①没有证据表明早期进行 CT 检查可以改善临床结果，或诊断早期坏死会改变治疗管理；②CT 评分系统在预测疾病预后和严重程度方面不如临床评分系统；③证据表明在早期不恰当地进行 CT 检查可增加住院时间，收益低，无直接管理意义，不能改善临床疗效，并且可能与造影剂过敏和肾毒性等风险相关。重要的是，胰腺周围和胰腺坏死的程度可能在发病 72 小时后才变得明显。早期进行 CT 检查可能有帮助的临床场景包括排除临床诊断为 AP 和急腹症患者的腹腔内胃肠道穿孔或肠缺血。CT 严重程度指数（CTSI）首先由 Balthazar 等提出，是通过使用 AP 的早期 CT 征象开发的一个梯度系统，根据胰腺（或胰周）异常的大小、轮廓和密度的总体评估来预测严重程度。1990 年，Balthazar 等将其原有评分系统与胰腺坏死的存在和扩展相结合提出了 CTSI。CTSI 的一些局限性使 Mortelé 等人提出了一种新的评分，即改进的 CTSI（mCTSI）。该评分系统在感染、器官衰竭、手术或经皮介入的必要性和住院时间等方面具有更好的准确性。mCTSI 与 CTSI 相比更准确、更容易计算，且减少了观察者间的差异。mCTSI 在预测短期病死率方面更准确，而 CTSI 在预测干预需求方面更准确。

在 AP 相关并发症的治疗中，处理胰周积液时的适应证、禁忌证和时机至关重要。当胰周积液引起症状或显示感染迹象时，则需要进行引流。感染的迹象，如积液中存在空气，最好通过 CT 进行评估。当然也可以通过 MRI 敏感性伪影间接检测到空气，扩散加权成像是评估积液的一个很好的工具。此外，使用影像学来确定介入治疗的禁忌证，如管腔壁与积液之间的距离大于 1 cm 等。

AP 治疗过程中用 CT 或 MRI 监测观察的指征包括：①尽管优化了治疗，但临床表现没有改善；②临床恶化；③是否考虑了侵入性干预。虽然在一些指南中提倡 AP 的常规随访应进行 CT 检查，但缺乏证据。IAP/APAAP 指南不推荐常规随访进行 CT 检查，大多数 AP 并发症可通过临床和生化评估进行诊断。动脉假性动脉瘤形成是一种重要的并发症，可能在出血发生前临床表现不明显，但由于其罕见，不需要常规随访。一项包括 545 例患者的单中心回顾性研究表明，静脉血栓栓塞在坏死性胰腺炎中极为常见，建议在这一高危人群中考虑进行上下肢双重超声筛查以进行早期诊断。CT 通常不能在以液体为主的包裹中发现坏死，因此，超声或 MRI 可以用来区分假性囊肿和包裹性坏死。

MRCP、EUS 和 ERCP 等先进的评估胆管系统的方法，一般不适用于无临床证据的轻度胆源性胰腺炎患者持续性胆总管梗阻。最近的一项前瞻性研究比较了术中胆管造影（intraoperative cholangiography，IOC）与 MRCP 用于评价轻度急性胆源性胰腺炎患者的胆总管（common bile duct，CBD）结石，认为 IOC 是一些医疗中心的优先选择方法，因为与 MRCP 相比，它减少了手术和住院时间的延误。在胆管炎或合并胆道梗阻的患者中应使用 ERCP。需要强调的是，在胆源性胰腺炎早期，仅通过实验室检查、经腹超声或 CT 来预测是否存在 CBD 结石是不够的。EUS 在排除小（直径<5 mm）胆结石方面优于 MRCP。MRCP 的侵入性更小，对操作者的依赖性更小，可能比 EUS 更广泛使用。在大多数医院，紧急 MRCP 和 EUS 的使用可能受到限制。MRCP 阴性并不排除存在小（直径<5 mm）胆管结石。超声检查在 AP 患者中最重要的用途是识别胆结石、胆道扩张或胆总管结石。超声检查诊断胆总管结石的敏感性有限（20%），而 CT 为 40%，MRCP 为 80%。超声造影（contrast-enhanced US，CEUS）在一些中心被用于评估 AP 患者，并被认为与 CT 增强扫描和临床评分相当，它可以提供胰腺血管化行为的特征，并可以区分炎症区域（血管化多）和坏死区域（血管化少或无

血管化)，使超声造影在 AP 中量化坏死区域的有用性与 CT 增强扫描所获得的结果相当，所以当使用 CT 存在禁忌证时，CEUS 是一种有效的替代方法。目前评估 AP 患者的首选方式是 CT 静脉造影，因为这种方法的广泛应用和快速获取。最近的建议是进行多层 CT 薄准直和层厚(即 5 mm 或更小)，并在胰腺和(或)门静脉期以 3 mL/s 的速度注射 100~150 mL 非离子静脉造影剂(即 50~70 s 延迟)，如果有必要随访，门静脉期(单相)通常就足够了。

对于 MRI，建议在静脉注射钆造影剂前后获取轴向脂肪饱和 T2 和轴向脂肪饱和 T1 图像。当 MRI 包括重 T2 加权 MRCP 图像时，可避免多模成像，因为 MRCP 在评估胰管和胆道树方面表现出高敏感性和特异性，并具有潜在的预防更多侵入性检查的额外好处。内镜逆行胰胆管造影和 MRI 的缺点包括：①在急性情况下往往不易获得；②在急症患者中进行治疗往往具有挑战性；③与 MDCT 相比，采集时间要长得多。

### (二)代谢综合征与 AP

代谢综合征(metabolic syndrome，MS)包括高血糖、血脂异常、高血压和肥胖。其与 AP 的相关性研究很少，研究结果也各不相同。但在 AP 患者中可以发现 MS 的患病率很高，且 MS 患者，SAP 的发生率明显高于无 MS 患者，因此近年来一些研究将 SAP 与严重的 MS 联系起来。

肥胖是 SAP 的独立危险因素，与病死率、器官功能衰竭、住院费用高有关。研究表明 BMI>25 会增加 SAP 的风险，但不会增加病死率，而 BMI>30 则会增加 AP 的严重程度和病死率。肥胖还与 AP 预后不良有关，可能是胰腺内脂肪比例相对增加、循环促炎细胞因子和脂肪因子的释放量较高所致。

高脂血症已成为我国 AP 的第二大常见原因。高甘油三酯血症与胆源性胰腺炎严重程度之间的关系目前研究甚少。有研究提示高甘油三酯血症与 AP 的发生有关，且高甘油三酯血症与局部和全身并发症有关。同时高甘油三酯血症可增加 SAP 的风险。在研究脂肪肝与 AP 严重程度之间的关系时，证实脂肪肝可能在该疾病中发挥预后作用，并可纳入未来的预测评分模型。

患者入院时应检查血脂，包括总胆固醇、低密度脂蛋白胆固醇、甘油三酯和高密度脂蛋白胆固醇。高甘油三酯血症性 AP 时血清甘油三酯>1000 mg/dL，但当该浓度达到正常上限的 2 倍时，胰腺炎的风险会增加一倍。在有胰腺炎和游离脂肪酸升高的患儿中，应筛查遗传性代谢障碍[家族性乳糜微粒血症综合征(FCS)又称脂蛋白脂肪酶缺乏症(LPLD)、应载脂蛋白 c Ⅱ 缺乏症等]。高甘油三酯血症和乳糜微粒水平升高会增加血液黏稠度，导致局部组织缺血；细胞代谢转变为厌氧糖酵解导致细胞内和细胞外乳酸水平升高和局部 pH 降低；在酸中毒的条件下，自由脂肪酸的毒性增加和胰蛋白酶原的自激活可能会随之而来。单独高甘油三酯血症通常不会引起腹部或胰腺特异性症状，而与其他危险因素如酒精、烟草或药物的结合则可成为 AP 的局部激发因子。众所周知，妊娠和激素避孕药会增加胆固醇和甘油三酯水平，皮质醇及其衍生物、β 受体拮抗剂或异维 A 酸用于治疗痤疮，可以影响高甘油三酯诱导的 AP。LPLD 是导致 AP 反复发作的另一种遗传性疾病，AP 通常是 LPLD 在婴儿期的第一个症状。出现症状的年龄差异很大；特别是对于 LPLD 不明的女性，首次使用激素类避孕药或首次妊娠可引发 AP 作为 LPLD 的首发症状。肥胖、妊娠、糖尿病控制不充分、药物或慢性和急性酒精滥用导致的甘油三酯水平升高被定义为继发性高甘油三酯血症。

原发性和继发性高脂血症都与高血浆甘油三酯水平相关，可引起复发性胰腺炎。目前还没有确定疾病严重程度的可靠预测遗传生物标志物。尚未验证的变异主要存在于与先天免疫途径激活相关的基因中。对于有慢性胰腺炎或复发性 AP 症状的个体，通常考虑进行基因检测。首次出现 AP 的患者，如果年龄较轻（<18 岁）、有胰腺炎家族史，或家族成员是已知与遗传性胰腺炎相关突变基因的无症状携带者，也应考虑进行基因检测。最近的指南推荐将影响胰蛋白酶基因的突变视为导致胰腺炎的最高风险之一。因此，胰蛋白酶原基因 PRSS1 是疑似遗传性胰腺炎患者中测试的首批基因。由于序列改变和拷贝数变异与胰腺炎风险升高有关，基因检测应包括全外显子组测序和删除或复制分析。基因检测可以采用逐步升级的方法（从高风险基因开始），也可以通过全组基因分析来完成。检测应始终考虑患者及其家庭中每位亲属的情况，具体询问有关家族史，如患者是否有亲属患有胰腺炎（包括诊断年龄、淀粉酶和脂肪酶水平）、胰腺癌（包括诊断年龄），或被诊断为糖尿病、外分泌功能不全、男性不育、慢性鼻炎或鼻窦炎等，还要确定患者及其家庭成员是否有吸烟或酗酒史。

在疑似 AP 首次"前哨"发作的患者中确认遗传风险变异，可以为疾病症状提供因果解释，并可能有助于患者的诊断和管理。AP 患者遗传易感性的发现为受影响的个体提供了机会，通过解决那些可控制的易感性因素，如饮酒、吸烟或代谢病因（包括肥胖或高脂肪饮食），来管理他们的个人风险。目前对胰腺病理生理学知识的重大进展来自遗传和流行病学的人类研究、实验性胰腺炎的动物模型，以及胰腺胰蛋白酶依赖通路的生化分析。复杂的基因和环境相互作用涉及胰腺炎的发病机制，人们刚刚开始了解潜在的个体遗传易感性与酒精、烟草等环境刺激结合如何引发单次急性胰腺炎，以及复发或发展为慢性疾病。迄今为止，还没有任何遗传标志物可以作为评价疾病严重程度的有效临床指标，或具有作为疾病进展的预测标志物的公认临床价值。

高血压和 AP 严重程度之间的关系很少有研究涉及。有研究表明，高血压与 AP 的严重程度独立相关，可增加肾功能衰竭的风险和延长住院时间，但其潜在机制尚不清楚。

一些研究调查了糖尿病的存在和 AP 严重程度之间的关系。然而，这些研究的结果是相互矛盾的，因为有些研究将糖尿病的存在与 SAP 患者的严重程度和病死率联系起来，而另一些研究报告称，糖尿病患者和非糖尿病患者的严重程度和病死率之间没有差异。

### （三）生物因子与 AP 预后判断

肿瘤坏死因子（tumor necrosis factor，TNF）是一种重要的炎症因子，参与 AP 的发病，直接损伤腺泡细胞，导致坏死、炎症、水肿。TNF 被认为是最先释放的细胞因子，是免疫反应的主要中介因子。关于其在预测胰腺炎严重程度方面的作用，不同研究的结果不尽相同。有研究证实发生并发症的患者与未发生并发症的患者血清 TNF-α 水平无显著差异。

IL-1 是急性炎症早期不可或缺的组成部分。在评估 AP 严重程度的研究中发现，IL-1 水平对预测入院时 SAP 的准确性与 IL-6 相似（分别为 82% 和 88%），在 48~72 小时内，IL-1 水平可以预测胰腺坏死，准确率为 88%；IL-1 受体拮抗剂对预测化脓性并发症的准确率为 72%。

IL-6 是肝脏急性期蛋白质合成的主要刺激因子，是纤维蛋白原、CRP 和 hepcidin 合成的主要介质。与常用的血清 CRP 和 APACHE-Ⅱ 等标志物相比，入院时 IL-6 在预测 MSAP 或 SAP 方面更胜一筹。血清 IL-6 水平在症状出现后 36 小时左右达到峰值，并在 MSAP 或 SAP 患者中持续升高至少 5 天。大量研究证实了 IL-6 在早期准确预测 AP 严重程度中的作用。在各种促炎和抗炎因子中，IL-6 对早期评估 SAP 的敏感性和特异性最好。

IL-8 在 AP 的发展过程中显著升高，且有报道认为 IL-8 水平与 AP 的严重程度相关。多项研究显示其在早期预测严重 AP 方面具有良好的效果，IL-8 水平在症状出现后 24 小时内升高，3~5 天后迅速下降，是 AP 患者脓毒症导致多器官衰竭和死亡的良好标志。

C 反应蛋白（C-reactive protein，CRP）是一种由肝脏合成的急性期炎性反应物，受 IL-6 等细胞因子诱导，其在血液中的水平在数小时内因炎症和感染而升高，可用于炎症疾病的诊断、预后、治疗随访和病死率预测。CRP 水平在症状出现后 72 小时达到峰值。目前公认的是，入院后 48 小时 CRP 水平高于 150 mg/dL，有助于区分 SAP 和 MAP，对 SAP 的敏感性、特异性、阳性预测值和阴性预测值分别为 80%、75%、67% 和 86%。CRP 随着 AP 严重程度的提升而稳步上升。因为它便宜且容易获得，所以被广泛应用于多种评分系统来评估与 AP 相关的严重程度和病死率。研究证实 CRP 对 AP 严重程度的曲线下面积（area under the curve，AUC）为 0.73，敏感性和特异性分别为 71% 和 87%。CRP 是目前最有希望的 SAP 预测生化标志物，尽管该炎症标志物在临床应用中具有较高的适用性，但也有缺点，如峰值较晚(48~72 小时)、具有胰腺炎症标志物的非特异性、与感染无关。由于其非特异性，其他炎症情况也可能影响其升高。

降钙素原（procalcitonin，PCT）是由甲状腺 C 细胞和 G 细胞合成的一种前肽。它是一种急性期反应物，多项研究证实了它在感染、败血症和多器官衰竭中作为早期生化标志物的作用。SAP 已知与脓毒症、感染性胰腺坏死和多器官功能衰竭相关，PCT 可作为 AP 预后的早期工具。AP 患者 PCT 水平升高表明病情严重、胰腺坏死和器官衰竭。一项系统综述发现，PCT 对 SAP 发展的敏感性和特异性分别为 72% 和 86%，总体 AUC 为 0.87，cut-off 值为 0.5 ng/mL。在他们的研究中，发现 PCT 预测器官衰竭和病死率的敏感性为 100%，预测 SAP 的敏感性为 86.4%。在他们的前瞻性观察研究中得出结论，PCT 是一种有前景的炎症标志物，其预测率与 BISAP 评分相似。研究表明，PCT 是检测胰腺感染最敏感的实验室检测方法，低水平 PCT 似乎是感染性坏死的强阴性预测因子。因此，PCT 可以作为一种工具，以确定哪些患者需要抗菌药物。PCT 检测的主要缺点是成本较高。

组织因子（tissue factor，TF）是一种跨膜糖蛋白，参与凝血级联的启动。它在血管外膜中表达，但也可在白细胞、内皮细胞、血管平滑肌细胞和血小板中表达。TF 的表达及凝血系统相关功能障碍是 SAP 发病的关键因素，病程早期 TF 血清高水平可能在 AP 发病中发挥作用，为治疗干预提供窗口。

铁调素（hepcidin）是一种循环肽激素，可以调节铁进入血浆，其水平在炎症期间由于 IL-6 的增加而升高。hepcidin 在肝脏、肾脏、心脏、大脑、骨骼肌肉和胰腺中合成，与 CRP 相比，hepcidin 是一种更好的预测 SAP 的标志物。

肽素（copeptin）是一种由 39 个氨基酸组成的糖肽，与抗利尿激素共同合成。在 SAP 患者入院时 copeptin 浓度显著增高，故可成为重症患者生存的独立预测指标。有研究认为 copeptin 是一种新的预后标志物，可预测 AP 的局部并发症、器官衰竭和病死率。

copeptin 与疾病严重程度的相关性与 CRP 相似。

可溶性 E-选择素(soluble E-selectin, sES)是一种内皮激活标志,而可溶性血栓调节素(soluble thrombomodulin, sTM)既是一种内皮激活标志也是一种内皮损伤标志。在 AP 期间,活化的中性粒细胞释放弹性蛋白酶,破坏内皮。在 SAP 的所有阶段都可以发现高水平的 sES。sES 和 sTM 可作为 AP 入院第一天病死率的预测指标。

内皮素 1(endothelin-1, ET-1)水平升高与 AP 相关,并与疾病严重程度密切相关。ET-1 可作为疾病进展和监测治疗的标志物,在治疗的 5~7 天,ET-1 水平的升高可能表明胰腺中存在不可逆的缺血病变和胰腺坏死的发展。

基质金属蛋白酶(matrix metalloproteinase, MMP)是一组参与炎症、降解和细胞外基质翻转,以及血管生成和肿瘤生长等过程的酶。MMP-9 在 AP 中的作用已被广泛研究,MMP-9 水平升高已被发现可能具有预后意义,高水平 MMP-9 与胰腺坏死之间具有强相关性。它也可以作为疾病严重程度的标志和病程的评估。

白蛋白是一种由肝脏合成的负急性期蛋白,在炎症期间其在血液中的水平下降。白蛋白与炎症严重程度、疾病预后和病死率相关。一些研究评估了低蛋白血症作为 SAP 的预测因子,得出结论,入院后 24 小时内低蛋白血症与 AP 发生持续性器官衰竭和死亡的风险增加独立相关。

血清离子钙($Ca^{2+}$)水平已被证明在检测 SAP 患者中发挥重要作用。其敏感性、特异性、阳性预测值和阴性预测值的最大值分别为 67%、82%、27% 和 96%。血清总 $Ca^{2+}$ 水平低于 7.5 mg/dL 可能预示着 SAP。低血清 $Ca^{2+}$ 是影响 AP 严重程度的独立危险因素。

胰蛋白酶原激活肽(trypsinogen activation peptide, TAP)是胰蛋白酶原的裂解产物,随着酶原颗粒的活化而释放到体循环中。由于其分子量低,TAP 在尿液中迅速排出,且在尿液和血清中都很容易被检测到。类似地,羧基肽酶 B 激活肽(CAPAP)是腺泡细胞中一种较大的胞浆蛋白-原羧基肽酶 B 的肽片段,尿胰蛋白酶原-2 试纸试验可作为诊断 AP 的有效标志物。胰蛋白酶原-2 和 TAP 均可作为判定 AP 胰腺外炎症的有效标志物。血清和尿 CAPAP 均有可能作为入院时预测 AP 严重程度的分层标志物。

红细胞分布宽度(red blood cell distribution width, RDW)是全血细胞计数检测的常规参数,容易获得且价格低廉。几乎所有患者在入院时都要进行评估。已有多项研究探讨了 RDW 在入院时判断 AP 预后方面的有效性,但结果并不一致。有部分研究认为 RDW 不仅是预测 SAP 的简便可靠指标,也是预测病死率的可靠指标,但也有研究结果不支持这一结论。

血尿素氮(blood urea nitrogen, BUN)被一些预后评分系统纳入用以预测 AP 的严重程度和病死率,其提供了关于血管内容量状态变化的信息,因此,可用于监测初始液体复苏的早期反应。发病前 2 天内 BUN 水平的上升与病死率增加相关。

入院时的血液浓度被定义为初始红细胞比容,已被描述为 AP 预后的有用工具。早期血液浓缩已被证明与坏死和 SAP 的风险增加有关,入院时红细胞比容升高(>44%)与胰腺坏死、器官衰竭以及长时间住院和需要重症监护有关。

在烧伤、外伤、缺血和手术导致低蛋白尿后,肾通透性会增加。蛋白尿的程度与各种病理的严重程度和结果相关。这种标志物可以通过尿液试纸检测,结果简单而便宜。SAP 患者前 36 小时内尿排泄白蛋白和 IgG 水平明显较高,提示低蛋白尿可能反映了 AP 炎症的严重程度。然而,在比较蛋白尿与 AP 严重程度、感染并发症、是否需要外科干预、重症监护住院时间和住院病死率等之间关系的研究中得出结论，蛋白尿不如 CRP。

血管生成素是一类新型血管生成生长因子，可选择性作用于内皮细胞。血管生成素-1 和血管生成素-2 是血管通透性的调节剂。血管生成素-2 是一种由促炎刺激调节的内皮特异性生长因子，被认为是 SAP 患者持续性器官衰竭的标志，可导致血管内皮的不稳定和血管渗漏的增加。持续性器官衰竭患者入院当天的血管生成素-2 水平明显较高，其敏感性、特异性和 AUC 分别为 90%、67% 和 0.81。

AP 早期发生凝血级联激活，可诱导静脉血栓形成，这是与 AP 并发症相关的血管事件。在 MAP 和 SAP 患者中，D-二聚体的水平存在显著差异。因此，D-二聚体可作为 AP 的潜在严重程度标志物，并作为一种新的预测器官衰竭的标志物，其取值点水平为 414.00 μg/L 时灵敏度为 90%，阴性预测率为 96%。因此，D-二聚体是一种简单、有效、廉价的 SAP 早期预后标志物。

组蛋白在实验性 AP 小鼠模型中显示了循环水平与 AP 严重程度之间的相关性。组蛋白是 DNA 包装和基因调控所必需的。在严重脓毒症的病例中，循环中的组蛋白表现为损伤相关分子模式分子，可引起炎症并导致 SIRS 和死亡。但在相关的临床研究中未能获得肯定的结论。

细胞间黏附分子 1(inter-cellular adhesion molecule 1, ICAM-1)通过细胞与细胞之间或细胞与细胞外基质之间的黏附作用，在炎症等许多生物过程中发挥重要作用。25 ng/mL 是区分 MAP 和 SAP 的良好标志物，其敏感性和特异性分别为 61.1% 和 71.4%。ICAM-1 检测在临床实践中是一种简单、快速和可靠的方法。

蛋白质组学或蛋白质组特征分析是组织和体液中蛋白质的表征和定量，构成了一个新的、迅速扩大的领域，用于比较疾病状态之间的蛋白质表达模式。蛋白质组学分析是一种非常有趣的工具，可以识别胰腺组织损伤的特征变化和 AP 严重程度的新潜在生物标志物。这种方法可以增加我们对 AP 分子机制的认识，从而增加新的诊断和预后生物标志物。血清蛋白质组特征可以区分 MAP 和 SAP。有研究者在 72 个光谱簇中验证了 18 个不同的信号强度簇。分类和回归树(CART)分析表明，在 11720 Da 上有一个主分裂子。经分析发现，它在区分 MAP、SAP 方面的敏感性为 100%，特异性为 81%。

代谢组学是一种系统的生物样本分析方法，它可以提供发生在有机体中的代谢变化的详细信息。利用核磁共振波谱和质谱分析代谢物已广泛应用于分析生理和(或)病理状况，如 AP 时，代谢异常先于组织结构的转变和功能的改变。这些代谢变化的识别可以促进对 AP 病理生理事件的理解。已经证实葡萄糖、乳酸甜菜碱、胆碱、甘油磷胆碱/磷胆碱、亮氨酸/异亮氨酸/缬氨酸，以及几种脂类与急性坏死性胰腺炎相关。

目前，大多数医生和指南将症状出现后 48 小时的 CRP 作为疾病严重程度评估的金标准。新技术的发展，如遗传、转录组、蛋白质组和代谢组的特征和功能图像的识别，允许识别各种病理过程的特定模式；这些特定的模式也可能用于 AP 选择和验证新的生化标志物。如今尽管对 AP 的病理生理学进行了大量研究，但其总体病死率并没有显著改善。早期诊断和及时评估严重程度对于预后至关重要。然而，用于早期评估 AP 严重程度的理想多因素评分系统和(或)生化标志物尚未确定。设计和开展大型基于人群的多中心研究，对于确定允许定义多因素评分或生物标志物的参数，预测 AP 的严重程度并监测疾病进展至关重要。

### (四)与感染性胰腺坏死相关的预后因素评价

通过全身炎症的临床和生化标志物对 AP 进行早期风险分层,临床医生可以预测患者的预后。SAP 通常会出现局部并发症,包括胰腺或胰腺周围坏死感染,这可能与肠道内的细菌易位有关。感染性胰腺坏死(infectious pancreatic necrosis,IPN)使患者死亡风险增加两倍以上,人们希望能够预防、预测以及及时诊断它,以期获得更好的治疗效果。诸多临床因素与 SAP 患者发生 IPN 之间有预后相关性。IPN 发生的高风险因素包括:年龄较大(中等确定性)、胆结石(高确定性)、胰腺坏死大于50%(高确定性)、延迟肠内营养(中等确定性)、多发性或持续性器官衰竭(高确定性)、有创机械通气(高确定性)。

IPN 风险中最重要的潜在可变量是早期肠内营养的给予。一些临床实践指南建议,早期肠内营养可以减少 AP 患者的并发症,尤其是感染性并发症。即使在 SAP 患者中,肠内营养也被证明可以维持肠道黏膜屏障,并最大限度地减少细菌易位。然而,危重患者早期肠内营养依从性可能低至35%。一项针对加拿大全国重症监护病房的调查显示,只有50%的中心会在患者起病48小时内开始肠内营养,其中缺乏医生支持是最重要的障碍之一。

在患者因素中年龄较大可能与 IPN 风险增加有关。主要原因是老年患者更有可能合并严重的疾病,这与更高的并发症、重症监护病房住院、器官衰竭和病死率相关。在 Ranson 和 BISAP 评分系统中,年龄较大是胰腺炎相关病死率的重要预测因素。同时,老年患者也比年轻患者更有可能患有胆结石,但我们没有足够的数据来具体评估年龄作为一个独立于胆结石病因的合并调整变量。而且尚不清楚老年患者胰腺炎的病理生理过程是否与年轻患者不同。

在胰腺炎的因素中,胆结石病因和大于50%的胰腺坏死与 IPN 的风险有关。与酒精性胰腺炎患者相比,胆结石相关疾病的患者更可能是老年人和女性。此外,胆石性胰腺炎的血清淀粉酶和脂肪酶水平较高,尽管这种差异的临床意义尚不清楚。关于胰腺坏死的判断,多数指南提倡在症状出现72小时后进行 CT 检查,CT 严重指数可根据炎症程度、积液情况和坏死程度确定疾病严重程度,得分越高,发病率和病死率越高。不鼓励在随访时频繁进行 CT 检查,因为这增加了总辐射剂量,却对临床决策几乎没有影响。

反映疾病严重程度较高的临床因素,如多发性或持续性器官衰竭和有创机械通气的需要与 IPN 风险增加相关。这些因素以各种形式被纳入 AP 风险分层工具的 Ranson 和床边严重程度指数,作为灌注不足的早期临床标志物或呼吸、心脏或肾功能不全的生化标志物。

## 二、急性胰腺炎急性期的处理要点

### (一)营养治疗

与 AP 患者营养相关的三个主题包括:再喂食的时间、营养治疗的类型及其给药途径。最近的研究证实,早期口服喂养可缩短 AP 患者的住院时间,减少并发症和降低治疗费用。早期(入院<48小时)肠内营养可降低 MAP 和 SAP 患者的住院病死率。因此,对口服喂养不耐受或有严重疾病的患者,应在入院24~72小时内进行营养治疗。胃或空肠营养可以通过胃管或空肠营养管来进行,越来越多的证据证实了早期肠内营养作为 AP 患者治疗的

重要组成部分的重要性。长期以来，人们认为肠内营养可能导致胰腺自身消化增加，从而使胰腺炎恶化，因此在过去的几十年里，肠内休息成为首选的初始治疗方法。近年来的研究表明，及时给予肠内营养可以纠正蛋白质分解代谢导致的负氮平衡，预防营养不良；AP患者应优先选择肠内营养而非肠外营养。因此，目前建议在临床耐受后，除进行液体复苏和镇痛，应尽快开始低脂或软质口服喂养。

1. AP 患者再进食的最佳时机

早期肠内营养与住院病死率的降低有关。最近发表的一项多中心回顾性研究数据的荟萃分析中，比较了 SAP 患者 48 小时内（296 名早期组患者）和 48 小时后（798 名晚期组患者）的肠内营养效果，结果显示早期组患者的住院病死率显著降低（$P<0.001$），两组在感染发生率或需要手术干预方面没有差异。而在观察 24 小时内和 $24\sim48$ 小时内接受肠内营养的患者亚组时发现，这两个亚组的住院病死率没有差异（$P=0.29$），过早开始肠内营养（入院<24 小时）与入院后 48 小时后进行肠内营养组相比有更高的手术干预风险（$P=0.0013$）。

2. AP 患者的最佳营养治疗类型

长时间禁食或长期排他性肠外营养会引起肠道菌群变化和肠黏膜萎缩，破坏肠屏障功能，导致致病菌易位、过度生长、脓毒症和多器官功能衰竭；另外，肠内营养通过减少肠道局部炎症，改善肠道动力障碍，维持肠道菌群的平衡和稳定，防止肠黏膜损伤。对于 AP 患者，现行指南多建议在重新开始口服喂养时采用低脂、软质口服饮食，而对于不能耐受口服喂养的患者，应优先采用肠内营养而非肠外营养。

3. AP 患者给予肠内营养的最佳途径

由于喂养不耐受而不能进行口服喂养时，欧洲临床营养与代谢学会（ESPEN）和欧洲胃肠内镜学会（ESGE）都建议使用鼻胃管而不是鼻空肠管，而在胃喂养不耐受的情况下，应首选鼻空肠管（大约 15% 的病例），原因是继发于严重的脏器周围炎症的胃排空延迟或胃出口梗阻综合征。一项包括 5 项随机对照试验的荟萃分析比较了鼻胃管喂养和鼻空肠管喂养在 AP 患者中的病死率、多器官功能衰竭发生率、感染率、手术干预需求等方面无明显差异。因为鼻空肠管的插入经常需要内镜的协助，所以与鼻空肠管相比，鼻胃管放置更容易、更方便、更便宜。

（二）液体治疗

在胰腺炎症和伴随的全身炎症反应中，细胞因子风暴引起的内皮细胞功能障碍导致血管舒张和毛细血管渗漏，使液体外渗至第三间隙，同时伴有呕吐或肠梗阻，严重时可能导致低血容量、低灌注甚至器官衰竭。因此，积极进行液体复苏可以纠正这种低血容量，从而维持胰腺灌注并防止体循环功能障碍。

关于液体治疗中液体类型选择的随机对照试验研究很少，一般认为对危重患者不推荐使用人工胶体，因为没有证据支持其有效性，而羟乙基淀粉甚至可能增加病死率，因此，大多数指南建议使用乳酸林格氏液。一项对 40 例 AP 患者的多中心随机对照试验中显示，乳酸钠林格氏液比 0.9% 氯化钠注射液对 CRP 水平和 SIRS 更有益。然而，在胰腺炎患者中，乳酸钠林格氏液或其他平衡液（如血浆-电解质）相对于 0.9% 氯化钠注射液的这一优势尚未得到大型随机对照试验的证实，需要进一步的研究。截至目前，在一般重症监护环境中进行的多次随机对照试验未能发现使用平衡液体能获得更好的结果。

通过对不同的液体复苏方案进行的 5 项随机对照研究显示，快速、不受控制的液体复苏[10~15 mL/(kg·h)或 48 小时内红细胞比容<35%]显著增加了感染、腹腔间隔室综合征、需要机械通气甚至死亡的风险。有证据表明，过度的液体复苏可导致多种肺部并发症（如胸腔积液、肺不张和肺炎），快速和大量的血液稀释可导致组织缺氧和随之而来的多器官功能障碍。此外，过度的液体复苏导致肠壁水肿增加及腹腔内压升高，可能引发反常灌注衰竭。因此，不受控制的积极液体复苏可能与严重的不良反应相关。在胰腺炎的急性期，过少或过多输液都是有害的，这可能取决于胰腺炎的严重程度。目前的指南均建议：早期目标导向治疗，并提供足够的监护。指导液体治疗的标准为临床参数，由于腹内压、机械通气、胸壁、纵隔水肿和胸腔积液等因素的影响，CVP 等基于压力的参数是不可靠的，因此，没有单一参数能充分反映液体治疗的状况，建议观察多个参数的趋势。目标指标包括心率<120 次/min、平均动脉压为 65~85 mmHg(8.7~11.3 kPa)、排尿量>0.5 mL/(kg·h)等无创临床指标，也可以是有创临床指标，如脑卒中容量变化和胸内血容量测定，或生化指标，如红细胞比容为 35%~44% 或 BUN 水平趋势。然而，这些参数都不够理想，无法做到全面准确评估，我们需要探索出更新的工具来优化 AP 的液体复苏。

### (三)腹腔间隔室综合征的处理

腹腔间隔室综合征(ACS)，定义为腹腔内压(IAP)升高（即 IAP>20 mmHg）并伴有至少一个器官系统衰竭，是 SAP 早期可能发生的常见且令人恐惧的并发症，大约有 30% 的 SAP 患者发生。这种并发症可导致患者在很短的时间内死亡，病死率约为 75%。ACS 的治疗包括内科和外科两方面，并且需要外科和 ICU 之间的密切合作。常用的治疗包括血管容量补充、促动力剂、有效转流术和大容量腹腔积液经皮引流。如果出现无法控制的呼吸衰竭或心力衰竭，或常规治疗失败，大多数团队倾向于进行紧急剑耻骨减压剖腹手术，遵循用于腹部创伤的简易剖腹手术原则。

ACS 通常发生在 SAP 的早期阶段，即症状出现后两周内。病理生理机制似乎是由胰腺炎症引发的炎症级联，不仅导致胰腺坏死，还引起内脏水肿、腹腔积液、麻痹性肠梗阻伴肠扩张。这些现象触发、维持并恶化腹腔内的高压，导致腹腔内高压(IAH)，最终导致 ACS。IAH 可引起膈肌抬高、压迫肺部导致肺顺应性降低及肺不张；IAH 引起的下腔静脉压迫减少了静脉回流。这些现象的发生导致了对氧的需求增加以及"分流效应"，使患者面临低氧血症和低碳酸血症的风险。从血流动力学角度看，IAH 可增加全身和肺血管阻力，从而增加外周血管低灌注、急性肾功能衰竭和肠缺血的风险。此外，静脉回流减少与心脏后负荷增加相关，增加心力衰竭的风险。世界腹腔间隔室综合征协会(world society of abdominal compartment syndrome, WSACS)对 IAH 和 ACS 进行了区分。IAH 定义为 IAP>12 mmHg，无相关器官衰竭；ACS 的定义是 IAP≥20 mmHg 并伴有至少一个器官系统的衰竭。

在 SAP 的早期阶段，监测膀胱内压(IVP)可以得到 IAP 的近似值，对早期诊断腹腔内高压或 ACS 至关重要，建议 SAP 患者应系统地连续测量 IVP。有些因素会影响 IVP 测量，如患者体重、镇静使用、通气力学或体位等。为了获得可靠和可重复的 IVP 测量结果，WSACS 建议在患者镇静、通气、放松状态下，上半身抬高 30°时进行 IVP 测量，并在呼气结束时进行测量。重症监护患者 ACS 的危险因素包括：超重、肥胖、积极的晶体液补充

(治疗前 24 小时液体平衡阳性)、需要多次输血(>5 U 红细胞)。对于 AP 并发 ACS 的患者,肥胖(BMI>30 kg/m²)和年龄已被证明是预后不良的因素。

治疗已确诊的 ACS,应首选药物治疗。当 IAP 超过 12 mmHg 时,应尽早使用促胃肠动力药物,如红霉素、甲氧氯普胺或新斯的明,以及中药方剂等。这些药物的使用可促进尽早排气排便,结合胃肠减压一起促进腹腔内容物的排出,从而降低 IAP。应用肌肉松弛剂以及区域阻滞麻醉也被认为可以降低 IAP。

尽管目前对于 IPN 的治疗较为流行的策略是"延迟干预"和"升阶梯治疗",然而,也有学者提出在 SAP 早期进行腹腔积液引流以降低 IAP。WSACS 建议在放射影像引导下引流并结合药物治疗。我们的临床经验提示不宜过早考虑经皮穿刺引流(percutaneous catheter drainage, PCD),因为可能会增加早期发生腹腔及全身感染的风险。

目前还没有关于单纯药物治疗和内科、外科治疗之间的前瞻性比较研究,大多数研究为回顾性和观察性。减压手术的时机也是一个有争议的话题。值得注意的是,进行可逆的手术减压可能中断 ACS 的恶性循环,而观望态度则使患者面临快速恶化和治疗僵局的风险,可能是由于不可逆的肠缺血。由于文献资料不够充分,无法就减压手术的时机及其与医疗重症监护的衔接达成共识。当发生失代偿性呼吸衰竭或心力衰竭导致严重的预后且缺乏治疗选择时,需要紧急手术减压。2007 年以来的国际建议将损伤控制剖腹手术(DCL)描述为治疗 AP 失败的首选方案。大多数外科医生采用剑突耻骨中线剖腹手术,手术原则应遵循用于处理腹部创伤的所谓"损伤控制"策略。腹腔开放可使 IAP 迅速下降,器官灌注改善,心脏、肾脏和呼吸功能障碍得以纠正。外科医生须优先选择通过保守治疗减少可能导致短期死亡的症状(如缺血、出血)。有报道称使用真空系统可以增加腹壁关闭率,降低晚期切口疝的发生率。

总之,ACS 是 SAP 早期的严重并发症,病死率约为 75%,需要麻醉医生、重症监护医生和外科医生之间的密切合作,积极处理。剖腹减压术可使 IVP 迅速下降,如果药物治疗不成功,应立即进行剖腹减压手术,尽管有腹腔重复感染和无法关闭腹壁的风险。

### (四)急性肺损伤的处理

SAP 可并发全身炎症反应综合征(SIRS)和多器官功能障碍综合征(MODS)。急性肺损伤(acute lung injury, ALI)是最重要的器官功能障碍之一。在 22%~29% 的胰腺炎死亡病例中,胸内并发症被认为是主要因素,并且是 29%~39% 的促成因素。约 60% 的死亡发生在住院的第 1 周,其中胸膜肺并发症的发生率约为 94%。肺部并发症包括动脉缺氧、肺不张、肺炎和急性呼吸窘迫综合征(ARDS)。AP 肺部受累最严重的后果是 ARDS 和呼吸衰竭,其他胸内并发症包括胸腔积液、脓胸、心包积液、心律失常、纵隔积液或假性囊肿。累及肺血管可表现为肺血栓栓塞,假性动脉瘤累及胸主动脉、肺动脉的情况亦有报道。

AP 患者的 ALI 分为三个阶段。在第一阶段,患者有动脉缺氧,没有任何明显的放射学改变;第二阶段特征是轻微的放射学变化,第三阶段是 ARDS。75% 的患者发生低氧血症时没有放射学异常。早期动脉缺氧和血氧饱和度降低是 AP 患者中常见的呼吸系统并发症,在最初几天和首次发作胰腺炎的患者中更为常见。这类患者有呼吸过速和换气过度,导致轻度呼吸性碱中毒。在这些患者中,呼吸衰竭的临床证据可能不明显,只有 11% 的患者有呼吸并发症的放射学证据。影像学改变表现为斑片状浸润、基底肺不张。肺下叶非特异性板状和带状不张是肺泡表面活性剂活性受损和肺底扩张受限所致。此外，由于胸腔积液的压迫作用，可见被动肺不张。在 X 线胸片上，可以观察到节段性肺不张的密度增加区域，并伴有体积损失的相关特征。

ALI/ARDS 是 AP 最危险的并发症，病死率约为 50%。目前没有特定的药物或疗法对预防或治疗 ALI/ARDS 有益。基本的 AP 治疗以及持续的 SIRS 和 MODS 的治疗与支持性护理是必不可少的。同时，无创通气或使用低潮气量的机械通气，以及保守性液体管理在恢复中发挥重要作用。

肺水肿的部分原因可能是过度用药引起的全身性液体过载。发生肺水肿时，间质液以向心的方式进展，最初影响支气管周围间质，后期影响肺泡。在 ALI/ARDS 患者中，肺泡膜的完整性较早受损，导致肺泡腔早期充盈，形成不均匀的磨玻璃样混浊或实变区。近年来，经胸肺超声检查已成为一种无创诊断肺泡间质综合征的方法。该方法主要基于探测和量化由于超声波束的混响而产生的彗星尾部伪影。彗星尾或 B 线被描述为垂直的伪影，从肺壁界面呈扇形散开，并向上扩散到屏幕边缘。磨玻璃样混浊和小叶间隔增厚可产生此伪影。肺水肿时血管外积液增加也可引起此伪影。

AP 导致胸腔积液有多种机制，包括横膈膜淋巴阻塞、胰管可能被破坏后导致胰酶渗漏、形成胰胸膜瘘，以及从胸膜下膈血管渗出的液体进入胸膜腔等。最近的研究显示，通过 CT 检查，AP 胸腔积液的发生率高达 50%。左侧积液通常为轻度至中度，是化学诱导的或交感性的，液体淀粉酶水平正常。X 线胸片是评估胰腺炎时胸腔积液的主要影像检查方式；然而，由于体位不充分和仰卧状况，可能会漏诊轻度至中度积液。超声检查是最敏感的方法并具有易于在床边使用的优点，即使是在重症监护室也可以发现轻微的胸腔积液。胸部 CT 在检测胸腔中，哪怕是对极少量的液体时都非常敏感，但很少用于检查胸腔积液情况；CT 影像上可见感染性积液，两侧胸膜壁厚而增厚（胸膜分裂征）。在 AP 中，胸腔积液通常随着炎症好转而消退。如果积液持续超过 2 周或右侧大量胸腔积液，应考虑胰腺假性囊肿或胰腺胸膜瘘的可能性。总的来说，只有 1% 的胰腺炎背景下的胸腔积液继发于胰腺胸膜瘘。如有大量胸腔积液或感染性积液/脓胸，可通过肋间引流管进行引流。胰管破裂继发的胰腺分泌物通过筋膜平面解剖，在腹膜后形成集合，然后沿着解剖平面向上进入胸膜腔，形成胰腺胸膜瘘。胸膜液淀粉酶水平高，可以证实有瘘管。磁共振成像胰胆管造影术（MRCP）是观察瘘管的首选成像方式，优于 CT 和内镜逆行胰胆管造影（ERCP）。MRCP 是非侵入性的，除了瘘管，还能显示胰腺实质异常和包裹性积液，T2 加权快速 MRI 序列，如半傅里叶采集单次涡轮自旋回波（急速）序列，可以显示瘘管及其与扩张胰管和胸腔积液的沟通。虽然 CT 在描述瘘管时不太敏感，但它对显示胰腺实质萎缩、钙化、导管扩张和假性囊肿是有用的。在 ERCP 后立即进行 CT 扫描可以增加瘘管检测的敏感性，因为在导管系统和瘘管中保留碘造影剂。目前尚无治疗胰腺胸膜瘘的标准指南，保守治疗和手术治疗均有推荐。治疗的目的是减少胰腺分泌物，减少对瘘管的输入。过去使用的措施如减少口服摄入量、插入鼻胃管和完全肠外营养，现已不再被推荐。其他措施，如猪尾管或肋间管引流结合使用生长抑素类似物以减少胰腺的外分泌，也有一定效果。胰腺导管解剖性恢复对于瘘管的永久解决更为重要，内镜治疗是胰腺胸膜瘘治疗的最新进展。内镜下经乳头胰管支架置入术或鼻胰管引流术已成为一种有效和微创的替代手术，治疗胰管中断和随之而来的胰瘘，在部分胰管断裂的患者中效果最好，而在完全胰管断裂的患者中通常无效。手术应作为二线治疗，手术指征为药物和内镜治疗失败、大容量假性囊肿、持续或复发性积液、多发性狭窄或完全导管破裂。

肺栓塞是 AP 的罕见并发症，文献中只有少数病例报道血管血栓形成和随后的肺栓塞。有多种机制，如囊肿破裂进入血管、蛋白水解酶释放导致直接血管炎、胰腺炎继发高凝状态、肝功能障碍等。临床上若怀疑有血栓栓塞事件，在开始治疗之前需进行确认，下肢多普勒超声通常用于检测深静脉血栓形成。在急性呼吸短促的患者中，CT 肺血管造影可以发现或排除肺栓塞，具有高度的敏感性和特异性。

### (五) 免疫调节治疗

免疫反应失衡是引起 SAP 甚至死亡的重要原因，免疫调节治疗可调节炎症反应失衡，减轻 SAP 相关器官损伤，改善患者预后。近年来，调控免疫细胞的成熟和凋亡、间充质干细胞 (mesenchymal stem cells, MSCs) 的应用及多因素联合治疗等新的治疗方法为未来 SAP 的治疗提供了新的思路和希望。

SAP 的本质是炎症，其过程是复杂的，伴有全身炎症反应综合征 (SIRS) 期和代偿性抗炎反应综合征 (CARS) 期，也有 SIRS 和 CARS 交替发生的阶段；同一免疫细胞或炎症因子在 SAP 的不同阶段和病理状况中也发挥着促进炎症和 (或) 抗炎作用，机体的促炎和抗炎反应在整个过程中交替平衡，最终决定了 SAP 的严重程度和预后。一旦促炎和抗炎的动态平衡被打破，无论是促炎反应还是抗炎反应占主导地位，都可能导致病情恶化。

在 20 世纪 80 年代早期，SAP 免疫调节治疗的目的主要是阻断体内的炎症反应。早期免疫调节治疗措施存在靶点单一、方法简单等问题，实际应用效果有限。

20 世纪 90 年代，研究人员在 SAP 患者外周血中检测到细胞因子和炎症介质显著增加，并发现它们与 SAP 的严重程度呈正相关，因此，希望通过拮抗这些细胞因子和炎症介质来治疗 SAP。研究人员将 TNF-α 注射到 SAP 动物模型腹腔内，或者直接注射促炎因子抑制剂 [如白细胞介素-8 (IL-8)] 或抗炎因子 (如 IL-10) 来治疗 SAP。这些治疗方法在 SAP 动物模型实验中取得了满意的效果，但在临床应用中并不理想，药物治疗效果不佳，甚至治疗组比非治疗组的症状更严重。

后期的研究证明，这种早期阻断治疗存在两个问题：一方面，SAP 患者体内存在多种炎症因子，各种炎症因子构成了一个复杂的相互作用网络，它们既相互制衡，又相互补充。抑制其中一种炎症因子的治疗方法会引起网络中其他因子的代偿性增加，导致没有治疗效果。另一方面，SAP 过程中的促炎/抗炎反应是动态的，炎症因子和炎症细胞在不同条件下也会发生变化。在使用免疫调节治疗 SAP 时，应分不同时期、不同情况进行处理，而不是单一、连续的抗炎治疗。例如，免疫抑制蛋白 (IAP) 在胰腺炎患者中的表达高于健康人，但在 SAP 患者中，随着病情的加重，IAP 的表达逐渐降低。现阶段一些新的 SAP 免疫调节治疗措施正在尝试，治疗方式从免疫阻断转变为免疫调节，从针对单一细胞因子转变为多种免疫细胞及相关蛋白。

#### 1. 免疫细胞的调节

调控免疫细胞的成熟、凋亡和分化是近年来 SAP 治疗领域的最新研究方向之一。多项研究表明，健康人、胰腺炎患者和并发感染患者的外周血免疫细胞总数和组成不同。通过调控免疫细胞，可以同时影响下游多种炎症因子的表达水平，降低复杂细胞因子网络之间的代偿作用，从而达到比单一细胞因子调控更有效的治疗目的。

MSCs 被证实具有免疫调节功能，可以抑制 T 细胞的增殖，影响 DC 细胞的成熟，抑制 B 细胞的增殖和分化，还可以调节其他免疫细胞（如自然杀伤细胞和巨噬细胞）。研究表明，胎膜来源的 MSCs 可以缓解 SAP 大鼠的炎症反应、腺泡细胞损伤和牛磺胆酸钠介导的巨噬细胞反应。有学者提出利用 MSCs 的旁分泌因子治疗 SAP，可以避免 MSCs 进入人体后不受控制地分化，以及细胞难以跨越微血管屏障的现实问题，应用旁分泌因子比直接静脉注射 MSCs 更安全实用。

2. 多种调节方法的组合应用

SAP 的病理过程涉及许多免疫细胞和炎症因子的参与，它们相互关联又相互拮抗，在 SAP 的整个病理过程中发挥着不同的作用，SAP 可能伴有 SIRS 与 CARS 交替发生的情况，因此，需要同时使用抗炎药物和增强免疫的药物。已经使用的 AP 治疗药物中，奥曲肽是生长抑素类似物，可显著抑制胰腺分泌，目前药理学倾向于认为奥曲肽是治疗 AP 的重要炎症损伤抑制剂。有临床研究对胸腺肽 α1 在 SAP 患者中的作用进行评价，认为早期应用胸腺肽 α1 可增强 SAP 患者的免疫功能，降低感染率；但考虑到参与研究的患者数量非常少，需要进行更大规模的临床试验来验证这一结果。

在 SAP 免疫调节疗法的应用中需要注意以下几个问题：SAP 的过程复杂，参与 SAP 的免疫细胞和炎症因子具有多重作用。因此，在使用免疫调节药物进行治疗时，药物的用量尤为重要，它直接关系到药物调节免疫反应的程度。药物的剂量不是越高越好，合理的药物剂量可以在完全抑制免疫反应的同时减轻机体的过度炎症。因此，在未来的研究中，首先，我们不仅要看某种药物是否有效，还要详细观察和描述不同浓度药物梯度的治疗效果，并细化临床试验中易于监测的具体指标。有学者提出 Th1/Th2 或 CD4+/CD8+ 比值能更客观地反映免疫应答的平衡。其次，关于治疗时机的选择：SAP 的促炎和抗炎反应交替进行，在什么阶段采取什么治疗措施应分别讨论，从炎症因素来看，从多器官损伤开始，就需要用抗炎的方法来下调免疫反应。然而，当 CARS 和肠道细菌易位发生时，应考虑刺激和增强免疫反应。试验及临床结果表明，SAP 发病后 60 小时内抗炎治疗效果最佳，从腹痛开始到出现器官功能障碍的时间为 48~72 小时，是抗炎治疗的最佳窗口期。目前，关于 SAP 后期 CARS 的免疫刺激治疗时机的讨论较少，有资料显示，这种免疫刺激治疗方法于 SAP 发生后 3~14 天介入较好。具体用药时机还应结合患者的个体指标，如外周血免疫细胞数量、抗炎、促炎因子表达水平等。

免疫调节是改善 SAP 患者预后的重要手段，目前新的免疫调节疗法更注重对免疫细胞自身的调节，最引人注目的方向是调节免疫细胞的成熟和凋亡。此外，MSCs 的使用和多药联合治疗也为我们提供了新的思路。尽管新的免疫调节疗法在加强临床应用方面取得了很大进展，但大多数 SAP 免疫调节治疗方法仍处于实验室阶段。真正将其转化为临床实践还需要一段时间。但随着精细、个性化、精准的免疫调节措施的发展，必将为 SAP 的治疗带来新的希望。

（六）中医药治疗

长期以来中医在国内治疗 AP 方面具有独特的优势。临床上，中药方剂如大承气汤、柴苓承气汤（CQCQD）、清胰汤（QYD）、大柴胡汤（DCHD）、大黄附子汤是治疗 AP 的常用方剂。这些中药配方可以改善胃肠功能，调节炎症反应，增强免疫力，从而预防并发症，降低病死率和经济负担。

大承气汤(DCQD)最早见于《伤寒论》这部经典的中医名著。该方由大黄、厚朴、枳实、硫酸钠(芒硝)组成，用于AP、肠梗阻、胆道感染等，以改善胃肠功能。DCQD可降低炎症介质(如CRP和白细胞)，不仅能缓解腹痛和腹胀，还能减少住院费用，缩短住院时间，促进SAP患者肠黏膜通透性恢复，缓解腹腔内高压。在基础研究领域显示，DCQD有助于修复和维持肠道物质损伤的肠神经网络的完整性，并可能通过降低5-羟色胺受体的表达来促进肠道功能恢复。此外，DCQD还可以通过增加平滑肌细胞中Bcl-2蛋白的表达，抑制Bax蛋白向线粒体膜的转移来保护线粒体。结果表明，DCQD可减少平滑肌细胞的损伤和凋亡，降低炎症反应，增强免疫功能。

《急腹症方新解》中记载了柴芩承气汤(QCQD)，该方由DCQD改良而来。在DCQD经典方剂中加入黄芩、柴胡，有助于清肝益气。CQCQD对AP的作用机制包括改善胃肠功能、减少炎症反应、增强免疫功能、诱导细胞凋亡、缓解钙过载。

清胰汤(QYD)在国内多年来主要用于治疗AP。该方由大黄、柴胡、黄芩、芒硝、白芍、木香、胡黄连、延胡索组成。QYD对AP的作用机制包括改善胃肠功能、减少炎症反应、增强免疫功能。

大黄是一种经典的中药泻药，已被列入《神农本草经》。它多作为主成分应用于许多治疗AP的中药方剂中，具有通便、抗菌、抗炎、止血等作用。目前，对大黄有效成分的药理研究主要集中在蒽醌类化合物，包括大黄酸、大黄素、大黄酚、芦荟大黄素、大黄素等。大黄素(1，3，8-三羟基-6-甲基蒽醌)是大黄的主要活性物质，它广泛存在于大黄、虎杖、何首乌等中药材中，已被广泛使用2000多年。大黄在保留灌肠治疗SAP患者中有显著疗效，可降低VIP、GAS、IL-6、TNF-α和超敏CRP水平，提高MTL、胆囊收缩素等胃肠道激素水平。大黄可通过调节血小板(PLT)数量来修复SAP患者损伤的肠黏膜组织，保护凝血功能。此外，大黄还能提高免疫力，促进患者康复，降低医疗费用，还可增加胰腺灌注，恢复线粒体损伤，促进腺泡细胞和星状细胞增殖。

中药的临床给药方法多种多样，包括口服、保留灌肠、鼻饲、艾灸、腹外敷等。例如，在SAP患者中，DCQD保留灌肠比鼻饲更有效，联合使用中药灌胃、灌肠、外敷、静脉滴注可降低TNF-α、IL-6等炎症因子水平，缩短腹痛、腹胀持续时间。此外，据报道，穴位灸联合口服DCQD在促进肠道功能恢复方面优于单独使用DCQD。除上述组合外，电针联合DCQD在缓解氧化应激和炎症反应方面比单独使用DCQD或电针更有优势。针灸的潜在机制是抑制炎症和疼痛，改善胃肠功能，保护胰腺外器官。总之，中药方剂临床应用的多样化有利于临床疗效的提高。

综上所述，中医药在以下方面具有显著优势：①调节胃肠各通路；②恢复肠道屏障和运动功能；③抑制炎症通路的激活；④增强抗氧化和抗炎作用；⑤诱导腺泡细胞凋亡；⑥调节CD细胞，增强免疫力；⑦缓解钙过载。但中药方剂在潜在的胰腺毒性、同方成分差异等方面仍存在一定局限性。首先，中药作为天然产物，其毒性应引起重视；其次，在临床应用中，经常发现相同的方剂命名有不同的组成，虽然根据具体临床情况使用加减方剂是中医的一个特点，但方剂缺乏高质量的控制和标准化，特别是在多中心随机对照研究中尤为突出。最后，由于很多医生缺乏辨证论治的概念及中医组方经验不足，AP 患者远未达到个体化、精准化的治疗。因此，中药复方的应用应遵循辨证论治的原则，避免长期大剂量使用。近年来，中西医结合已成为中医治疗 AP 患者的主要方法。在此基础上，结合针灸、灌肠等其他疗法可能疗效更好。中医个体化精准治疗，辨证施治，未来在降低 SAP 患者病死率方面可能发挥独特而关键的作用。

### (七) AP 急性期的疼痛处理

疼痛是最普遍和最昂贵的健康问题之一。在美国，用于疼痛的费用估计超过心脏病和癌症治疗，每年为 5600 亿~6350 亿美元。急性腹痛是 AP 患者住院的主要症状和原因。腹痛不仅是 AP 的诊断标准之一，也是预后因素，并且与 AP 患者的住院时间和其他预后结果有关。

几乎所有的 AP 患者都有腹痛，需要及时止痛，这是 AP 早期治疗的重要措施之一。已有的临床指南中有一些忽略了对疼痛治疗的建议，而另外一些指南对疼痛评估和最佳药物选择提供了明确的建议，但没有指南对镇痛给药的类型、剂量、途径和频率等给出详尽的指导。

镇痛药物的选择有很多，其中阿片类药物是治疗 AP 患者最常用的镇痛药物。由于 AP 的腹痛继发于胰腺组织炎症，因此经常使用以环氧化酶(COX)为靶点的非甾体抗炎药 (nonsteroidal anti-inflammatory drugs, NSAIDs) 镇痛。局部麻醉药(如普鲁卡因和布比卡因)和扑热息痛较少使用。

在收集的 12 项 AP 镇痛治疗的随机对照试验研究中，共纳入 699 例患者，其中 83% 为轻症患者。研究发现，与对照组相比，镇痛药的使用与补救性镇痛需求的减少和疼痛评分的降低有关。阿片类药物在缓解补救性镇痛需求方面优于非阿片类药物，但在缓解性镇痛方面没有显著差异。在 4 项研究镇痛效果的随机对照研究中，2 项认为 NSAIDs 减少了补救性镇痛的需求，1 项证明消炎痛对缓解疼痛是有效的。在最近的一项研究中，有人证明帕瑞昔布加塞来昔布(选择性 COX-2 抑制剂)可以显著减少哌啶注射，减轻疼痛，减少全身和局部并发症、住院时间和费用。NSAIDs(塞来昔布)被加速康复外科协会强烈推荐为多模态镇痛策略的组成部分，并可以减轻大手术后疼痛，减少无禁忌证的患者阿片类药物的使用量。总的来说，NSAIDs(在没有急性肾损伤的情况下)可以用来缓解 AP 的疼痛，这在以前的 AP 指南中并未提及。

最近的一项回顾性研究显示，与 NSAIDs 相比，阿片类药物与 AP 的发生风险增加相关。据报道，阿片类药物因其对 Oddi 括约肌收缩的不良作用，可能引起胆囊切除术后患者发生 AP。阿片类药物还有其他影响，包括肠梗阻、生物失调、阿片类痛觉过敏等。然而，阿片类药物常被过度使用，在美国，92.5% 的 AP 患者接受了阿片类药物治疗，64.3% 的患者出院后接受了阿片类药物治疗。另外，过量的处方或在没有充分监督的情况下开具阿片类药物处方，导致与阿片类药物过量相关的死亡人数显著增加。2013—2019 年，美国人工合成阿片类药物相关病死率增加了 10 倍以上。因此，根据现有的证据，NSAIDs 似乎比阿片类药物更适合作为急性胰腺炎患者的一线镇痛药。

硬膜外镇痛是大多数加速康复外科(enhanced recovery after surgery, ERAS)策略的重要组成部分，常用于重大腹部手术，因为它能获得较好的疼痛控制。然而，硬膜外镇痛很少用于 AP 患者。根据日本对 44146 例 AP 患者的调查发现，只有 0.7%的患者接受了硬膜外镇痛。2018 年进行的一项与大倾向评分匹配的回顾性观察研究对 1003 名 AP 患者进行了研究，结果显示，接受硬膜外镇痛的 AP 危重患者的病死率明显低于未接受硬膜外镇痛的患者。只有一个随机对照试验关注硬膜外自控镇痛（PCEA）与静脉自控镇痛（PCIA）的比较，该试验显示，PCEA 比 PCIA 能显著改善胰腺动脉灌注，这一结果与 AP 实验模型的研究和 SAP 的研究一致。由于存在潜在的不良影响，如导管放置相关的低血压和硬膜外脓肿等，尽管发生率相对较低，但目前仍不建议 MAP 和 MSAP 患者使用硬膜外镇痛。需要更多的研究来评估硬膜外镇痛对 SAP 患者的安全性和有效性。

一项系统综述和荟萃分析表明，针灸可以显著降低腹痛、改善胃肠功能、加快恢复饮食时间、缩短住院时间，且无明显不良事件发生。然而，这些研究成果大多发表在国内期刊，仍然需要设计更严格的随机对照试验进行验证。

综上所述，NSAIDs 与阿片类药物在 AP 患者缓解性镇痛方面一样有效，阿片类药物在减少 MAP 患者挽救性镇痛方面更有效。尽管硬膜外镇痛显示出了希望，但在被推荐或采用之前，还需要在 SAP 患者中进行进一步的试验证实。

## 三、感染及胰腺坏死的诊疗进展

AP 最致命的并发症之一是胰腺或胰腺周围坏死的继发感染。修订后的亚特兰大分类将间质性水肿性胰腺炎与坏死性胰腺炎区分开来，坏死性胰腺炎可细分为实质坏死和胰周坏死。在 AP 的前 3~4 天，大多数病例可以看到实质坏死和胰腺周围坏死同时存在。对于间质性胰腺炎而言，胰周液体聚集称为急性液体聚集，对于坏死性胰腺炎这些聚集称为急性坏死物积聚（acute necrotic collection，ANC）。随着时间的推移，急性积液或自行消退，或随液体和（或）坏死组织的包裹而成熟。过程大多需要 4~6 周。约三分之一的胰周液体聚集患者会出现感染坏死，即 ANC、包裹性坏死（walled-off necrosis，WON），感染性坏死性胰腺炎的病死率为 15%。感染可以通过三种方式诊断：①影像学上坏死区域的气体影像；②革兰氏染色或培养阳性（经皮）细针抽吸坏死组织；③临床诊断怀疑。临床怀疑感染是基于感染迹象（体温>38.5℃，血清炎症标志物升高）或发生新的/持续性器官衰竭时，通常在 SIRS 初始阶段后最可靠。由于细针抽吸坏死组织进行细菌培养的阳性率不高，且有将外部的感染带入胰周组织的风险，目前多数指南都不推荐进行此项操作。

### （一）抗菌药物在感染性胰腺坏死（IPN）中的应用

IPN 的微生物培养中最常见的微生物是粪肠球菌和屎肠球菌（22.5%和 20.0%）及大肠埃希菌（20.0%）。菌群中耐药最低的抗菌药物为替科拉宁（5.0%）、利奈唑胺（5.6%）、厄他培南（6.5%）和美罗培南（7.4%）。碳青霉烯类抗菌药物厄他培南和美罗培南较为常用，主要是对肠道内引起 IPN 的微生物提供了良好的抗菌覆盖。正常肠道屏障的破坏被认为是 AP 细菌的主要来源，胰腺坏死程度越大，患病率越高。所有的研究都表明，多种微生物感染的频率很高，总体上以肠球菌、葡萄球菌和大肠埃希菌为主，变形杆菌和假单胞菌相对较少。值得注意的是，这些研究的数据收集跨度很大（1976—2016 年），因此结果容易受到临床实践和抗菌药物使用变化的影响。理想情况下，应考虑坏死的位置（胰腺头部或尾部）、AP 的病因、肠内营养的使用、胆道情况（胆囊切除术或 ERCP）和近期广谱抗菌药物的使用等因素。抗菌药物耐药性是一个令人担忧的问题，研究发现，21% 的 IPN 患者对先前的细菌具有耐药性，32% 的导致胰腺感染的微生物对亚胺培南具有耐药性。抗菌药物的选择需要基于体外抗菌敏感性结果，同时也要考虑体内生物利用度。理论上胰腺坏死区域没有血管供应，因此抗菌药物的渗透预计是最小的。然而，大量研究证明在坏死胰腺组织样本中能够检测到一定水平的抗菌药物，如哌拉西林/他唑巴坦、甲硝唑、亚胺培南、环丙沙星等。在 IPN 中使用抗菌药物可以降低胰腺周围感染率和住院时间。一项 Cochrane 综述的结论是，预防性使用亚胺培南治疗胰腺坏死可降低 IPN 的发生率，但未改变总病死率。IPN 患者的另一个考虑因素是真菌感染，危重患者和长期使用抗菌药物的患者容易发生真菌感染，在 IPN 患者中其发生率约为 24%，但是研究没有发现其与死亡有任何相关性。目前推荐使用氟康唑，因为它已被证明在胰腺组织中能达到有效浓度，可以减少侵袭性真菌感染。

总之，目前 IPN 的治疗有赖于选择适当的抗菌药物。考虑到观察到的敏感性，以及个别抗菌药物的特点，最合适的经验性抗菌药物治疗是美罗培南。外科、ICU 和微生物学团队之间应该定期合作，以确保抗菌药物方案涵盖局部微生物和抗微生物的敏感性概况。

### （二）IPN 治疗策略的改进

开放手术清创历来是感染坏死和有症状的无菌坏死的标准治疗方法，目的是完全清除坏死组织。最古老和最成熟的方法包括开腹探查或腹膜后侧切口坏死组织清除术，术后通过放置的引流管进行持续灌洗。在过去的 10 年中，坏死性胰腺炎的治疗取得了实质性的进展。大部分的进展来自微创模式治疗胰腺坏死引流和清除的结果，包括图像引导穿刺置管，内镜经胃、腹腔镜和视频辅助腹膜后清创术（video assisted retroperitoneal debridement，VARD）等。在荷兰的一项具有里程碑意义的多中心随机对照研究中，"升阶梯"策略被证明可以显著降低病死率和新发多器官衰竭，先采用经皮穿刺放置引流，如果需要再进行 VARD 或小切口腹膜后胰腺坏死切除术，而不需要直接行开腹胰腺坏死组织清除术。开放手术仅适用于微创入路难以达到的胰周感染或结肠坏死、肠瘘、出血等严重的并发症。已有的研究有一个局限性，就是将诊断 IPN 的时间定义为获得第一次阳性培养的时间，但在进行培养之前，患者可能已经有感染的临床证据。早期感染与病死率相关，但与干预时间或干预类型有无相关性无法确定。为了进一步对 IPN 进行个性化治疗，未来的研究应该将早期感染作为一个关键的结果变量。

IPN 的治疗旨在获得源头控制，从而逆转器官衰竭。早期开放性手术有两个问题：第一，它带来了极端病理生理应激的"第二次打击"，并放大了先前存在的 SIRS。第二，尽管发生了感染，但胰腺受影响区域的液化和坏死还没有被包裹，此时进行部分胰腺切除术来去除病变组织，发生不可控出血和随后死亡的风险极高。延迟手术以待建立完整的坏死包裹极大地简化了坏死清除术，并有助于平衡开放手术导致的有害"第二次打击"。在 20 世纪 80 年代早期，常将 72 小时作为早期干预的界限，现在这一观念仍然被一些外科医生用于 IPN。AP 早期/晚期的中间值为 12 天，早期（<72 小时）手术干预的病死率为 73%，而手

术推迟到住院第 12 天的病死率为 29%（$P<0.05$）。回顾性研究显示，如果早期尝试手术，病死率会增加 4 倍。有研究将手术干预作为挽救性手术用于 SAP 患者，发现其未达到预期的挽救生命的效果。只有一个例外就是腹腔间隔室综合征，手术减压可能挽救生命。最近的文献大多使用 30 天来定义手术时机的早和晚。大多数医生现在高度重视延迟手术可能降低 50% 的病死率，尽管延迟多长时间的确切数字尚存疑问，但似乎至少推迟 12 天，甚至可能推迟 30 天，将使病死率进一步降低。这可以根据患者的具体情况作出决定。因此，对于胰腺坏死的成年患者，我们建议至少延迟到 12 天以后再进行外科干预。

从历史上看，开放性坏死切除术加清创和术后灌洗一直是首选的治疗方法。在过去的 10 年中，经皮穿刺引流联合微创坏死组织清除术的微创手术模式及"升阶梯"治疗策略越来越受欢迎，并取代了开放手术成为标准治疗方法。2000 年内镜引导下经胃胰腺坏死组织清除术首次被报道，内镜下胰腺坏死清创术作为手术的替代方法，因其并发症发生率和病死率明显较低而逐渐得到重视，"升阶梯"治疗也可以通过内镜下完成。然而，就生活质量而言，没有证据支持任何外科、微创或内镜手术是更好的治疗 SAP 的方法。传统上不同治疗策略的结果评价主要由治愈率、发病率和病死率来决定，而在以患者为中心的医学时代，与健康相关的生活质量（HR-QoL）被视为"目标导向的患者护理结果"概念的基石之一。在胰腺外科领域还没有指南推荐一种特定的人力资源—生活质量评估工具。因此，创建一种新的工具来评估 AP 患者的 HR-QoL 结果，将提供更可靠的评估，以评估不同的治疗方式，以及它们如何影响在分类、中期和长期随访期间的 HR-QoL。HR-QoL 定义为一个人在一段时间内的身体和心理健康状况。胰腺坏死的清创对于患者和临床医生来说都是非常具有挑战性的，因为它会对 HR-QoL 产生重大影响。在内镜干预与手术干预的总体生活质量方面，内镜治疗组在 3 个月随访时的身体成分评分显著改善，这可能与内镜手术时间较短、SIRS 解决速度较快、与疾病相关的不良事件较少和住院时间较短等因素有关。有文献报道，少数患者在手术清创后功能状态恶化，较少的患者在手术清创后难以搬运重物、在街区周围行走或需要改变饮食。然而，在接受内镜治疗的患者组中，就业状况略好。在开放性坏死切除术和微创坏死实质切除术患者的 HR-QoL 方面，微创坏死实质切除术后患者的总生活质量、活力和心理健康评分显著提高。对比开放性坏死切除术和微创手术患者，后者的整体生活质量、活力和心理健康明显更好。

经皮导管引流最初在开放性胰腺坏死组织清除术后引流残留物中起辅助作用，1998 年 Freeny 等人首次使用 PCD 治疗坏死性胰腺炎，随着引流策略的改进和经验积累，经皮入路的成功率已至 55%~64%。目前，PCD 越来越多地用于"升阶梯"策略，以推迟或避免手术，或作为内镜坏死组织清除术的辅助。因此，PCD 被认为是一种简单有效的治疗 IPN 的方法。有研究表明，放置引流管可以延迟手术并降低病死率。PCD 后胰腺坏死/液体积聚患者的改善机制包括：通过引流 IPN 患者感染液来控制病源是主要的作用方式；导管引流富含胰酶的坏死液有助于减轻炎症，减少内毒素；还可以降低腹腔内压，逆转由腹腔内压升高引起的细胞因子释放、腹腔灌注不良和继发感染等结果。PCD 作为 IPN 主要治疗方法的系统回顾研究显示，每位患者平均放置两根导管，总成功率为 56%。在两项前瞻性研究中，PCD 单独的临床成功率为 33% 和 35%。不良事件，如胰外瘘发生率高达 27%。然而，PCD 在胰腺炎无菌坏死引流的指征尚不清楚，指南建议胰周无菌积液 PCD 引流仅适用于以下情况：①发病4周后持续器官功能衰竭；②包裹性积液压迫导致胃出口梗阻、胆道梗阻或肠梗阻；③胰管中断有持续症状；④假性囊肿有症状或增长。现有的研究无法回答持续器官功能衰竭的重症患者是否应在病程少于4周的情况下进行引流。无菌性积液行PCD后继发感染导致病死率可能增加的风险无疑是一个主要问题。我们不主张过早地对无菌性积液患者进行PCD治疗，即便为了短时间缓解器官功能衰竭或ACS，也应在症状缓解后尽早(72小时内)拔除以防感染带入。研究发现，持续性器官功能衰竭(>48小时)和多次器官功能衰竭的存在预示着PCD的失败；在影像学变量中，CTSI评分较高(>7分)、较多的胰腺坏死(>50%)、多部位感染积液和存在较多坏死物积聚被认为是预测PCD失败的因素。

虽然看起来等待胰腺坏死成熟会提高病死率，但确切清除坏死组织的时间仍不明确。进一步的研究有待评估各种技术组合的疗效，包括内镜、PCD和后腹腔镜技术等。IPN干预的首要原则是：没有一种方法对所有患者都是最佳的，最好的方法是多模式的，并适应于个体患者，以达到最好的结果。

早期感染是培养证实的IPN患者病死率增加的独立危险因素。IPN的病死率在疾病发展过程中是动态的，干预的类型和时间以及持续性器官衰竭是关键的决定因素。感染发生的时间以及它与病死率的关系尚不明确。早期坏死(周围)胰腺组织的重复感染可能加重胰腺坏死患者的炎症状态，导致较差的临床结果，特别是对于那些已经发生器官衰竭的患者。早期感染及其与临床结果的关系引发了许多重要问题。手术或内镜干预后胰腺周围组织继发感染常见于推定为无菌性胰腺周围坏死的患者。对没有疑似或确诊的患者延迟干预，将避免将早期无菌转化为早期感染性坏死的风险。未来的研究将IPN患者分为早期和晚期感染，将有助于提高我们对早期感染与结果之间关系的理解。早期感染是病死率的一个重要决定因素，在怀疑早期感染时应采取适当措施，特别是对支持性护理无反应的患者。

## 四、后期并发症及其处理

### (一)出血

在急性胰腺炎患者中，出血虽然相对少见，但却是最可怕的并发症之一。出血性并发症可以是胰腺(周围)出血或胃肠道出血。在SAP患者中，胰腺出血是指胰腺及其周围坏死组织出血，发生率为3%~9%，并不少见。常发生于AP发病后2个月的病程晚期，多见于病情较重的患者，如既往有持续性器官功能衰竭、广泛坏死(>50%)，并伴有多重耐药(multidrug resistant，MDR)或广泛耐药(extensively drug resistant，XDR)或真菌感染的IPN等。胰腺及胰周脂肪广泛坏死可伴血管壁坏死，血管壁坏死可被侵蚀导致出血，胰腺(周围)坏死的感染以及由此引起的局部组织和血管壁的细菌金属蛋白酶降解可能进一步增加出血的风险。

AP的胃肠道出血一方面可能是消化性溃疡和应激性黏膜损伤等多种机制引起的，并且使用NSAIDs镇痛；另一方面可能是左侧门静脉高压导致的胃静脉曲张出血，这是脾静脉的压迫或血栓形成所致。胃肠道出血在AP患者中并不常见，采用规范的治疗措施，食管胃十二指肠镜检查(EGD)治疗呕血或黑便等消化道出血症状,通常不影响AP患者的预后。

胰腺出血的主要原因是血管损伤,处理较为困难。在胰腺及其周围坏死的患者中,蛋白质水解酶和脂肪水解酶可能直接破坏血管壁,广泛的坏死与出血的显著风险相关;医源性因素(如经皮导管引流和坏死组织清除术)引起的机械损伤也可能损伤血管;大量的液体积聚也容易导致出血,因为它们可能压迫和损害相邻的血管;大口径导管用于经皮穿刺引流,在插入过程中会造成更多的创伤,并可能促进与其塌陷相关的腔内内容物的快速排空,这可能使已经脆弱的坏死脓腔壁出血。所有PCD患者均应行CT腹部血管造影(CTA)检查。如果CTA显示假性动脉瘤和(或)出血的证据,则由介入放射科医生进行数字减影血管造影(DSA)检查,并对假性动脉瘤/出血血管进行血管栓塞,以实现止血。最常见的出血原因是动脉假性动脉瘤。85%的患者接受放射治疗并栓塞成功。广泛坏死(>50%)、持续器官衰竭和大口径经皮导管引流(>20 Fr)是胰腺出血的独立危险因素。除了其他众所周知的因素如持续性器官衰竭、广泛坏死和MDR/XDR感染,胰腺出血显著影响住院病死率,是住院病死率的独立预测因子。对于存在脓毒症和器官功能障碍的危重患者,出血导致严重的组织低灌注,从而进一步损害器官功能,这种影响是叠加的,而器官衰竭是早期死亡的主要原因。

最可怕的出血并发症是内脏动脉坏死的侵蚀,最常见的是脾动脉或胃十二指肠动脉。这些并发症的绝大多数可以通过血管栓塞来控制,但病死率仍然很高,为10%~20%。包裹性胰腺坏死中任何明显的引流出血,或接受经胃镜下胰腺坏死组织清除术或窦道坏死组织清除术治疗患者的上消化道出血,都应被认为是潜在的内脏动脉出血,需要进一步检查证实。根据不同的情况,这可能意味着需进行CT血管造影来评估潜在的假性动脉瘤或直接进行血管造影(在大出血和血流动力学不稳定的情况下)。考虑到灾难性出血的可能性,对偶然发现的动脉病变(假性动脉瘤或显著不规则)应采取积极的处理措施。微创入路术中出血不常见,但很难处理。在VARD期间,出血可以通过填塞控制,偶尔也可以直接用夹子控制。在大出血的情况下气囊填塞腔也可采用,但仅作为血管栓塞或转换到开放手术的过渡措施。

胰腺出血并不罕见,并且对病死率有重大影响,但是目前的指南都没有将胰腺出血作为一种重要的并发症进行讨论。因此,在下次修订AP分类时,胰腺出血应作为AP的主要局部并发症之一。综上所述,胰腺出血在AP患者中并不少见,其危险因素包括持续性器官衰竭、大面积坏死、大口径导管经皮引流。血管内治疗对大多数可以确定出血来源的患者有效,但在相当比例的患者中出血来源可能仍未确定。胰腺出血在AP患者中是一个不祥的发展,预示着预后差、住院病死率高。

### (二)胰腺内外分泌功能改变

AP患者存在局部和全身并发症的风险,其中一些并发症可能持续到住院之后,包括胰腺内分泌功能不全和胰腺外分泌功能不全(pancreatic exocrine insufficiency, PEI)。最近的研究表明,AP首次发作后发生糖尿病前期和糖尿病(DM)的比例高达40%,并在5年内还会增加,这与生活质量的显著降低有关。AP后的PEI不包括住院期间发生的PEI,约四分之一的AP患者会发生PEI;当患者有酒精性病因或出现SAP时,发生PEI的风险较高。

## 1. 胰腺外分泌功能不全

轻症急性胰腺炎(MAP)后可出现 PEI,在 SAP 患者中更为常见。PEI 的程度可能随着随访时间的增加而改变,提示 AP 后人类外分泌胰腺可能具有一定程度的再生能力,这在 AP 的长期随访中应引起医生的注意。AP 后的 PEI 患病率和胰酶替代疗法(PERT)的使用在不同文献中有不同的报道。PEI 的总患病率为 27.1%(20.3%~35.1%),在酒精性胰腺炎患者中的发生率[22.7%(16.6%~30.1%)]高于胆源性胰腺炎[10.2%(6.2%~16%)]或其他病因(13.4%)。在使用粪便弹性蛋白酶-1 检测的研究中 MAP 和 SAP 后 PEI 的合并患病率分别为 19.4%(8.6%~38.2%)和 33.4%(22.6%~46.3%),在水肿性胰腺炎[18.9%(9.3%~34.6%)]和坏死性胰腺炎[32.0%(18.2%~49.8%)]患者中也有明显差异。随着时间的推移,PEI 的患病率在使用粪便弹性蛋白酶-1 检测的患者中下降,而在接受粪便脂肪分析的患者中增加。胰腺炎越严重,PEI 的发生就越频繁,这取决于胰腺重要组织受损的程度,腺体丧失更多的功能储备能力,从而增加胰腺功能不全的风险。粪便弹性蛋白酶-1 检测的特异性为 93%,检测值<200 mg/g 被认为是异常的。敏感性分析显示,粪便弹性蛋白酶-1 试验检测到的 PEI 患者明显少于其他试验。约 30% 的坏死性胰腺炎患者需要导管引流和(或)胰腺坏死切开术治疗感染性坏死。在去除感染坏死组织的过程中,邻近的重要胰腺组织也可能受损,从而进一步降低残余胰腺的功能储备能力。AP 后功能丧失的其他原因包括激素介质或神经刺激的继发性损伤、控制释放腺泡细胞的酶的受体受损,或通过改变的解剖原因导致外分泌导管系统的阻塞等。胰腺外分泌不足会导致消化和摄取食物不足,可能引发消化不良、胀气、腹泻,严重时可导致脂肪泻。AP 后胰腺功能随时间变化的可能性需要定期随访,特别注意补充胰酶治疗的调整。未来的研究应该包括哪些患者可以使用补充胰酶,胰腺外分泌不足的后果可能是患者生活的主要负担,医生应该意识到哪些患者处于危险之中。关于 AP 后 PEI 仍存在许多悬而未决的问题,需要进行进一步的随机对照试验。

## 2. 胰源性糖尿病

AP 引起的糖尿病越来越受到人们的重视。目前的数据显示 AP 后糖尿病的发病率和患病率,约 15% 会在 1 年后发生糖尿病,5 年后发生糖尿病的比例约为 23%。有些患者在 AP 发作后出现短暂性高血糖,部分患者会发展为持续性糖代谢障碍。AP 后发生糖尿病的危险因素的相关数据是有限的和混杂的,通常认为 AP 的严重程度可能会影响糖尿病的发展倾向。目前仍然没有制定 AP 后糖尿病的筛查指南,临床上可以看到 AP 后 1 年筛查可能会发现相当比例的新发糖尿病。同时,胰腺内分泌和外分泌功能密切相关,研究发现 AP 后两者功能障碍存在显著重叠,并且糖尿病易使患者胰腺结构发生变化,增加患 AP 的风险。

糖尿病影响着全球约 4.22 亿成年人。2 型糖尿病(T2DM)是最常见的亚型,然而,越来越多的人认识到还存在其他亚型,即与外分泌胰腺疾病相关的糖尿病(胰源性糖尿病),被归类为 3c 型糖尿病(T3cDM)。尽管目前为止 T3cDM 仍没有得到所有医生的认可,但有研究发现它比 1 型糖尿病(T1DM)更普遍,且占西方人群糖尿病的 5%~10%。此外,糖尿病与慢性胰腺炎和胰腺癌之间也有明确的关系,但越来越多的新证据表明糖尿病与 AP 有关。

T3cDM 也被称为继发性胰腺糖尿病，是一种经常被低估的公认临床实体。在 2017 年的一项回顾性研究中发现，英国的胰腺疾病后的糖尿病比 T1DM 更常见，其中绝大多数病例（87.8%）被临床医生诊断为 T2DM。T3cDM 更常见于慢性胰腺炎、胰腺癌、囊性纤维化、血色素沉着症和既往胰腺手术。但在 AP 中确定 T3cDM 的分类很重要，因为 T3cDM 的病理生理学与 T1DM 不同。其形成机制涉及胰腺内分泌组织的炎症、纤维化和硬化（包括分泌胰高血糖素、生长抑素和胰腺多肽的细胞），这导致产生胰岛素的胰岛细胞总数减少，功能发生改变。T3cDM 影响朗格汉斯岛的所有细胞，因此具有胰岛素抵抗和胰岛素缺乏的特征。此外，其他几种激素也受到影响，包括胰高血糖素、胰腺多肽、脂肪因子等。T3cDM 的长期管理也有所不同。一项研究对患者进行了长达 13 年的随访，将糖代谢障碍分为 T2DM 和 T3cDM，发现所有的 T3cDM 患者最终都需要胰岛素，而那些被诊断为 T2DM 的患者主要是通过口服药物控制的。这一观察结果支持了提出的机制，即 T3cDM 是由于炎症、瘢痕和胰岛损失导致胰岛素分泌减少，而不是 T2DM 中发现的主要胰岛素抵抗。

T3cDM 的诊断标准一直难以确立。目前 T2DM 的诊断标准包括：临床症状高血糖和血糖≥200 mg/dL 或无症状个体；至少有两项生化检查异常，空腹血糖≥126 mg/dL，口服 75 g 葡萄糖后 2 小时血糖≥200 mg/dL，或糖化血红蛋白（HbA1c）≥6.5%。然而，胰腺功能障碍在 T3cDM 诊断中的作用仍存在争议。导致 T3cDM 的病因有很多，包括急性和慢性胰腺炎、胰腺癌、囊性纤维化、血色素沉着症等。因为 T3cDM 的异质性和不同的进展使得纳入基于胰腺功能障碍和病因学的标准变得困难。例如，胰腺切除术后的患者可能有 T3cDM 的突然发作，而那些有 AP 者可能有更微妙、更缓慢的进展。其他研究者提出了针对 T3cDM 的特异性特征，包括：胰岛 β 细胞功能受损，缺乏胰岛素，缺乏脂溶性维生素 A、D、E 和 K，以及胰高血糖素样肽-1 和胰腺多肽的释放受损。有学者提出了以下 T3cDM 的诊断标准（必须满足以下所有条件）：①糖尿病诊断；②有胰腺外分泌功能不全的证据［粪便弹性蛋白酶 1（FE1）<200 μg/g 或直接功能检测异常］；③胰腺成像异常（超声内镜、MRI 和 CT）；④T1DM 相关自身免疫标志物缺失（抗谷氨酰胺脱羧酶、胰岛细胞抗原或胰岛素的抗体）。然而，这些标准在临床上往往难以全部满足，因而无法得到广泛认同；但它们提供了一种潜在的更具体的方法。

总的来说，导致 T3cDM 的疾病范围广泛，疾病发展的时间轴多变，这使得很难有明确的诊断标准。目前，人们倾向于首先确定糖尿病的诊断，然后特别关注患者的易感条件，即胰腺疾病，以确定其病理是否与 T3cDM 与其他亚型（T1DM 或 T2DM）更接近。仔细区分 T3cDM 与其他亚型对于确保最佳随访和治疗非常重要。由于医生对 T3cDM 的认识不足，研究中使用的诊断标准各不相同，使得比较结果变得困难。

危重症后高血糖是常见的现象。当身体处于压力之下时，特别是在急性疾病的情况下，会释放皮质醇，刺激肝脏中的糖异生作用，限制外周组织对葡萄糖的吸收，导致相对胰岛素抵抗。针对这一现象的研究发现，在 ICU 住院期间，17% 的患者发生了应激性高血糖，但只有 4.8% 的患者发展为 T2DM。AP 会导致类似的应激过程，从而干扰短期和长期受损的糖代谢，特别要强调 SAP 后的短暂性高血糖与慢性糖代谢受损或糖尿病发展之间的区别。在一项包括一组 SAP 患者的研究中，45% 的患者在首次 AP 发作后发展为新发糖尿病，绝大多数患者在入院期间发展为新发糖尿病，从入院到确诊糖尿病的平均时间为

1 个月。AP 后糖尿病的时间进程和自然史尚不明确，似乎是在几个月到几年的数量级上，这可能与 AP 相关的损伤不能完全自限，同时损伤可能启动炎症过程，随后发生纤维化，并持续影响内分泌功能不全有关。

更严重的 AP 发作是否会导致 T3cDM 的更快发展？我们从历史上关于胰腺切除术的数据中了解到，手术前存在糖尿病的患者通常在术后病情恶化，因为发生了更大的组织损失。同样，在一项研究中评估了单次 AP 发作患者与复发性胰腺炎患者胰腺体积损失的计算机断层扫描证据，可以发现，复发性 AP 患者的总胰腺体积显著减小，这些还与患者的内分泌和外分泌功能不全密切相关。迄今为止收集到的证据和数据提示，AP 的严重程度与胰岛细胞的全部破坏和丢失很可能在 T3cDM 的病理生理学中起作用，但这也可能不是唯一的风险因素或机制。研究人员发现，入院时的 BMI、年龄、血糖、甘油三酯和低密度脂蛋白与 3 个月随访期间糖尿病风险增加有关。对于这些危险因素，很难区分糖尿病的传统危险因素及其对 AP 后 T3cDM 的新影响。到目前为止进行的研究没有对照组来区分糖尿病的自然进展与 AP 后糖尿病的发展。因此，在什么时候或由谁筛查 AP 后糖代谢受损的问题上尚无共识。从慢性胰腺炎的共识指南中推断，建议每年进行一次空腹血糖或糖代谢受损筛查糖化血红蛋白，并应特别密切关注那些复发或严重发作的患者。

糖尿病是 AP 的病因吗？值得一提的是，AP 和糖尿病之间的双向关系是一个不太成熟、更有争议的概念。已经确定 AP 可能导致糖尿病，但相反的研究却很少。一项来自中国台湾数据库的数据分析显示，糖尿病患者发生 AP 的风险比( hazard ratio，HR )增加了1.72，如果他们有高血糖危象史，这一比例甚至更高( HR 为 6.32 )。据此提出了以下几种机制，包括：①慢性高血糖导致活性氧增加和脂质过氧化物酶增加，可能导致 AP 发作；②与肥胖症、高脂血症、胆结石等可诱发 AP 的合并症有关；③增强 Ryanodine 受体功能导致细胞机制的改变，特别是钙作为一个类似的途径参与 AP 和糖尿病。胰腺内结构变化的存在可能增加患者发生 AP 的风险，进一步显示了内分泌和外分泌胰腺之间复杂的相互作用。

尽管随着时间的推移，T3cDM 诊断标准有所不同，而且在很大程度上未得到充分认识，但其独特的疾病特征值得进一步关注，这些患者通常比其他糖尿病患者更早需要胰岛素。目前的数据有限且异质，未来需要更多的研究来澄清现有的知识缺陷。

### (三)急性胆源性胰腺炎的处理

胆石症是全球 AP 最常见的病因。急性胆源性胰腺炎( acute biliary pancreatitis，ABP )发作后，患者可能会反复发作 ABP 和(或)胆道并发症，如胆囊炎、胆管炎或胆道绞痛等。来自 7 项随机对照试验( 867 名参与者 )的高质量证据显示，早期胆囊切除术( EC )有利于降低胆道事件复发的风险。来自 5 项试验的高质量证据支持 EC，与延迟胆囊切除术( DC )相比，复发性胰腺炎( RAP )的风险显著降低。EC 在减少轻度 ABP 后复发性胰胆疾病和住院时间方面明显优于 DC，但 EC 在中重度 ABP 患者中的作用还需要更多的随机对照试验研究。EC 在减少复发性胰胆疾病( 如胆绞痛、胆囊炎、RAP )和轻度 ABP 后的住院时间方面比 DC 具有明显优势。

腹腔镜胆囊切除术仍然是预防这些复发事件的主要治疗方法。目前的建议是轻度

ABP 患者在住院期间行 EC。大多数 ABP 病例是轻度和自限性的，10%~20%的患者会发展为 SAP。然而，关于中 MSAP 后胆囊切除术时机的证据尚不明确。有专家建议，对于 SAP 患者应考虑行 DC，但缺乏确凿的证据。同样，对于 AP 康复后胰液聚集的患者，何时进行胆囊切除术也没有明确的指导。与 DC 相比，住院期间 EC 的基本原理是它可以降低胆道事件的复发频率及其相关的发病率和住院率。然而，由于残余炎症、粘连和水肿，EC 可能与术中技术困难有关。此外，很难判断术后并发症是因为手术还是胰腺炎。9%~50%的 ABP 患者在 ABP 发作后复发胆道事件，13.4%的患者在等待胆囊切除术期间发生 RAP，其中 50%发生在出院后 4 周内。间隔期胆囊炎和胆绞痛需要术前处理，EC 组 ERCP 和再入院要求较低，但术前数据显示存在异质性，EC 在减少 ABP 患者等待胆囊切除术期间的胰胆并发症方面优于 DC。几十年来，外科医生选择 DC 是基于这样的信念，即在急性发作期间胆囊切除术是困难的，因为残留的炎症可能增加手术并发症的风险。最近一项对英国一家医院收治的 25000 多名 ABP 患者的研究表明，只有 14.7%的患者接受了 EC，这表明他们缺乏对指南的坚持。研究显示，EC 和 DC 在手术并发症和转归方面没有差异，这与人们普遍认为在此类患者中胆囊切除术在技术上很困难的观点形成了鲜明对比。然而，这些结果、转归和手术并发症的证据质量很低，因此不能就这些结果作出有利于 EC 的结论性建议。EC 与较短的住院时间相关。大多数随机对照试验显示，EC 可降低住院时间。与 DC 组相比，EC 组的再入院率较低（3.8% vs 14.4%）。大多数再入院是由于 RAP。DC 超过 25 天，EC 组再入院和术前 ERCP 的风险显著降低，相互作用测试对这些结果具有统计学意义。胆囊切除术不仅要从腹腔内炎症的角度考虑，还需在全身麻醉下进行手术，患者的整体状况也会被认为是困难的。因此，需要进一步明确随机对照试验，包括中度和重度胰腺炎患者。对于中度和重度 ABP 患者缺乏高质量的数据，无法就这类患者的理想胆囊切除术时机提供结论性的建议。

在急性胆源性胰腺炎患者中，壶腹梗阻被认为是引发胰腺炎症的原因，持续胆道梗阻可加重病程；因此，内镜下逆行胆管造影（ERC）联合内镜下括约肌切开术（ES）早期胆道减压和取石作为改善胆源性胰腺炎临床疗效的干预手段已得到广泛应用。急性胆源性胰腺炎伴胆管炎的患者诊断后 24 小时内应行急诊 ERC 合并 ES。然而，胆总管结石可能会自发地进入十二指肠，因此 ERC 合并 ES 可能是多余的，甚至是有害的。多个随机对照试验研究表明，因为可能的获益不超过治疗的风险，所以早期 ERC 对轻度胰腺炎患者无益。同时，常规早期 ERC 合并 ES 在预测严重胆道疾病病程中存在争议。相关报道和指南在这个问题上提供了相互矛盾的建议，造成这些差异的一个可能的解释是胆源性胰腺炎和胆管炎定义的差异，以及患者群体和 ERC 实施时间及质量的差异。胆管炎的定义在不同的研究中有所不同，包括 Charcot 三联征、专家意见和最新的东京指南，这些定义都没有考虑到潜在原因，并且对于炎症和胆汁淤积的存在具有较低的阈值。这可能导致 AP 中急性胆管炎的过度诊断，使患者接受不必要的 ERC 治疗。进一步的研究需要建立急性胆源性胰腺炎中急性胆管炎的诊断标准。可以使用 EUS 发现胆源性胰腺炎的胆总管（CBD）结石，EUS 检测 CBD 结石的敏感性和特异性均优于经腹超声和血清标志物。由于 ERC 联合 ES 可能对持续存在 CBD 结石的急性胆源性胰腺炎患者最有效，通过 EUS 优先策略，先确定 CBD 结石再用 ERC 合并 ES 可以改善预后，同时大约 71%的 ERC 手术可以避免，而不会对胰腺炎的临床病程产生负面影响。最近的一项前瞻性队列研究支持这些观察结果。此外,成本-效果的决策树分析表明,特别是在重症急性胆源性胰腺炎患者中,EUS 优先的策略比 ERC 的成本更低。今后仍需要进一步的研究来证实这种相对较新的方法的有效性和可行性。

### (四)SAP 的十二指肠并发症

十二指肠并发症是 SAP 重要但研究不足的并发症,包括两个方面:十二指肠狭窄和十二指肠瘘。据报道 SAP 患者十二指肠并发症的总体发生率约为 6%,其中十二指肠瘘的发生率略低于十二指肠狭窄。在 SAP 患者中,发生十二指肠并发症的危险因素包括较高的 CTSI 评分、胰腺坏死体积的增加、呼吸和肾功能衰竭。发生十二指肠并发症的患者病程明显延长,病死率显著增加。65% 左右的患者需要通过手术治疗十二指肠并发症,其余患者可能接受内镜或经皮置管治疗。

十二指肠瘘和十二指肠狭窄有不同的临床表现,对 SAP 病程的影响也有很大的不同。十二指肠瘘在 SAP 病程中较早出现,并延长了 SAP 的整个病程。发生十二指肠瘘的患者平均需经历 4.5 次十二指肠瘘附加手术。手术治疗方式的选择是不同的,目的是充分引流。所有需要手术的十二指肠狭窄的患者都接受了旁路手术。

十二指肠瘘的发生率相对较低,所有发生十二指肠瘘的患者都接受过手术、内镜或经皮介入治疗 SAP,其中绝大多数(88%)需要手术干预。十二指肠狭窄在 SAP 早期和晚期均可发生。通过长期随访发现,部分患者在初次诊断为 SAP 后 3 年或更长时间内发生了十二指肠狭窄,这表明十二指肠狭窄的真实发生率可能比以前所了解的要高。在初次诊断多年后仍出现进食不耐受的 SAP 患者应考虑十二指肠狭窄。手术治疗狭窄是常见的方式,手术干预包括胃空肠吻合术和胰十二指肠切除术。狭窄成形术可用于治疗克罗恩病引起的十二指肠狭窄和消化性溃疡相关的狭窄,但是在 SAP 合并非常严重的腹膜后炎症水肿的情况下,十二指肠的狭窄成形术难度较大,发生瘘的风险较高,故不推荐采用。

十二指肠瘘的病因复杂,可能是多因素的,主要与胰腺坏死引起的十二指肠糜烂有关。导致狭窄的机制可能是胰腺病变本身延伸至十二指肠的炎症和瘢痕,以及在漫长的病程中需要多种干预措施。总的来说,SAP 中十二指肠并发症的发生率增加。出现器官衰竭、广泛的感染性坏死的患者更易出现十二指肠并发症。在十二指肠瘘和十二指肠狭窄的患者中,手术干预的比例很高。十二指肠瘘与病死率增加有关,发现十二指肠瘘应引起高度重视;通常十二指肠狭窄可能在初发 SAP 几年之后发生,因此 SAP 患者需要长期随访。

### (五)预防 AP 复发

7%~22% 的患者会复发胰腺炎,8%~16% 的患者会发生慢性胰腺炎。有研究试图降低复发率,其中大多数研究针对的是疾病的根本原因。对于酒精性胰腺炎患者,应建议在监督下戒酒,因为继续饮酒会增加复发和导致慢性胰腺炎的风险。很多人没有认识到吸烟是复发性急性和慢性胰腺炎的另一个危险因素。一项纳入 120 例患者的随机对照试验显示,反复门诊就诊并进行戒酒干预可减少胰腺炎的复发。然而,遵守这些禁烟戒酒计划的人很少。对于胆源性胰腺炎患者,胆囊切除术可降低复发风险,但其最佳时机一直存在争议。在严重的胆源性胰腺炎患者中,通常的做法是推迟胆囊切除术,直到患者恢复且局部炎症症状消失或至少到出院后 6 周；对于轻度胆源性胰腺炎，目前的指南建议在同一住院期间进行胆囊切除术。但是临床统计数据显示，指南的依从性很差，胆囊切除术经常被推迟进行。造成手术推迟的原因包括：对胰腺炎后手术解剖难度增加的担忧，导致较高的手术并发症发生率，以及住院费用的增加等。最近一项对 266 例轻度胆源性胰腺炎患者的多中心随机对照研究表明，同次住院期间行胆囊切除术将胆结石相关并发症的复发率从 17% 降低到 5%，并发症发生率及住院总费用无显著性差异。胆囊切除术在急性特发性胰腺炎中的应用价值也得到了重视。一项 85 例患者的多中心随机对照研究显示，与保守治疗相比，择期腹腔镜胆囊切除术可将复发性胰腺炎的发生率从 30% 降低到 10%。然而，由于该研究中未将 EUS 纳入特发性胰腺炎的诊断方法，一些诊断为特发性胰腺炎的患者实际上可能患有急性胆源性胰腺炎，有可能高估了胆囊切除术的治疗效果。研究中的病理检查发现胆道泥沙样结石的胆囊比例很高（59%），就反映了这一问题。

### （六）AP 继发内脏静脉血栓的抗凝治疗

SAP 的一个并发症是内脏静脉血栓，这些血栓可能导致肠缺血或肝衰竭。超过 20% 的 SAP 病例会发生内脏静脉血栓形成的并发症。主要的原因可能是急性炎症导致的血液黏度升高，并与损伤的全身反应、低血容量和液体转移有关。严重时血栓可导致肠缺血、肝衰竭或慢性门脉高压症。因此，抗凝治疗对于这类患者似乎是必要的。然而，SAP 的另一个并发症是腹膜后出血，这可能是进入腹膜后血管被腐蚀或形成假性动脉瘤破裂所致。而这种出血对于抗凝治疗的患者可能是灾难性的。因此，SAP 合并内脏静脉血栓患者抗凝治疗的风险与收益是未知的。在一组 92 例 SAP 患者的研究中 46.5% 的患者接受了抗凝治疗，两组（治疗组与未治疗组）均有一定比例的再通和出血并发症。因此，无法获得有价值的指导。

不同部位内脏的静脉血栓形成的发生率也不尽相同，最常见的部位是脾静脉，门静脉和肠系膜上静脉也常受累及。由于有肝功能受损的风险，因此门静脉血栓形成被认为是 SAP 严重程度的指标之一，抗凝血药物治疗对这类患者可能会获益，但是最终的再通率却无法确定。虽然内脏静脉血栓可以认为与深静脉血栓形成类似，但增加的复杂因素是显著的腹膜后出血和潜在的渗血风险。另一个关键问题是如何定义血栓。有人将内脏静脉血栓定义为静脉中可见血栓或静脉被压缩或存在侧支而不可见。有一些研究没有明确内脏静脉血栓形成的诊断标准。在未来的前瞻性研究中需要明确内脏静脉血栓的定义，因为抗凝治疗的效果可能会因静脉内血栓的存在和血管的完全闭塞而有所不同。

几乎所有文献报告的抗凝剂都是低分子肝素或华法林，只有一篇文章报道了一种不同的药物——尿激酶。新型抗凝剂的应用在其他患者如心房颤动和深静脉血栓形成等方面已很普遍。然而，考虑到很少有逆转剂，同时这些药物依赖于定期口服吸收，而 AP 患者胃肠吸收功能受损，因此不推荐在 SAP 患者中使用。

综上所述，由于现有文献质量有限，目前尚不清楚 SAP 合并内脏静脉血栓形成患者是否有必要或需要抗凝治疗。考虑到治疗不足或治疗期间出血的潜在发病率和病死率，这个问题具有临床相关性，需要随机对照研究来解决。

（龚学军　袁洪涛）

# 第二篇

# 重症急性胰腺炎诊疗的重点难点

# 第一章

# 重症急性胰腺炎的器官功能支持治疗

急性胰腺炎（acute pancreatitis，AP）是一种常见的临床疾病，近年来发病率呈上升趋势。高达 25% 的患者为重症胰腺炎患者，其中约 30% 的患者可能会死亡。目前普遍认为，胰腺腺泡细胞内消化酶的过早激活是导致胰腺自身消化的关键。疾病的进展可被视为三部曲：胰腺局部炎症—广泛性炎症反应—多器官功能障碍。

死于重症急性胰腺炎（severe acute pancreatitis，SAP）的患者可分为两类：①大约 50% 的死亡发生在第 1 周，这些患者早期炎症反应剧烈，出现难以控制的全身炎症反应综合征（SIRS），继而发展为多器官功能障碍综合征（MODS）甚至死亡；②部分患者后期发展成广泛的腹膜后胰腺坏死，而坏死组织的感染导致脓毒症，合并持续的 SIRS 和 MODS，最终导致患者死亡。在最初严重的炎症打击中存活下来的患者，可能会在相对较小的继发感染等打击之后死亡，而这种二次打击事件本身通常不会危及生命。根据二次打击假说，最初过度活跃的 SIRS 在某种程度上启动了炎症反应。如果没有进一步的打击发生，患者有可能从这次胰腺炎的打击中存活。然而，一个相对轻微的二次打击，如胰腺周围或肺部感染，将导致瀑布式的继发性炎症反应，并可能最终导致患者死亡。

## 一、SAP 导致器官衰竭的发病机制

SAP 导致器官功能衰竭的发病机制尚未完全明确，但目前提出了几种相对得到公认的假说机制。

### （一）脂肪组织脂解作用

肥胖一直被认为是胰腺炎的风险因素。来自动物模型的证据表明，脂肪酶介导的胰周和胰内实质脂肪分解产生的不饱和游离脂肪酸是有毒的，并导致末端器官线粒体功能障碍。这一假设得到了临床研究的支持，研究表明内脏脂肪增加与器官衰竭风险增高相关。相反，胰腺实质纤维化限制脂肪分解通量，似乎对胰腺炎患者存在保护作用。

### （二）严重的先天免疫反应

长期以来，对局部实质损伤的过度免疫反应被观察到先于胰腺炎的器官功能障碍。例如，促炎细胞因子在疾病病程早期显著升高，包括白细胞介素-6（IL-6）、IL-8、单核细胞

趋化蛋白-1(MCP-1)和 TNF-α。基于上述发现与安慰剂相比，AP 动物模型给药 COX-2 抑制剂可降低 SAP 的发生率，绝对差异度为 19%。此外疾病相关分子模式(DAMPs)已被发现在 AP 中升高，其变化水平似乎可以预测 SAP。DAMPs 是细胞内容物，在细胞死亡时释放，可引起严重的免疫反应。这表明 DAMPs 的释放量可能在失控的先天免疫反应中也起着关键作用，详见表 2-1-1。

表 2-1-1　细胞因子水平对 SAP 严重程度的评价

| 细胞因子类型 | 生理作用 | AUC |
|---|---|---|
| IL-1β | 促炎细胞因子：刺激巨噬细胞，引起淋巴细胞成熟；诱导急性期蛋白产生；促进白细胞的运输 | 74%~82% |
| IL-6 | 促炎细胞因子：调节 T 淋巴细胞活化和分化；诱导急性期蛋白产生；促进中性粒细胞运输 | 75%~88% |
| IL-8 | 与 IL-6 功能相似的促炎细胞因子 | 73%~76% |
| TNF-α | 促炎细胞因子：诱导急性期蛋白产生；激活中性粒细胞和巨噬细胞 | 81% |
| 血管生成素-2 | 血管通透性自分泌肽调节剂脂肪因子 | 74%~81% |
| 人抵抗素 | 诱导产生 IL-1β、IL-6 和 TNF-α | 76%~80% |
| 内脂素 | 病程早期分泌的趋化因子 | 74% |
| MCP-1 | 诱导单核细胞、淋巴细胞、肥大细胞和嗜酸性粒细胞的招募 | 88% |

## (三)微血管功能障碍

全身微血管功能障碍是导致 SAP 的途径之一。血管渗漏导致明显的第三空间液体积聚，可能导致类似于其他严重疾病的腹腔间隔室综合征。在生理条件下，由 Tie2 通路维持的内皮完整性在 SAP 和败血症中明显下调。血管生成素-2 是一种旁分泌肽，通过抑制 Tie2 通路使内皮细胞不稳定并增加血管通透性。血管生成素-2 水平在 SAP 患者中显著升高，对 SAP 的预测具有较高的准确性。然而，针对微血管功能障碍的治疗药物尚未在 AP 中进行试验，对于败血症模型这种机制的研究正在进行中。

有初步证据支持在缺血和胰腺炎同时具备的动物模型中存在肠系膜淋巴介导的心功能障碍。在一项大鼠动物研究中，将 AP 调节的肠系膜淋巴液输注到大鼠后，心排血量、收缩力和舒张性显著下降；而通过外部引流和胸导管结扎可逆转心功能障碍。肠系膜淋巴液导致的器官功能障碍的特异性介质尚未阐明。目前的研究正在评估胸导管引流的淋巴液对其他疾病模型如脓毒症的影响。这是 SAP 中一个新的研究领域，一旦机制被明确，将对 SAP 的疾病管理产生潜在影响。

## 二、SAP 对患者器官的影响及其处理

### (一)SAP 对肠道屏障的影响

#### 1.肠道机械屏障

肠道机械屏障由肠上皮细胞(intestinal epithelial cell，IEC)和细胞间连接组成。IEC 由 Paneth 细胞、肠内分泌细胞、分泌黏液的杯状细胞和吸收性肠细胞组成，将肠腔与固有层分离。紧密连接(tight junction，TJ)由闭塞蛋白(occludin)、突触连接蛋白(claudin)、连接黏附分子(JAMS)和闭塞蛋白(ZO-1)组成。TJ 位于细胞间连接的顶部，主要阻断细胞间隙，是影响细胞旁通透性的主要决定因素。IEC 每 4~5 天代谢 1 次，以确保正常的消化和屏障功能，其代谢基础是非炎症性凋亡。过度的 IEC 凋亡和不受控制的炎症反应是 SAP 肠屏障失效的特征。有学者认为局部胰腺损伤会导致微循环障碍和炎症介质的瀑布式释放。坏死的胰腺腺泡细胞释放的大量 HMGB1 可影响肠黏膜的物理屏障功能。后续研究表明，抑制 HMGB1 可通过保留 TJ(如 claudin-2 和 occludin)的表达，降低肠通透性(IP)，从而减轻 SAP 的严重程度。

#### 2.肠道化学屏障

肠道化学屏障由黏蛋白(MUC)、抗菌肽(AMPs)和其他消化酶组成。AMPs 是 Paneth 细胞分泌的一种多肽，具有杀菌、抗炎和促进组织修复等作用。Chen 等研究表明，SAP 过程中 AMPs 的降低可能参与了肠化学屏障失效的发生。同时 AMPs 在 AP 的细菌易位中起着至关重要的作用，AP 中肠道 AMPs(尤其是 β-防御素)的减少可能会导致肠道细菌易位，从而增加逆行感染的风险。

#### 3.肠道生物屏障

肠道生物屏障是一种共生细菌(如双歧杆菌、乳酸菌等)与肠上皮黏膜表面紧密黏附而形成的细菌膜屏障，可抵抗致病菌对肠道的侵袭。共生细菌在调节肠道屏障功能和宿主健康方面起着至关重要的作用。其功能包括：①促进肠黏膜层的形成和分泌性免疫球蛋白A(sIgA)的分泌，维持肠道免疫反应；②通过竞争性黏膜位点黏附 IEC，形成抵抗外来病原体的细菌膜屏障；③增加 TJs 的增殖，从而保证机械屏障的完整性；④促进抗炎基因表达，减少对 IEC 的炎症反应。AP 过程中肠道微生物的显著变化可破坏肠黏膜黏液层和菌膜屏障，显著加重 AP 和肠屏障失效。而在肠道免疫屏障方面，SAP 过程中肠黏膜缺血、缺氧和过度凋亡可显著抑制肠道免疫屏障。这些影响是由菌群失衡、氧化应激和炎症因子爆发引起的。AP 过程中肠内淋巴细胞和 sIgA 数量的减少可能与细菌易位有关。目前的研究表明，肠道微生物与 sIgA 之间的关系是双向的。sIgA 在稳定肠道微环境的同时，菌群也调节着 sIgA 的产生和分布。

为了尽可能地保护肠道的屏障功能，避免肠道菌群转移导致脓毒症及其他并发症，目前早期肠内营养被提到了很高的地位。早期肠内营养支持可能降低医源性感染的发生率、减少系统性炎性反应的持续时间和降低疾病总体的严重程度。营养支持可以为机体提供必需的营养物质，维护肠黏膜屏障，减少并发症的发生，支持患者顺利度过漫长的病程。同时，营养支持的应用使得胰腺炎的治疗模式也发生了很大的变化，明显改善了胰腺炎患者的预后。

在胃肠功能衰竭和严重疾病状态下维持机体良好的营养状况具有以下积极意义：①SAP患者处于高代谢和高分解状态，能量消耗明显增加，通过适当的途径提供合理的营养，尽可能降低机体组织的分解，预防和减轻营养不良；②通过适当的途径和特殊营养物质的给予，纠正SAP患者异常的营养物代谢，如高血糖、低蛋白血症、低钙和低镁等；③几乎所有SAP患者都有不同程度的肠动力和屏障功能障碍（如肠麻痹、胃蠕动迟缓及十二指肠淤滞症），部分患者存在肠管损伤，胃肠功能需要经过相当长的时间才能逐渐恢复，因此营养支持贯穿SAP治疗的全过程。

另外，早期肠内营养对疾病恶化的病理过程具有积极的阻断作用：①禁食、胃肠减压和营养支持的应用使胰腺处于休息状态，减少胰腺分泌，减轻胰酶激活以及胰腺和周围组织的腐蚀，防止胰周炎症的继续发展；②早期肠内营养有助于改善肠黏膜屏障，减少内毒素和细菌易位，减轻炎性反应，降低SAP患者后期感染和SIRS的发生；③同时，许多特殊营养物（如谷氨酰胺、ω-3脂肪酸等）的给予可以调节炎性免疫反应，增强肠黏膜屏障。

当肠道屏障被破坏以后，应用益生菌、早期停用抗菌药物以及适当的营养治疗可能是恢复肠道屏障的有效治疗手段。

### (二)SAP对肺部的影响

肺是SAP-SIRS中最常累及的器官之一，而ALI/ARDS引起的呼吸衰竭是SAP患者早期、晚期死亡的主要原因。在SAP过程中，胰腺局部炎症和肠屏障衰竭启动并放大SIRS，随后肺内炎症介质和炎症细胞的积累损伤肺血管内皮细胞和肺泡上皮细胞，破坏肺气—血屏障。随着肺血管通透性增加，富蛋白液流入肺泡和肺间质，引起肺水肿、弥漫性肺泡损伤(DAD)，最终导致以低氧血症为特征的ALI/ARDS。

肺血管内皮细胞(pulmonary vascular endothelial cells, PVEC)是血液和肺间质之间的受体效应屏障，在调节肺血管张力、维持血管舒缩平衡、控制炎症细胞的黏附和转移等方面具有重要作用。在SAP相关的ALI模型中，PVEC的损伤先于其他屏障损伤发生。在SAP早期，炎症介质、肠道产生的炎症因子和炎症细胞破坏PVEC，并通过内皮屏障上的裂缝和通道进入肺泡，促进ALI的发展。炎症介质如TNF-α、IL-1β和HMGB1可以影响PVEC的超微结构和TJ，导致内皮通透性增加和细胞间隙的形成。此外PVEC可形成促炎症表型，并释放大量炎症介质，进一步促进ROS的产生，减少抗炎介质和炎症细胞的积累，从而导致内皮屏障的渐进式损伤。SAP经常导致肠屏障失效，大量炎症因子通过全身循环和淋巴循环放大炎症级联，从而与肺建立连接。内毒素可特异性激活PVEC，导致特异性受体(TLRs、P2X7)的激活和炎症介质的分泌。

肺泡上皮屏障由两种类型的肺泡上皮细胞(alveolar epithelial cells, AECs)组成：Ⅰ型(AECⅠs)和Ⅱ型(AECⅡs)。AECs确保完整的肺泡解剖结构和功能的气体交换屏障，用于肺泡液的清除，并具有分泌肺表面活性物质的能力。AECⅠs是一种大的扁平细胞，占肺泡表面积的90%~95%。AECⅡs是肺泡上皮细胞的主要成分，合成和释放肺表面活性物质，清除肺泡液，并发挥细胞增殖和分化功能。SAP对肺表面活性物质的影响是压倒性的。内毒素通过与AECⅡs细胞和肺泡巨噬细胞上的TLR2或TLR4受体结合，触发促炎细胞因子(TNF-α、IL-1β、IL-6)的产生，从而干扰肺表面活性物质的成分组成。在与SAP

相关的 ALI 中，内毒素、炎症介质、IFN-γ、基质金属蛋白酶、microRNAs 和 ROS 等直接或间接改变了 TJ 的表达，从而影响了肺上皮屏障的通透性，进而引起肺损伤。

由 SAP 导致的肺损伤治疗同样遵循肺损伤的治疗原则。当肺损伤未发展到 ARDS 的程度时，治疗以原发病的治疗和肺保护治疗为主；当肺损伤已经进展到 ARDS 时，可参考 ARDS 的六步治疗法进行针对性的诊治。

### ARDS 六步治疗法

步骤 1：测量气道平台压（Pplt）。如果 Pplt<30 cmH$_2$O，则进入步骤 2a。如果 Pplt>30 cmH$_2$O，则进入步骤 2b。

步骤 2a：实施肺复张或单独使用高 PEEP。

步骤 2b：实施俯卧位通气或高频振荡通气。

步骤 3：评价氧合改善效果、静态顺应性和无效腔通气。如改善明显则继续上述治疗；如改善不明显，则进入步骤 4。

步骤 4：吸入一氧化氮（NO）；如果数小时内氧合及顺应性改善不明显，则进入步骤 5。

步骤 5：小剂量糖皮质激素（需权衡利弊）。

步骤 6：考虑实施体外膜肺氧合（ECMO）。入选患者高气道压通气时间不应超过 7 天。

### （三）SAP 对肾脏的影响

AP 导致急性肾损伤（acute kidney injury，AKI）的病理生理学研究尚不充分。然而，胰腺炎发病过程中关键的病理生理过程涉及腺泡细胞内胰酶的过早激活。这导致胰腺和周围组织的自我消化，引发一系列级联反应，最终导致急性肾损伤。激活的酶和促凝酶释放到体循环中可能引起内皮损伤，导致血管内液体渗出、低血容量、低血压、腹压升高，儿茶酚胺导致血管收缩加剧、高凝和肾小球纤维蛋白沉积。此外，自消化引起的腺泡损伤会刺激细胞因子的释放和氧自由基的产生。

#### 1.低血容量在 SAP 早期急性肾损伤中起着关键作用

释放的酶导致血管通透性增加，富含蛋白质的液体渗漏到第三间隙，导致低血容量。坏死的胰腺组织释放的物质与急性肾损伤的发病机制有关。这些物质包括胰蛋白酶、凝乳胰蛋白酶、缓激肽、组胺和前列腺素 E，以及内毒素和细菌。SAP 合并急性肾损伤的患者通过腹腔灌洗，尿量得到改善，提示腹腔灌洗可能会清除导致急性肾损伤的物质。在低血压好转后，肾脏血流量、肾小球滤过率、尿排出量显著下降，肾脏血管阻力增加。尽管细胞外容量充足，但急性胰腺炎患者也有肾脏血管收缩的记录，提示其交感神经活性增加。

#### 2.细胞因子可能参与急性肾损伤的发病机制

TNF-α 直接作用于肾小球和肾小管毛细血管，导致缺血和肾小管坏死，同时刺激其他细胞因子的释放，如 IL-1β、IL-8 和 IL-6。这些细胞因子作用于内皮细胞，导致肾脏缺血、血栓形成和氧自由基的释放。炎症介质可增加黏膜通透性，导致内毒素和细菌从结肠移位。内毒素通过增加内皮素水平促进急性肾损伤的发展，这会导致血管收缩、肾血流量减少和肾小管坏死。

### 3. AP 患者的肾血管阻力增加

所有患者可发生高血压，间接导致血管升压素阶次释放。急性胰腺炎患者的血浆肾素值比正常人高 6 倍，这可能与低血容量有关。当腹内压≥20 mmHg 时，就会发生腹腔间隔室综合征。由于腹腔内容物增加、肠梗阻、腹腔积液和腹肌内出血，SAP 患者有发展为腹腔间隔室综合征（ACS）的风险。此外，由于药物、酸中毒、败血症、输血、凝血功能障碍，以及水肿引起的腹壁顺应性降低而导致的毛细血管通透性增加和内皮损伤导致的细胞间质液体积聚也可能起到一定作用。腹内高压可压迫和损害动脉和静脉血管中的肾脏血流，导致灌注压降低、静脉压升高、静脉血流减少和肾静水压升高。这导致肾小球滤过压降低，微血管功能和氧输送受损，并诱发缺血性肾损伤。

如何预防和控制 SAP 患者的急性肾损伤，不同的研究提供了诸多的治疗手段，详见表 2-1-2。

表 2-1-2　预防和控制 SAP 患者急性肾损伤的手段

| 最初的 24 小时 | 24 小时之后，急性肾损伤出现之前 | 急性肾损伤形成之后 |
| --- | --- | --- |
| 监测生命体征和每日体重<br>监测肾功能：<br>● 血清电解质<br>● 血清肌酐<br>● 排尿量<br>治疗血流动力学不稳定<br>合理镇痛<br>（避免应用非甾体抗炎药）<br>在急诊科早期给予乳酸林格氏注射液<br>开始肠内喂养<br>收住 ICU<br>严重急性胰腺炎<br>尽量避免应用肾毒性药物<br>（氨基糖苷类、万古霉素、两性霉素、造影剂） | 适度液体复苏<br>肠内营养<br>监测尿量、肾功能和电解质<br>避免预防性使用抗菌药物<br>避免容量过负荷<br>（水肿、肺水肿者，每日测量体重）<br>监测腹内压<br>避免腹腔间隔室综合征<br>治疗感染性胰腺坏死<br>必要时进行手术干预 | 有以下疾病的患者减少或停止静脉输液<br>● 组织水肿<br>● 肺血管充血<br>● 腹部压力增加<br>液体过负荷和腹腔间隔室综合征时考虑使用利尿药<br>出现腹腔间隔室综合征时考虑手术干预<br>必要时行肾脏替代疗法，最好是连续性肾脏替代治疗（CRRT）<br>根据肾脏水平调整药物剂量<br>监测排尿量和其他体征 |

### （四）SAP 对循环系统的影响

任何病因引起的胰腺损伤都会导致促炎介质的释放，如酶原、细胞因子和血管活性因子。这些介质引起内皮细胞激活，导致小动脉血管收缩、通透性增加和循环障碍，从而诱发缺血。这种增加的通透性与毛细血管渗漏有关，导致血管内液体丢失和低血压，并可能导致休克。此外，炎症介质的积累与上调的白细胞和内皮相互作用导致凝血级联和高凝状态的激活，微血管血栓形成进一步导致组织缺氧，最终引发 SIRS。器官功能障碍通常发生在 SAP 病程的早期，多为发病的前 4 天。如不采取积极的治疗措施，约 50% 的病例可能会在症状出现后的第 1 周内死亡。急性发作后的前 5 天被认为是"治疗介入窗口"，在此期间积极的液体复苏可补充第三间隙损失的液体，增加组织灌注。通过预防多器官衰竭和（或）胰腺坏死，可以避免 SIRS 的发生。

SAP 患者循环功能受损的治疗主要是针对循环功能受损的类型进行干预。除了治疗原发病，单纯的液体容量不足可考虑快速补充液体容量，在补充晶体的同时注意维持胶体渗透压；如心脏泵功能衰竭，则需考虑调整心脏泵功能，必要时予以强心治疗甚至机械辅助治疗；而毛细血管通透性增加甚至毛细血管渗漏综合征的患者，可能需要对抗患者过高的炎症反应，应用激素、β 受体拮抗剂或者单克隆抗体来控制患者的炎症反应，必要时启动 CRRT。

### 三、SAP 合并腹腔高压

早在 20 世纪前叶，就有学者提出腹腔内压力（intra-abdominal pressure，IAP）的增加会对患者的心血管、肾脏、呼吸等系统的功能产生不利影响。至今为止国外文献报道其病死率为 29%~62%。SAP 是导致腹内压升高，引发 ACS 的主要病因之一。SAP 并发 ACS 是胰腺炎患者的一种特殊并发症。SAP 常合并脏器功能障碍，出现 ACS 则进一步加重胰腺炎造成的组织缺氧和脏器功能损伤，致使多器官功能障碍综合征（MODS）难以逆转。据统计，SAP 患者腹内高压（intra-abdominal hy-pertension，IAH）的发病率约为 40%，出现 ACS 的约为 10%。

#### （一）腹腔内压力、腹腔内高压、腹腔间隔室综合征的概念与诊断标准

腹腔是一个密闭的容器，由硬的肋骨、脊柱、盆腔以及柔软的腹壁、膈肌围成。腹壁的顺应性以及腹内容物决定了 IAP。腹腔内处于稳定状态的压力因人而异。IAP 的正常值接近大气压或略低，Sanchez 测量的结果显示正常人平均 IAP 值为 6.5 mmHg。Mohaparta 等认为正常 IAP 可以从低于标准大气压到 5~6 mmHg，但通常仰卧位低于 10 mmHg。2021 年世界腹腔间隔室综合征协会（WSACS）定义正常 IAP 为 5~7 mmHg。腹腔系统遵循帕斯卡流体力学原理，即当一个压力加于容器中的不流动液体时，这个压力在容器内会向各个方向均匀传递。所以当腹部内某一部位压力增大时，遵循流体力学原理，整个腹腔系统及腹壁的压力水平都将改变。腹腔内柔软的间隔室部分将代偿性地扩展到最大限度。随后这个压力在腹腔内快速增大，影响各个不同的脏器和系统。

IAH 又称临床上 IAP 的急性增高。WSACS 将 IAH 定义为持续或反复测量 IAP ≥ 12 mmHg。IAH 是一种临床现象，需要切实查找引起 IAH 的临床原因。IAH 诊断标准如下：每 4~6 小时测量 1 次 IAP，连续 3 次 IAP ≥ 12 mmHg；每 1~6 小时测量 1 次腹腔灌注压（abdominal perfusion pressure，APP），连续 2 次 APP < 60 mmHg。APP = 平均动脉压（mean arterial pressure，MAP）- IAP。ACS 的定义为 IAP ≥ 20 mmHg 且伴有脏器功能衰竭征象。

IAH 并不一定会导致 ACS！触发 ACS 的腹腔内压值因人而异，受到外界因素和患者机体代偿能力的影响。酸中毒、低体温和凝血功能障碍被认为是导致 IAH 和 ACS 的三联征。诊断 ACS 的方式：每 1~6 小时测量 1 次 IAP，连续 3 次 IAP>20 mmHg 或 APP<50 mmHg，且并发与 IAH 有关的单一或多器官系统衰竭。WSACS 对 IAH 进行了分级：Grade Ⅰ，IAP 为 12~15 mmHg；Grade Ⅱ，IAP 为 16~20 mmHg；Grade Ⅲ，IAP 为 21~25 mmHg；Grade Ⅳ，IAP>25 mmHg。

ACS 分类如下。①原发性（一期）ACS：由腹腔盆局部损伤或疾病导致的 ACS，常需要外科和介入放射科早期干预（如腹腔脏器损伤需要外科治疗，腹膜炎、骨盆骨折或肝脾破裂导致的大出血、肝移植等）。②继发性（二期）ACS：非由腹腔骨盆局部发起的 ACS（如败血症、大面积烧伤、大量液体复苏、外科手术强行关腹等其他情况）。③慢性（三期）ACS：原发性、继发性 ACS 经手术或药物治疗后再次发生 ACS。SAP 并发 ACS 是典型的腹膜后位脏器急性起病导致的原发性 ACS。

### （二）ACS 发病机制与器官损害

ACS 的发病机制尚未阐明，目前研究认为可能与直接压迫、血管渗漏、缺血再灌注损伤、血管活性物质的释放以及氧自由基等综合作用导致脏器水肿，以及细胞外液的大量增加有关。ACS 可造成 MODS 甚至发生多器官功能衰竭（multiple organ failure，MOF）。

1. 对心血管系统的影响

早在 1911 年就有关于 IAP 会影响心功能的报道。文献报道，当 IAP>10 mmHg 时，静脉回流受到影响；当 IAP>20 mmHg 时，可直接压迫下腔静脉和门静脉使回心血量减少，同时 IAP 增高导致膈肌上升，胸膜腔压力显著增高，进一步减少上腔静脉和下腔静脉的回心血量；当 IAP>40 mmHg 时，心输出量可减少36%，腹腔动脉、肠系膜上动脉和肾动脉血流减少更多，分别为42%、61%、70%，几乎所有患者都出现肾衰竭而导致死亡。此外，IAP 增高还可以直接压迫心脏，使心室舒张末期容量降低，中心静脉压、肺动脉楔压、肺毛细血管压上升，导致每搏输出量减少而出现心率代偿性增快。如果 ACS 得不到控制，患者将死于左心衰竭。

2. 对呼吸系统的影响

IAH 和 ACS 会引起 ARDS 早已得到共识。IAP 增加可以导致呼吸衰竭。IAP 增高后膈肌上升，导致肺总容量及肺顺应性降低，引起肺功能残气量及气道阻力增加、通气血流比例失调、肺泡氧浓度降低以及胸内压增高，使肺血管阻力增加、吸气压增高。临床上表现为呼吸频率增快、$PaO_2$ 降低、$PaCO_2$ 上升。压迫性肺不张常见于肺下叶，因为 IAP 主要压迫肺下叶。当出现肺水肿、低氧血症和呼吸性酸中毒时，就需要靠机械通气来维持，但是在肺功能减退的情况下使用通气支持和 PEEP 也会影响胸腔内压并加剧 IAH。

3. 对肾功能的影响

早在 1876 年学界就观察到 IAH 会引起肾衰竭，并且补充血容量、应用升压药及利尿剂没有明显的效果，而腹部减压后，肾功能的改善明显。当 IAP 在 15~20 mmHg 时，就应密切关注少尿和血肌酐升高的情况，因为当 IAP>30 mmHg 时会发生无尿的情况。心排血量减少，对腹主动脉、肾动脉和肾静脉的直接压迫，肾实质压力升高和输尿管压力升高都是导致肾功能障碍的直接原因。而且肾实质的压迫还会使皮质醇水平升高，发生肾脏间室综合征。

4.对胃肠道的影响

当腹腔室的压力超过腹腔脏器的毛细血管灌注压时，局部缺血和梗死就会形成，导致肠壁缺血、肠蠕动减弱或消失、肠腔内细菌过度繁殖等严重后果。有些学者认为严重的肠道缺血比心肺肾的改变更严重。肠道对 IAH 最为敏感，而且发展成终末器官损伤的迹象比心肺肾更早。腹内高压引起的肠屏障功能损害，以及细菌(内毒素)的移位，在引发脓毒症和多器官功能障碍中起着重要的作用。

5.对腹壁的影响

IAH 患者常见的并发症有伤口裂开、感染和疝形成等。增加的 IAP 会压迫腹壁的毛细血管，引起筋膜局部缺血和水肿，导致腹壁顺应性下降。当 IAP>10 mmHg 时，腹直肌血运会减少 60%。

6.对神经系统的影响

IAH 形成后会引起颅内压升高。一般平均颅内压为 13.41 mmHg，而一旦 IAP 到 10~15 mmHg 时，颅内压可 ≥15 mmHg。颅内压持续升高会导致脑损伤。IAP 增高引起压力增高后，会阻碍脑静脉的血流通过颈静脉的回流，导致脑灌注压显著降低。

7.其他

对眼的影响：IAH 会引起视网膜毛细血管破裂导致中央视觉减退(Valsalva 视网膜病)。当 ACS 患者的视力出现改变时，必须意识到可能出现 Valsalva 视网膜病，应进行眼部的检查。

对下肢的影响：IAH 的另一个不利效应就是大动脉压力增高后影响终末支循环。

(三)SAP 并发 ACS 发病机制与病理生理

SAP 具有所有潜在的导致 IAP 升高的条件。其发病机制为：SAP 早期，SIRS 导致毛细血管通透性增加，胰腺、胰周、腹膜后组织水肿，大量坏死组织形成，腹腔内血性渗液增多引起 IAP 升高；SAP 后期，大量蛋白丢失等原因导致腹壁水肿、弹性下降、腹壁顺应性下降，腹腔内实质性器官的病理性肿大使腹内压急剧升高。同时在治疗或抢救过程中，由于大量输血、液体复苏引起细胞外液容量增加，加之肠麻痹，以及部分患者手术后的强行关腹都可以升高 IAP，最终导致 ACS 的发生。有些学者认为近年来早期非手术治疗病例的增加及手术后创口敞开病例的减少亦使 ACS 的发病率有所升高。

SAP 时，大量炎性坏死物质的吸收引起炎症反应，细胞因子瀑布效应，造成组织缺血，脏器功能障碍进行性加重，IAH 会加剧这一病理生理过程。所以当 SAP 患者出现 IAH，常预示病情严重，因 IAH 本身是引起心、肺、肾、肝、肠和大脑病理生理变化的独立病因，SAP 时因素叠加效应会与 IAP 升高导致的胰腺再次受损，形成"恶性循环"效应，致使 MODS 难以逆转。

### （四）SAP 并发 ACS 的临床表现与 ACS 测量

SAP 患者出现 ACS 时主要临床表现为胸闷气短、呼吸困难、心率快、尿量少、恶心、呕吐、腹痛、腹壁膨隆、张力高，叩诊有移动性浊音、肠鸣音减弱。ACS 的早期体征有呼吸道阻力增加和高碳酸血症（如气道压>45 cmH$_2$O，PaCO$_2$>50 mmHg）伴少尿（尿量<0.5 mL/kg·h）；后期体征有少尿或无尿、氮质血症、呼吸衰竭、腹胀、肠道和肝脏血流量降低以及低心排综合征。

超声检查可提示明显的腹腔积液及肠腔大量积液。CT 诊断征象：①腹腔大量积液，腹内高压并圆腹征（round belly sign）；②肠壁增厚；③腹腔脏器间隙闭合；④肠系膜广泛肿胀模糊；⑤小肠黏膜"羽毛征""弹簧征"和"齿轮征"；⑥胰腺肿胀增粗；⑦肾脏受压或移位，肾动静脉及下腔静脉狭窄；⑧双侧少量肠腔积液。SAP 期早期强烈的 SIRS 反应与 ACS 的病理生理改变和临床表现相互交叉、相互影响。如 SAP 患者常出现明显的组织水肿、大量血性渗液、双肺间质有大量渗出、胸腔积液、肾周渗出明显，肾脏受压。这使患者易出现循环、呼吸、胃肠道及肾功能障碍的临床表现。因此，对于 SAP 患者，IAP 应作为常规监测项目。

#### 5.SAP 并发 ACS 的治疗

SAP 患者并发 ACS 的诊断并不困难，但正确、及时、有效的治疗有时却很困难，尤其是对于治疗方式的选择，需要内外科共同处理以尽快降低腹内压。

目前内科的处理主要包括以下内容：

（1）增加腹壁顺应性：镇静/镇痛，使用神经肌肉阻滞剂，避免床头抬高大于 30°。

（2）清空脏器内容物：鼻胃管减压，直肠减压，使用胃/结肠促动力药物。

（3）清除腹腔积液：腹腔穿刺，经皮穿刺置管引流（图 2-1-1）。

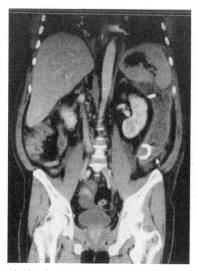 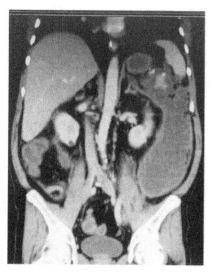

（a）穿刺之前，可见腹腔内包裹形成（箭头所示）　（b）穿刺之后，可见猪尾巴管留置于腹腔内

**图 2-1-1　通过腹腔穿刺清除腹腔积液**

（4）纠正液体正平衡：避免液体过度复苏，进行利尿，使用胶体液/高渗液，血液透析/超滤。

（5）脏器功能支持：优化通气，肺泡复张；监测气道跨壁压（Pplattm＝Plat-0.5×IAP）；考虑监测容量性前负荷指标；如果使用肺动脉楔压（PAOP）/中心静脉压（CVP）则应监测跨壁压，PAOPtm＝PAOP-0.5×IAP，CVPtm＝CVP-0.5×IAP。

目前外科常用的减压方法有：手术引流、腹腔灌洗、穿刺引流。

手术减压仍是治疗原发性 ACS 的主要选择，其减压效果最为确定。对于 SAP 患者，手术可充分清除游离腹腔、网膜囊及腹膜后间隙积存的炎性渗液，起到了即时减容减压的作用，同时可松动胰床改善胰腺微循环。最重要的是通过手术建立网膜囊和腹膜后间隙的灌洗引流系统，在术后能持续将被激活的消化酶和坏死组织不断引出，使腹腔内的炎症逐步缓解，肠壁水肿消退，肠功能恢复，肠内积液、积气排出，腹内压显著降低。腹腔减压术后平均生存率为53%（17%~75%）。腹腔镜下减压术的采用使减压手术简便易行。近年来有文献报道，腹腔前筋膜切开术是一种安全有效的降低腹内压的方式，并且与开腹手术相比，效果持久且能降低病死率。为了将腹高压患者的治疗规范化、流程化，中南大学湘雅医院重症医学科针对出现腹高压的患者制定了相应的处理流程，详见图2-1-2。

但是 SAP 患者的外科手术有其特殊性，即有目前外科学界普遍公认的"早期（4周内）不做手术治疗"和"无菌坏死尽可能不做手术治疗"两大原则。因为临床实践证明，早期进行手术病死率高，将手术延期到第4周或更长时间后进行会获得较好的预后结果。而无菌坏死的患者在重症监护下行非手术治疗大多数能痊愈，进行手术反而有可能加重 SIRS 和 MODS 进程，使病情恶化，得不偿失。早期对患者行开腹减压术并非最理想的治疗，早期开腹手术不仅不能有效地清除胰腺及胰周的坏死组织，还易造成术中和术后的大出血，增加腹腔感染和多次手术的机会。并且大量肠管、内脏的长时间暴露会进一步加重内脏水肿，增加腹内压。此外开腹手术还会引起酸中毒、低体温和凝血功能障碍。所以对 SAP 并发 IAH 或 ACS 的患者行开腹手术减压并非最理想的治疗。一般认为当腹内压超过 Grade I 时应及时进行腹腔减压治疗（也有文献认为 IAP 小于 25 mmHg 的患者也有开腹减压的必要），但 SAP 并发 ACS 的特殊性使得开腹手术仅仅是在非手术治疗无效、IAP 持续>25 mmHg 威胁生命时的一种权宜之策。

传统的腹腔灌洗、穿刺引流等非手术治疗方式治疗 ACS 合并 SAP 有其合理性。超声或 CT 引导下的腹腔穿刺置管引流可以引流腹腔内和腹膜后的渗出液和坏死组织，达到减少腹腔内容积，降低腹内压的作用。腹腔灌洗则更进一步，除了引流液体，还可通过液体的灌洗稀释酶性渗出，在一定程度上减轻全身炎症反应。并且与开腹手术相比，腹腔灌洗创伤小、并发症少。

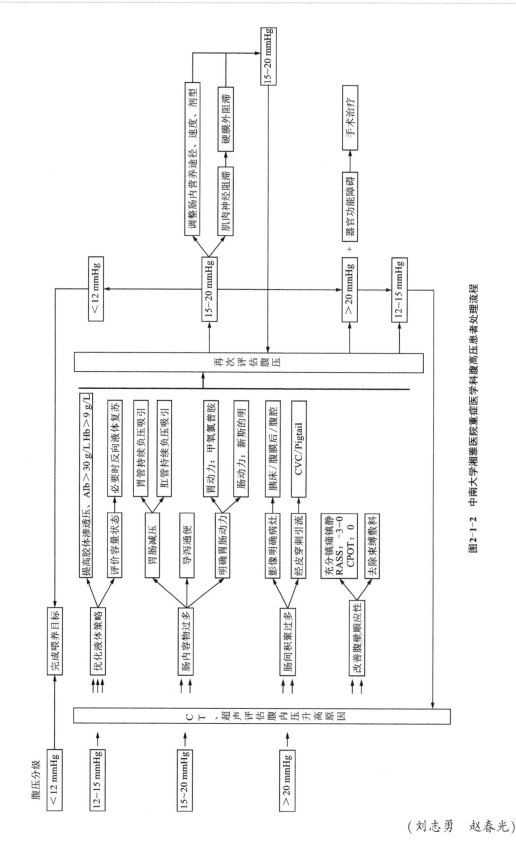

图2-1-2 中南大学湘雅医院重症医学科腹高压患者处理流程

（刘志勇　赵春光）

# 第二章
# 重症急性胰腺炎的早期液体复苏

急性胰腺炎(acute pancreatitis，AP)治疗的一个主要复杂因素是未能在初始阶段准确评估其严重程度，这直接影响患者预后。约一半的重症急性胰腺炎(severe acute pancreatitis，SAP)患者在第一周内会发生器官衰竭，且第一天器官衰竭的发生率最高(17%)，后续死亡的主要原因是感染坏死的发展和其他并发症(如肠瘘和出血)。因此识别可以预测 AP 疾病严重程度的因素在指导早期临床管理方面尤为重要。尽管对该疾病及其并发症的潜在病理生理学有了更多了解，但针对 SAP 患者的早期管理，尤其是液体复苏尚未有完全的统一认识。液体复苏是目前早期管理的基石，但在其应用细节上几乎没有共识。目前广泛接受的临床实践指南建议，在 AP 的早期处理中进行有效的液体复苏。然而，关于液体类型、最佳液体种类、剂量、速度和复苏终点等具体建议仍未达成共识。

## 一、SAP 的病理生理基础

胰腺炎的主要并发症是全身炎症级联反应过度激活导致的器官衰竭。任何病因引起的胰腺损伤都会导致促炎介质的释放，如酶原、细胞因子和血管活性因子。这些介质引起内皮细胞激活，导致小动脉血管收缩、通透性增加和循环障碍，从而诱导缺血。这种增加的通透性与毛细血管渗漏有关，引起血管内液体丢失和低血压，并可能导致休克。此外，炎症介质的积累与上调的白细胞和内皮相互作用，导致凝血级联和高凝的激活，微血管血栓形成进一步导致组织缺氧，最终引发全身炎症反应综合征(systemic inflammatory response syndrome，SIRS)。胰腺炎不同时期表现出的 SIRS 症状以及感染征象的变化详见图 2-2-1。

胰腺炎的严重程度可分为轻度(没有局部或全身并发症)、中度(局部或全身并发症与器官衰竭相关，并在 48 小时内好转)和重度(器官衰竭持续 48 小时以上)。对于没有或仅有轻微器官衰竭的患者，死亡风险极低，而对于病情严重的患者，死亡风险可为 15%~40%。器官衰竭已成为 AP 严重程度的一个关键决定因素。根据持续时间的不同，器官衰竭本身可分为短暂性或持续性，并根据改良马歇尔评分进行分类。尽管有研究讨论了多种评估 AP 严重程度的评分标准，但这些评分系统需要 48 小时才能完成，而最初的 12~24 小时是至关重要的，因为器官衰竭的发展往往发生在这一时间段。因此，有人提出了两种评分系统用于评估疾病在最初 24 小时内的严重程度，如急性胰腺炎严重程度床边指数(BISAP)，其包括 5 个指标：血尿素氮(BUN)>25 mg/dL，年龄>60 岁，精神状态改变，

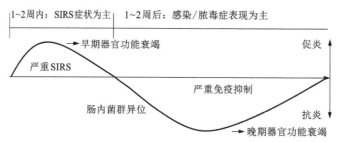

**图 2-2-1　重症急性胰腺炎患者表现出的 SIRS 症状以及感染征象在不同病程的变化**

SIRS 和胸腔积液。当患者 BISAP>2 分时，其死亡风险增加 10 倍。无害性急性胰腺炎评分（harmless acute pancreatitis score，HAPS）主要针对胰腺炎病情较轻的患者。

## 二、AP 液体复苏的基本原理

AP 的治疗措施主要包括支持性治疗、最优的营养支持和静脉补液。液体复苏的基本原理是需要解决由继发呕吐、减少口服摄入量、第三间隙液体外渗、呼吸损失和出汗等液体丢失综合引发的低血容量状态。此外早期液体复苏可提供大循环和微循环支持，以期减少胰腺坏死导致的级联事件。AP 的微循环障碍不同于单纯创伤或出血导致的低血容量，它们是由 SIRS 引起的，炎症介质过度表达损伤内皮，增加毛细血管通透性，导致液体丢失和毛细血管渗漏综合征，详见图 2-2-2。因此对严重 AP 患者进行有效的液体复苏，不仅是为了补充血容量，还与稳定毛细血管通透性、调节炎症反应和维持肠屏障功能有关。

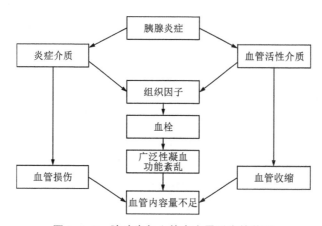

**图 2-2-2　胰腺炎与血管内容量丢失的关系**

有诸多动物模型研究已经表明晶体或者胶体等液体复苏对 AP 模型的预后有益。在 AP 猪模型上的研究显示，通过液体复苏可以防止内脏器官低灌注的迹象，该研究通过局部 $CO_2$ 分压差、氧气输送和消耗、乳酸生成和血流来测量内脏灌注。也有研究者使用 AP 小鼠模型证明皮下给药可使血液浓缩正常化并提高生存率。在 AP 犬模型和大鼠模型中，大量的乳酸林格氏液输注也被证明可以改善胰腺微循环。此外，在临床研究中也显示早期液体复苏可以改善患者预后，早期复苏与减少 SIRS、减少器官衰竭、降低重症监护病房的入院率和缩短住院时间相关。因此，早期的红细胞比容、尿素氮或肌酐升高应促使临床医生采取更为强化的早期复苏措施。将一个或所有这些参数与尿量和血流动力学的密切监测相结合，可能为未来 AP 患者的目标导向复苏提供最佳靶点。

液体治疗的主要目的是控制 AP 或防止其引发的炎症反应进展。任何 AP 都有可能发展为 SAP。轻度间质性胰腺炎患者通常在急诊室接受观察，疼痛消退就可以出院，而有潜在合并症的患者则需要更密切的观察。修订的亚特兰大指南建议对患者进行分类和评估严重程度。对中度和重度 AP 患者需要观察其器官衰竭和局部或全身并发症，并应开始液体治疗。但需要注意的是，在第一次与患者接触时可能无法准确判断其严重程度，而在接下来的 24~48 小时内患者的病情可能会发生急剧的变化。

### 三、复苏液体种类的选择

常用的两种复苏用液体是胶体溶液和晶体溶液。常用的胶体溶液包括天然胶体和人工胶体：天然胶体包括血浆、白蛋白等，而人工胶体主要为葡聚糖和羟乙基淀粉等。但是需要注意的是，人工胶体由于其存在肾毒性等因素，目前很少应用于临床。尽管天然胶体在扩容方面并没有体现出对患者预后的明显改善，但由于其分子量更大，理论上可以更好地滞留在血管内以维持血管内容量，在复苏机制上一般被认为优于晶体。在患者血管通透性增加的前提下，使用胶体溶液进行复苏有助于提高胶体渗透压，从而有助于将液体从间质吸引到血管内维持循环灌注。然而，胶体溶液可能会导致血管内容量过负荷、高容量性肾损害、凝血功能障碍和过敏反应等不良反应。

常用的晶体溶液有 0.9% 氯化钠注射液、乳酸林格氏液和林格氏液，高渗盐水目前也得到了越来越多的关注。晶体溶液分布血管内，较容易通过毛细血管壁，因此需要更大的容量来恢复循环。大量输注晶体溶液可导致肺水肿，而高渗盐水可以有效降低等渗液体复苏的容量，从而降低肺水肿的风险。但是积极的高渗盐水治疗有可能导致桥脑中央髓鞘溶解及脱髓鞘病变。

AP 患者的理想复苏液体尚未确定，主要是在胶体和晶体之间进行选择。液体复苏初步研究结果的差异可归因于使用的液体类型不同。在动物实验中，胶体已被证明优于晶体，这可能是由于胶体不像晶体那样在胰腺微循环中渗漏进入第三间隙。使用胶体通过提高胶体渗透压将液体回纳至血管腔内，可能会使有效循环血液得到更好的维持，而炎症介质相对较少地到达腺泡。两项随机对照研究比较了 6% 羟乙基淀粉和晶体在 SAP 中的疗效，结果显示不同治疗组的病死率没有差异。而在另一项研究中，使用人工胶体进行复苏的患者发生多器官衰竭的风险更高。羟乙基淀粉在其他疾病的研究中也没有体现出任何益处，在多项针对脓毒症危重患者的随机对照研究中，羟乙基淀粉与严重的不良事件相关。因此，晶体复苏是 AP 液体复苏的标准治疗手段。

体外和动物研究表明，乳酸林格氏液具有抗炎性能，能降低胰蛋白酶活性，提供细胞外钙，降低胰腺酸中毒，这证明了乳酸林格氏液相对于其他晶体的理论优势。三项随机对照研究比较了乳酸林格氏液与 0.9% 氯化钠注射液的复苏效果，结果显示乳酸林格氏液在降低 SIRS 和 C 反应蛋白（C-reactive protein, CRP）严重程度方面更具优势，但是这些研究没有得到其他相关临床结果的支持。鉴于乳酸林格氏液的抗炎特性，被推荐为 AP 初始液体复苏的首选液体类型，但仍需要有相关临床结果的多中心随机对照研究予以确认。一项随机对照研究比较了 0.9%氯化钠注射液和乳酸林格氏液作为 AP 复苏液，并报道了受试者在使用乳酸林格氏液复苏的 24 小时后全身炎症的抑制作用。与 0.9%氯化钠注射液组相比，乳酸林格氏液组 SIRS 发病率和 CRP 水平显著降低。但是有两项荟萃分析表明，乳酸林格氏溶液与 0.9%氯化钠注射液在病死率和器官衰竭方面有相似的效果，并未体现出整体预后的改善。总体来说，乳酸林格氏液作为复苏液在 AP 早期治疗中可能具有较好的复苏效果，值得进一步的关注。

最近在各种动物研究中发现，高渗盐水可以通过调节细胞因子的表达来治疗胰腺炎。它已被证明可显著促进胰腺微循环，对心脏收缩力和外周组织灌注有良好影响，因其作为复苏液体的使用量更低，对容量的影响相对来说要更小。雾化高渗盐水也被证明可以降低肺损伤和肺水肿的风险。然而，高渗盐水用于容量复苏的安全性还有待证实，因为烧伤患者中已经有文献记载，使用高渗盐水复苏可能会诱发诸如肾功能衰竭在内的潜在不良影响。

有研究认为，晶体溶液和胶体溶液的组合比单独使用两者效果更好。将胶体溶液和晶体溶液以 1∶3 的比例混合输注对患者可能更有帮助。一项对 47 例 AP 患者的研究表明，1.5∶3 的晶体胶体比优于<1.5 或>3 的晶体胶体比。用于液体复苏的其他溶液包括无细胞血红蛋白基氧载体、羟乙基淀粉等容血液稀释和血浆氧载体的组合等。一项研究证实了新鲜冷冻血浆对 AP 患者的作用，并观察到新鲜冷冻血浆能够减少血清 α-2 大球蛋白的下降，可能对 AP 的早期治疗有积极的意义。

总之，目前尚缺乏高水平的证据来指导 SAP 患者复苏液体种类的选择。美国胃肠病学院（American College of Gastroenterology，ACG）建议使用晶体液，在低血细胞比容（<25%）和低血清白蛋白（<2 g/dL）的情况下考虑使用胶体液（浓缩红细胞），在晶体液中，乳酸林格氏液优于 0.9%氯化钠注射液。然而，这一问题的结论仍需要进一步的研究以证实。

## 四、AP 液体复苏的量和速度

积极液体复苏被梅奥诊所研究组定义为在 72 小时复苏过程中的最初 24 小时内输注超过总容量33%的液体。而我国的研究人员则采用更保守的标准，即以 15 mL/（kg·h）输液作为积极复苏的定义，常规复苏则定义为 5~10 mL/（kg·h）。尽管目前许多研究建议强化液体复苏，但来自梅奥诊所的两项研究对积极液体复苏的预后并不乐观。在第一项研究中，28 例控制液体复苏组患者的病死率（17.9%）高于非控制性复苏组的 17 例患者（0%病死率）。在第二项研究中的 73 名患者中，接受控制性液体复苏的 31 名患者的 SIRS 评分更高。但在另外的回顾性研究中观察到，2008 年接受治疗的患者的平均复苏液体速度（前 6 小时 234 mL/h，前 12 小时 221 mL/h）高于 1998 年接受治疗的患者（前 6 小时 194 mL/h，前 12 小时 188 mL/h），与 1998 年相比，2008 年患者的病死率和胰腺坏死率有所下降。

然而也有其他研究表明，积极的液体复苏可能与发病率和病死率的增加有关。一项前瞻性研究通过分析 247 名 AP 患者，根据最初 24 小时内接受的液体复苏量将患者分为三组。研究发现，在最初 24 小时内复苏液体≥4.1 L 的患者与持续性器官衰竭和急性液体积聚有关，而给复苏液体为 3.1~4.1 L 的患者预后良好。另一项研究发现，在最初 24 小时内接受>4.0 L 复苏液体的患者比接受 4.0 L/24 h 的患者发生更多的呼吸并发症，而后者也减少了对 ICU 医疗管理的压力。日本的一项研究分析了 9489 名液体复苏患者的人口统计数据，发现那些在最初 48 小时内输液量较大的患者有更高的呼吸并发症发生率和病死率，且非控制性液体复苏导致的快速血液稀释可增加 28 天内败血症的发生率。

由于缺乏结论性的高质量数据，不同的指南对 AP 的液体复苏策略提出了不同的建议。ACG 建议在最初 12~24 小时使用积极的液体复苏，以 250~500 mL/h 的晶体溶液对容量进行补充，然而这种激进的方法尚缺乏证据，并且在亚组患者中可能是有害的。国际胰脏学会/美国胰脏学会(IPA/APA)和美国胃肠病协会(AGA)基于低质量的证据和较弱的一致性，对使用"目标导向"液体复苏提出了谨慎的建议。关于液体类型，ACG 和 IPA/APA 都建议使用乳酸林格氏液，而 AGA 不支持特定的晶体类型。

目前已有大量关于积极液体复苏对患者预后不佳的研究，部分学者提出了控制性的液体复苏，而不是过度积极的液体治疗。我国的一项研究证实，通过控制液体复苏和防止体液大量渗出的液体治疗方案，SAP 患者的生存率显著提高。值得注意的是,有相当数量的研究支持控制性的液体复苏或积极的液体复苏。部分学者认为积极的复苏恢复了被"第三间隙"耗尽容量的血管内空间，并导致更有效的器官末端组织灌注，逆转了胰腺缺血，从而使后期并发症得到控制和减少；亦有支持控制性液体复苏的学者认为，当 SAP 患者需要液体复苏时，胰腺坏死已经是不可逆转的，积极的液体治疗只会导致呼吸衰竭和腹内压升高等一系列不良反应。因此，以改善低血压为目标的控制性液体复苏，并能够维持有效平均动脉压(MAP)(≥65 mmHg)和尿量(>0.5 mL/kg)在目前似乎是更好的选择。

尽管目前多项研究和医疗机构建议在 AP 中采用积极的液体复苏策略，但需要注意的是这些建议并非基于明确的循证学依据。AP 患者对液体治疗的需求明确是增加的，但液体需要补充的量尚不清楚。最近的一项前瞻性研究计算了 AP 患者液体过负荷的量，方法是从前 48 小时的液体摄入量中减去液体排出量。液体摄入量包括所有静脉液体、口服液体和血液，而液体排出量包括尿量、大便量、呕吐物量以及不感蒸发(每天 10 mL/kg)。住院后 48 小时内液体积聚的中位数为 3.2 L(1.4~5 L，无坏死组和有坏死组为 6.4 L(3.6~9.5 L)，持续性器官衰竭组为 7.5 L(4.4~12 L)。液体过负荷的量与 AP 的病因(年龄、酒精摄入等)、红细胞比容和 SIRS 评分相关。这项研究为 AP 患者可能的液体需求和积极液体复苏的决定因素提供了数据参考。另一项回顾性研究报告了轻症和重症急性患者 48 小时平均液体过负荷的量为 3.7 L vs 5.6 L。这些研究在某种程度上为 AP 患者的液体过负荷的量提供了有价值的参考，以便让医护人员对 AP 患者的补液量有所斟酌。

### 五、AP 患者的补液速率

AP 患者是否需要积极的液体复苏目前尚有争议，补液速度也是一个需要关注的问题。早在 2004 年，Tanner 等首次建议液体速度为 250~500 mL/h，持续时间为 48 小时。其后出现了更积极的复苏思路，认为在循环严重衰竭的情况下，可以以 500~1000 mL/h 的速度进行液体复苏，然后再以 300~500 mL/h 的速度快速补液以补充液体的流失。然而，这些建议在最初 24 小时内最多可补充 6~12 L 液体，这远远超出了不同的前瞻性和回顾性研究使用的复苏液体用量。即使在使用早期积极液体复苏策略的研究中，前 24 小时的总入量一般也不超过 6 L。随后出现的液体复苏策略为先予以快速补液，然后进行持续性补液。有学者建议在急诊室给予 20 mL/kg 的静脉输注，然后以 150~300 mL/h（每小时 3 mL/kg）持续静脉输注 24 小时。在另一项关于目标导向性的液体复苏的研究中，对液体量需求较大的患者给予 20 mL/kg 的静脉输注，然后启动每小时 3 mL/kg（70 kg 的患者为 210 mL/h）的补液；对液体量需求较小的患者使用 1.5 mL/(kg·h)，而不需要额外给予大量液体。因此，对于 AP 患者的补液策略似乎更合理的是起初弹丸式地予以快速补液，而后继续补充维持液体。这一建议贴近于脓毒症休克的指南，指南建议最初以 1000 mL/h（至少 30 mL/kg）快速补液，而后使用液体维持，这也包括使用去甲肾上腺素等血管活性药物以维持适当的血压。然而，需要更多的前瞻性研究数据才能在这个问题上达成共识。这里必须提到的是，在严重感染的非洲儿童中，快速液体复苏疗法（FEAST）试验实际上导致了更高的病死率和更差的预后。

目前有多项报道支持或反对早期积极液体复苏，早期积极复苏的益处尚未得到明确的前瞻性研究证实。早期积极液体复苏是基于液体大量渗出患者液体容量不足的假设，即在这段时间内所有患者的液体需求量是大致相同的。然而，目前的研究认为入院后出现局部并发症的患者容易出现更多的液体丢失，因此需要更多的液体量进行复苏。液体复苏过程是一个动态的过程，有局部并发症的患者应在入院的第 2、3 天增加液体摄入量。所有的建议和指南都假设患者将在胰腺炎发病 24 小时内进行充分评估和处理。考虑到我国的大型区域性医疗中心往往作为转诊医学机构存在，患者在入院前可能在其他医学机构进行过部分处理，而非第一时间即转入大型医疗中心诊治，某种程度上延迟了入院时间。但延迟入院的时间越长，血流动力学的改变就越明显，后期需要的处理更加复杂。

## 六、AP 液体复苏的目标

临床上需要通过定期评估心血管、肾功能、肺功能以及电解质水平来监测液体复苏的安全性和治疗目标。红细胞比容和血尿素氮（blood urea nitrogen，BUN）的下降通常被推荐为容量状态改善的标志。红细胞比容在指导危重患者补液方面已有 50 多年的历史；在 AP 患者中同样被认为是与胰腺坏死发展相关的标志物。红细胞比容持续升高与胰腺坏死增加和预后不良相关，而 BUN 水平升高被用作疾病严重程度的标志，在胰腺坏死增加的患者中尿素氮水平同样难以被降低。在最近的一项研究中发现：在复苏开始后 8~12 小时，如果 BUN 水平保持不变或高于先前值，则认为受试者存在着难治性的液体复苏，研究者使用这一关键参数作为目标导向液体治疗的依据。

通过红细胞比容、BUN 和血清肌酐的变化来评估低血容量的纠正，已被证实可以控制炎症反应和改善预后。血液浓度作为低血容量和 AP 严重程度的标志，自 20 世纪 60 年代以来一直被学界关注。入院时红细胞比容为 44%~47%，甚至超过 47%，且 24 小时红细胞比容未明显降低被认为是 SAP 进展的最明确的危险因素。有研究表明患者出现的早期血液浓缩与院内转入 ICU 病例的病死率增加有关，而与非转入 ICU 病例无关。这种差异可能来源于研究病例的早期管理差异，进一步强调了液体复苏应尽早实施。而 BUN 和肌酐水平与基线相比的变化都在某种程度上提示血管内容量减少，故这两个指标可在不同的研究中尝试用于预测预后。监测这些参数可以衡量初始复苏措施的有效性,因此这些参数可用于优化目标导向的液体复苏管理策略。

监测的目的是在液体复苏过量之前准确预测容量的反应性。经典的静态容量监测参数包括中心静脉压、肺动脉楔压和平均动脉压。然而在接受机械通气和腹内高压的患者中,这些参数可能受到影响,从而成为错误的指标,失去参考价值。某些测量心脏对前负荷变化反应的动态参数(如每搏量变异度和脉压差变异度),可用于机械通气患者的容量评估,但对于腹内高压的患者需要格外谨慎,因为升高的腹内压可能导致这些指标与平时的参考值大有不同。在一项 AP 实验模型的研究中表明,与中心静脉压和平均动脉压测量相比,以脉压差变异度为目标导向的液体复苏可获得更好的生存预后、组织氧合和微循环灌注。在实验环境下,一旦 AP 被诱导发生后,就可以立即开始复苏,但在临床实践中,患者到达医院时通常已经存在明显的液体丢失伴有低血容量、红细胞比容升高和腹内高压,此时进行早期的复苏是不现实的。此外,使用脉压差变异度必不可少地需要控制性的机械通气,这在尚未进行气管插管机械通气的患者中是不现实的。每搏量变异度和脉压差变异度在腹内高压患者中受到太大的干扰,因此失去了准确性。另有研究者认为需要前瞻性评估容量和动态参数与功能测试(如被动抬腿试验等)相结合的策略,并综合考虑腹内压和腹部灌注压对其的影响。

尽管中心静脉压常用于 ICU 监测液体复苏,但它并不是 AP 患者的理想复苏终点,因为第三间隙和血管内容量之间的耦联存在失耦联。SAP 患者的高中心静脉压可能提示血管内容量充盈,但实际上仍存在复苏不足。

尿量测量仍然是一个容易监测并且十分重要的复苏终点。充足的尿量证实血管内容量充足。尽管有研究认为尿量为每小时 0.5 mL/kg 已足够达到复苏终点,但多项研究建议尿量大于 1 mL/(kg·h) 的患者预后更好,最近的多项研究使用尿量>0.5 mL/(kg·h) 作为液体复苏的终点。与其他危重疾病相似,血清乳酸水平也被推荐用于监测 AP 的复苏,然而,没有证据表明它对 AP 患者的预后改善有所帮助。

由于机械通气、腹内高压、胸腔积液和纵隔水肿的复合影响,基于压力的参数可能不足以准确反映 AP 患者治疗中液体复苏的充分性。因此,建议采用更新的血流动力学测量方法,如基于 PICCO 的胸内血容量指数(ITBVI)、全心舒张末期容积指数(GEDI)和血管外肺水指数(EVLWI)。然而,需要有更多的循证学依据证实这些指标的重要性,而且这些指标是通过侵入性监测获得的,需要谨慎考虑应用于临床。

对液体复苏的反应性可通过测量红细胞比容、BUN 水平、尿量或 ITBVI 等参数来评估。可以使用 BUN 水平将患者划分为对液体复苏有反应或无反应的患者。在有自主呼吸的患者中,通过直腿抬高试验来确定液体反应性。在腿部抬高的前 60~90 秒,心排血量增加≥10%可预测对容量的反应性。

## 七、存在合并症的 SAP 患者的液体复苏

合并肾功能衰竭、心脏损害和肺部疾病的 SAP 患者需要特别注意液体复苏的量和速度。根据修订的亚特兰大分级系统,合并症是 AP 严重程度的重要决定因素,而 AP 引起的器官功能衰竭需要特别注意。这类患者的管理可以从脓毒症生存指南中引申出 SAP 患

者的管理。这类患者需要特别考虑的问题包括输液速度、使用其他药物(如利尿药),以及需要进行器官灌注导向的特殊监测。对于肾功能不全或心功能不全的患者,可能需要限制性的液体复苏。与脓毒症患者一样,在低血压的情况下,即使低血容量还没有得到治疗,也需要使用血管活性药物进行加压治疗来维持灌注压。有些患者需要血管升压素来达到最小的灌注压力。在脓毒症患者中,使用去甲肾上腺素将血压滴定至不低于 65 mmHg 的平均动脉压已被证明可以保持组织灌注,在这种情况下使用去甲肾上腺素维持循环,也是成人呼吸窘迫综合征的管理指南所推荐的。因此,存在其他基础器官功能障碍的患者的管理可参考此项指南进行处理。

## 八、SAP 患者的腹内高压

SAP 患者可并发腹内高压,而积极的液体复苏可使腹内高压恶化。在健康人群中,腹腔内压范围为 0~5 mmHg,并随着呼吸周期的变化而变化。腹内高压的诊断指标是腹内压持续增加,并超过 12 mmHg。腹腔间隔室综合征是腹内压持续升高超过 20 mmHg,伴或不伴腹腔灌注压低以及新发器官衰竭。SAP 患者腹内高压的发生率为 60%~80%,腹内高压通常是胰腺炎发病的一种早期现象,部分与引起腹膜后水肿、腹腔积液和肠梗阻的炎症过程有关;部分是医源性因素所致,与积极的液体复苏策略有关。腹内高压与器官功能障碍有关,尤其是心血管系统、呼吸系统和泌尿系统更容易受到腹内高压的影响。

由于腹内高压会导致患者的容量反应性消失并具有较高的手术病死率,因此所有的 SAP 患者都应常规监测腹内高压。如果患者腹内压>16 mmHg,此时被动抬腿试验的结论及其他静态和动态压力参数很难被正确诠释,从而失去指导临床治疗的意义。腹腔灌注压可作为腹内高压患者较好的监测指标和复苏终点。因此建议将腹部灌注压维持在 50~60 mmHg 甚至 60 mmHg 以上,以保证腹部器官的充分灌注。

胰腺炎的发病是一个动态的过程,局部和全身并发症加重了此类患者临床管理的难度,因此需要格外密切地监测液体复苏的进程。目前推荐的复苏策略是在 1 小时内给予 20 mL/kg 或 1000 mL 的初始补液,随后 24 小时内进行控制性的液体复苏,患者应在重症监护病房进行密切监测。在血流动力学方面,选择监测的目标应每 4~6 小时评估 1 次,并且依照患者的病情变化可以随时进行。有研究者在最初的 24 小时内每 8 小时对患者进行 1 次血流动力学的系统评估。尽管在这个问题上没有明确的循证学依据,但这一做法似乎是合乎逻辑的。

## 九、持续血液透析滤过(或连续静脉—静脉血液滤过)的作用

高细胞因子血症被认为在 SAP 的病理生理进程中起关键作用,因此持续血液透析滤过(CVVHDF)在去除促炎细胞因子方面可能存在着积极作用。CVVHDF 的滤柱含有聚甲基丙烯酸甲酯(PMMA)膜,可以从血液中去除各种中小分子量的细胞因子,故被广泛用于重症患者的血液净化治疗以尽可能地防止器官衰竭。一项回顾性研究总结了 10 年内连续静脉—静脉血液滤过(CVVH)在 AP 患者中的临床应用,并得出结论,认为其可能有助于平衡液体的出入量和细胞因子从血液和组织内的清除。而另一项研究认为,早期应用 CVVH 有助于 SAP 和腹内高压患者在第 5 天开始达到累积负液体平衡。日本的胰腺炎指

南建议将血液净化疗法作为 SAP 的辅助治疗方案之一，可预防患者发生器官功能衰竭，但不能降低最终的病死率。近来的研究证实，在 CVVH 启动后肿瘤坏死因子-α（TNF-α）水平下降，血液中 TNF-α 水平与特发性急性胰腺炎（IAP）呈正相关，使用 CVVH 作为 AP 保守治疗的一部分，手术干预的需要从 41% 降低到 19%。尽管迄今为止由于缺乏高质量的证据，CVVHDF 和 CVVH 均未被广泛推荐用于 SAP 的治疗，但它有望在未来改善 SAP 患者的预后。

　　液体复苏已成为 AP 患者的关键治疗策略之一。AP 患者的液体复苏是一个复杂的过程，需要考虑到在疾病的不同阶段液体转移的动态变化。目前的研究表明，较受公认的复苏策略是在 1 小时内给予 20 mL/kg 或 1000 mL 的初始补液，随后 24 小时内进行控制性的液体复苏。在不同种类的复苏液体中，乳酸林格氏液是大多数指南所推荐的。有必要选择目标导向的策略进行控制性的液体复苏，以排尿量>0.5 mL/（kg·h）和 BUN 水平降低为简单目标进行复苏，有条件的单位可选择使用有创血流动力学监测予以指导液体复苏。

# 第三章
# 重症急性胰腺炎抗菌药物使用的策略

重症急性胰腺炎(severe acute pancreatitis, SAP)存在胰腺微循环障碍、组织缺血及局灶性细胞坏死，其预后取决于坏死面积、部位及是否合并感染及感染的程度。无菌性胰腺坏死具有局灶性及自限性，常不需要使用抗菌药物。然而，感染性胰腺坏死(infectious pancreatic necrosis, IPN)被认为是导致脏器功能衰竭、脓毒症和死亡的主要原因，病死率可达30%~40%，甚至有文献报道病死率超过70%。因此及时诊断或及早预测SAP的发生发展以及并发症的出现非常重要。近年来，在SAP治疗领域逐渐形成以微创治疗为主的多学科综合诊疗模式，其中抗菌药物的正确使用对SAP患者的预后具有重要作用。

## 一、SAP合并感染的发生过程与预后

感染的发生与胰腺的坏死及其程度有关：1/3的胰腺坏死会继发感染，而坏死超过1/2者有50%发生感染。由于ICU诊疗技术的提高及其他综合救治模式的应用，SAP的病死率下降了50%。感染的发生很难预测，通常于起病的第2~4周达到高峰。

SAP分为两个阶段，不同阶段感染特点不同。第一阶段为起病1周内，通常为无菌性系统性炎症反应而非感染导致的可逆性多器官功能障碍，此阶段使用抗菌药物的主要目的为治疗胰腺外活动性感染(如菌血症、肺炎或化脓性胆管炎)或进行必要的经验性治疗，疗程一般不超过72小时。第二阶段为起病2~4周及4周后，常继发脓毒症合并持续或新发的多器官功能不全，胰腺继发感染是主要原因。AP继发感染主要包括IPN和胰腺坏死后液体积聚，IPN为最常见类型。AP继发胰腺感染的发生率约为23.7%，其中IPN的发生率为13.4%，菌血症/肺炎的发生率为26.1%；菌血症/肺炎主要出现于病程早期，而IPN主要发生于病程后期(发病第26天)。一项大型横断面调查显示，73%的患者存在胰腺继发感染，其中31%为腹腔感染，16%为腹腔外感染，26%同时存在。腹腔感染的高峰期在1~2周，总体感染发生存在两个高峰，即1周内及3周后。

## 二、SAP继发感染的诊断方法

在SAP的早期阶段，需要注意对胰腺外感染的识别和处理；对于胆源性SAP，特别是胆管炎患者，需根据当地流行病学特点选择合适且胆道浓度高的抗菌药物。在SAP早期阶段，需高度关注医院感染的防治。SAP晚期特点是持续出现全身症状及局部并发症。病

程中，应注意判断是否发生感染和感染部位尤为重要。

### (一) 炎症指标

因 SAP 常伴全身炎症反应、C 反应蛋白(CRP)和降钙素原(procalcitionin，PCT)升高，故造成判断感染困难。早期充分预测感染是必要的，但目前尚无可靠的早期感染风险分层工具。AP 继发感染的高峰期通常在胰腺炎发生后的第 2~4 周，PCT 被认为是 AP 严重程度和发生感染胰腺炎风险的有效预测因子。有荟萃分析显示，高水平的 PCT 是 SAP 患者感染性胰腺坏死的危险因素，PCT 被认为是判断 AP 合并感染最敏感的实验室指标。PCT ≥2.0 ng/mL 提示患者可能合并感染，甚至有发展为脓毒症的风险，另有研究认为，血清 PCT 诊断 SAP 合并感染坏死的最佳节点≥3.0 ng/mL。我国制定的《重症急性胰腺炎预防与阻断急诊专家共识》(2022)指出，PCT≥2.0 ng/mL 应考虑感染的存在。

### (二) 影像学检查

CT 检查时，胰腺及胰周组织气泡可视为感染的证据。对于怀疑合并感染的患者应行腹盆 CT 增强扫描和腹部 MRI+MRCP 检查，核磁弥散加权成像(diffusion weighted imaging，DWI)可区分水肿性和坏死性胰腺炎，对于鉴别无菌性坏死和感染性坏死胰腺炎具有重要意义。

### (三) 病原学检查

凡临床上怀疑有感染性坏死胰腺炎或胰腺周围脓肿或积液时，应在经验性治疗的同时，积极应用细针穿刺术(fine-needle aspiration，FNA)的穿刺物、引流液或血液细菌培养结果确诊 SAP 合并感染，并选择针对性的抗菌药物。随着临床诊疗技术的发展，近年来兴起的二代基因测序(next generation sequencing，NGS)检测以及联合药敏培养等也在感染的诊治中起到了重要的作用。

#### 1. CT/B 超引导下 FNA

影像学(CT/B 超)引导下 FNA 或直接切除的坏死组织培养阳性或革兰氏染色可作为确诊继发性胰腺感染的依据。CT 引导下 FNA 诊断胰腺感染的敏感性和特异性达 90%，穿刺后立即送检准确率更高。FNA 假阳性率罕见，假阴性率约 10%，因此单次 FNA 阴性不能排除继发性胰腺感染，如果临床高度怀疑感染，应重复进行 FNA。但目前 FNA 的指征、时机尚存在争议，考虑到 FNA 可增加无菌性坏死性胰腺炎感染的风险，《中国急性胰腺炎诊治指南(2021)》不推荐常规进行 FNA 检查以明确是否存在感染。根据临床状况，常规治疗 3~4 周无明显改善、无法确定病原体或存在大量腹膜后坏死的患者可考虑行 FNA。

#### 2. 坏死区域气体

少部分患者胰腺或胰周坏死区域存在游离气体(小气泡)高度怀疑合并感染，提示产气微生物感染，但需排除胃肠穿孔。研究表明，联合临床表现和坏死区域气体与 FNA 培养预测感染性坏死的准确性及预后无明显差异。先行腹部 CT 平扫，如坏死区域存在气体，则确诊为坏死性胰腺炎；如无气体表现，且经验性抗感染治疗效果欠佳，可考虑行 FNA。

### 3. 病原体 DNA

细菌主要来源于胃肠道的机会性定植微生物移位，包括大肠埃希菌、沙门菌、不动杆菌、芽孢杆菌、屎肠球菌等。DNA 检测比常规培养具有更高的细菌检出率，但需注意排除污染和定植情况。

### 4. NGS 检测

对于 SAP 尤其是入住 ICU 的患者，有血流动力学不稳定、脓毒症倾向时，一般确诊方法耗时较长，因此在怀疑感染启动经验性抗感染的同时，须尽快明确病原体，此时 NGS 检测是一种可选择的方法，可最大限度为患者争取实施针对病原体的靶向抗感染治疗的最佳时机。

### 5. 联合药敏试验

对于需要联合使用两种以上抗菌药物的 SAP 患者，可进行体外联合药敏试验。

联合药敏试验的时机通常为：仅当药敏试验结果显示细菌对常规所有测试的抗菌药物均耐药，或临床医生有特殊治疗需求时，开展联合药敏试验以筛选可能的多药联合治疗方案。联合药敏试验的出现为广泛耐药(extensively drug resistant, XDR)或全耐药(polydrug resistant, PDR)病原菌的治疗提供了新的可能。多药联合治疗可延长抗菌药物的使用周期，体外联合药敏试验证实两药呈协同或相加作用的联合，能有效改善耐药菌感染患者的病死率。联合药敏试验可通过两药/多药组合分析不同药物之间的协同抗菌活性，在筛选针对耐药菌株所致感染的精准抗感染治疗方案中发挥重要作用。

### (四)SAP 重症感染的诊断

有下列任何一项时应考虑有感染的存在：①发热同时伴有白细胞升高；②CRP ≥ 150 mg/L；③PCT≥2.0 ng/mL；④BUN>7.5 mmol/L；⑤HCT>44%；⑥LDH 与肌酐进行性升高；⑦影像学提示局部感染表现。恰当的感染灶处理和合适的抗菌药物选择是控制感染最重要的环节。在处理感染前，首先要区分是否为重症感染，即患者是否存在脓毒症和感染性休克。若为重症感染，应按照脓毒症治疗指南进行治疗：①尽早(1 小时内)使用抗菌药物覆盖可能的致病菌。②应用抗菌药物前送血液培养，尽可能采集感染部位的合格标本进行培养；在经验性使用抗菌药物之前，需采集合格的标本以获取微生物学证据，及时向目标治疗切换，重视血液标本、腹腔穿刺液和术中感染灶的合格标本，同时进行需氧及厌氧菌培养，并进行真菌培养。FNA 培养结果存在约 10% 的假阴性率，因此不能将其作为胰腺坏死感染的必备条件，但其有助于确定致病菌。在送培养的同时须行细菌和真菌涂片，为经验性抗菌药物治疗提供参考。③一旦获得微生物学证据，尽快转为目标治疗。SAP 的感染属于腹腔感染，应根据感染发生时所在病房的流行病学调查结果，经验性地使用抗菌药物。感染灶的处理需多学科配合，原则是进行感染灶引流和清除，感染灶处理是决定抗菌药物使用时间和强度的主要影响因素。

### 三、SAP 合并感染的病原体分布

胰腺感染的病原菌多为胃肠道革兰氏阴性菌，通过破坏肠道菌群和肠黏膜而发生。机体防御功能受损，易导致胃肠道微生物和毒素的易位，进而引起继发性胰腺感染。革兰氏

阳性细菌、厌氧菌也较常见，偶尔也可发生真菌感染。

继发性胰腺感染最常见的病原体：需氧革兰氏阴性杆菌（占 35%～55%，如大肠埃希菌、肺炎克雷伯菌、肠杆菌、变形杆菌等）、需氧革兰氏阳性球菌（占 20%～35%，如肠球菌、金黄色葡萄球菌、表皮葡萄球菌、肺炎链球菌等）和真菌（如白色念珠菌、光滑念珠菌等）。20%～25%的患者存在真菌感染，8%～15%的患者标本中培养出厌氧菌（如拟杆菌属、消化链球菌、产气荚膜梭菌等）。自 1990 年开始常规预防性使用抗菌药物后，继发性胰腺感染的病原学有所改变，从以革兰氏阴性杆菌为主逐渐转变为以革兰氏阳性球菌和定植菌（如耐甲氧西林金黄色葡萄球菌、耐万古霉素的肠球菌及真菌等）为主。一项多中心研究提示，革兰氏阳性菌与革兰氏阴性菌分布相近（25 例 vs 29 例），真菌感染相对较少，病原体依次为链球菌属（17 例）、葡萄球菌（8 例）、大肠埃希菌（10 例）、铜绿假单胞菌（10 例）、肺炎克雷伯菌（6 例）、变形杆菌（3 例）、白色念珠菌（8 例）及非白色念珠菌（1 例）。有研究显示，胰腺内感染与胰腺外感染的病原学不同，胰腺内感染主要为单一病原体感染（27.5%），混合感染少见（9.8%），最常见的病原体依次为大肠埃希菌（59.1%）、铜绿假单胞菌（13.6%）、屎肠球菌（9.1%）及肺炎克雷伯菌（9.1%）。随着病程延长，病原学呈现革兰氏阴性菌向革兰氏阳性菌转变的趋势，起病第 1 周的病原体均为大肠埃希菌（100%），第 2 周大肠埃希菌占 62.5%，2 周后占 40.0%。胰腺外感染以混合感染多见，最常见的胰腺外感染部位为血流感染（30.2%），金黄色葡萄球菌是最常见的病原体。常规预防性使用广谱抗菌药物后，革兰氏阴性杆菌的分离率明显减少，而革兰氏阳性球菌的分离率明显上升，但对厌氧菌及真菌的感染率无明显影响。

近年来多重耐药菌感染比例有所上升，有研究提示多重耐药菌感染比例超过 50%，大多数为院内获得性二重感染，多重耐药（multidrug resistant，MDR）革兰氏阴性菌与阳性菌比例相近；革兰氏阴性菌以铜绿假单胞菌、鲍曼不动杆菌、肺炎克雷伯菌、大肠埃希菌为主，阳性菌以耐万古霉素肠球菌、耐甲氧西林金黄色葡萄球菌为主。此类患者大多接受过预防性抗菌药物治疗且治疗时间较长，最常用的抗菌药物为碳青霉烯类，其次为广谱青霉素。全国细菌耐药监测网（CARSS）2023 年研究显示，肺炎克雷伯菌对碳青霉烯类药物的耐药率为 10.8%，铜绿假单胞菌对碳青霉烯类药物的耐药率为 16.3%，鲍曼不动杆菌对碳青霉烯类药物的耐药率为 55.5%。因此，应警惕碳青霉烯耐药问题。

## 四、抗菌药物的合理使用

SAP 抗菌药物使用的目的包括预防性和治疗性两种。大多数指南不推荐急性坏死性胰腺炎（acute necrotizing pancreatitis，ANP）及 SAP 常规预防性应用抗菌药物。少部分指南则建议根据胰腺坏死范围选择抗菌药物。预防性使用抗菌药物不能降低病死率及感染并发症，反而可能促使病原菌耐药，增加艰难梭状芽孢杆菌、真菌等机会性感染发生率及治疗费用。在治疗用抗菌药物方面，指南观点较统一，即推荐在可疑或明确诊断感染时使用抗菌药物。胰腺坏死感染可先经验性使用抗菌药物，再根据引流液、血液或 FNA 穿刺物的细菌培养结果选择针对性抗菌药物。下表中将近几年推荐的指南抗菌药物治疗方案进行归纳（表 2-3-1）。

表 2-3-1　国内外指南对胰腺炎预防性抗感染的推荐意见

| 指南 | 预防感染 |
|---|---|
| 中国重症急性胰腺炎预防与阻断急诊专家共识（2022 年） | 无感染迹象的 MAP，不推荐预防性使用抗菌药物；胰腺坏死范围>50%，应予以经验性抗菌药物选择（证据等级-高；推荐强度-强） |
| 中国急性胰腺炎急诊诊断及治疗专家共识（2021 年） | 不推荐常规预防性使用抗菌药物。对于出现脓毒症迹象或从感染性坏死灶中穿刺培养细菌阳性的患者，必须及时使用药物敏感的抗菌药物 |
| 中国急性胰腺炎诊治指南（2021 年） | 不推荐常规使用抗菌药物预防胰腺或胰周感染（证据等级-高；推荐强度-强） |
| 中国急性胰腺炎诊治指南（2019 年，沈阳） | 对于 MSAP 及 SAP 患者，在评估胰腺坏死范围的基础上，可酌情使用抗菌药物＊（证据质量-高；推荐等级-强） |
| 中国急性胰腺炎多学科诊治（MDT）共识意见（草案）（2015 年） | 非胆源性 AP 不推荐预防性使用抗菌药物；有胰腺坏死的 MAP/SAP 患者可根据情况使用抗菌药物 |
| 韩国胰胆协会急性胰腺炎临床实践指南（2022 年） | AP 不推荐常规预防性使用抗菌药物（推荐等级 A） |
| 法国重症急性胰腺炎患者管理指南（2021 年） | SAP 患者在没有感染证据的情况下可能不推荐预防性静脉使用抗菌药物治疗以降低病死率、坏死性胰腺炎或胰腺外感染（如医院获得性肺炎等）的发生（推荐等级 2-，弱） |
| WSES（世界急诊外科学会）重症急性胰腺炎管理指南（2019 年） | 不推荐所有急性胰腺炎患者常规预防性使用抗菌药物（1A） |
| AGA（美国胃肠病协会）急性胰腺炎初始管理指南（2018 年） | 对于预测有 SAP 和坏死性胰腺炎可能的患者，AGA 建议不要使用预防性抗菌药物（推荐强度：有条件。证据质量：低） |

MAP：轻症急性胰腺炎。MSAP：中度重症急性胰腺炎。SAP：重症急性胰腺炎。

＊不建议常规使用预防性抗菌药物，但对于特定 SAP 亚群如伴有广泛胰腺坏死（坏死面积为 30%～50%，甚至超过 50%）及持续器官功能衰竭的患者，预防性抗菌药物的应用可能有益，仍需进一步研究来验证。

（一）预防性使用抗菌药物

　　关于抗菌药物的预防性使用目前尚存在争议。研究表明，抗菌药物预防并不能降低病死率，也不能预防感染性坏死。约 20% 的急性胰腺炎患者会出现胰腺外感染，如胆管炎、肺炎、尿路感染、菌血症、导管相关性感染等。胰腺外感染与病死率增加有关。在胰腺炎后期，胰腺或胰腺周围坏死继发的感染有引起脓毒症的风险，而胰腺或胰腺周围坏死继发的感染被认为是细菌从肠腔易位引起的。尽管如此，预防性使用抗菌药物并不能降低继发性感染的风险。《中国急性胰腺炎诊治指南（2019 年，沈阳）》也指出预防性抗菌药物的应用不能降低胰腺坏死感染风险，且增加多重耐药菌及真菌感染风险，但也指出对于 MSAP、SAP 患者应酌情使用抗菌药物。对于特定 SAP 亚群如伴有广泛胰腺坏死（坏死面积为 30%～50%，甚至超过 50%）及持续器官功能衰竭的患者，预防性使用抗菌药物可能有益，但应避免抗菌药物使用等级过高、时间过长导致的肠道菌群失调。预防性使用抗菌药物特别是广谱抗菌药物（如碳青霉烯类、喹诺酮类）存在筛选多重耐药菌的风险，特别对于住院时间长的患者，可能会影响确定性感染发生后抗菌药物的选择。因此除非有令人信服的证据表明其益处，否则不鼓励早期广泛预防性使用广谱抗菌药物。怀疑感染时，应该在寻找感染源的同时使用抗菌药物，但培养结果若为阴性且未发现感染源，则应停用抗菌药物。

一项多中心研究发现，接受肠内益生菌治疗的患者病死率高于未接受治疗的患者。因此，目前的指南并不建议使用益生菌治疗 AP。胰腺手术前是否预防性使用抗菌药物目前尚缺乏充足的循证医学证据。制定《中国腹腔感染诊治指南（2019 版）》的专家组认为胰腺手术患者若合并术后感染高危因素或外科手术部位感染（SSI）高危因素，须预防性使用抗菌药物，药物可选择第一、二代头孢菌素。建议预防性使用的抗菌药物采用单倍剂量，若手术时长超过 3 小时可追加用药，预防性用药的使用时间不超过术后 24 小时。术前若行胆汁培养，且培养结果为阳性，则应根据微生物结果选择抗菌药物。

总之，一般情况下不建议对 SAP 常规预防性使用抗菌药物，但国内部分专家共识或者指南中也指出，根据胰腺坏死范围，可酌情使用抗菌药物，这就需要我们在临床工作中当机立断，综合评估预防性使用抗菌药物是否能使患者受益。

### （二）抗菌药物的应用指征

抗菌药物的使用包括预防性用药和治疗性用药。目前大多数指南不推荐对所有 AP 患者常规预防性使用抗菌药物，急性胆管炎或经证实的胰腺外感染患者应使用抗菌药物。对于出现脓毒症迹象、胰腺外感染迹象、胰腺坏死范围>50%、新近出现两个或两个以上器官功能衰竭、心血管和（或）呼吸和（或）肾支持强度增加或感染性坏死病灶病原体培养细菌阳性的患者，必须及时使用抗菌药物。由于胰腺的解剖位置特殊，缺乏包膜，感染容易扩散到邻近组织及器官，即使对经验丰富的外科医生来说，通过手术清除感染部位的难度也很大，因此抗菌药物在胰腺感染治疗中的地位比其他腹腔感染更为重要。

### （三）抗菌药物的选择

与严重腹腔感染相似，抗菌药物的选择与应用应遵循"降阶梯"策略。对于感染性坏死的患者，应该使用已知可穿透坏死胰腺的抗菌药物，抗菌谱应包括革兰氏阴性菌、厌氧菌、革兰氏阳性菌及真菌，应根据当地流行病学选择药物，疗程通常为 7~14 天。氨基糖苷类药物不能有效穿透胰腺，标准剂量的组织浓度无法达到覆盖常见细菌的最小抑菌浓度（minimal inhibitory concentration，MIC）。青霉素类和第三代头孢菌素对胰腺组织有中度渗透作用，可覆盖胰腺感染中大多数革兰氏阴性菌。哌拉西林/他唑巴坦对革兰氏阳性菌和厌氧菌也有效。喹诺酮类药物（如环丙沙星和莫西沙星）和碳青霉烯类药物都显示出良好的胰腺组织渗透性，可以覆盖厌氧菌。然而，由于喹诺酮类药物在世界范围内的高耐药率，一般仅用于对 β-内酰胺类药物过敏的患者。目前耐药肺炎克雷伯菌感染的患者不断增多，但碳青霉烯类药物仅用于危重患者。另外，甲硝唑的抗菌谱几乎只针对厌氧菌，且能很好地渗透到胰腺，甲硝唑可以作为胰腺炎抗感染治疗的联合用药。初始的经验性治疗一般需常规覆盖革兰氏阴性菌和厌氧菌，对于合并脓毒症的患者需常规覆盖肠球菌，但不常规覆盖假丝酵母菌。

具体的抗菌药物选择如下：

β-内酰胺/β-内酰胺酶抑制剂组合对革兰氏阳性、革兰氏阴性和厌氧菌表现出体外活性，是经验性治疗的可行选择。然而，目前关于这些抗菌药物的耐药肠杆菌比例越来越高，限制了这些药物的经验性使用，这些药物适用于没有耐药风险的患者。哌拉西林/他唑巴坦具有广谱活性，包括铜绿假单胞菌及厌氧菌，是 SAP 相关感染的理想经验用药之一。对于病情稳定的产生超广谱 β-内酰胺酶（ESBLs）细菌感染患者，哌拉西林/他唑巴坦可能是一种可选的治疗方案。

三代头孢中的头孢哌酮和头孢他啶对铜绿假单胞菌具有强的抗菌活性，四代头孢中的头孢吡肟比三代头孢更广谱，对产 AmpCβ 内酰胺酶（AmpC）的微生物有效。以上头孢类药物可与甲硝唑联用用于 SAP 相关的腹腔感染治疗。但是肠杆菌科对头孢类抗菌药物有一定的获得性耐药，且对肠球菌天然耐药。由于头孢菌素的滥用，产 ESBLs 肠杆菌科的比例不断增加，因此只有在有明确抗菌药物使用指征时才考虑使用。

在许多地区，环丙沙星和左氧氟沙星不是合适的一线治疗选择，因为氟喹诺酮类药物耐药率普遍存在。此外，当使用时，这些药物应与甲硝唑联合使用。在目前的许多实践中，氟喹诺酮类药物仍可用于对 β-内酰胺类药物过敏且伴有轻度腹腔内感染的患者。

碳青霉烯类对革兰氏阳性菌、革兰氏阴性菌和厌氧菌（MDR 革兰氏阳性球菌除外）具有广泛的抗菌活性。第 1 组碳青霉烯类药物包括厄他培南，该组对产 ESBLs 的病原体具有活性，但对铜绿假单胞菌和肠球菌属没有活性。第 2 组碳青霉烯类包括亚胺培南/西司他丁、美罗培南和多尼培南，它们对非发酵性革兰氏阴性杆菌具有共同活性。

20 多年来，碳青霉烯类药物一直被认为是肠杆菌科引起的多重耐药感染的首选药物。然而丝氨酸碳青霉烯酶最近在肺炎克雷伯菌（称为肺炎克雷伯菌碳青霉烯酶或 KPCs）中的快速传播已成为全球医院中至关重要的问题。因此，应限制碳青霉烯类药物的使用，以减少碳青霉烯酶的耐药性，保持这类抗菌药物的活性。

氨曲南是一种单酰胺环类的新型 β-内酰胺抗菌药物，也是首个上市用于临床的单巴坦。该药物对多种革兰氏阴性需氧病原体（包括铜绿假单胞菌）表现出有效的体外活性。由于氨曲南具有肾毒性低、免疫原性弱以及与青霉素类、头孢菌素类交叉过敏少等特点，可用于治疗肾功能损害患者的革兰氏阴性需氧菌感染，并可在密切观察下用于对青霉素、头孢菌素过敏的患者。但由于有利于耐药菌株的选择压力，不鼓励常规使用。

替加环素是首个上市供临床使用的甘氨酰四环素类抗菌药物。虽然替加环素不具有抗铜绿假单胞菌或奇异假单胞杆菌的体外活性，但由于其对厌氧菌、肠球菌、几种产 ESBLs 和碳青霉烯酶的肠杆菌科、不动杆菌属和嗜麦芽窄食单胞菌的体外活性良好，而且它具有一定的胰腺组织穿透性，因此仍然是 SAP 感染的可行治疗选择。然而，由于替加环素本身有诱发急性胰腺炎的风险，因此需要更多的研究来充分了解替加环素的安全性及有效性，同时需注意药物剂量问题。

氨基糖苷类抗菌药物对需氧革兰氏阴性菌特别有效，对某些革兰氏阳性菌具有协同作用。它们对铜绿假单胞菌有效，但对厌氧菌无效。氨基糖苷类抗菌药物在酸性环境中的渗透率较低，因此可能不适合治疗脓肿或腹腔内感染。

头孢洛扎/他唑巴坦和头孢他啶/阿维巴坦是新的抗菌药物，已被批准用于治疗复杂的腹腔内感染（与甲硝唑联合使用），包括产生肠杆菌科和铜绿假单胞菌的 ESBLs 感染。这些抗菌药物对于治疗由 MDR 革兰氏阴性菌引起的感染很有价值。此外，头孢他啶/阿维巴坦对产 KPC 和苯唑西林酶（D 类碳青霉烯酶，OXA-48）的微生物具有一致的活性（对产金

属 β-内酰胺酶的细菌没有活性)。

真菌感染是胰腺炎的严重并发症，常见的病原体包括白色念珠菌、热带念珠菌等，但目前各国的指南不推荐在获得真菌感染证据之前使用抗真菌药物。对免疫力低下、长期使用糖皮质激素、免疫抑制药物、生物制剂、肿瘤、结核等基础疾病的急性胰腺炎患者，需要特别注意监测真菌感染情况，如发现疑似感染征象，在进行细菌培养的同时还需要进行真菌感染相关检测。

### (四) 经验性用药

由于 SAP 相关的腹腔感染属于医院感染，因此与院内腹腔感染病原菌类型相近，大部分病原菌仍以肠道菌群为主，但大肠埃希菌感染的发病率有所降低，而其他肠杆菌科及革兰氏阴性杆菌(如铜绿假单胞菌、不动杆菌属)感染的发病率在增加。葡萄球菌属、链球菌属、肠球菌属的阳性率也较高，特别是在术后患者中，肠球菌属的阳性率更高。在院内获得性腹腔感染中，非细菌学病原菌，特别是念珠菌属更加常见，尤其是在既往曾接受广谱抗菌药物治疗的患者中。因此，SAP 相关腹腔感染应使用广谱抗菌药物。

#### 1. 革兰氏阴性菌

我国喹诺酮类耐药比较普遍，产 ESBLs 的阴性菌比例高，经验性覆盖治疗时可选择含 ESBLs 抑制剂的药物(如头孢哌酮舒巴坦、哌拉西林他唑巴坦等)和碳青霉烯类药物，建议仅在 β-内酰胺类药物过敏的人群中使用喹诺酮类药物。目前很多地区耐碳青霉烯类的革兰氏阴性菌，特别是耐碳青霉烯类的肺炎克雷伯菌感染比例较高，对于耐碳青霉烯类阴性菌流行的地区或病房的患者，可选用替加环素单用或者联合使用的方案，但需要注意替加环素对铜绿假单胞菌的天然耐药。

#### 2. 革兰氏阳性菌

革兰氏阳性菌主要为葡萄球菌属、链球菌属和肠球菌属。对于合并脓毒症的患者需要覆盖肠球菌，但不常规覆盖耐甲氧西林葡萄球菌属。部分肠球菌对万古霉素耐药，而对利奈唑胺、达托霉素和替加环素敏感。对于耐甲氧西林金黄色葡萄球菌，可选用糖肽类药物(如万古霉素和替考拉宁)、利奈唑胺、达托霉素和替加环素。在使用糖肽类药物时，应监测患者的血压和肾功能，对于肾功能不能耐受的患者可使用利奈唑胺。达托霉素和替加环素不作为革兰氏阳性菌感染的首选药物。

肠球菌已成为 SAP 相关腹腔感染的重要致病菌，其对多种抗菌药物的耐药性以及参与导致腹腔感染治疗失败的问题也越来越令人担忧。《中国腹腔感染诊治指南 (2019 版)》指出，对于医院获得性腹腔感染，疾病本身就是肠球菌感染的高危因素(OR：2.81。95% CI：2.34~3.39)。若合并手术(OR：2.88。95%CI：2.21~3.75，P<0.00001)、广谱抗菌药物的使用(OR：2.40。95%CI：1.74~3.31)、导尿管留置(OR：1.78。95%CI：1.02~3.11)、ICU 入住经历(OR：2.54。95%CI：1.75~3.68)更能增加肠球菌感染的风险。因此，在 SAP 合并感染的经验性抗感染治疗中需要覆盖肠球菌。

在 SAP 晚期阶段合并感染的患者中，在血液培养、脓液或坏死物标本明确致病菌后，应根据药敏结果和患者器官功能情况选择相对窄谱的抗菌药物。对于碳青霉烯类革兰氏阴性杆菌，专家推荐选用以替加环素、多黏菌素及头孢他啶/阿维巴坦为基础的药物联用方案；在应用相关联用药物时，需进行联合药物的药敏试验，根据药敏结果选择最佳联合用药方案。

（五）目标性用药

对于 SAP 患者，基于药敏试验结果的抗菌药物治疗见表 2-3-2。

表 2-3-2　基于药敏试验结果的 SAP 患者的抗菌药物治疗

| 抗菌药物 | 肠球菌 | 氨苄西林耐药肠球菌 | 万古霉素耐药肠球菌 | 肠杆菌科 | 产 ESBLs 肠杆菌科 | 铜绿假单胞菌 | 厌氧革兰氏阴性杆菌 |
|---|---|---|---|---|---|---|---|
| 青霉素/β-内酰胺酶抑制剂 | | | | | | | |
| 阿莫西林/克拉维酸 | + | − | − | + | − | − | + |
| 氨苄西林/舒巴坦 | + | − | − | + | − | − | +/− |
| 哌拉西林/他唑巴坦 | + | − | − | + | +/− | + | + |
| 碳青霉烯类 | | | | | | | |
| 厄他培南 | − | − | − | + | + | − | + |
| 亚胺培南/西司他丁 | +/−[a] | − | − | + | + | + | + |
| 美罗培南 | − | − | − | + | + | + | + |
| 多尼培南 | − | − | − | + | + | + | + |
| 氟喹诺酮类 | | | | | | | |
| 环丙沙星 | − | − | − | + | − | +[b] | − |
| 左氧氟沙星 | +/− | − | − | + | − | +/− | − |
| 莫西沙星 | +/− | − | − | + | − | − | +/− |
| 头孢菌素 | | | | | | | |
| 头孢曲松 | − | − | − | + | − | − | − |
| 头孢他啶 | − | − | − | + | − | + | − |
| 头孢吡肟 | − | − | − | + | +/− | + | − |
| 头孢唑啉/他唑巴坦 | − | − | − | + | + | + | − |
| 头孢他啶/阿维巴坦 | − | − | − | + | + | + | − |
| 氨基糖苷类 | | | | | | | |
| 阿米卡星 | | | | + | + | + | − |
| 庆大霉素 | | | | + | + | + | |

**续表2-3-2**

| 抗菌药物 | 肠球菌 | 氨苄西林耐药肠球菌 | 万古霉素耐药肠球菌 | 肠杆菌科 | 产ESBLs肠杆菌科 | 铜绿假单胞菌 | 厌氧革兰氏阴性杆菌 |
|---|---|---|---|---|---|---|---|
| 甘氨酰环素 | | | | | | | |
| 替加环素 | + | + | + | +c | + | − | + |
| 5-硝基咪唑 | | | | | | | |
| 甲硝唑 | | | | | | | + |
| 多黏菌素 | | | | | | | |
| 多黏菌素E（黏菌素） | − | − | − | +d | + | + | |
| 糖肽 | | | | | | | |
| 替考拉宁 | + | + | − | | | | |
| 万古霉素 | + | + | − | | | | |
| 恶唑烷类 | | | | | | | |
| 利奈唑胺 | + | + | + | | | | |

a 亚胺培南/西司他丁对氨苄西林敏感的肠球菌比厄他培南、美罗培南和多尼培南更有效；

b 环丙沙星对铜绿假单胞菌的活性高于左氧氟沙星；

c 对变形杆菌、摩氏摩根菌无活性；

d 对摩氏摩根菌、变形杆菌、沙门菌、沙雷菌、志贺菌和耶尔森菌属（小肠结肠炎耶尔森菌）无活性。

### (六) 抗真菌药物的选择

真菌感染分为原发性和继发性两种类型：原发真菌感染是指初次通过外科手术、穿刺引流、微创手术等获取标本培养阳性，且之前未进行腹腔有创操作；继发真菌感染则是指此前有过腹腔操作。胰腺坏死感染以假丝酵母菌为主，SAP是假丝酵母菌的高危因素，尤其需要关注晚期SAP假丝酵母菌的感染问题。鉴于流行病学调查显示非白假丝酵母菌的比例较高，美国感染性疾病学会制定的真菌感染治疗指南将腹腔感染单独列出，并指出腹腔感染的抗真菌治疗同血液感染，推荐棘白素类为一线抗真菌治疗药物（如卡泊芬净、阿尼芬净、米卡芬净），其次是三唑类（氟康唑、伊曲康唑、伏立康唑）。我国重症腹腔感染的假丝酵母菌以白假丝酵母菌为主。抗真菌药物的选择应考虑抗真菌药物暴露史、定植情况和疾病严重程度。体外胰腺炎模型表明氟康唑对胰腺的穿透性好，治疗效果与两性霉素B相近且毒性显著低，流行病学显示以白假丝酵母菌感染为主的单位可考虑首选氟康唑。由于两性霉素B的不良反应发生率更高，仅在其他抗真菌药物不适用的情况下才推荐用于腹腔念珠菌感染。

当培养出念珠菌时，对于血流动力学稳定的唑类敏感念珠菌或既往未接触过唑类药物的患者，首先应接受氟康唑治疗并给予足够剂量，800 mg（12 mg/kg）负荷剂量，然后400 mg/d[6 mg/(kg·d)]维持剂量。当患者有预防性抗真菌药物（最可能是氟康唑）使用史或光滑念珠菌/克柔念珠菌感染或血流动力学不稳定时,推荐使用棘白菌素(卡泊芬净:负荷剂量为 70 mg,然后每天维持剂量为 50 mg。米卡芬净:每天维持剂量为 100 mg。阿尼芬净:负荷剂量为 200 mg,然后每天维持剂量为 100 mg)。根据高危因素和生物标志物抢先治疗,可显著降低 ICU 获得性侵袭性念珠菌感染。对于念珠菌血症,大多数研究采用首次无菌部位培养阴性或临床表现改善后再使用 14 天的疗程。

当 SAP 腹腔感染患者出现真菌感染的高危因素,同时伴随原因不明的发热等症状或血培养真菌阳性等实验室结果时,应尽早进行经验性抗真菌治疗,尤其是感染性休克的重症患者。SAP 腹腔真菌感染的高危因素包括既往腹部手术史、复发性消化道穿孔、上消化道穿孔、消化道吻合口瘘、广谱抗菌药物使用(>72 小时)、抗菌药物使用时间过长(疗程>4 周)、入院时存在低血压及住院时间长、侵袭性操作、胰腺炎、全胃肠外营养(total parenteral nutrition,TPN)、大面积烧伤、深静脉置管、ICU 住院时间长、脓毒症、疾病严重程度高(APACHE-Ⅱ评分≥25 分)、胰腺坏死面积>50%。糖尿病、心脏疾病、肾功能衰竭、免疫抑制和多部位定植念珠菌等合并症也是真菌感染的高危因素。有研究报道缩短预防性亚胺培南的使用疗程,可使 SAP 原发性真菌感染发生率大幅下降。真菌感染患者很多使用 TPN,念珠菌在含氨基酸或脂肪制剂的高营养液中可快速生长,也可通过外周或中心静脉导管或肠外营养制剂造成血源性传播,导致胰腺感染。

腹腔真菌感染以念珠菌感染为主,常见抗真菌药物包括三唑类(氟康唑、伏立康唑、伊曲康唑)、棘白菌素(阿尼芬净、卡泊芬净、米卡芬净)和多烯类及其衍生物(两性霉素 B 及其脂质体)。关于腹腔真菌感染的系统评价提示,目前大部分 RCT 研究入组的患者为念珠菌菌血症或侵袭性念珠菌感染,极少数为腹腔念珠菌感染。

在我国,氟康唑被广泛用于治疗腹腔念珠菌感染。氟康唑相比两性霉素 B 治疗腹腔真菌感染的临床治愈率(RR:0.45。95%CI:0.12~1.71)和病死率(RR:0.65。95%CI:0.31~1.38)均无差异,氟康唑治疗组的病死率显著低于棘白菌素治疗组(RR:0.75;95% CI:0.57~0.98),这主要是因为棘白菌素主要用于治疗重度真菌感染,该类患者多为脓毒症休克、入住 ICU、APACHE-Ⅱ评分高。

两性霉素 B 相较于非两性霉素更易引起低血钾和肌酐增加等不良反应(低血钾 RR:0.49。95%CI:0.33~0.73。肝酶升高 RR:0.29。95%CI:0.16~0.54)。由于两性霉素 B 有较大的毒性,临床上较少将其作为一线用药,使用较多的为其衍生物。尽管其衍生物不良反应较少,但尚未见其在腹腔感染中的临床研究。《中国腹腔感染诊治指南(2019 版)》建议仅在其他抗真菌药物不适用的情况下才使用两性霉素 B 治疗腹腔念珠菌感染。

## 五、SAP 合并其他部位感染时的用药

### (一)胆源性 SAP 的用药

对于胆源性 SAP,胆道通常也合并有感染,因此在治疗胆源性 SAP 相关感染时,需要同时兼顾胆道与胰腺感染的治疗。胆道感染中最常分离出的病原体包括革兰氏阴性需氧菌、大肠埃希菌和肺炎克雷伯菌以及厌氧菌,尤其是脆弱拟杆菌。虽然目前还没有足够的证据支持胆源性 SAP 患者使用胆道穿透性抗菌药物,但抗菌药物治疗胆道感染的效果也

可能取决于胆道浓度。常用于治疗胆道感染的抗菌药物及其胆道穿透能力见表 2-3-3。在胆管梗阻患者中，抗菌药物的胆道穿透力可能较差，只有少数患者能达到有效的胆道浓度。表 2-3-4 为肾功能正常情况下胆源性 SAP 经验性抗感染治疗方案，肾功能异常患者须根据肾毒性来选择合适的抗菌药物。

表 2-3-3　常用于治疗胆道感染的抗菌药物及其胆道穿透能力

| 穿透效率良好 | 穿透效率低 |
| --- | --- |
| 哌拉西林/他唑巴坦 | 头孢曲松 |
| 替加环素 | 头孢噻肟 |
| 阿莫西林/克拉维酸 | 美罗培南 |
| 环丙沙星 | 头孢他啶 |
| 氨苄西林/舒巴坦 | 万古霉素 |
| 头孢吡肟 | 阿米卡星 |
| 左氧氟沙星 | 庆大霉素 |

表 2-3-4　胆源性 SAP 经验性抗感染治疗方案（肾功能正常）

阿莫西林/克拉维酸 2.2 g, q6h/q8h +/- 庆大霉素 5~7 mg/kg, qd

哌拉西林/他唑巴坦 6 g/0.75 g 首剂，然后 4 g/0.5 g, q8h~q6h 或 12 g/1.5 g~16 g/2 g, qd 连续输注+/-庆大霉素 5~7 mg/kg（危重患者）

头孢曲松 2 g, qd + 甲硝唑 500 mg, q8h

头孢噻肟 2 g, q8h + 甲硝唑 500 mg, q8h

在 β-内酰胺类过敏患者中，基于氟喹诺酮类药物的方案：

环丙沙星 400 mg, q8h/q12h + 甲硝唑 500 mg, q8h

在社区获得性产 ESBLs 肠杆菌科感染高风险患者中，使用以下抗菌药物之一：
替加环素 100 mg 首剂，然后 50 mg, q12h（碳青霉烯类保留策略）
厄他培南 1g, qd（对铜绿假单胞菌无活性）
美罗培南 1g, q8h（仅适用于脓毒性休克患者）
多尼培南 500 mg, q8h（仅适用于感染性休克患者）（中国目前未上市）
亚胺培南/西司他丁 250 mg/250 mg, q6h（仅适用于脓毒症休克患者）

注：近年来，大肠埃希菌和其他肠杆菌科对阿莫西林/克拉维酸的耐药率不断上升，这限制了阿莫西林/克拉维酸在严重革兰氏阴性杆菌感染中的应用，应根据当地的耐药情况使用，如果肠杆菌的耐药率>20%，请避免使用。对于肠球菌感染高风险患者，包括免疫功能低下的患者或近期抗菌药物暴露的患者，如果患者未接受哌拉西林/他唑巴坦或亚胺培南/西司他丁（对氨苄西林敏感的肠球菌有活性）或替加环素治疗，则考虑用氨苄西林 2 g, q6h。如果氨苄西林耐药，则可以选择万古霉素和替考拉宁。对于耐万古霉素的肠球菌（VRE），可以选择达托霉素和利奈唑胺（0.6 g, q12h）。当其他药物临床无法使用时，可以选择使用替加环素。

### (二) SAP 继发急性腹膜炎的用药

SAP 通常会导致急性腹膜炎,SAP 术后合并急性腹膜炎时,病死率极高。在积极对症处理的同时,需警惕感染的发生。当感染控制不足时,腹膜炎持续存在,腹膜菌群将发生变化,这种情况在危重症或免疫功能低下的患者中更常见,并且通常与多重耐药菌(multidrug resistant organism, MDRO)及真菌感染相关。一旦产生耐药,治疗将更加困难,通常需要根据当地的耐药流行病趋势选择广谱药物或联合用药。常用的 SAP 继发急性腹膜炎的抗感染方案详见表 2-3-5。

**表 2-3-5　SAP 继发急性腹膜炎经验性抗感染方案 ( 肾功能正常 )**

| |
| --- |
| 在无 MDRO 风险的患者中 ( 肾功能正常 ),使用以下静脉抗菌药物之一: |
| 哌拉西林/他唑巴坦 6 g/0.75 g 首剂,然后 4 g/0.5 g,q8h~q6h 或连续输注 12 g/1.2 g~16 g/2 g |
| 替加环素 100 mg 首剂,然后 50 mg,q12h(碳青霉烯类保留策略) |
| 美罗培南 1 g,q8h +/- 氨苄西林 2 g,q6h(危重患者) |
| 多尼培南 500 mg,q8h +/- 氨苄西林 2 g,q6h(危重患者) |
| 亚胺培南/西司他丁 250 mg/250 mg,q6h(危重患者) |
| 在侵袭性念珠菌病高风险患者中,考虑使用氟康唑,800 mg 首剂,然后 400 mg,q24h |
| 在有 β-内酰胺类过敏的患者中,考虑使用抗菌药物联合阿米卡星 15~20 mg/kg,q24h |
| 在 MDRO 高风险患者中,使用以下静脉注射抗菌药物之一: |
| 替加环素 100 mg 首剂,然后 50 mg,q12h(对铜绿假单胞菌无活性) |
| 依拉环素 1 mg/kg,q12h(对铜绿假单胞菌无活性) |
| +哌拉西林/他唑巴坦 4 g/0.5 g,q8h~q6h |
| 在危重患者中,使用以下静脉注射抗菌药物之一: |
| 美罗培南 1 g,q8h |
| 多尼培南 500 mg,q8h |
| 亚胺培南/西司他丁 250 mg/250 mg,q6h |
| 加用以下静脉注射抗菌药物之一: |
| 万古霉素 25~30 mg/kg 首剂,然后 15~20 mg/kg,q8h |
| 替考拉宁 12 mg/kg,q12h(前 3 天),然后 12 mg/kg,q24h |
| 在侵袭性念珠菌病高风险患者中,考虑使用以下静脉注射抗菌药物: |
| 在稳定的患者中,使用氟康唑,800 mg 首剂,然后 400 mg,q24h |
| 在不稳定的患者中,使用以下抗真菌剂之一: |
| 卡泊芬净 70 mg 首剂,然后 50 mg,qd |
| 阿尼芬净 200 mg 首剂,然后 100 mg,qd |
| 米卡芬净 100 mg,qd |
| 两性霉素 B 脂质体 3 mg/kg,qd |
| 在疑似或确诊感染 MDR(非金属 β-内酰胺酶产生)铜绿假单胞菌的患者中,考虑使用抗菌药物与头孢洛扎/他唑巴坦联合使用 |
| 对于疑似或确诊产碳青霉烯酶肺炎克雷伯菌和 MDR(非金属 β-内酰胺酶生成)铜绿假单胞菌感染的患者,应考虑使用抗菌药物联合头孢他啶/阿维巴坦 |

续表2-3-5

| |
|---|
| 在疑似或确诊感染万古霉素耐药肠球菌（VRE）的患者中，包括既往肠球菌感染或定植的患者、免疫功能低下患者、ICU住院时间长或近期万古霉素暴露的患者，使用以下静脉注射抗菌药物之一：<br>替加环素 100 mg 首剂，然后 50 mg，q12h<br>利奈唑胺 600 mg，q12h |
| 对于有 β-内酰胺类过敏的患者，考虑使用抗菌药物联合阿米卡星，15～20 mg/kg，qd |

#### （三）其他感染的用药

SAP通常还会合并肺部感染及泌尿系感染，此时用药须同时考虑各组织部位的药物效果，综合评估选择最佳抗感染药物，并根据实际情况确定抗感染时间。

肺部感染是ICU内最常见的感染，SAP患者也不例外。肺部感染多在气管切开行机械通气后发生，即呼吸机相关性肺炎（VAP），也与长期卧床合并的坠积性肺炎有关。病原菌多为医院内常见细菌，如铜绿假单胞菌、鲍曼不动杆菌和肺炎克雷伯菌，且多为多重耐药菌甚至是泛耐药菌。对SAP合并肺部感染的患者，一定要加强吸痰等改善肺部引流措施，并定时行痰液的细菌培养，以指导抗菌药物治疗。适时脱机，更要鼓励患者及时坐起与下床活动。

SAP合并的胸腔积液多为腹腔内炎症引起，早期的化学性腹膜炎可刺激产生胸腔积液，后期的膈下感染也可引起。因此，发现胸腔积液后，要注意检查有无腹腔内的感染。胸腔积液过多以至影响呼吸时，可一次性抽尽积液（但不要超过 800 mL）。反复出现胸腔积液的患者，几乎可以肯定其膈下存在感染。如胸腔有感染性积液，也多由膈下后腹膜发展而来，要积极寻找并治疗腹腔内与腹膜后感染。

### 六、XDR 或 PDR 感染的治疗

细菌耐药性是目前人类健康的主要威胁之一，MDRO在全球的检出率逐年增高，ESKAPE是临床常见多重耐药菌的组合，包括屎肠球菌（E）、金黄色葡萄球菌（S）、肺炎克雷伯菌（K）、鲍曼不动杆菌（A）、铜绿假单胞菌（P）和肠杆菌（E），以上细菌所致的感染，治疗难度大、病死率高。随着抗菌药物滥用、住院时间的延长，以及各种有创操作的加入，XDR或PDR是近几年临床工作中新出现的问题。参阅国内外文献，可发现用于此类感染的抗菌药物十分有限，在SAP患者中，以上耐药菌更是增加了临床治疗的难度。

结合临床流行病学史，我们将重点阐述XDR鲍曼不动杆菌、XDR铜绿假单胞菌，以及XDR肠杆菌所致感染的联合用药。

#### （一）XDR、PDR 相关定义

MDR：对在抗菌谱范围内的3类或3类以上抗菌药物不敏感（包括耐药和中介）。在推荐进行药敏测定的每类抗菌药物中，至少对1个品种不敏感，即认为此类抗菌药物耐药。

XDR：除1～2类抗菌药物（主要指多黏菌素类和替加环素）外，几乎对所有类别抗菌药物不敏感（抗菌药物类别耐药的确定同 MDR）。

PDR：对目前临床应用的所有类别抗菌药物中的所有品种均不敏感。

XDR-GNB：指的是广泛耐药革兰氏阴性杆菌，意思是除 1～2 类抗菌药物（主要指多黏菌素和替加环素）外，几乎对所有类别抗菌药物均不敏感的革兰氏阴性杆菌。XDR-GNB常见于肠杆菌科细菌、鲍曼不动杆菌、铜绿假单胞菌和嗜麦芽窄食单胞菌等。

### （二）XDR/PDR 肠杆菌科细菌感染的耐药机制

最常见的 XDR 肠杆菌科细菌为肺炎克雷伯菌，其次为大肠埃希菌等。肠杆菌科细菌XDR 表型主要由产碳青霉烯酶引起，某些菌株可同时产 ESBLs 和（或）AmpC 酶，以及存在外排泵过度表达或膜孔蛋白突变而导致耐药。常见的碳青霉烯酶包括 KPC（klebsiella pneumoniae carbapenemases）、NDM（new delhi metallo-β-lactamase）、IMP（imipenemase metallo-β-lactamase）、VIM（verona integron-encoded metallo-β-lactamase）和 OXA-48（oxacillinase-48-type carbapenemases）。我国肠杆菌科细菌所产碳青霉烯酶的常见类型为β 内酰胺酶中 A 类 KPC 酶（KPC-2），KPC-2、KPC-3 的活性能被阿维巴坦、法硼巴坦、雷利巴坦等新的 β-内酰胺酶抑制剂灭活或抑制。NDM 是肠杆菌科细菌中最常见的金属酶，主要见于大肠埃希菌、阴沟肠杆菌。我国碳青霉烯耐药大肠埃希菌中产 NDM 的比例超过 70%，以 NDM-1 和 NDM-5 为主。金属酶不水解氨曲南，药敏结果显示氨曲南敏感，但其活性不能被阿维巴坦、法硼巴坦、雷利巴坦灭活或抑制。OXA-48 类酶（OXA-48、OXA-232、OXA-181）属于 D 类酶（丝氨酸碳青霉烯酶），常见于肺炎克雷伯菌，青霉素类和碳青霉烯类可被其水解，故通常对三、四代头孢菌素敏感，阿维巴坦可抑制其活性，而法硼巴坦、雷利巴坦不能抑制其活性。

### （三）XDR/PDR 鲍曼不动杆菌感染的耐药机制

鲍曼不动杆菌的耐药机制复杂，通常同时具有多种耐药机制，包括产生多种 β 内酰胺酶、细胞膜通透性降低和外排泵表达增高。XDR 菌株多产生碳青霉烯酶，我国鲍曼不动杆菌临床菌株产生的碳青霉烯酶主要包括 OXA 类酶（如 OXA-23）、金属酶（IMP、VIM 和NDM）和 A 类酶（KPC 和 GES），也可同时存在外排泵（AdeABC）高表达。

### （四）XDR/PDR 铜绿假单胞菌感染的耐药机制

XDR/PDR 铜绿假单胞菌通常由多种耐药机制共同作用所致，包括产生多种 β 内酰胺酶（尤其是碳青霉烯酶）、外排泵高表达、靶位改变和外膜蛋白改变，生物膜的形成对抗菌药物的体内敏感性也有重要影响。我国铜绿假单胞菌对碳青霉烯类的耐药机制主要是膜孔蛋白（OprD2）缺失，加上外排泵（Mex-Opr）高表达及产生金属酶（如 IMP、VIM、NDM）等。

### （五）XDR/PDR 病原菌感染的抗菌药物联合治疗方案

以上耐药菌可供选择的抗菌药物很少，此类药物对黏菌素或者替加环素的敏感性相对较高，但这 2 种药一般很少单独用于耐药菌治疗。XDR 病原菌感染通常采用 2 种或多种药物联合治疗，但是目前尚缺乏大规模的临床研究来进一步佐证这些方案的有效性，因此，需更多证据予以支持。目前已报道可用于 SAP 相关的 XDR 感染的联合治疗方案见表 2-3-6。

表 2-3-6　治疗 XDR-GNB 感染抗菌药物联合用药方案

| XDR-GNB | 2 种药物联合 | 3 种药物联合 |
|---|---|---|
| XDR 肠杆菌科细菌（肺炎克雷伯菌、大肠埃希菌）感染 | 以替加环素为基础的联合：<br>替加环素+碳青霉烯类/磷霉素/多黏菌素/氨基糖苷类<br>以多黏菌素为基础的联合：<br>多黏菌素+碳青霉烯类/替加环素/磷霉素/氨基糖苷类<br>以碳青霉烯类为基础的联合：<br>碳青霉烯类+多黏菌素/替加环素/喹诺酮类/氨基糖苷类<br>其他组合：<br>氨曲南+替加环素<br>双碳青霉烯类（厄他培南联合美罗培南、多利培南等）<br>氨曲南+头孢他啶阿维巴坦<br>磷霉素+氨基糖苷类 | 替加环素+多黏菌素+碳青霉烯类 |
| XDR 鲍曼不动杆菌感染 | 以舒巴坦及其合剂为基础的联合：<br>头孢哌酮舒巴坦/氨苄西林舒巴坦+替加环素/多西环素/碳青霉烯类/多黏菌素<br>以替加环素为基础的联合：<br>替加环素+头孢哌酮舒巴坦/氨苄西林舒巴坦/碳青霉烯类/多黏菌素<br>以多黏菌素为基础的联合：<br>多黏菌素+碳青霉烯类/替加环素 | 舒巴坦及其合剂+替加环素+碳青霉烯类<br>舒巴坦及其合剂+多西环素+碳青霉烯类<br>亚胺培南西司他丁+利福平+多黏菌素/妥布霉素 |
| XDR 铜绿假单胞菌感染 | 以多黏菌素为基础的联合：<br>多黏菌素+抗铜绿假单胞菌 β 内酰胺类/环丙沙星/磷霉素/利福平<br>以抗铜绿假单胞菌 β 内酰胺类为基础的联合：<br>抗铜绿假单胞菌 β 内酰胺类+环丙沙星/磷霉素/氨基糖苷类<br>以环丙沙星为基础的联合：<br>环丙沙星+抗铜绿假单胞菌 β 内酰胺类/氨基糖苷类<br>双 β 内酰胺类联合：<br>头孢他啶或氨曲南+哌拉西林他唑巴坦<br>头孢他啶+头孢哌酮舒巴坦<br>氨曲南+头孢他啶 | 多黏菌素+抗铜绿假单胞菌 β 内酰胺类+环丙沙星<br>多黏菌素+抗铜绿假单胞菌 β 内酰胺类+磷霉素<br>多黏菌素静脉注射+碳青霉烯类+多黏菌素雾化吸入<br>氨曲南+头孢他啶+阿米卡星 |

碳青霉烯类包括：美罗培南、亚胺培南，不包括厄他培南。抗铜绿假单胞菌 β 内酰胺类包括：碳青霉烯类（美罗培南、亚胺培南）、头孢他啶、头孢吡肟、氨曲南、哌拉西林他唑巴坦、头孢哌酮舒巴坦等。

在实际临床工作中，我们该如何从这么多方案中做选择呢？这就涉及个体化治疗，需要考虑患者的既往用药情况和药物过敏史、患者的病情严重程度、所在医疗机构常见的病原菌及耐药情况、患者的基础疾病及目前器官功能状态，以及药物的 PK/PD 特性。如条件允许，我们也可以通过联合药敏来筛选出更加精准有效的联合用药方案，真正做到个体化治疗。此外，联合药敏也可以为 PDR 病原菌的治疗提供参考。

## 七、特殊人群感染的用药

### (一)妊娠期及哺乳期妇女

专家组建议，考虑孕妇作为特殊人群，其感染风险较高，可先经验性使用抗菌药物。当出现胰腺外感染，如胆管炎、肺炎、尿路感染、菌血症、导管相关性感染，应根据血培养或其他病原学证据制定个体化抗感染方案。具体药物选择可参照孕妇及哺乳期妇女用药注意事项。

孕妇使用抗菌药物应慎重，如果使用不当，可带来很多不良反应，尤其对胎儿可产生各种不良影响，如畸形、早产等。因此，妊娠期抗菌药物的应用须综合考虑药物对母体和胎儿的影响。根据抗菌药物的不同性质及其对孕妇和胎儿的影响，抗菌药物一般可分为孕妇禁用、慎用和可使用三大类。

1. 整个妊娠期禁用的抗菌药物

四环素类（四环素、米诺环素等）、喹诺酮类（诺氟沙星、依诺沙星、氧氟沙星、环丙沙星等）、氨基糖苷类（链霉素、庆大霉素、卡那霉素、新霉素等）、万古霉素、两性霉素 B、灰黄霉素、多黏菌素、黏杆菌素等，对胎儿有致畸或明显毒性作用。

2. 妊娠某阶段禁用的抗菌药物

妊娠早期（即妊娠12周内）禁用氯霉素、乙胺嘧啶、利福平、磺胺药等；妊娠28周后禁用氯霉素、乙胺嘧啶、磺胺药和呋喃旦啶等药物。因为氯霉素、利福平、乙胺嘧啶可致胎儿尿道和耳道畸形、耳聋、肢体畸形、脑积水、死胎及新生儿死亡；磺胺药可致新生儿黄疸及溶血性贫血；呋喃旦啶可致新生儿溶血。

3. 整个妊娠期都可使用的抗菌药物

青霉素类、头孢菌素类和磷霉素等抗菌药物在妊娠期使用，一般不会对胎儿造成不良反应。青霉素类药物在使用之前必须进行青霉素过敏试验，以免发生药物过敏反应。

哺乳期患者应避免选用氨基糖苷类、喹诺酮类、四环素类、氯霉素、磺胺药等。哺乳期患者在应用任何抗菌药物时，均宜暂停哺乳。

### (二)老年人

由于老年人组织器官呈生理性退行性变，免疫功能减退，特别是患有慢性疾病者更容易合并细菌感染。如果不合理使用抗菌药物，可能会加重人体器官的损害，影响寿命。在使用抗菌药物方面，老年人有其特殊性，需要特别关注以下几点。

1. 警惕产生耐药性

老年人抗感染治疗适合选用窄谱抗菌药，尽量不用广谱抗菌药，有条件者应参考血、尿、大便检验和细菌培养的结果选择药物。只有药物的抗菌谱与所感染的致病菌相适应，才能有效抗菌。老年人使用抗菌药物的时间和疗程要适当，切不可随意用用停停，以免给细菌产生耐药性的机会。

2. 注意药物使用剂量

根据老年人衰老的程度、病史和药物治疗史不同，使用抗菌药的剂量应当个体化制定。多数老年人使用抗菌药物时不应减少剂量，因为致病菌的生长不受人体衰老的影响，抗菌药在体内达不到有效浓度就无法杀灭病菌,反而可加速耐药性。但是肾功能减退的老年人在使用经肾脏排泄的药物(如青霉素类、头孢菌素类和其他β内酰胺类)时,应适当减少用药剂量。

### 3.注意使用药物,减少发生不良反应

老年人的组织器官功能老化,适应力减弱,影响药物在体内的代谢过程,因此药物不良反应的发生率较成年人高,程度更严重。老年患者宜选用毒性低、杀菌作用强的抗菌药物,常用药物有青霉素类、头孢菌素类、喹诺酮类,应尽量避免使用毒性大的氨基糖苷类、万古霉素等抗菌药物。

青霉素和头孢菌素类是老年患者首选的抗菌药物,但也不能忽视其可能引发的不良反应。青霉素类主要经肾脏清除,而许多老年人肾功能减退,如用药剂量过大可出现肌肉痉挛、抽搐、昏迷等青霉素脑病的症状。心功能减退的老年人调节电解质平衡的能力较差,当静脉滴注青霉素钠盐时,应注意避免钠潴留、低钾性中毒或充血性心力衰竭。

老年人使用头孢菌素类药物时应避免维生素K缺乏所致的出血,必要时应加服维生素K。喹诺酮类如诺氟沙星(氟哌酸)、环丙沙星、氧氟沙星等是老年患者常用的抗菌药物。由于老年人存在不同程度的脑萎缩、脑动脉硬化、肾功能减退,使用此类药物所引起精神紊乱或中枢神经兴奋的发生率较成年人高。

### 4.注意药物相互作用

老年人同时患多病的现象极为常见,需常年服用多种药物,如抗高血压药、降血脂药、胃黏膜保护剂等,抗菌药物与这些药物同时使用时常产生不良的相互作用。因此当患急性感染时应确定优先治疗原则:治疗时应先暂停软化血管、降血脂、胃黏膜保护剂等药物。

### (三)新生儿

(1)新生儿的肝、肾均未发育成熟,肝酶分泌不足或缺乏,肾清除功能较差,因此在新生儿感染时应避免应用毒性大的抗菌药物,包括氯霉素、氨基糖苷类、万古霉素、去甲万古霉素等。四环素类、喹诺酮类可影响新生儿的生长发育,故应禁用。磺胺类和呋喃类药物可导致脑性核黄疸及溶血性贫血,故应避免应用。

(2)由于新生儿肾功能尚不完善,主要经肾排出的青霉素类、头孢菌素类等β内酰胺类药物须减量应用,以防止药物在体内蓄积导致严重的中枢神经系统毒性反应。

(3)新生儿的体重和组织器官日益成熟,使用抗菌药物时应按日龄调整给药方案。

### (四)小儿患者在应用抗菌药物时应注意以下几类药物

(1)氨基糖苷类抗菌药物,小儿患者应尽量避免应用。

(2)万古霉素和去甲万古霉素具有一定肾毒性和耳毒性,小儿患者仅在有明确指征时方可选用。在治疗过程中应严密观察不良反应,并进行血药浓度监测,个体化给药。

(3)四环素类抗菌药物可导致牙齿黄染及牙釉质发育不良,不可用于8岁以下的小儿。

(4)喹诺酮类抗菌药物应避免用于18岁以下的未成年人。

(宋超,黄勋)

# 第四章

# 感染性胰腺坏死的外科治疗

急性胰腺炎（acute pancreatitis, AP）是最常见的外科急腹症之一，最新统计显示其发病率有逐年上升的趋势。15%~20% 的 AP 患者存在胰腺或胰周组织坏死，其中约 30% 的患者发生感染，形成感染性胰腺坏死（infectious pancreatic necrosis, IPN）。IPN 是重症急性胰腺炎（severe acute pancreatitis, SAP）最严重的并发症，常引起严重的脓毒症和器官功能衰竭，是 SAP 后期死亡的主要原因，总体病死率为 8%~39%。

随着重症医学水平的提高，AP 患者早期死于器官功能衰竭的比例逐渐下降，而后期胰腺坏死积液继发感染正成为威胁 SAP 患者生命最主要的原因。处理以 IPN 等局部并发症为主的第二个死亡高峰是临床诊疗中亟须解决的难点。近年来随着治疗理念和技术的不断更新，IPN 的病死率虽有所下降，但其早期诊断仍十分困难，IPN 的干预时机、干预方式和干预策略仍有较多争议，与此同时，多学科诊疗模式在 SAP，尤其是 IPN 的诊治过程中逐步被广泛认同。

## 一、IPN 的诊断

IPN 主要包括起病早期急性坏死物积聚（acute necrotic collection, ANC）合并感染和起病后期包裹性坏死（walled-off necrosis, WON）合并感染。及时准确的诊断是 IPN 后续治疗的重要依据。SAP 后期出现反复发热、腹痛等临床症状，或出现一般情况恶化，如呼吸功能、肾功能、凝血功能等器官功能损害，甚至出现血流动力学循环不稳定等病情，对 IPN 的诊断具有提示作用。SAP 合并脓毒症的病死率为 30%~50%。动态检测白细胞（WBC）、降钙素原（PCT）、C 反应蛋白（CRP）、白细胞介素 6（IL-6）等炎症指标有助于 IPN 的诊断及疗效判断，这类指标的进行性升高往往提示可能存在 IPN。

有研究认为，PCT 可对 IPN 患者总体预后进行早期和可靠的评估。首先，PCT 在识别 SAP 患者发生 IPN 感染风险中有重要价值。通过对 104 例 SAP 患者进行回顾性分析显示：与 CRP 相比，PCT 浓度在胰及胰周感染和相关多器官功能障碍综合征（MODS）患者中显著升高，PCT 用于评估 MODS 或持续加重的感染性坏死的敏感性和特异性分别为 93% 和 88%，而 CRP 为 40% 和 100%（$P<0.01$）。其次，PCT 监测可早期、可靠地评估 AP 的临床相关胰腺感染并发和总体预后。一项荟萃分析显示，高水平的 PCT 是 SAP 患者感染性胰腺坏死的危险因素，目前 PCT 被认为是判断 AP 合并感染最敏感的实验室指标，PCT≥2.0 ng/mL 提示患者合并感染，甚至有发展为脓毒症的可能性。因此动态监测 PCT

的变化，对早期诊断 IPN 及判断治疗疗效有重要作用，但其并不能完全代替病原学检查。

诊断 IPN 的金标准曾被认为是细针穿刺抽吸胰周坏死积液进行病原学检查，但该类检查属于有创性操作检查，且增加了无菌性坏死性胰腺炎感染的风险，同时具有较高的假阴性率。因此，近年来国内外主要的指南中不推荐常规行该检查以明确是否存在感染。

目前临床上尚无统一的评分系统或标志物能对 IPN 进行早期诊断。影像学检查对判断感染范围、评估严重程度以及选择后续干预措施具有极其重要的作用，其中 CT 检查发现"气泡征"是诊断 IPN 的直接证据。而外科或内镜治疗时获取胰周坏死组织或引流液进行病原学检查仍然是诊断 IPN 的金标准。

此外，二代基因测序（NGS）检测作为一种新型的病原学诊断方法逐渐在临床上得到应用，其通过测序的原理将待测外周血样本的序列信息与微生物基因库进行对比，理论上能无偏倚地检测出血样本中的所有病原体，尤其适用于复杂、罕见、危重的感染性疾病的病因诊断。宏基因组测序（mNGS）在中枢神经系统、呼吸系统以及循环系统感染性疾病的诊断中已表现出重要的临床价值，然而其在 IPN 诊断中的应用价值仍有待进一步研究。一项单中心前瞻性临床研究纳入了 35 例临床疑似 IPN 病例，其中 21 例通过胰周引流液病原学结果最终确诊为 IPN。初步研究结果显示，血 mNGS 诊断 IPN 的敏感度明显高于血培养（95.2% vs 23.8%，$P<0.001$），两者在诊断 IPN 的特异性上无统计学差异。血 mNGS 诊断 IPN 的病原学相符率高、检测时间缩短近 2/3、检测费用仅占患者总治疗费用的 1.3%，具有较大的临床应用前景。

## 二、IPN 的治疗

IPN 的主要治疗手段包括应用抗菌药物、微创手术及外科治疗。

### （一）应用抗菌药物

应用抗菌药物是治疗 IPN 的重要手段。对考虑 IPN 的患者应立即经验性使用抗菌药物，并尽快进行体液细菌培养，根据药物敏感性试验结果调整抗菌药物，以减少耐药菌的产生（参见第二篇第三章重症急性胰腺炎抗菌药物使用的策略）。笔者团队的以往研究显示，IPN 初始感染常见细菌包括大肠埃希菌（20.6%）、肺炎克雷伯菌（17.5%）、铜绿假单胞菌（13.4%）及鲍曼不动杆菌（11.3%）等，经验性用药首选碳青霉烯类，对初始诊断的 IPN 需给予抗菌药物治疗。一项荟萃分析发现，64% 的 IPN 可通过单纯抗菌药物治疗治愈，无须进行坏死组织清除，病死率约为 12%。我们的研究显示，12.9%（30/233）的 IPN 患者通过抗菌药物治疗成功，低于荟萃分析的结果，可能是研究中包含了大量外院治疗失败的转诊病例，以及荟萃分析纳入文献的发表偏倚所致。

### （二）微创手术

微创手术疗效已获得众多临床研究证实，并得到国内外指南的一致推荐。微创手术治疗一般首先选择 CT 引导下经皮穿刺引流（percutaneous catheter drainage，PCD），然后在 PCD 基础上行以外科腹腔镜为基础的视频辅助腹腔镜下胰腺坏死组织清除术，或超声内镜经胃/十二指肠穿刺支架引流（endoscopic transmural drainage，ETD），在 ETD 基础上行内镜直视下坏死组织清除术（参见第三篇第四章超声内镜技术在重症急性胰腺炎治疗中的应用)。以上两种微创手术，可减轻胰周液体的积聚及压力，究竟采用何种治疗方式取决于患者的一般情况、病变部位、操作器械及条件等因素。目前，视频辅助清创与内镜下清创等微创手术逐渐成为 IPN 手术的主流方式。开腹手术可作为微创治疗失败后的补充手段。

### (三)外科治疗

IPN 的外科治疗策略、方式以及时机一直是胰腺外科研究的热点。既往，以开腹胰腺坏死组织清除术(open pancreaticnecrosectomy, OPN)和规则性胰腺切除术为代表的传统外科手术是治疗 IPN 的首选方案。然而，OPN 往往伴随着较高的并发症发生率(30%~98%)和病死率(20%~40%)。

#### 1. 升阶梯(step-up)治疗

近年来，随着外科治疗理念和技术的不断进步，传统的开腹清创术逐步转变为升阶梯微创引流/清除术，包括 PCD、微创入路腹膜后胰腺坏死组织清除术(minimal access retroperitoneal pancreatic necrosectomy, MARPN)、视频辅助腹膜后清创术(VARD)以及腹腔镜下经胃胰周清创引流术(LTN)等各种微创外科方法的应用，使 IPN 的治疗策略发生了重大转变。step-up 治疗策略已成为目前治疗 IPN 的主流模式。2010 年，荷兰的一项具有里程碑意义的多中心 PANTER 临床随机试验表明，与 OPN 相比，step-up 治疗可显著降低 IPN 患者的病死率和主要并发症发生率，减少新发多器官衰竭、切口疝以及胰腺内外分泌功能不全的发生率。通过对上述病例近 7 年的长期随访，后续研究进一步证实 step-up 治疗组患者具有更优的远期预后。其他多项多中心大样本临床研究也证实，step-up 治疗比 OPN 在治疗重症或高危 IPN 患者中具有明显的优势，能显著改善此类患者的临床预后。

目前认为 IPN 的首选干预策略为 step-up 治疗方式，即首先进行穿刺引流，对引流效果不佳的患者依次进行 VARD 和 OPN。一项多中心研究显示，35% 的 IPN 患者使用 PCD 可以治愈，step-up 治疗与直接开腹手术相比，MODS 发生率、切口疝发生率及新发糖尿病比例明显降低。对该研究的患者进行长期随访之后发现，step-up 治疗与直接开腹手术相比，病死率及严重并发症发生率、切口疝发生率均明显降低，而在胰腺炎复发、慢性胰腺炎发作、慢性疼痛、胰腺内外分泌功能不全等方面两者无明显差异，研究证实 step-up 治疗不会增加再次进行干预的比例。

随着内镜技术的进步，内镜下微创手术 step-up 治疗的使用逐渐增多。在一项多中心大样本研究中，对 1980 例坏死性胰腺炎患者中的 1167 例行开放性坏死切除，813 例行微创手术，结果显示在高危组患者中，微创手术比开腹手术具有较低的死亡风险。

PCD 的优势在于以较小的创伤迅速改善患者的全身情况，为后续治疗创造条件。但部分 IPN 患者经过积极支持治疗后，器官功能正常，全身状态良好，无须通过 PCD 改善全身情况；另外，部分患者缺乏安全穿刺入路或预计 PCD 效果不佳，亦可不局限于微创 step-up 治疗策略，直接进行手术治疗。

国内有单中心回顾性研究显示：对 94 例 IPN 病例，分为单步手术组和 step-up 多步手术组，单步手术组 45 例，step-up 多步手术组 49 例，两组在新发器官功能衰竭方面无明显差异(14.29% vs 14.33%)，病死率(8.17% vs 8.89%)，长期并发症发生率(18.37% vs 15.56%)。然而，单步手术组住院时间优于 step-up 多步手术组。经过多因素分析，CRP、IL-6 和手术入路是干预≥3 次患者的独立预测因素。得出结论：在部分 IPN 病例中，与

step-up 多步手术相比，单步手术效果安全有效，干预较少，住院时间较短。

影像学技术或内镜引导下穿刺置入引流管是控制胰腺或胰周感染的重要措施。PCD可在超声或 CT 引导下进行，首选经腹膜后路径穿刺，经皮穿刺置管引流时应避免损伤重要结构如肠管、血管等，并且选择距离引流病灶最短的路径。内镜下引流通常经胃壁或十二指肠壁进行。在 AP 病程的早期是否可行引流治疗目前仍存在争议。一般认为，对于高度可疑或确诊的 IPN，即使尚未形成完整包裹，若药物治疗效果不佳，PCD 仍是控制感染的安全、有效措施。有研究认为，早期行内镜下引流同样安全。关于起病 1 个月后进行外科干预的建议来自开腹手术时代，延期 1 个月进行 PCD 可能没有必要。有报道显示，早期引流感染坏死能够改善整体预后，但 PCD 具体干预时机尚缺乏国际广泛的共识。

对于合并腹腔间隔室综合征（ACS）的 AP 患者，若存在大量腹腔或腹膜后积液，应考虑穿刺引流以降低腹内压；发病后期，对于由压迫消化道或胆道引起的局部并发症亦可行引流治疗。

2. 开腹 step-up 治疗与内镜下 step-up 微创治疗的选择

近年来，对于开腹 step-up 治疗与内镜下 step-up 微创治疗的对照研究较多。总体上，两者在病死率与严重并发症发生率方面的差异无统计学意义。在一项多中心、随机对照研究中，招募了来自荷兰 19 家医院明确的胰腺感染坏死有干预指征的成年患者，患者被随机采用内镜下 step-up 微创治疗或开腹 step-up 治疗。内镜下 step-up 微创治疗包括超声内镜引导下进行腔内引流，必要时进行内镜下的坏死清除。开腹 step-up 手术方法包括经皮导管引流，必要时行 VARD。2011 年 9 月 20 日至 2015 年 1 月 29 日期间，筛查了 418 例胰腺炎或胰腺坏死患者，其中 98 例患者被纳入，并随机分配到内镜下 step-up 入路（$n$ = 51）或开腹 step-up 入路（$n$ = 47）。两组病死率无差异[内镜组 9 例（18%）vs 外科手术组 6 例（13%）]。在减少胰瘘及缩短住院时间方面，内镜组更有优势。这项试验的结果可能会导致在技术成熟的内镜中心进行内镜下 step-up 微创治疗方法成为 IPN 治疗的首选。内镜下 step-up 微创治疗的优势在于降低胰瘘及切口疝的发生率，但内镜清创操作次数较多，不适用于所有 IPN 患者，对于两侧结肠后间隙及盆腔腹膜后区域感染的处理，传统外科开腹 step-up 治疗更具优势。另外，内镜治疗需要专门器械及有经验的术者操作。

2012 年 Bakker 首先报道了 ETD 与开腹手术治疗 IPN 的随机对照研究结果，共 22 例患者进入研究，2 例患者经 PCD 治愈未进入分析。研究发现 ETD 相较于开腹手术，能显著减轻术后炎症指标 IL-6 的水平（$P$ = 0.004），降低严重并发症发生率（20% vs 80%，$P$ = 0.03），由此证实了 ETD 的优势。近年来，ETD 治疗 IPN 的进展主要包括：①超声内镜的广泛使用。超声内镜可实时、准确地评估脓腔的大小、范围及与邻近消化道、血管的关系，以选择安全的穿刺路径。②腔壁贴合型覆膜金属支架的使用。早期的 ETD 多采用双猪尾支架引流感染性液体，但双猪尾支架容易发生移位或堵管，且其口径较小，难以彻底引流。腔壁贴合型覆膜金属支架口径宽大，且两端呈蘑菇头样，可锚定肠壁，发生移位或堵管的风险较低，同时可为 ETD 操作提供良好入路。最近有两篇荟萃分析显示，与使用双猪尾支架相比，使用腔壁贴合型覆膜金属支架在坏死组织清除方面更为彻底，且并发症发生率更低。但这一优势在随机对照研究中并未体现，需要更多高质量研究结果。目前，已完成两项有关 step-up VAD 与内镜清创的随机对照研究，总体结论是两者的严重并发症与病死率相当，但内镜下治疗胰瘘的发生率更低。需要注意的是，内镜下治疗对患者的选择性较高，仅适用于紧邻消化道(胃或十二指肠)的 IPN 患者，对于远离此区域的感染，仍需进行 PCD 操作。此外，内镜下清创对技术的要求较高，需要由内镜经验丰富的医生执行。清创过程中使用的大量一次性耗材可能导致医疗费用的增加，这也是我国现有医疗条件下需要考虑的问题。中南大学湘雅医院胰腺外科中心于 2013 年起开始系统进行 IPN step-up 微创治疗，效果满意。但在临床实践中发现，对患者不加选择地进行 step-up 治疗可能延长患者的治疗周期，且部分患者缺乏安全、有效的 PCD 或内镜下穿刺引流通路而导致治疗无法实施。因此有人提出了 IPN 手术的"一步法"策略。相较于 step-up 治疗，"一步法"手术未先行 PCD 或内镜下穿刺引流，而是直接进行 VAD。2018 年他们报告了"一步法"经网膜囊手术的治疗效果，35 例患者均成功进行手术，初次手术时间(78.9±25.3)分钟，出血量 20 mL(10~600 mL)，初次手术引流管数量(3.8±1.0)根，手术次数(2.3±1.6)次，平均住院时间(44.8±32.2)d；34 例(97.1%)患者脓液细菌培养结果阳性；手术并发症发生率为 17.1%(6/35)，围术期病死率为 5.7%。"一步法"与传统 step-up 手术的回顾性对照研究显示，"一步法"不增加新发器官功能障碍发生率(14.29% vs 14.33%，$P=0.832$)、病死率(8.89% vs 8.17%，$P=0.949$)及长期并发症发生率(18.37% vs 15.56%，$P=0.717$)，但可显著减少手术及操作次数[(2.36±1.54) vs (3.96±1.47)，$P=0.000$]，缩短住院时间[(50.62±35.58)d vs (63.98±25.07)d，$P=0.040$]。目前，仅选择全身情况稳定、无严重多器官衰竭的 IPN 患者施行"一步法"手术，能否将适应证进一步扩大仍待研究；"一步法"相较于 step-up 策略的优势也需 RCT 研究证实。

近 20 年来，随着科学技术的发展和微创理念的进步，微创干预治疗的方式得到了快速发展。国内外发表了一系列关于微创技术如 PCD、ETD、ETN 或 MARPN 治疗坏死性 SAP 的研究。其中 MARPN 根据技术不同又分为经皮窦道内镜技术、腹腔镜辅助胰腺坏死组织清除术、视频辅助腹膜后清创术等。这些微创方法的提出，降低了坏死性 SAP 患者的病死率，提高了生存质量。在发病 4 周内，感染性 ANC 可采用 PCD 减少坏死腔内压力和细菌毒素入血，从而改善 SIRS、败血症。Babu 等进行的一项前瞻性队列研究显示，PCD 可逆转 62%SAP 患者的脓毒症，并使 48% 的 SAP 患者免于手术。ETN 一般在超声内镜引导下经胃或十二指肠穿刺开窗，在内镜直视下进入胰腺或胰周坏死灶进行清创，并可放置支架或鼻胆管引流，虽然其创伤小、病死率低，但可能导致出血等并发症。最近的一项研究表明，与 OPN 相比，MARPN 可减少坏死性胰腺炎患者术后多器官功能衰竭的发生率、降低 ICU 入住比例等，其局限性是有导致腹腔感染扩散的风险。

VanSantvoort 等提出的 step-up 微创治疗，是将不同微创方法进行分阶段组合，对 SAP 患者先进行 PCD 或 ETD，必要时再实施 MARPN，可有效降低术后并发症发生率及病死率。2013 年国际胰腺病学会及美国胰腺病学会颁布的指南也建议外科干预应遵循 step-up 原则，但由于 SAP 患者坏死感染组织局部情况复杂，具体微创方法的选择应该结合实际情况而定。需要注意的是，微创治疗也有其局限性，如对坏死合并感染积脓，行 PCD 可部分缓解中毒和压迫症状，但会受到管径及穿刺入路的限制；对面积大、病灶多、有分隔或靠近大血管的患者实施微创坏死灶清除和引流常难达到理想的效果，而多次微创清创多点引流又会增加术后并发症发生率甚至提高死亡风险，此时选择直视下开腹清除手术更合适。因此，微创术式与开腹手术并不矛盾，应合理选择适应证，采用互补原则综合应用，充分发挥各自的优势。

微创外科时代，IPN 患者的预后已显著改善，但仍存在较高的并发症发生率。目前，IPN 术后常见的近期并发症有胰瘘、胃肠瘘、出血、新发器官功能障碍等；远期并发症包括胰腺内、外分泌功能不全及切口疝等。有临床研究发现，IPN 患者围术期出血已成为直接导致患者死亡的首要原因。在发生围术期腹腔内严重出血的患者中，出血原因可能是感染导致的胰周血管破裂（可表现为术前出血），也可能是手术操作所致。对于术前即已存在的 IPN 合并出血，应特别警惕术中大出血的风险。对于动脉性出血，可使用钛夹或 Hem-O-lock 夹闭，静脉性出血则可采使用填塞压迫止血。对于侧方入路手术后出血，应注意肌间血管出血的可能，以避免再次手术。对于术后早期出血，应结合术中情况，若明确出血血管，可立即再次手术；否则应行动脉造影检查，明确出血部位后进行栓塞治疗。既往研究证实，IPN 术后常见出血动脉包括脾动脉及其分支、肠系膜上动脉分支、胃左动脉分支、胃十二指肠动脉分支及左结肠动脉分支等。脾动脉、胃左动脉分支出血可栓塞其主干，不会导致严重后果，其余血管应尽量选择出血血管，避免主干栓塞。中南大学湘雅医院胰腺外科中心曾有左结肠动脉栓塞后结肠瘘或胃十二指肠动脉栓塞后十二指肠瘘的病例，处理困难，预后较差。在大出血的紧急情况下，可立即夹闭所有脓肿引流管，进行腹带加压止血，并迅速转运至介入中心或手术室治疗。

### （四）IPN 的手术时机

外科干预时机是 SAP 临床诊治的热点问题，主要针对 AP 病因及胰腺局部并发症继发感染或压迫症状。我国新版指南建议，对于胆源性坏死性胰腺炎患者，应在炎症反应消退、液体复苏成功或病情稳定后，行坏死组织清除术的同时行胆囊切除术或择期处理，以减少感染发生的机会。无症状的无菌性坏死积液不需手术治疗，伴有胃肠道压迫症状时可行外科干预。对于胰腺及胰周坏死继发感染的 SAP 患者，延迟手术原则已达成国际共识。我国新版指南建议，对这类患者应先行针对性抗菌药物治疗，严密观察抗感染的疗效，稳定者也可暂缓手术。指南认为外科引流应推迟至发病 4 周后再进行，以给坏死灶液化和周围纤维囊壁形成留出时间，但不可过度依赖非手术治疗，过度强调延迟手术干预可能导致多器官功能衰竭而丧失手术干预的机会。

外科干预时机是 IPN 治疗领域的关键争议点之一，它是决定 IPN 患者预后的重要因素。手术时机的选择比手术技术更为重要。既往大量研究表明，早期干预的病死率高，而延迟手术可显著降低主要并发症的发生率和病死率。

目前的国内外指南均明确指出，IPN 外科干预时机应尽量延迟到发病 4 周以后。通过对数据库进行系统回顾，收录 1980—2014 年有关感染性胰腺坏死的英文论著。主题调查包括手术时机、辅助治疗的使用和手术方式。纳入 88 篇研究并进行了全面分析。手术干预的时间分为三个时机（72 小时、12~14 天、30 天），发现延迟 30 天手术可以显著改善治疗效果。经皮穿刺和内镜手术的使用被证明可以推迟外科手术时机，在部分病例中可以使用该方法治愈。使用微创手术进行清创和引流已被证明是安全的，并与降低发病率和病死率有关。对于胰腺坏死的成年患者，文章建议推迟胰腺坏死清创术至少到第 30 天。在出现感染坏死后的前 30 天，建议有条件的中心进行 PCD 或内镜治疗，对于仍没有改善者才进行外科清创。因此，国内外指南均明确指出，IPN 手术治疗的干预时机应延迟至发病 4 周后。但是，IPN 延迟干预的策略是基于以往 OPN 仍然占据主流地位时期的报道和实践，在以微创技术为核心的 step-up 策略下，IPN 外科干预的时机是否需要调整仍有待高质量临床研究的证实。有前瞻性队列研究发现，早期内镜下 step-up 策略不仅不会增加坏死性胰腺炎患者的并发症发生率，反而能有效降低患者的总体病死率。

近期，由中国急性胰腺炎临床研究小组发起的一项多中心、前瞻性临床随机对照研究，对合并早期持续性器官功能障碍的坏死性胰腺炎患者按照早期按需 PCD 与延迟性干预两种策略进行对比，初步结果显示，早期按需 PCD 可能带来一定的潜在临床获益。后续完整的研究结果值得期待。国际上，有关 IPN 引流时机的随机对照试验（POINTER，ISRCTN33682933）正在进行，其结果同样值得期待。

开放手术时代提出的"3D"（delay，drain，debridement）手术策略仍是目前 IPN 治疗的主流模式。其中，延迟手术主要基于以下观点：①病程早期，患者全身情况不稳定，甚至可能存在多器官功能不全，在此情况下手术，可能导致患者器官功能恶化。②病程早期，坏死尚未局限，坏死组织内血管尚未完全闭塞，此时手术容易发生出血、消化道损伤等严重并发症。而且由于坏死组织并未完全成熟，常需多次手术。③既往研究显示，与"延迟"手术相比，"早期"手术患者的并发症发生率及病死率明显升高。然而，一味延迟手术可能导致患者错失手术机会，临床上由于延迟手术过程中抗感染治疗无效而死亡的病例并不鲜见。

目前，IPN 微创手术的应用越来越广泛，而微创介入手段，尤其是内镜或经皮穿刺引流对患者的"二次打击"势必显著低于开腹手术。在此情况下，延迟手术策略是否需要调整是值得考虑的问题。我们认为，如果 IPN 患者经过加强治疗后感染症状仍不缓解，至少可考虑穿刺引流。

急性坏死性胰腺炎治疗遵循延期原则已成为共识（发病后 4 周左右），即避开全身炎性反应期，待感染坏死性病变充分液化、坏死界线更易区分时再手术。然而，IPN 的病情复杂多变且"治疗窗"很窄，一味强调延期可能错过最佳干预时机。外科干预最佳时机的掌控宜根据患者的全身情况、坏死病灶范围与程度等因素综合考量，审慎而行，力求一次性处理、确定性清创。随着微创技术的飞速发展，微创干预在遵循延期手术原则时可适当提前。同时，在等待延期手术的过程中，应注重脏器功能保护、合理使用抗菌药物、适当液体复苏等综合治疗以增加患者对手术的耐受程度。

临床治疗中，近半数 IPN 患者可通过微创干预达到治愈效果，其余患者须行外科清创方能治愈。因此，早期筛选出倾向于外科清创的患者十分关键。目前尚无固定的甄别体系指导何时由微创干预转为开放手术，临床医生需要综合考量各项指标与个体化病情，国内外普遍认可的因素包括：多次微创干预效果不佳、多器官功能障碍综合征持续存在且无缓解趋势、腹腔出血且介入治疗无效、并发 ACS 等。

残余感染灶的处理仍是 IPN 治疗的一大难题，尚需兼顾损伤控制、step-up 原则，其治疗分为以下两部分。①重视清创引流：在充分体位引流的同时，国内学者提出了大口径—宽通道引流与脓腔不灌洗处理残余感染。大口径—宽通道引流指借助粗管引流，每个通道放置引流管的数目>2 枚，使通道处于扩张状态，促使坏死组织经引流管或通道间隙引出。脓腔不灌洗是指应用少量生理盐水冲洗，以维持引流管的通畅，避免大量灌洗造成脓液扩散，从而降低感染率。但相较于脓腔灌洗的临床获益尚存一定争议，未来需要更多高质量的循证医学证据进一步验证。②针对残余感染的清创：基于传统的 step-up 策略，进行微创手术以清除感染病灶。

### (五) 开腹手术仍是 IPN 治疗中的重要手段

值得一提的是，并非所有的 IPN 患者均适合采取 step-up 治疗策略。在微创的时代背景下，OPN 在 IPN 的治疗中仍有不可替代的地位。对部分全身状态较好的 IPN 患者，微创 step-up 治疗策略反而延长治疗周期、增加外科干预频次。因此，有指南推荐可考虑行"一步法"或"跨域式"OPN 干预理念。现阶段作为 step-up 治疗模式的终极手段，OPN 地位仍至关重要。外科医生在选择 OPN 时应该把握好手术指征，当出现无 PCD 穿刺路径、虽经积极的微创手术仍无法控制的严重感染、合并严重腹腔内并发症(如大出血和肠瘘等)以及出现广泛胰周坏死时，OPN 几乎是最有效的选择。同时，也应注意把握手术时机，充分利用影像学的精准指导选择手术路径。在手术操作过程中，应充分运用损伤控制的理念，避免过大范围的清创造成不可控制的大出血或肠瘘，手术的目的在于通畅引流和适度清创，OPN 残留的坏死组织后续可以通过各种微创手术方法来解决。在微创时代下，外科医生在施行 OPN 时应特别把握以下几个突出的特点。

1. 手术时机　目前大多数指南均推荐延迟手术策略，以求脓腔内液化更完全、坏死组织与存活组织的界限更为清楚，从而减少术后并发症的发生。延迟手术策略不仅适用于微创手术，同样适用于 OPN。

2. 手术切口的选择　路径更为精准，目标更为明确。过去经典的 OPN 常采用上腹部横行大切口或正中切口，力求方便探查整个腹腔和腹膜后区域。目前在 CT 等影像学的精准指导下，手术的目标变得更为明确，坏死积液的范围在术前得以准确勾勒，因而手术切口的选择也变得更为精准和多样化。切口的选择应遵循就近原则，只要能精准直达病灶即可。

3. 手术清创的手法　手术清创手法应更为轻柔，不强求一次性清除所有坏死组织。手术的目的在于通畅引流和适度清创。残留的坏死组织往往无须再次进行开腹手术来清除，而是可以通过术后 MARPN 有效清除。正因为有微创手术作为重要的辅助手段，使得 OPN 更为理性，而不是像过去一样往往因清创过度而造成致命性的大出血或肠瘘。

4. OPN 与微创的结合呈现多元化　不再是单一的 step-up 模式，而是灵活选用各种组合方式，只要对患者的治疗有利。这些组合方式既包括 PCD-MARPN-OPN 这样经典的 step-up 策略，也包括 OPN-MARPN 或 OPN-PCD 等策略，还包括 PCD-OPN-PCD、PCD-OPN-MARPN 等。

5. 多学科诊疗(multi-disciplinary treatment，MDT)合作　对于合并严重并发症的 SAP，单靠某一个学科的力量是很难治愈的。SAP 治疗有赖于各个相关的临床学科，尤其是胰腺外科、重症医学科、消化科、影像科、介入科、感染控制科等多个学科的紧密合作。虽然 OPN 的术后病死率高达 45%，但是应该看到，存在严重并发症的 OPN 患者或是微创治疗无法治愈者，其病情本身就极为凶险。在这样的危急情况下，OPN 往往是唯一能够挽救患者生命的手段。在微创治疗的新时代背景下，合理选择 OPN 的适应证和手术时机，对于进一步改善 SAP 患者的预后具有极其重要的意义。

现阶段，急性坏死性胰腺炎的临床治疗推崇微创干预，延期干预与微创化治疗已成为 IPN 治疗的共识，但这并不意味着 OPN 已成为过去。OPN 的作用与意义仍值得外科医生重新认识。首先，不同于发病早期进行的大切口、大范围解剖式清创，step-up 策略中的

OPN 是在合理的指征与时机下开展的，比传统 OPN 的安全性和有效性更高。其次，接受开腹清创的患者病情往往更加严重，感染坏死更为广泛，OPN 仍是微创治疗无效后的终极手段。对于微创治疗失败、坏死范围较大、出现严重并发症者，以及 step-up 治疗策略中发生干预手段相关副损伤(如肠瘘、出血)的患者，必须行 OPN。

此外，OPN 可在一次手术中达到彻底清创的效果，尤其对于广泛坏死的 IPN 病灶，并未导致病死率增加。日本的一项多中心研究提出，OPN 与内镜、PCD、VARD 等微创手段治疗 IPN 的病死率差异无统计学意义，故推荐 OPN 也是合理的选择。国内亦有报道自 2011 年后已开展多种微创胰腺清创术，在并发症发生率及病死率方面与单纯施行 PCD 至开放手术组差异无统计学意义，而微创组的干预次数反而更多。微创治疗虽为 IPN 外科干预的发展趋势，但并非唯一。若一味强调"唯微创有利"而忽视清创效率，易致患者错过最佳干预时机，导致预后不佳。鉴于不同地区诊疗条件和水平的参差不齐，我们建议对于复杂转诊的 IPN 患者，前期常未能接受规范化治疗，此时果断行 OPN 可能更为合理。此外，对于多次微创清创效果不理想、感染范围较大、液化不完全的病灶，IPN 并发持续肠瘘、出血，以及腹腔或腹膜后残余感染致病情迁延甚至加重的患者，应进行 OPN 治疗。OPN 治疗 IPN 的优势还体现在可以迅速控制感染症状，坏死积液清除的效果更快更彻底。本中心 OPN 患者术后中位住院时间为 24.1 天，明显短于微创手术组，大大提高了坏死组织的清除效率。因此，对于包裹较为局限的坏死积液病灶，尤其是坏死组织较多、穿刺路径需要经腹腔的，可以施行 OPN 以求获取更快的效果。

在双侧腹膜后大面积胰腺坏死、脓毒症严重、step-up 微创引流/清除术失败且坏死组织界限明确不再扩展时，或合并严重并发症如 IPN 后期阶段出现结肠瘘、肠壁坏死及外瘘口的患者，外科开腹手术的作用不应被忽视。

### 三、MDT 模式对于 IPN 的诊疗至关重要

目前，大多数医疗机构采取 MDT 模式治疗 IPN，并根据团队的技术优势及擅长形成了以不同学科(ICU、消化内科、胰腺外科、急诊科、中医科等)为主导的 MDT，具有一定的地域性及特色性。MDT 理念已深入人心，并为诸多患者争取了更好的预后，但仍存在以下环节需要完善。

(1)各中心均拥有不同的优势技术专长，但仍存在相对薄弱环节，易致治疗手段单一、技术局限，一定程度上制约了 IPN 患者的整体治疗。

(2)当前的 MDT 多停留在阶段化，如早期归属于 ICU，后期以胰腺外科、消化内科为主，但 IPN 患者病情复杂多变，常涉及多个器官、多个学科，须进行全病程、全覆盖、全天候的"一患一策"治疗。

(3)MDT 模式中不同学科间仍缺乏协作和规范，在会诊、转诊及讨论病情时的无缝衔接还需完善，应形成以团队形式参与、贯穿治疗始终、具有一定规章准则(以及时性、连续性、完整性、序贯性为评价指标)的 MDT。

总之，IPN 的 MDT 诊治还需兼顾疾病本身的需求，建立以患者为中心、以疾病为核心、以学科为纽带的一体化诊治平台。SAP 从发病初期即为复杂疾病，需进行 MDT 治疗。IPN 发生后可能出现多器官功能不全、消化道出血、消化道瘘、腹腔出血等严重并发症，需要 ICU、消化内科、普通外科及介入科等及时干预。在 IPN 治疗过程中，也可能出现一

系列手术并发症，相关科室能否及时到位成为影响患者预后的重要因素。IPN 术后常见的新发器官功能障碍需要在 ICU 进行充分的器官功能支持，而术后腹腔出血则需要介入科及外科的共同干预。此外，感染科、药剂科等在 IPN 的感染控制中也发挥了重要作用。相较于肿瘤，国内 SAP 的 MDT 模式尚未建立必要的规范，各单位的 IPN 诊治水平有较大差异，亟待加强。

综上所述，IPN 是 SAP 后期患者死亡的高危因素，其治疗过程中应尽量遵循延期干预，过早或过晚的干预均可能导致较差的预后；同时在治疗过程中可以遵循 step-up 策略，在抗菌药物治疗的基础上采用内镜或微创治疗手段进行外科干预，而开腹手术仍然有其适应证。IPN 的外科治疗需要在 MDT 模式下采用个体化治疗方案，以改善预后。

（纪连栋）

# 第五章
# 重症急性胰腺炎的营养支持治疗

## 一、SAP 营养治疗策略的变化

由于胰酶自身消化和多种炎症因子的共同作用，重症急性胰腺炎（severe acute pancreatitis，SAP）患者常处于高分解代谢状态，体内营养物质被迅速消耗，往往会出现液体大量丢失、水电解质酸碱平衡紊乱、脓毒症等，感染和多器官功能衰竭的风险也随之增加。因此，适时、合理的营养支持，不仅有益于改善患者的营养状况，对患者肠道功能的维持，减少并发症，降低病死率等均有重要意义。SAP 的营养支持主要包括肠外营养（parenteral nutrition，PN）和肠内营养（enteral nutrition，EN）。目前，越来越多的证据表明，在 SAP 患者中，EN 优先于 PN，因为 EN 与病死率、多器官功能衰竭的发生和感染率显著相关。在 SAP 中，由坏死或继发感染引起的炎症会导致能量需求增加，而蛋白质的流失，以及腹痛、腹胀、恶心和呕吐，又会导致进食减少和胰腺外分泌功能下降。因此，感染性并发症与高血糖有关，由 B 细胞损伤、胰岛素抵抗和感染性并发症引起的高血糖，必须合理控制血糖。如合并全身和局部的并发症，这些将会导致营养恶化和负氮平衡。

"胰酶激活导致胰腺自身消化"的理论仍为当今主流观点，因此，治疗的关键在于如何避免对胰腺的刺激，保持胰腺静息状态，从而缓解"自我消化"的炎症反应。这包括肠道休息（禁食、胃肠道减压和早期全胃肠外营养），"胰腺休息"理论为早期对 SAP 患者实施"无刺激喂养"提供了坚实的理论依据。已有多项研究证实肠外营养对胰腺外分泌功能不会产生明显影响，PN 作为 SAP 的基础性治疗方案，在临床上已得到广泛应用。自从 1974 年 PN 理念被带入 SAP 治疗中，其在很长的一段时间内占据了 SAP 营养治疗的主导地位。但随着对其研究的深入，PN 的一些临床弊端也逐渐显现。除了损伤、感染和代谢相关的并发症，更重要的是肠道长时间缺乏食物刺激，引起肠动力下降、肠黏膜萎缩、通透性增加，肠道屏障功能受损，使得肠道菌群和内毒素发生易位，进而导致肠源性感染的发生。因此，禁食让"胰腺休息"观点逐渐受到质疑和挑战。

随着"肠道唤醒"理论的兴起，越来越多的临床医生开始重视 EN，并提出了营养支持的原则：如果肠道有功能，就利用 EN。EN 可以防止肠黏膜屏障功能损伤，保持黏膜完整性并减少细菌移位，同时减少 SAP 产生的细胞因子应激反应。一系列研究表明，SAP 患者 EN 支持治疗与 PN 相比，EN 治疗可降低患者病死率、感染性并发症发生率及器官衰竭的风险，并可降低外科手术干预率。EN 不仅可以为代谢提供必要的能量和营养物质，还与免疫功能调节和抗氧化作用相关。

　　近年来随着重症医学的相关病理生理和营养支持学的深入研究，对 SAP 营养支持的认识提升到了一个新的高度。重症患者的临床营养支持，其目的已从单纯的"供给细胞代谢所需要的能量与营养底物，维持组织器官结构与功能"，拓展到"调控应激状态下的高分解代谢，改善机体的免疫状态和保护器官功能"等，即由"营养支持"向"营养治疗"转变。SAP 患者存在高分解、高代谢状态，长期的营养不良会增加患者的病死率，给予适当的营养治疗可以纠正代谢失衡、增强机体抵抗力、促进组织修复、减轻器官负担、改善患者的一般状况并促进疾病的痊愈。因此，营养治疗应成为患者综合治疗的一个重要组成部分，并与器官功能支持、药物治疗和手术等具有同等重要的地位。PN 正逐渐成为 SAP 补充性临床营养治疗方案，开启 EN 支持治疗的新篇章。

## 二、SAP 实施肠内营养的必要性

　　目前认为，轻症急性胰腺炎（mild acute pancreatitis，MAP）和中重症急性胰腺炎（moderately severe acute pancreatitis，MSAP）患者由于没有明显的胰腺出血坏死、局部炎症反应较轻、消化功能基本正常，一般不需要营养支持，而 SAP 患者则需要营养支持治疗。

　　SAP 患者呈现高代谢状态，伴有蛋白降解、糖异生和体内脂肪动员的增强，基础能耗增加约 50%。传统的 SAP 治疗方法为长期禁食。在麻痹性肠梗阻、恶心、呕吐、肠道动力障碍的情况下，通过静脉输注营养物质的耐受性远大于肠内营养，患者的依从性在全胃肠外营养的情况下会更好。相比之下，PN 似乎是更为理想的治疗方式，既可以提供营养，又可以减少对胰腺的刺激，非肠道制剂还可以限定和调整每日的用量和滴速，无须担心呕吐或误吸等肠内营养不耐受，还能避免由放置鼻饲管引起的不适。

　　虽然 PN 与 EN 在营养供给效能上基本相当，但在 SAP 的治疗上，EN 更符合人体生理营养方式，其通过直接为肠道黏膜提供营养物质，可更好地预防肠道黏膜萎缩，改善和维持肠道机械、生物及免疫屏障功能，从而减少肠道细菌及内毒素易位，缓解急性期炎症反应，降低感染发生率，保护相关脏器功能；且营养物质经门静脉系统转运至肝脏，更符合生理状态下肝脏的蛋白质合成和代谢，促进氮平衡的恢复，促进肠蠕动，缓解肠麻痹，从而改善 SAP 患者的营养状态。

　　最新的研究和荟萃分析表明，SAP 患者接受 EN 后，感染风险、并发症风险及病死率显著降低，并显著减少了外科干预、平均住院时间和费用。PN 费用较 EN 高，并且存在感染和血栓形成的风险。对于 ICU 的 SAP 患者也有研究表明，与 PN 相比，EN 显著降低了总病死率及多器官衰竭发生率。因此，对于 SAP 患者，应推荐使用 EN 作为首选营养途径。迄今为止，各指南均推荐 EN，中华医学会外科学分会胰腺外科学组、中华医学会消化病学分会胰腺疾病学组、美国肠外肠内营养学会、欧洲临床营养和代谢学会均建议，需要营养支持的患者首先推荐 EN。如果 SAP 患者的消化道具有部分功能，能够耐受 EN，则建议首选 EN 支持。但如果患者无法耐受 EN 支持，应选择 PN 支持，再逐渐过渡到 EN，在 EN 不能满足需求时可考虑给予补充性肠外营养（supplementary parenteral nutrition，SPN），以降低并发症发生率和病死率。

### 三、SAP 肠内营养治疗的时机选择

目前各大指南共识均推荐早期给予肠内营养。但临床上对"早期"的概念理解不一，对肠内营养开始的时间节点仍存在争议。多项荟萃分析结果支持急性胰腺炎发病24小时内或48小时内启动 EN。研究表明，48小时内启动 EN 比延迟启动让患者更加受益，表现在感染及器官功能障碍发生率和病死率更低等方面。通过比较24小时内和72小时内启动 EN 的有效性及安全性，发现二者在住院期间感染发生率及病死率的差异无统计学意义，说明早期启动肠内营养是安全的。中华医学会外科学分会胰腺外科学组推荐，在胃肠功能耐受的情况下，应尽早开展 EN，但未对启动 EN 的时间做出具体的说明。

对危重患者早期 EN 与延迟 EN 的研究表明，早期 EN 可降低危重患者的病死率和感染率，延迟 EN 则显著增加了胰腺坏死的风险。SAP 的早期阶段通常伴有血容量不足和休克。对于血流动力学不稳定的 SAP 患者，重点是液体复苏和呼吸支持。EN 应在复苏后24~48小时内或血流动力学稳定后开始，即足够的灌注压力、稳定剂量的血管活性药物、稳定或降低的乳酸和代谢性酸中毒水平，以及与改善结局相关的平均动脉压≥60 mmHg。SAP 早期阶段的特征通常是循环不稳定，以及胰腺炎症引起的微血管渗漏和大量液体丢失，导致内脏血管收缩、腹腔内高压(infra-abdominal hypertension，IAH)，甚至导致腹腔间隔室综合征(abdominal compartment syndrome，ACS)，这可能会影响肠道血流和肠功能。IAH 患者通常需要胃肠道减压，这也导致早期 EN 实施困难。此外，EN 是否导致腹腔压力(intra-abdominal pressure，IAP)增加，以及 IAH 患者是否耐受也是需要考虑的问题。在一项针对 SAP 患者的研究中，与延迟 EN 相比，早期 EN 不会引起 IAH，但增加了喂养不耐受。进一步分析发现，当 IAP≥15 mmHg 时，无论是早期 EN 还是延迟 EN，喂养不耐受都会显著增加。尽管如此，早期 EN 仍然缩短了 ICU 的住院时间，改善了 MODS，并减少了感染。对于 IAH 患者，当 IAP≤20 mmHg 时，应尽早给予 EN，同时应仔细观察喂养不耐受和 IAP 的变化。如果采取积极措施后喂养不耐受未能改善或 IAP 仍然增加，应减少或暂停肠内喂养。结合欧洲重症监护医学学会和欧洲营养学会的建议，如果血流动力学稳定，并且没有 EN 禁忌证时，应尽早进行早期 EN，在循环不稳定、缺氧、酸中毒、肠缺血、ACS 的情况下，则需要延迟 EN。SAP 本身以及肠鸣音减弱和腹泻并不是延迟 EN 的理由。

《中国急性胰腺炎诊治指南(2019，沈阳)》建议，若患者胃肠动力能够耐受，应在入院后24~72小时内实施 EN。欧洲临床营养和代谢学会也推荐应在入院24~72小时内尽早开始 EN 治疗。事实上，关于 SAP 患者早期开始 EN 的研究尚未得到大规模高质量随机对照试验的证实。尽管如此，目前的急性胰腺炎诊治指南一致建议尽早实施 EN，但 EN 启动的时间因研究而异，目前尚未就启动的特定时间达成共识。因此，SAP 营养治疗既不能消极等待，也不能过早启用，应该以病情为基础，以血流动力学稳定和胃肠功能恢复情况为参考，腹部症状、肠鸣音弱、血清淀粉酶水平、影像学改变都不是启动 EN 的必要条件。在 SAP 早期实施 EN，其保护肠道、预防感染的意义远大于营养支持本身。如果条件允许，建议在24~72小时内启动 EN。

## 四、SAP 肠内营养治疗的实施

### (一)喂养途径的选择

SAP 的 EN 喂养途径主要包括经鼻胃管(nasogastric，NG)和经鼻空肠管(nasojejunal，NJ)途径。开腹空肠造口术偶见于胰腺及胰周感染清创引流术时附带施行，而胃镜下经皮造口术较少应用。

对 SAP 患者的营养治疗，经 NG 和经 NJ 是 EN 最常见的营养置管途径。结合 SAP 患者的病理生理机制，传统的观点认为，EN 路径应选择 NJ。胰酶分泌时相包括头相、胃相和肠相，其中肠相占 70%~80%。涉及的两个主要消化道激素分别是促胰液素和胆囊收缩素。促胰液素由胃酸及脂肪分解产物脂肪酸刺激位于十二指肠肠黏膜的 S 细胞释放，胆囊收缩素由蛋白质及脂肪的分解产物氨基酸和脂肪酸刺激位于近段小肠肠黏膜的 I 细胞释放。为了避免胰酶分泌，应当越过刺激胰酶分泌的主要部位，即可避免头相、胃相、肠相的胰腺分泌刺激。通过 NJ 输送肠内营养制剂可以尽量减少对胰腺的刺激，达到胰腺休息的目的。同时对合并有胃流出道梗阻的患者，将鼻饲管放置于梗阻段远端更符合生理要求。

传统观念认为 SAP 实施 EN 必须经 NJ，否则会刺激胰酶分泌，加重胰腺炎性反应。然而，SAP 的发生是一个极其复杂的病理生理过程，单纯的胰酶激活理论不能完全解释 SAP 的发病机制。多项研究提示，使用 NG 和 NJ 实施 EN 在病死率、感染并发症和住院时间等临床指标上无显著差异。多个临床指南均已提及 NG 与 NJ 效果相似，考虑到 NG 置入方便、价格低廉，推荐首选 NG。基于 SAP 的外分泌特点，NG 实施 EN 的可行性理论依据如下：①主导胰腺外分泌功能的神经途径可能被阻断；②由于存在胰腺坏死，坏死的胰腺对物理刺激不产生反应；③在 SAP 发病后，胰腺的外分泌受抑制，同时胆囊收缩素分泌减少，导致食物经过十二指肠对胰腺的肠相刺激作用非常小。此外，不同国家和地区在社会背景、经济条件和医疗条件上存在差异，这也可能是造成 SAP 实施 EN 途径分歧的原因之一。

NG 可以由临床医生在床边放置，而 NJ 的放置须在透视下或内镜下完成。随着内镜治疗技术的发展，内镜引导下放置 NJ 已被临床广泛应用，但若 NJ 发生移位，则需要重新置管，这也相应地限制了 NJ 喂养的应用。已有研究表明，NJ 可以提高危重症患者肠内营养的耐受性，更快地实现营养目标量，并可降低肺部感染的发生率。中华医学会外科学分会胰腺外科学组指南认为，NG 有较好的安全性和可行性，相较于 NJ，NG 的放置更便捷，但当患者存在胃排空延迟或幽门梗阻时，应使用 NJ。中华医学会消化病学分会胰腺疾病学组指南推荐，EN 的途径以 NJ 为主，在可以耐受、无胃流出道梗阻的情况下采用 NG。

因此，基于国内外临床指南和研究结果，结合所在地区和单位的现状及经验，建议当 SAP 患者存在胃排空障碍、十二指肠瘘、胃流出道梗阻、高龄虚弱、误吸肺部感染风险较大、有上消化道重建手术史等条件时，建议首选 NJ 进行幽门后喂养；若排除上述情况，鉴于经胃的肠内营养支持方案相较于经空肠的肠内营养支持不仅安全而且有更好的耐受性，NG 可作为首选方案。因此，营养支持的途径因人而异，同时应根据患者的反应和耐受性及时调整。

## (二)营养产品类型的选择

EN 支持疗法的配剂类型目前多分为 3 种类型，包括要素型、半要素型、非要素型。要素型配剂是指氨基酸、单糖和足够的脂类；半要素型配剂含有多种长链、单糖、葡萄糖聚合物或者淀粉以及三酰甘油；非要素型配剂包含非水解蛋白、复合糖、长链三酰甘油。理论上，要素型和半要素型配剂与非要素型配剂相比，可减少胰腺的分泌。但研究分析表明，非要素型配剂与要素型或半要素型配剂相比，并没有显著增加喂养的不耐受性、感染并发症、住院天数、费用以及 SAP 患者的病死率。

近年来，治疗性质的 EN 即免疫营养，开始成为研究热点。这些特殊营养素包括：含双歧杆菌和乳酸杆菌的生态免疫营养素、ω-3 脂肪酸、膳食纤维等。但目前关于免疫调节物质的临床证据仍不充分，关于免疫营养的治疗作用尚未达成共识，目前尚无指南可供参考，需要更多的临床研究来明确。谷氨酰胺是肠黏膜细胞与免疫细胞等的重要能源物质，增加 EN 中谷氨酰胺的含量能够增强肠黏膜的防御功能，促进肠黏膜细胞的生长并防止细菌易位，还可改善临床症状及抑制炎症反应。有研究发现，对于接受 EN 的 SAP 患者，并不需要使用谷氨酰胺；若患者不能耐受 EN 而接受 PN 时，可静脉使用谷氨酰胺。目前对谷氨酰胺的应用仍有待明确，尚需更多临床研究。

在 EN 产品的选择上主要参考以下几点：

(1)患者早期最常用的是无须消化即可直接吸收或接近直接吸收的要素膳，如百普力、百普素等。

(2)在患者耐受的情况下再改为短肽类制剂，然后逐渐过渡到整蛋白类制剂，如能全力、能全素等。

(3)在普通 EN 的基础上酌情考虑补充具有一定药理作用的营养素(如谷氨酰胺)，以刺激免疫细胞，增强细胞免疫功能，减轻炎症反应。

(4)酌情考虑使用益生菌等肠道微生态调节剂来增强营养支持的效果。

(5)根据患者的血脂、血糖情况进行肠内营养制剂的选择，并注意补充维生素和微量元素。

(6)建议当 EN 在 1 周内未达到目标要求的 60% 时，可以考虑启动 SPN；对于营养风险高且营养风险筛查 2002(nutritional risk screening 2002, NRS 2002)≥5 的患者，若 EN 在 48~72 小时内不能满足 60% 的目标能量和蛋白质需求，则可以进行早期 SPN 支持。可根据临床病情进行个体化评估，平衡营养风险和益处。

## (三)EN 的给药方式

EN 的给药方式主要包括：一次投给、间歇重力滴注及连续泵入输注。在临床上，为避免高渗营养液所致的容量和渗透作用引起的急性肠扩张、腹胀和腹泻，多采用输液泵匀速输注。初始速度为 20~30 mL/h，若能耐受，可逐渐加量至 100~120 mL/h，必要时可每输注 4~5 小时暂停 1~2 小时，以使肠道得到适当的休息。临床实践观察，连续性泵入输注时，营养素吸收较间歇性输注效果明显，胃肠道不良反应少，血糖波动也较小。同时输注应从低浓度、低容量开始，滴注速率与总用量应逐日增加，不足的热量与蛋白质可由静脉输入 SPN。欧美肠外肠内营养学会在指南中均有推荐 SAP 患者使用肠内营养输液泵恒温下匀速输入，这可以显著降低反流、误吸、腹胀及吸入性肺炎的发生率。

### (四) EN 并发症及实施中的注意事项

#### 1. EN 的并发症及处理

治疗过程中常见的并发症主要有以下两类。①置管并发症：鼻咽喉部疼痛不适、误吸和反流、脱管、导管折叠或堵塞。②喂养并发症：喂养不耐受、血糖波动、吸入性肺炎、再喂养综合征等。由于 EN 可能出现一系列并发症，因此需要定期复查评价机体代谢状况（如血糖、血脂、血常规、电解质、肝肾功能等），调整 EN 的剂量。对于部分不耐受 EN 的患者，重点观察以下情况：①在排除其他因素的情况下出现病情加重或反复；②在规范使用和适当处理后仍出现腹胀、胃潴留、腹泻等情况。

若 SAP 患者出现病情反复，应关注是否为不恰当 EN 实施方案引起的，主要原因可能包括：①营养管放置位置不适当，如合并胃流出道梗阻的情况下，将营养管放置在胃内；②合并腹内高压，胃肠功能未恢复或伴明显肠梗阻；③输注速度过快、过多，胃肠不耐受；④输注浓度过高、温度过低，胃肠不耐受。

#### 2. 胃流出道梗阻时的治疗策略

如常规行鼻胃管建立肠内营养途径，患者输入肠内营养后反复出现呕吐、腹胀、营养管内引流出较多营养液和大量消化液，腹部体查可见胃型和振水音，常规调整后，仍无法缓解，需考虑胃流出道梗阻，可行上消化道碘剂造影证实。可在胃镜下或者放射介入下置入鼻空肠管，同时另置入鼻胃管，此时，患者鼻咽部存在两根管道，可能会造成患者不适。有条件的医院，可以在胃镜或放射介入下放置一根多腔的营养管，其两个远端开口可分别位于胃腔和空肠上段，从而实现同时营养输注和胃肠引流减压。随着消化液的持续丧失，患者可能出现水电解质平衡紊乱和营养障碍。此时，需要进行消化液的回输，具体方法为每 6~8 小时收集引流的消化液，用多层纱布或者滤纸过滤后，再通过空肠营养管回输，回输速度可适当加快，如 200 mL/h 左右，患者极少发生自身回输液不耐受的情况。随着患者营养状况的改善，胃肠道黏膜水肿的消退，部分患者的梗阻可能自行缓解和解除，但仍有部分患者可能需要手术解除外在消化道压迫后才能解除梗阻。

## 五、合理的 PN 仍然是 SAP 重要的营养治疗方式

既往研究发现，使用 PN 的患者比使用 EN 的患者出现更高的感染率、更长的住院时间、更高的费用，甚至增加病死率，因此多数指南推荐对于有肠道功能的患者更应使用 EN。但近期有部分学者发现，PN 导致感染的原因可能是过度喂养，而非 PN 本身。同时，许多患者因为疾病或治疗，EN 常难以达到机体每日的实际需要量，造成机体能量或蛋白质的不足，这些情况在 SAP 中尤为明显。因此，在 EN 不能满足 SAP 患者的能量和蛋白质需要时，通过 PN 补充不足部分的能量及蛋白质已得到临床及国内外指南的认可。合理的 PN 治疗可弥补 EN 补充不足造成的机体对能量和蛋白质的需求，从而有利于维护组织的正常代谢和器官功能，改善患者的临床结局。

中华医学会肠外肠内营养学分会推荐：对于需要营养支持治疗的患者，若 EN 提供的能量和蛋白质低于机体目标需要量的 60%，通过 SPN 增加能量及蛋白质摄入量，以降低或避免喂养不足，改善临床结局。因此，尽管 SPN 的使用存在一些争议，但对于无法耐受

EN 或者 EN 无法达到目标需要量 60% 以上的患者，SPN 仍然是重要的营养支持治疗方式。对于 SAP 合并肠梗阻、高流量瘘、严重肠道出血及 ACS 等重症患者，建议先行全胃肠外营养（TPN），暂缓 EN。

如何确定 PN 的最佳启动时机是肠外肠内营养领域争论和关注的热点，不同国际营养学会的指南在 PN 启动时机的推荐意见上也不完全一致。欧洲临床营养与代谢学会（ESPEN）指南推荐，实施 EN 2~3 天后能量和蛋白质仍未达到目标量时，应在 48 小时内启动 PN。美国肠外肠内营养学会（ASPEN）指南认为，无论营养风险如何，EN 提供的能量和蛋白质无法达到目标需要量的 60% 时，应该在 1 周后启动 PN。中华医学会肠外肠内营养学分会推荐：对于营养风险较高的患者，若 48~72 小时内 EN 无法满足机体需要的能量及蛋白质的 60% 时，建议给予 SPN；对于胃肠功能严重障碍且不能使用 EN 的重度营养不良患者，建议尽早启动 TPN。

总之，营养支持不仅为 SAP 患者提供能量，而且是治疗 SAP 的重要手段之一，与器官功能支持、药物治疗和手术等具有同等地位。EN 优于 PN，EN 为首选；在临床中推荐发病 24~72 小时内启动 EN；鼻胃管和鼻空肠管可根据具体情况选择；供药方式推荐采用输液泵匀速恒温输注要素膳。实施 EN 应当注意选择合适的营养制剂种类，注意控制适宜的输注浓度、速度和温度，并根据患者的病情定期评估，个体化考虑，不断调整方案，同时注意自体消化液的回输。绝大部分患者能很好地耐受肠内营养，如果 EN 不能达到目标能量摄入，则需要额外补充 PN。

（魏伟）

# 第六章

# 重症急性胰腺炎的局部并发症

重症急性胰腺炎(severe acute pancreatitis, SAP)的局部并发症主要与胰腺和胰周液体积聚、组织坏死有关，包括早期(<4周)的急性胰周液体积聚(acute peripancreatic fluid collection, APFC)、急性坏死物积聚(acute necrotic collection, ANC)及后期(>4周)的胰腺假性囊肿(pancreatic pseudocyst, PP)、包裹性坏死(walledoff necrosis, WON)(表2-6-1)等。这些局部并发症又分为无菌性和感染性两种类型。其他局部并发症还包括消化道出血、腹腔出血、胆道梗阻、胃十二指肠功能障碍/梗阻、肠瘘、腹腔高压、腹腔间隔室综合征、脾和门静脉血栓形成等。

表2-6-1　重症急性胰腺炎的局部并发症

| 并发症 | 临床特点 |
| --- | --- |
| 急性胰周液体积聚 | 发生于病程早期，表现为胰周或胰腺远隔间隙液体积聚，并缺乏完整包膜，可为单发或多发 |
| 急性坏死物积聚 | 发生于病程早期，表现为混合有液体和坏死组织的积聚，坏死物包括胰腺实质或胰周组织的坏死 |
| 胰腺假性囊肿 | 有完整非上皮性包膜包裹的液体积聚，起病后4周，假性囊肿的包膜逐渐形成 |
| 包裹性坏死 | 包裹性坏死是一种包含胰腺和(或)胰周坏死组织且具有界限清晰炎性包膜的囊实性结构，多发生于急性胰腺炎起病4周后 |

最初的急性胰腺炎(acute pancreatitis, AP)严重程度分型(1992年的亚特兰大分型)是依据是否存在局部并发症，分为不伴有局部并发症的单纯间质性胰腺炎和伴有局部并发症的AP，这在一定程度上说明了局部并发症在AP的诊治中具有重要地位。在2012年的修订版急性胰腺炎亚特兰大分型中，进一步对单纯的液性积聚和由坏死引起的实性物质积聚进行了重要区分，从而对胰腺和胰周的局部并发症有了更为准确的定义。间质性水肿性胰腺炎发生的急性胰周液体积聚、胰腺假性囊肿是急性液体积聚持续不吸收所致，是间质水肿性胰腺炎的一种延迟并发症(通常为>4周)；若存在胰腺和胰周组织的坏死，则为急性坏死物积聚(未形成包裹)，当急性坏死物积聚形成影像学检查可识别的包膜后，则称为包裹性坏死(很少在AP发病后4周内形成)。

当 SAP 患者出现持续性腹痛、器官功能障碍，甚至脓毒症等临床表现时，应考虑是否存在局部并发症。SAP 局部并发症的诊断和评估通常依赖于影像学检查。高分辨率、薄层扫描的腹部 CT 增强扫描可以全面显示局部并发症的形态学特征，是目前最有效也是临床工作中最为依赖的检查方法。CT 阅片时须注意局部并发症的位置（胰腺、胰周或其他）、内容物的性质（液性、实性、气体）、是否存在囊壁及其厚度。

及时发现局部并发症对于确定是否需要继续住院进行局部干预非常重要。所有可用的临床、实验室和影像学数据都应用于评估这一目的。如果出院时漏诊局部并发症，可能会导致患者病情加重并再次入院。需要警惕严重疼痛和（或）不能进食持续 3 天或以上；或实验室检测结果（如 C 反应蛋白≥150 mg /L）或任何评分系统表明超过轻度急性胰腺炎；以及需要持续有效的镇痛和（或）营养支持的患者。一般建议在疾病发作后 7 天左右进行腹部 CT 增强扫描。如在腹部 CT 增强扫描中发现局部并发症，则需要在有经验的中心进行复查，以指导进一步的管理，评估是否需要将患者转移到专科进行干预。局部并发症的处理，如胰腺坏死或积液，或后来的假性囊肿，应在有经验的专科中心进行，并采取选择性的升阶梯方法，通过内镜或经皮引流坏死或积液。局部并发症在急性胰腺炎的早期几乎总是弥漫性的，因此最好推迟干预，直到这些并发症被包裹隔离而更适合引流，一般最好超过 4 周。感染的存在和危重症是提前引流和（或）开放手术的相对指征，但随机对照试验证据倾向于延迟干预。虽然内镜下坏死切除术通常需要多次重复手术，但其优点是无须外部冲洗即可进行内部引流，使患者能够尽早出院进行门诊手术，减少卫生服务的使用量和费用。相比之下，微创或开放手术需要持续的外部冲洗，以冲洗脓毒性物质的积聚，这会延长住院时间，给患者和医院工作人员带来额外的负担。

## 一、急性胰周液体积聚

APFC 通常发生在胰腺炎的早期，定义为间质性水肿性胰腺炎发病后 4 周内出现的胰外积液，不伴有相关的胰周坏死。作为最常见的局部并发症，20%~50% 的急性胰腺炎患者会出现 APFC，并且常见于中、重度急性胰腺炎，也可作为慢性胰腺炎、胰腺手术或外伤的并发症出现。在 CT 增强扫描中 APFC 没有清晰的壁，密度均匀，不向胰腺延伸。由于受腹膜后正常筋膜平面的限制，APFC 可为单发或者多发。大多数急性积液不合并细菌感染，通常不需要干预就能自行消退。当 APFC 持续 4 周以上时，很可能发展为胰腺假性囊肿。无症状的 APFC 不需要治疗，但当出现症状时，如腹痛、胃肠梗阻、血管压迫、胆道梗阻，须警惕是否合并感染，并提示需要外科干预。

## 二、急性坏死物积聚

ANC 是指在 AP 发病前 4 周，胰腺和胰腺周围组织发生急性坏死，其无明确的组织壁，含有不同数量的液体和坏死组织。5%~10% 的 AP 患者会出现胰腺坏死，坏死可累及胰腺实质和（或）胰腺周围组织。大约 50% 的患者坏死范围位于胰周，而不存在胰腺实质的坏死。在 CT 增强扫描上，急性胰腺或胰腺周围坏死集合包含不同数量的固体坏死物质和液体，可能是多个，并可能表现为分为多个小腔。ANC 与 APFC 的最大不同是 ANC 由坏死性胰腺炎 [胰腺实质和（或）胰腺周围组织坏死] 引起的，且包含坏死性组织。ANC 可与实质坏死区域内的主胰管破坏有关，并可合并感染。

不同时间段的连续影像学检查对于 ANC 的诊断具有重要作用。在发病的第 1 周内，可能很难区分 ANC 和 APFC。在此阶段，它们都可能表现为具有液体密度的区域。第 1 周后，它们之间的区别开始变得明显。MRI、超声或超声内镜检查可能有助于确认病变中是否存在固体成分，从而明确 ANC 的诊断。

对 ANC 进行干预的主要指征，无论是微创、内镜还是开放手术，主要包括：①存在感染性坏死；②在无感染性坏死性胰腺炎的情况下，AP 发病后几周内，尽管进行了最佳的支持治疗，仍有持续的器官衰竭，但最好是在坏死物被隔离包裹时；③无菌坏死，包裹形成，持续存在胃、肠或胆道梗阻；④持续全身性疾病、纳差、体重减轻或大面积坏死物积聚的肿块效应引起的顽固性疼痛；⑤胰管断裂综合征（disconnected pancreatic duct syndrome，DPDS）（即存在胰腺坏死的胰管完全横切），症状持续。罕见的干预指征包括腹腔间隔室综合征、急性腹腔出血和肠缺血。目前的指南均建议在 AP 发作后至少延迟 3~4 周进行干预，以允许坏死性聚集液化和包裹。须警惕腹腔间隔室综合征，如果积极治疗失败，外科干预有可能挽救生命。其他急诊手术指征包括空腔脏器穿孔、不能进行血管造影或栓塞的严重出血，以及绞窄性肠梗阻。

### 三、胰腺假性囊肿

PP 特指胰腺周围组织的液体聚集（有时可能部分或全部在胰腺内），在 AP 中较为常见。PP 被清晰的壁包围，基本上不含固体物质。通常可以根据这些形态学标准进行诊断。如果抽吸囊肿内容物，通常淀粉酶活性显著增加。PP 被认为是主胰管或其分支胰管的破坏而引起的，不合并胰腺实质坏死。因此 PP 可以认为是持续的胰漏导致局部积液，通常需要 4 周以上的时间形成。持续存在的胰周液体积聚可以形成 PP。显然，ANC 与 PP 无关，当在充满液体的腔内有明显的固态坏死物质时，则不应称为 PP。CT 增强扫描是诊断和评估 PP 最常用的影像学方法，但可能也需要 MRI 或超声检查来确认是否存在固体成分。

PP 也可能出现在急性坏死性胰腺炎的情况下，一般是 DPDS 的结果。在这种情况下，胰颈部或胰体的胰腺实质已经坏死，但远端的胰腺仍然存活。PP 也可以出现在胰腺手术出现胰瘘的数周后。

当 PP 无明显症状且无严重并发症时，可采取保守治疗。当囊肿继发压迫症状、囊肿进行性增大、囊肿感染、合并胰源性门脉高压等情况时，有干预指征。目前的干预治疗手段主要有：经皮引流、内镜引流、外科引流。根据引流的途径分为内引流和外引流。

### 四、包裹性坏死

胰腺和（或）胰周坏死组织被边界清楚的胰腺壁包裹而形成的液体积聚，称为包裹性坏死（WON）。囊壁变为清晰的时间一般在坏死性胰腺炎发病后的 4 周。以前将 WON 命名为胰腺坏死、假性囊肿相关坏死或亚急性胰腺坏死等。胰腺和胰腺周围坏死可能被误诊为 PP。为此，可能需要 MRI 检查、超声检查或超声内镜检查来进行区分。在 WON 中，不需要证明胰腺导管连通存在与否。但是，是否与胰管相通具有潜在的重要性，因为它可能影响治疗。

SAP 常发生 ANC，随着时间的推移包裹形成后成为 WON。可以保持无菌，如果没有症状发生,可以进行保守处理,而表现出自限性疾病的特点。在怀疑或确定感染、胃出口或胆道受压,甚至脓毒症的情况下,介入引流是必要的,如果发生脓毒性休克,有时甚至在 WON 完全形成之前就需要外科引流。可通过超声或 CT 引导进行体外引流。由于微创、内镜治疗方法的明显改善,WON 的开放手术已经显著减少。有条件的单位也可行超声内镜引导下经十二指肠或经胃引流,放置塑料或金属支架。内外引流相结合,包括结合微创腹膜后清创,使重症患者的个体化治疗有了进一步的进展,与直接开放手术相比,显著降低了重大并发症的发生率。在个别病例中,也推荐进行多学科讨论以提供最合适的治疗。

## 五、胰管断裂综合征

DPDS 的诊断需要满足以下标准:①胰腺坏死至少为 2 cm。小于 2 cm 的胰腺坏死通常与 PD 狭窄的发展有关,而不是完全断开。②内镜逆行胰胆管造影术(ERCP)显示显影剂游离外渗,主要由主胰管漏出,或者出现主胰管的完全切断。虽然 CT、MRI 和 MRCP 均可以提示 DPDS,但需要通过 ERCP 来明确主胰管破坏的诊断。

胰瘘多为各种原因引起的胰管破裂所致,其治疗原则以通畅引流和抑制胰腺分泌为主,必要时可行内镜和外科手术治疗。20%~40% 的坏死性胰腺炎患者可伴有胰管部分或完全中断,WON 患者合并胰腺与 DPDS 的比例最高。胰管的完整性可通过 MRCP 进行评估,目前对于 DPDS 尚无统一的治疗标准。《2018 年欧洲胃肠内镜学会指南》指出,包裹性坏死经腔内引流术后,建议长期留置双猪尾塑料支架,以减少液体积聚再发风险。当发生部分主胰管破裂时,可考虑用支架对破口进行桥接;主胰管完全破裂可考虑 EUS 引导下主胰管引流。如内镜手术失败或再次发生液体积聚,可选择手术治疗,方式包括胰腺远端切除术和 Roux-en-Y 引流。

DPDS 是急性坏死性胰腺炎一个重要但常被忽视的并发症。主胰管节段性的坏死导致存活的胰腺上游实质与十二指肠之间的连接断开。断裂的胰腺若存在功能将继续分泌胰液,但未排入胃肠道,导致持续存在的胰周液体积聚、难治性的胰漏和慢性腹痛/复发性胰腺炎。由于缺乏对急性坏死性胰腺炎这一重要并发症的认识,DPDS 的诊断通常被延迟。诊断的延误增加了疾病的发病率,增加了治疗费用和住院时间。手术仍然是治疗 DPDS 患者的基础治疗方式。传统的手术方法是远端胰腺切除术或引流手术。然而,考虑到与胰腺手术相关的潜在风险,脾静脉血栓形成使手术野存在局部炎症和广泛的静脉侧支,以及急性坏死性胰腺炎导致的胰周组织炎症水肿,DPDS 的手术干预通常很困难。微创内镜治疗方法是可取的,随着治疗性内镜的进步,特别是治疗性超声内镜的出现,为 DPDS 的微创治疗选择开辟了一个令人兴奋的新领域。治疗 DPDS 的一种可能的内镜方法是使用永久性留置透壁支架。这允许创建和保持一个通道使胰腺分泌物流入胃肠道腔。但须注意内镜治疗的相关并发症,包括感染、导管移位和消化道穿孔等。

## 六、急性胰腺炎后门静脉、脾静脉血栓形成及胰源性门静脉高压

门静脉、脾静脉血栓形成在急性胰腺炎患者中的发生率约为 13%,严重者可导致肝功能衰竭、门静脉高压、脾脏和肠道坏死等。血栓形成与胰腺坏死位置和程度有关。有研究发现,门静脉、脾静脉血栓形成后,抗凝治疗并未提高血管再通率,反而增加出血的发生率。因此,不建议对急性胰腺炎后门静脉及脾静脉血栓形成的患者行抗凝治疗。

胰源性门静脉高压，又称左侧门静脉高压，在急性或慢性胰腺炎、胰腺囊肿、包裹性坏死或胰腺肿瘤等疾病中，因脾静脉血栓或闭塞引起孤立性胃静脉曲张为特征，同时肝功能正常。急、慢性胰腺炎导致的脾静脉血栓为胰源性门静脉高压的主要致病因素。在解剖上，脾静脉位于胰尾的后表面。持续的胰腺炎症损伤和胰腺坏死或假性囊肿的外压可导致脾静脉狭窄、血栓形成或完全阻塞，从而发展成侧支血管。文献报道，从急性胰腺炎发病到诊断为左侧门静脉高压的时间间隔为 10 天至 9 年，这使得左侧门静脉高压在住院期间不易被发现，一般在随访中才能发现。大多数门静脉左侧高压症患者无症状或仅有慢性腹痛。须警惕上消化道出血，这是一种危及生命的临床表现，其发生率为 4%～17%，致死性出血的发生率为 1.2%～14.5%，多数胰源性门静脉高压无明显临床表现，可随访观察。少数患者表现为上消化道大出血，除对症止血治疗外，积极处理胰腺原发疾病也是治疗的关键。对反复出血的患者，可考虑行脾切除术。对合并严重脾功能亢进的患者，可行脾动脉栓塞或脾切除术。

（朱帅）

# 第七章
# 重症急性胰腺炎并发肠外瘘的防治

## 一、概述

消化道瘘（gastrointestinal fistula，GIF）是重症急性胰腺炎（severe acute pancreatitis，SAP）的严重并发症，常继发于感染性胰腺坏死（infectious pancreatic necrosis，IPN），多数发生于 SAP 后期，不同研究中其发生率从 3%到 47%不等。根据瘘口所在部位，GIF 可分为胃瘘、十二指肠瘘、空肠瘘、回肠瘘以及结肠瘘，可单独发生或联合发生，同一部位也可单发或多发。结肠瘘最为常见，其次为十二指肠瘘。根据瘘口是否与体表皮肤相通，GIF 可分为内瘘（internalfistula）和外瘘（externalfistula）两类，肠外瘘（enterocutaneous fistula）是 GIF 最常见的类型，指肠管与体表皮肤之间形成病理性通道，造成肠内容物溢漏，继而发生内环境失衡、感染、营养不良和器官功能障碍等病理生理改变，是临床工作中的难点。在 SAP 的基础上合并肠外瘘更是难上加难，对每位临床医生来说都是巨大的挑战。

### （一）肠外瘘的分类

肠外瘘通常根据瘘发生的部位命名，如十二指肠瘘、空肠瘘、回肠瘘、结肠瘘等。临床上从不同角度对肠外瘘进行分类，常用的分类方式有以下几种。

1. 根据瘘的解剖部位 以屈氏韧带 100 cm 的空肠处为界，分为高位瘘和低位瘘，近端者称为高位瘘，远端者称为低位瘘。

2. 根据肠液流出量 24 小时引流量达到 500 mL 及以上者称为高流量瘘；少于 500 mL 者称为低流量瘘。消化液丢失量的多少取决于肠瘘的部位，高位瘘丢失肠液量大，低位瘘肠液损失少。成年人每天胃肠道分泌量为 7000~8000 mL，其中大部分在回肠和近端结肠重吸收。所以十二指肠和空肠上段高位瘘者每天丢失肠液量较多，可高达数千毫升，在丢失大量水的同时尚有电解质的丢失，具体视瘘的部位及瘘口大小而异。

3. 根据瘘的形态 常见的有管状瘘、唇状瘘、腔内瘘及肠空气瘘。①肠壁瘘口与腹壁外口之间有一段不同长短、曲直的瘘管称为管状瘘；②肠黏膜外翻，与皮肤愈合而形成的唇状称为唇状瘘，多数出现在腹壁切口裂开或有缺损的情况下；③合并脓肿存在，瘘口深居于腹腔，尚无管状瘘或唇状瘘形成的倾向称为腔内瘘，SAP 合并肠外瘘早期多数是这种类型；④肠腔瘘口直接暴露在空气中，没有皮肤、皮下、其他肠管或组织覆盖称为肠空气瘘（enteroatmospheric fistula，EAF），是随着腹腔开放应用后出现的一种新型肠外瘘，也称暴露性肠瘘(exposed fistula)，见于严重创伤实施损伤控制性剖腹术后、腹腔间隔室综合征(abdominal compartment syndrome, ACS)开放腹腔术后、腹壁缺损、腹部手术后切口感染或裂开等情况。对于 SAP 引流术后，无论是被迫还是有计划地行腹腔开放术，在感染症状控制后均应设法及时关闭腹腔。腹腔短时不能关闭时，也应采用各种人工材料暂时性地关闭腹腔，以避免肠管长时间暴露在外引发肠管破损导致肠瘘。

此外，肠外瘘还可根据病因分为损伤性、炎症性、肿瘤性；根据瘘口发生在肠管的侧面还是断端分为侧瘘和端瘘；根据瘘的数目分为单发性和多发性等。

这些分类都是从某一个侧面出发提出的，其目的是对瘘的各个方面作出评估，以便于指导临床治疗。因此，要尽可能对肠外瘘作出定性、定位以及定量的诊断，综合上述各种分类，作出全面的判断，以便更好地制订治疗计划。

### (二)SAP 并发肠外瘘的原因

SAP 并发肠外瘘的确切原因仍很难确定，往往是全身及局部多因素共同作用的结果。感染性胰腺坏死、休克、营养不良、手术操作、改良 CT 严重指数(modified CT severity index, MCTSI)高是其发生的高危因素。目前研究认为可能的原因主要包括以下几种：

1. 局部病变　胰腺及其周围坏死感染波及肠道并形成局部压迫，再加上胰酶的直接腐蚀，可造成肠壁严重水肿、局部缺血坏死以致形成瘘口。结肠及十二指肠均位于胰腺周围，解剖特征导致两者更容易受影响。

2. 血运障碍　炎症刺激肠系膜血管痉挛或小血管栓塞、肠系膜动脉受压迫及休克导致肠道血液灌注减少等，都可引起肠壁水肿、局部肠壁微循环障碍，容易发生缺血坏死甚至穿孔。结肠血供多为终末支血管，血运较小肠差，更易出现肠道缺血坏死而发生肠瘘。

3. 医源性损伤　研究表明，大部分肠外瘘发生在外科干预或介入操作后。频繁进行开放坏死组织清除术、超声或 CT 引导下经皮穿刺置管引流、引流管长期放置压迫，以及不恰当地进行肠内营养管放置等均可导致医源性肠外瘘。在目前微创化治疗的大趋势下，医源性损伤的发生率逐渐升高，应引起高度重视。

### (三)SAP 并发肠外瘘的病理生理改变

典型肠外瘘的发生发展一般相继出现 4 个病理阶段：腹膜炎期、局限性脓肿期、瘘管形成期及瘘管闭合期。SAP 并发消化道瘘往往发生在起病 4 周以后，在腹膜后感染坏死病灶的基础上出现，病变周围组织已粘连包裹，多数没有明显腹膜炎，除非病灶向腹腔内穿破。对于未经引流的感染性胰腺坏死病灶，出现消化道瘘后，早期可以通过将胰腺感染坏死物质引流到胃肠道，使病灶得以减压引流，可能使患者受益，局部及全身症状改善。但随着病程进展，局部引流不畅加之肠内容物外溢的影响，症状及体征会再次加重。只有原发病得到有效治疗，局部病灶获得充分引流，肠外瘘才有可能进入最后一个阶段获得治愈。

肠外瘘出现后，除了原有 SAP 病理生理改变，肠外瘘本身也会引起一系列特有的病理生理改变，主要包括水、电解质和酸碱紊乱，营养不良，消化酶的腐蚀作用，感染等。瘘口小、位置低、流量少的肠外瘘引起的全身病理生理改变较小；高位、高流量的胸外瘘则引起的病理生理改变比较明显。研究表明，SAP 并发消化道瘘者近 90% 继发于感染性胰腺坏死，患者在经历了 SAP 及感染性胰腺坏死的双重病理生理改变后，再次叠加肠外瘘的影响,而各项改变之间又可以互为因果,处理不当可导致腹腔及消化道大出血、脓毒症、多器官功能障碍综合征(MODS),最终出现多器官功能衰竭而死亡。

## 二、SAP 并发肠外瘘的诊断

SAP 并发消化道瘘分为内瘘和外瘘。内瘘的临床表现相对隐蔽,常常是非特异性的,有些甚至表现为症状体征的改善,导致诊断较困难,不少患者是在进行各项检查或治疗时意外发现的。并发肠外瘘的诊断主要根据病史、临床表现及相关检查,完善相关检查后诊断多无困难。SAP 并发消化道瘘很容易被忽视,因为其临床表现常常与 SAP 的临床表现重叠,而且在 CT 影像学上,消化道瘘引发的胰腺周围积气表现与感染性胰腺坏死本身存在的"气泡征"也容易相混淆。关键是要在 SAP 的诊治过程中密切关注病情变化,一旦有疑似临床表现需高度重视,尽快完善相关检查以明确诊断,避免延误治疗。

### (一)临床表现

SAP 病程后期,行手术或穿刺置管引流术后,出现以下临床表现提示可能存在肠外瘘。

1.引流量改变 引流量异常增多或突然减少。IPN 患者每日引流量基本稳定,并逐步减少,当引流量突然发生改变时,需要考虑是否存在消化液外溢或感染坏死组织流入消化道的可能。

2.引流液性状改变 ①大量黄色消化液样液体,特别是带有泡沫;②可见食物残渣;③粪性液体。IPN 患者引流液多数为深浅不一的褐色或暗红色浑浊液体,并可见坏死组织,引流液性状的改变提示可能出现新病变。

3.腹腔及消化道同时出血 无论是腹腔内血管出血还是消化道出血,由于瘘口的存在,两者势必相贯通,表现为伤口或引流管出血,同时出现呕血和(或)便血。

4.原有症状体征突然加重或持续无法改善 经过有效引流后,患者腹胀、腹痛、发热及其他全身状况逐渐好转后再发并加重,或持续无法改善,须考虑是否出现并发症。

当出现以上疑似肠外瘘临床表现时,可口服经过稀释的活性炭或亚甲蓝后,定时观察引流液,记录活性炭或亚甲蓝排出的量和时间。如有染料经创口排出,则瘘诊断明确。根据排出时间,可粗略估计瘘的部位;根据排出量的多少,可初步估计瘘口大小。没有排出也不能排除肠外瘘的存在,所有患者均须行相关影像学或内镜检查以进一步明确诊断。

### (二)常用检查

SAP 并发肠外瘘可在开腹或微创手术中发现并确诊,但主要通过各项检查明确诊断。除了明确是否有瘘的存在,还需要明确瘘口的大小,是高位瘘还是低位瘘,是单个瘘还是多发瘘,瘘管的走行情况如瘘管的形状、长度,有无脓腔存在,是否与其他脏器相通,瘘的远端有无梗阻等,以便实施正确的治疗。常用检查方法如下。

1.消化道造影 消化道造影能够直接显示消化道瘘的起源部位、数量及大小,局部有无脓腔及脓腔范围,远端肠道是否通畅等。造影剂应避免使用硫酸钡,因硫酸钡漏入胸腹腔后不能被吸收又难以溶解,可造成感染或局限性包裹,导致异物残留。应采用泛影葡胺或碘海醇、碘普罗胺等非离子型造影剂,这些造影剂可被吸收且无残留。造影时应动态观察胃肠蠕动和造影剂分布的情况，注意造影剂漏出的部位、漏出的量与速度及有无脓腔等。常用的有全消化道造影、上消化道造影、碘水灌肠造影。

2.瘘管造影　采用泛影葡胺或碘海醇、碘普罗胺等非离子型造影剂，通过引流管或经瘘口置入的导管注入，动态观察可显示有无脓腔，消化道瘘口位置、大小以及与腹壁间距离等。瘘管造影是最直接的诊断方式。

3.胃肠镜　胃肠镜可直视下确定瘘口的有无、大小、单发还是多发，特别是在合并出血的患者中，可以确定出血部位是否为胃肠道，如果是胃肠道出血能够同时进行治疗。ICU中的危重症患者，不便外出检查时，可行床旁检查。但是，胃肠镜检查过程中需不断注气，有加重腹胀、增大瘘口的风险，同时由于肠道狭窄可能无法到达瘘口处而致检查失败，因此不作为常规首选检查方式。

4.CT　CT是SAP首选的检查方法，对判断感染范围、评估严重程度及选择后续治疗措施具有至关重要的作用。若合并胃肠瘘，则在CT增强扫描中主要表现为胰周脓肿内出现气体影，紧邻胰周感染灶周边肠管壁增厚，肠壁内气体影，肠壁连续性欠佳或中断。结合检查前分时段口服胃肠造影剂后部分造影剂溢出肠管即可确诊。CT不仅能诊断胃肠瘘，还能有效评估原发病SAP病变情况，对于脓腔的显示，CT明显优于瘘管及消化道造影。

此外，根据患者的具体情况，必要时可选择MRI、超声内镜及逆行胰胆管造影等检查以进一步明确诊断。

### 三、SAP并发肠外瘘的防治

#### (一)SAP并发肠外瘘的预防

积极治疗SAP，早期采取有效的治疗措施，及时控制疾病的进展对预防肠外瘘的形成至关重要。针对引起肠外瘘的原因，在SAP诊治过程中须特别注意以下问题。

1.早期EN　研究表明，早期EN(48~72小时)的患者发生GIF的风险显著降低。早期EN可以及时提供营养支持，减轻低蛋白血症引起的肠壁水肿，同时保持肠道黏膜的完整性，抑制细菌的过度生长和易位，减轻局部及全身感染的风险。

2.及时有效治疗IPN　IPN是SAP合并消化道瘘发生的独立危险因素，研究表明90%以上的消化道瘘出现在IPN之后，及时有效引流感染性坏死可显著降低消化道瘘的发生。

3.外科干预适时适度　IPN是SAP需要外科干预的主要问题，此外还有严重的ACS及其他合并症。外科干预方式主要包括经皮穿刺引流(PCD)或内镜下穿刺引流、外科视频辅助清创或内镜下清创及开腹手术。须注意：①严格掌握手术指征，确定手术时机；②穿刺置管在超声或CT引导下进行，充分研读影像学资料，避免盲目操作；③选择合适大小及质地的引流管，术后加强引流管管理，避免长时间压迫及反复引流管脱落重置；④根据患者的具体情况确定清创频度及范围，采取损伤控制策略，避免过度清创；⑤内镜下操作确保直视下进行，术中尽可能保障视野清晰；⑥尽可能避免或缩短腹腔开放引流。

此外，在SAP治疗过程中维持内环境稳定、全身感染的治疗、避免休克发生等对肠外瘘的预防也有一定意义。

## （二）SAP 并发肠外瘘的治疗

肠外瘘是 SAP 后期常见并发症，多继发于 IPN，瘘口与感染的坏死积液灶直接相通，局部的严重感染会直接影响瘘口愈合，肠内容物外溢又可能加重局部感染。因此，治疗需兼顾 SAP 及肠外瘘，原发病的治疗是基础，有效控制脓毒症和良好的肠内营养支持是治疗的关键。应根据病情进展的时期及瘘口部位的不同，结合患者自身情况采取有针对性的个体化治疗。以下重点介绍根据瘘的不同特点所采取的治疗措施。

1. SAP 并发高位肠外瘘的治疗　SAP 合并高位肠外瘘以十二指肠瘘为主，其次是胃瘘及高位空肠瘘。大部分可以通过胰腺坏死感染脓腔引流，将脓腔不断缩小至引流管本身，形成管状瘘，后期逐步愈合。治疗中须特别注意内环境的稳定，控制感染及营养的供给。主要治疗措施如下。

（1）维持内环境稳定：SAP 并发高位肠外瘘由于消化液的大量丢失、严重腹腔感染所致的高分解代谢、胰岛素拮抗、糖利用障碍、出现高血糖等，导致水电解质和酸碱平衡紊乱较为复杂，形式多种多样，并且贯穿整个病程和治疗过程中。随瘘流量的改变、感染控制程度的不同，紊乱的程度也会发生改变。应注意监测 24 小时出入量、血电解质、血气分析、血细胞比容、血浆渗透压、尿量、尿比重等，特别要注意有无低钾血症、低钠血症和代谢性酸中毒。基本措施是保证正常的水电解质和酸碱补充，控制肠液漏出，及时发现和纠正水电解质及酸碱平衡紊乱。

（2）营养支持治疗：EN 是具有高营养风险但胃肠道功能相对正常的患者首选的营养支持方式，建立安全可靠的 EN 途径是治疗的关键。安全可靠的 EN 通道需满足几个条件，即跨过肠瘘口、耐受性好、微创、并发症少且没有营养液反流。放置鼻空肠管的技术包括床边盲置、超声引导放置、透视辅助下放置、内镜辅助下放置、微创手术经窦道放置等。对于瘘口较大的患者，透视下置入术成功率更高，可作为首选方法。引流管首选三腔喂养管，空肠端加强肠内营养，胃腔端减压引流，引流液通过空肠端回输以防止水电解质丢失，没有三腔喂养管时也可分别放置空肠营养管及胃管。EN 的具体实施方法详见第二篇第五章。

（3）控制感染：关键是对感染源的控制，以达到合理有效的引流。SAP 并发肠外瘘常继发于 IPN，由于瘘口周围往往存在较多坏死组织，单纯引流效果较差，瘘口的愈合常需要很长的时间。我院采用升阶梯式（step-up）引流策略，包括经皮穿刺置管引流（PCD）、微创入路腹膜后胰腺坏死组织清除术（MARPN）以及开腹胰腺坏死组织清除术（OPN），取得了良好的效果。其他微创技术还包括视频辅助下坏死组织清除术（VARD）、内镜下经胃/十二指肠穿刺支架引流（ETD）、经胃内镜下胰腺坏死组织清除术（ETN）、内镜和经皮引流双模型引流术等，这些技术广泛应用，亦取得了良好的疗效。在没有 PCD 和腔内引流路径的情况下，OPN 也可作为清除感染坏死灶的第一步手术（详见第二篇第四章）。需要特别注意的是，重视多区域引流，瘘口附近一定要放置引流管，一方面可以减少感染组织对瘘口的影响，另一方面也可与肠腔内减压引流相配合，充分引流消化液，以便加速患者康复。

2. SAP 并发低位肠外瘘的治疗　SAP 并发低位肠外瘘绝大部分是结肠瘘，以结肠脾区及横结肠为多见。SAP 并发低位肠外瘘的重点问题是感染，不同于高位肠外瘘，除清创引流外，约半数以上的患者需要行相关肠道手术方可治愈。除上述治疗措施外，常用的肠道外科手术治疗方式如下。

(1)择期行确定性手术：对已行腹腔清创引流且引流通畅、无严重腹腔感染、但瘘口持续存在且无法闭合者，待感染控制、炎症消退、营养状态改善后(一般是 3 个月后)，可行确定性手术，切除病变肠管并行肠吻合术。术前需要常规行远端肠道造影或肠镜检查，确保远端肠道无狭窄及梗阻。

(2)肠造瘘+二期手术治疗：腹腔感染严重，清创引流不畅，感染不能控制或加重，可将瘘口的近端拖出造瘘，肠瘘肠管暂时空置，同时行腹腔引流，待情况改善后，再行确定性手术。

随着内镜治疗的不断发展，SAP 并发肠外瘘的内镜治疗已在很多医疗机构开展，除内镜下经瘘口清创引流外，内镜下支架置入、瘘口封堵、瘘口夹闭等都有报道。随着相关技术及材料的发展，未来将有更多的患者可以免于行肠道手术治疗。

此外，SAP 并发肠外瘘患者，原发病的治疗除了重点关注 IPN 外，还需要注意有无合并 DPDS，及时治疗可以有效缩短患者病程，相关诊治详见第三篇第三章。再者，30%～50%的 SAP 并发肠外瘘患者出现出血，有关诊治详见第二篇第八章。

(何群)

# 第八章
# 重症急性胰腺炎并发出血的诊治

## 一、概述

腹腔出血（abdominal hemorrhage，AH）是重症急性胰腺炎（severe acute pancreatitis，SAP）病程后期的严重并发症之一，虽然相对少见，但存在严重的潜在致命风险，一旦发生，处理极为困难，病死率高达50%。有文献报道，AH在急性胰腺炎（acute pancreatitis，AP）患者中的发生率为1.2%~14.5%，在SAP或坏死性胰腺炎患者中发生率更高。国内一项研究报告显示，急性坏死性胰腺炎患者的AH发生率为15%，一旦发生AH则病死率显著增加，占患者的1/3~1/2。此外，除了腹腔出血，其他类型的出血，如消化道出血，在SAP病程中也有一定的发生率，同样对患者的预后造成不良影响。

随着对SAP发病及其进展机制认识的不断深入，临床上对于SAP的治疗已达成一定的共识，形成了以"个体化治疗"为基础，按不同病因及不同病期进行处理的综合治疗方案。早期及时进行肠内营养和抗菌药物治疗，及时有效进行引流，并选择恰当的手术时机和方式，能有效降低SAP并发腹腔出血的发生率。特别是近年来step-up的治疗策略大大降低了SAP相关严重并发症的发生。但腹腔出血仍是SAP后期导致死亡的重要危险因素。其他类型的SAP相关出血在临床上同样并不罕见，并且可以和其他合并症同时存在，增加SAP治疗的难度，影响SAP治疗的结局。因此，如何有效预防和处理SAP相关出血是进一步降低SAP病死率的关键。

## 二、胰腺相关的血管解剖

在SAP后期并发症中，出血往往是导致患者发生快速生命体征变化甚至死亡的重要原因。SAP并发出血的诊治有较大的难度，因此，我们首先需要了解SAP出血的来源血管，这就涉及胰腺及其周围相关的血管解剖。

### (一)动脉

胰腺的动脉血供很丰富，主要来自腹腔干和肠系膜上动脉的有名分支和许多无名分支。

### 1.胰十二指肠下动脉

胰十二指肠下动脉在十二指肠水平部的上缘附近从肠系膜上动脉或肠系膜的第1条空肠支上发出，常分为前支和后支；前支向右侧行进，在胰头的前方上升与胰十二指肠上前动脉吻合；后支向上右行，有时横行，在胰头的后方，与胰十二指肠上后动脉吻合。前、后支主要供应胰头、胰的钩突和邻近的十二指肠。

### 2.胰十二指肠上动脉

胰十二指肠上动脉通常有两条，前支在前方下行于十二指肠和胰头之间，供应十二指肠和胰头，并与肠系膜上动脉发出的胰十二指肠下动脉的前支吻合；后支常为胃十二指肠动脉在十二指肠上部上缘单独的分支，向右侧下行于肝门静脉和胆总管的前方，然后到达胰头的后方，发出分支到胰头和十二指肠，它横过胆总管的后方，穿过十二指肠壁与胰十二指肠下动脉的后支吻合。胰十二指肠上动脉还发出若干小支到胆总管的下部。

### 3.胰腺的其他小动脉分支

胰腺血供来自许多小动脉的分支，这些分支直接从小动脉发出进入胰腺腺体。这些分支在胰腺颈部、体部和尾部尤为众多。许多分支来自脾动脉，当脾动脉行于胰腺上方时，许多小分支供应了胰腺的体部和尾部。有一个背部分支在胰腺后方下行，并分成左右两支，其经常来自肠系膜上动脉、腹腔干、肝固有动脉以及较罕见的腹主动脉。右支常为两条，行于胰颈和钩突之间，与位于其前上方的胰十二指肠动脉的分支吻合形成胰前动脉弓。左支沿胰的下缘行进到胰尾，并与胰大动脉和胰尾动脉吻合。许多小的无名动脉分支同样来自肠系膜上动脉的第一条空肠支以及腹膜后血管的动脉分支。小动脉通常走行于胰腺的上缘或下缘，也可能走行于较深的沟曲内或行于胰腺组织内。这些分支以直角汇入胰腺腺体，主要为胰十二指肠上下动脉的分支。这些动脉在胰腺切除术中切除胰实质时会出血，故需要结扎。

### (二)静脉

胰腺的静脉回流主要注入门脉系统。胰腺头部和颈部的静脉汇入胰十二指肠上下静脉。体部和尾部静脉大多数汇入一些小静脉，这些静脉或者直接在腺体后方汇入脾静脉或者直接汇入门静脉。胰腺腺体和腹膜后静脉之间有一些静脉交通支，注入腰静脉。这些腰静脉在门脉高压时会代偿性增粗。

在SAP合并出血中，动脉出血往往是致死性的。SAP合并胰周动脉瘤通常发生于腹腔动脉和肠系膜上动脉及其分支等，发生率为1.3%~10.0%。如不及时处理，患者病死率高达90%。胰周动脉瘤最常累及脾动脉(40%)、胃十二指肠动脉(20%)、胰十二指肠动脉(20%)等。胰周动脉瘤形成的主要机制是胰周血管受到含有多种胰酶的胰腺渗出液及胰腺炎性反应浸润的直接侵蚀，从而导致胰周动脉壁腐蚀破坏，甚至引起大出血。另外，假性囊肿或脓肿的持续压迫、缺血及消化酶侵蚀血管壁等原因也可形成胰周动脉瘤。

胰腺的动脉及静脉见图2-8-1、图2-8-2。

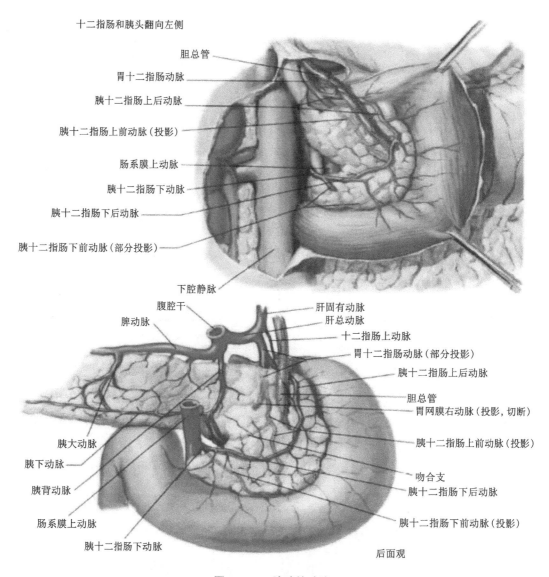

图 2-8-1 胰腺的动脉

## 三、SAP 并发出血的原因及临床表现

目前 SAP 并发出血的原因是多样的，在 SAP 的不同时期均可能发生不同程度、不同部位、不同表现的出血，具体了解 SAP 并发出血的常见原因对于预防和处理这种严重的并发症非常重要。

### (一)常见原因

#### 1.应激性溃疡

应激性溃疡是由多种应激因素引起的急性胃、十二指肠黏膜多发性弥漫性糜烂和溃疡，在严重创伤、严重感染和大面积烧伤等情况下均可发生。它的发生可能与神经内分

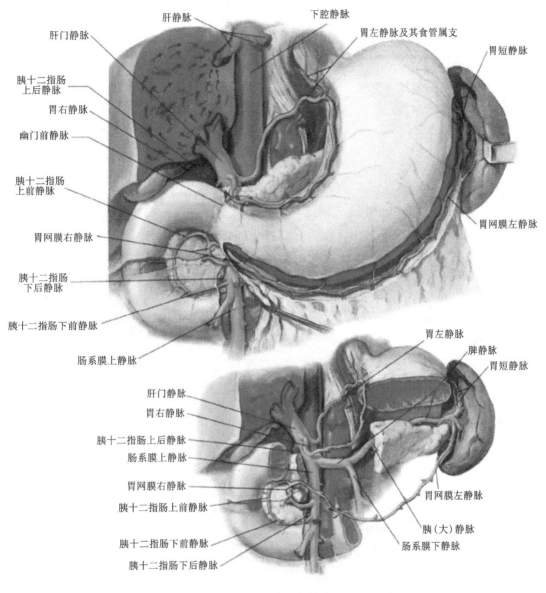

图 2-8-2　胰腺的静脉

泌、细胞因子或炎症介质作用有关。近年来由于纤维胃镜的广泛应用，发现 80% 以上的严重创伤或大手术后患者都有急性胃黏膜病变，但多数并不发展成溃疡导致大出血。只有在原发病不能有效地被控制的时候，尤其是合并有严重感染、休克或药物过敏等情况下，急性胃黏膜病变才会迅速发展成溃疡并引发出血。

　　SAP 作为一种严重消耗性疾病，很容易导致急性胃黏膜病变和应激性溃疡的发生，其早期的出血多与胃十二指肠黏膜糜烂和溃疡相关，但未发现与 SAP 的病因（如胆石症、饮酒等）有直接关系。胃黏膜病变和应激性溃疡的诱发原因可能是严重的应激状态和激素的使用，其可能的机制是 AP 发生出血、坏死后，含有胰酶的液体渗出到腹腔各个脏器，形成弥漫性腹膜炎，从而导致胃肠功能的麻痹。胃肠黏膜在缺血、缺氧的情况下，其防御功能降低，$H^+$反流入黏膜内的总量会增加，参与了本病的发病机制；多数 AP 患者需要行胃肠减压，也容易使十二指肠的内容物反流到胃，其所含的卵磷脂、胆盐以及已激活的胰酶在胃酸性环境被削弱的情况下又加重了上皮细胞的损伤。而激素的使用也会加剧应激性溃疡的发生。也有学者认为当胰腺发生炎症时，胰腺细胞受损，溶酶体酶释放，胰蛋白酶原激活形成小量胰蛋白酶，随之分解蛋白酶及磷脂酶 A 均被逐一激活，从而引起胰腺的自身消化。例如，弹力蛋白酶主要引起血管变化，溶血性卵磷脂可导致血管坏死，缓激肽可使血管扩张、血管通透性增加，而胰腺的细胞色素 P450 是一种很强的氧自由基，以上各种因子都可经血液循环到达胃肠道，促使胃肠黏膜血流量下降、胃黏膜糜烂、出血。此外出现 SAP 时，内源性刺激因子促使机体释放大量肾上腺皮质激素，致使胃黏液分泌减少、前列腺素合成下降，而白三烯和血栓素的合成相对增多，后两者有强烈的缩血管作用从而导致局部黏膜缺血、缺氧，毛细血管通透性增加、红细胞外渗。

另外，胰腺急性炎症可兴奋交感神经和迷走神经，使胃黏膜缺血、缺氧加重，并使 $H^+$逆行弥散至黏膜内，胃黏膜肥大细胞释放组胺增加、毛细血管通透性增高、黏膜充血水肿。同时组胺的释放可进一步增加胃酸的分泌，最终这种恶性循环会导致急性溃疡、出血。此外，内毒素血症和胆源性胰腺炎时，胃肠道高浓度胆盐对胃黏膜屏障功能的损害也是造成急性胃肠道黏膜病变不容疏忽的原因之一。

有报道，年龄较大、病情较严重（Ranson 评分及 APACHE-II 评分较高），合并胆管结石梗阻、胰腺脓肿、胰腺假性囊肿，接受清创引流手术及未应用生长抑素类药物治疗的患者，应激性溃疡的发生率明显增高。所以一旦明确诊断 SAP 即可常规使用抑制胃酸及生长抑素类药物，特别是在手术后或胰腺脓肿形成阶段或并发败血症休克的患者中，该类药物能够有效地预防应激性溃疡的发生。因此，早期加强抑酸的治疗、积极保护胃肠黏膜是关键，同时严格掌握激素的使用指征、减少激素的滥用也有望降低应激性溃疡的发生率。

### 2. 胰源性门静脉高压

胰源性门静脉高压是一种因脾静脉回流受阻导致的区域性门静脉高压症，也称为左侧门静脉高压。当胰腺出现炎症和囊肿时，可直接导致脾静脉的炎性损害，致脾静脉管壁增厚、管腔变窄，使脾脏血液回流受阻，引发脾—门静脉侧支形成，胃短静脉和胃网膜静脉的血流量增大而扩张迂曲，出现胃底静脉曲张破裂出血。文献报道，不并发胰腺坏死的 SAP 患者的脾静脉栓塞发生率为 30%，而并发胰腺坏死的 SAP 患者的脾静脉栓塞发生率则高达 57%。SAP 渗出的胰液与炎症介质也可以逐步侵蚀胰周血管（主要是脾动脉及脾静脉），直至其破裂出血，出血刺激腹膜纤维组织增生、包裹，形成脾假性动脉瘤或动静脉畸形，导致脾动脉血液回流受阻。另外，患有 SAP 时，脾门及脾内多数血管内因血液含有高浓度胰蛋白酶，可使其血管内血液处于高凝状态，从而导致微血栓、血栓形成，引起脾血管栓塞或脾梗死。脾梗死可使脾实质液化坏死，形成脾假性囊肿，致使脾动脉血液经脾静脉分支回流，局部血压增高。细菌或炎症介质沿脾血管进入脾实质可形成脾脓肿，此时脾细胞免疫功能下降，导致机体继发感染，为脾脓肿发生创造了条件。脾脓肿也易造成脾静脉阻塞。

SAP 患者合并胰源性门静脉高压消化道出血主要表现出以下 4 个特点：①胰腺体尾部炎性病变或假性囊肿；②胃底静脉曲张破裂出血，反复呕血或便血，出血量一般较大，同时由于很少累及食管下端静脉，三腔二囊管压迫止血效果不佳；③脾脏肿大；④肝功能正常。当然，胰源性门静脉高压并不是SAP的特有并发症，它也存在于胰腺肿瘤、慢性胰腺炎等其他胰腺相关疾病。而且，胰源性门静脉高压很少出现在SAP的急性期及感染期，它往往出现在SAP患者发病3个月甚至更久之后，这时候属于大部分患者SAP恢复期发生的并发症。虽然此时SAP的治疗已经不是重点，但胰源性门静脉高压仍然是SAP相关出血的重要原因之一，值得临床医生关注。

### 3. 胰腺假性囊肿和脓肿

胰腺假性囊肿和脓肿是SAP最常见的局部并发症，当合并感染或与主胰管相通时，就有可能导致消化道出血的发生。其主要发病机制为胰液内的胰蛋白酶、弹性蛋白酶腐蚀胰腺及胰周的血管和支持组织，致使血管破裂或形成假性动脉瘤破裂出血。受损的血管多为胰十二指肠动脉、胃十二指肠动脉、脾动脉和脾静脉，如果穿透邻近器官，如胃、十二指肠，则表现为上消化道出血。目前有文献报道，胰腺假性囊肿合并出血的发生率为5%~10%，病死率约为50%。

### 4. 动脉本身和假性动脉瘤的破裂出血

腐蚀性(感染性)假性动脉瘤破裂出血是SAP腹腔出血的主要原因，这种出血也是最危险的类型。胰腺或胰周坏死，尤其在合并感染的情况下更为常见。有研究表明中性粒细胞弹性蛋白酶(neutrophilelastase，NE)可以裂解血管壁的弹性纤维。AP早期胰腺腺泡自我激活释放的酶中，NE既是加重胰腺损伤的重要介质，又是粒细胞过度激活和炎症反应的重要标志物。NE主要水解弹性纤维，损伤胰周血管壁中的弹性蛋白，导致胰周血管管壁被破坏，其活性是胰源性弹性蛋白酶的100倍。大血管(尤其是动脉)管壁损伤后，会随着血压的波动而发生假性动脉瘤破裂出血。

同时，在SAP时，部分患者血管脆性增加，特别是在一些有肾功能受损的患者中，急性肾损伤时大量尿素氮、肌酐等物质沉淀在微血管壁上导致血管脆性增加。此外，若患者既往有自身免疫性疾病，如系统性红斑狼疮、血管炎等，可能导致动脉周围纤维组织增生变性，从而造成血管基础结构发生改变，脆性增加，一旦合并SAP则出血风险显著增加。这种类型的出血好发于脾动脉、胰十二指肠动脉、胃十二指肠动脉、肠系膜动脉等，而腹腔动脉干、胃左动脉、肝动脉及胰内小动脉则较少。

### 5. 凝血机制异常

SAP患者出现全身多器官难以控制的出血，往往需要考虑凝血机制的损伤，这常预示着患者的预后极差。这种情况多见于严重感染导致的DIC或者患者本身患有少见的血液系统基础疾病。此外，SAP早期的全身炎症风暴释放大量促炎因子，如TNF-α、IL-6、血小板活化因子等，导致内皮细胞损伤和血管内微血栓形成。如不阻止这一恶性循环，可能造成凝血因子消耗和血小板下降，增加全身出血风险。此外，在酒精性AP时肝功能损伤致凝血因子合成能力下降也是出血的危险因素之一。

### 6. 胰腺周围静脉出血

和动脉一样，胰腺周围的静脉同样可以受到腐蚀而破裂出血。这些小血管受腐蚀，也被称为坏死组织出血，这种出血往往出血量小，可以自止或者用药后止血，但是可能反复发作。而且通常通过清除坏死组织后出血即停止，手术也难以发现明确的出血部位，好发血管有胰床、结肠系膜、胃网膜等处的小静脉。

### 7. SAP 手术创伤

这是一种特殊类型的 SAP 相关出血，它本身和 SAP 关系较小，多出现在开腹或者微创清除胰腺周围坏死感染组织的手术中或手术后。出血多为坏死组织中的细小分支损伤所致，出血量不大且较易控制；术后出血常与手术时机、手术方式选择不当以及术后合并感染关系密切。早期胰腺坏死与胰周组织分界不清，手术无法彻底清除坏死组织，这时候如果过度清除胰腺尚未脱落的坏死组织，容易造成部分血管的裸露及小血管的撕裂。血管骨骼化后缺乏脂肪保护暴露于感染灶内，同时还有胰液及其他消化液的积聚，容易对血管造成再次损伤或者腐蚀。另外坏死组织清除术后，长期留置引流管可导致残腔内裸露的薄弱血管壁最终因引流管的机械摩擦而破裂。所以，对于 SAP 手术的时机和操作需要重视。一般而言，清除坏死组织的手术应尽量轻柔，对于辨别不清的组织不能盲目钳夹。对于 SAP 合并感染的手术时机，如果没有出现明显的腹腔间隔室综合征或者大出血引起的生命体征不稳或者器官功能障碍，尽量等到发病 4 周以后或者感染坏死灶液化组织脱落比较完全后为宜。

### (二)临床表现

#### 1. 消化道出血

临床主要表现为呕血、黑便，或者鼻胃管内引流出血性液体。可伴有血流动力学改变及血红蛋白和红细胞比容的变化。部分患者出血表现不明显，仅粪便隐血试验阳性。

#### 2. 腹腔出血

临床表现为突发或者逐渐出现的血红蛋白下降，血流动力学不稳定，患者甚至会有心悸、出冷汗等休克表现，部分患者出现腹痛加剧、腹部包块明显增大、腹胀明显加重。如果有腹腔或者腹膜后引流管或者穿刺管道，可能出现管道内的引流液突然变成血性或者突然引流量明显增多，且引流的血性液体可能有明显的温度。部分患者由于引流管位置或者引流管堵塞，也可能无法引流出明显的血性液体，但这并不能排除腹腔出血的可能，须进一步行其他检查手段确诊。

#### 3. 混合型出血

临床表现为消化道出血同时伴有腹腔出血。这种混合型出血多见于病程较长的胰腺炎患者。此时患者表现为既有呕血黑便或者胃管引流液呈血性，又同时出现腹腔或者腹膜后引流管突然出现明显血性引流液并持续引流。这提示患者可能有消化道瘘或者已经出现了严重的凝血功能障碍，预示着预后较差，也提示医生需要紧急干预。

#### 4. SAP 手术相关出血

如前所述，这是一种在 SAP 微创或者开放手术中的突发出血，也有部分患者在术后短期内发生。多表现为在手术中突然出现创面活动性出血，或术后很快出现引流管内有血性液体引流出。出血严重时患者可出现血流动力学改变甚至失血性休克。这多数是由于手术过分强调清创彻底而导致血管周围组织剥离，血管失去保护，继而由渗出胰液或细菌感染诱发腐蚀性血管炎导致出血。也有可能是术中清除感染坏死组织时不小心损伤了血管。所以预防 SAP 手术相关出血，手术时机的选择非常重要。过早手术，胰腺坏死组织与正常组织界限不清，清创时可能伤及血管，造成术中及术后出血。过分强调延期手术，胰腺坏死组织感染机会增加，感染性出血的发生率亦随之升高。过分强调彻底清创坏死组织可能会伤及已腐蚀的血管或造成血管暴露，是造成术中及术后大出血的常见原因。

## 四、SAP 并发出血的诊断和治疗

### （一）诊断

SAP 并发出血须迅速诊断，但是出血的定位比较困难。诊断往往需要结合临床表现及影像学、实验室检验结果。SAP 并发出血的临床表现主要为消化道出血、腹腔出血及混合型出血，严重时可能有休克表现，但是有时候并不典型，特别是在前兆出血或者出血量不大时。如果怀疑患者并发了出血，除了仔细观察临床表现，还要结合实验室检验结果和影像学。出血患者血常规中常会出现血红蛋白及红细胞比值的下降，部分患者会伴有血小板下降，但是需要排除大量输液的稀释效应。缓慢失血或者急性失血同样会导致血红蛋白的下降。而如果 SAP 合并出血的患者存在凝血功能障碍（如 DIC），凝血功能的相关实验室检验等也能起到提示作用。血栓弹力图在国内已经广泛使用，可以用于监测患者的凝血和纤溶指标。常用的检查手段有彩超、CT 增强扫描、增强 MRI、胃肠镜、数字减影血管造影（DSA）、超声内镜等。纤维胃镜是急性胃黏膜病变、应激性溃疡的首要检查手段，镜下可发现胃黏膜广泛糜烂、出血，也可以直接观察到某些消化道瘘及少见的恒径动脉破裂出血等，还可以判断患者有无食管胃底静脉曲张破裂出血，部分患者可以在内镜下行止血操作。CT 增强扫描对于腹腔出血的诊断具有特别重要的作用，可以明确出血部位、出血范围、出血量以及是否有假性囊肿或胰周假性动脉瘤的发生。CTA 对于假性动脉瘤具有较高的灵敏性，动脉瘤常表现为血管迂曲、连续性中断和瘤样改变，出血可表现为囊肿内强化和造影剂外溢。CT 还可以了解囊肿或脓肿与周围组织的毗邻关系，对手术具有重要的指导意义。此外，CT 增强扫描还可全面显示门脉侧支血管的大小、数量、走行、分布及变异等，有助于鉴别肝硬化性与胰源性门静脉高压。当然，也有文献倾向于 MRI，但是绝大部分临床医生对于 CT 增强扫描及 CTA 的阅片更加熟练，目前临床应用更多。超声内镜在 SAP 中使用较少，但其可使脾静脉阻塞的诊断准确率达到 91%，可根据情况应用。另外，介入下行 DSA 对假性动脉瘤、活动性出血具有更直观的判断，同时介入下对出血灶不仅有诊断价值，经导管动脉栓塞术（transcatheter arterial embolization，TAE）栓塞治疗的优势是其他检查手段无法比拟的，特别适合于出血量较大、急需诊断和治疗同时进行的情况，可以避免盲目地剖腹探查，也可以尽可能避免急诊开放手术。由于急性胰腺炎病变范围广泛，胰腺供血动脉众多，胰周的血管结构十分复杂，如怀疑胰和胰周血管破裂出血，除常规行腹腔动脉和肠系膜上、下动脉的选择性动脉造影，必要时应行超选择脾动脉、胃十二指肠动脉、胰十二指肠动脉造影，以免遗漏病变。另外值得一提的是，发生胰腺炎时胰及胰周血管常常出现痉挛、狭窄等缺血性改变，有时还会发现造影剂积聚浓染，需要注意与血管破裂造影剂外渗相鉴别。据文献报道，急性胰腺炎的血管并发症中，假性动脉瘤的发生率较高，好发部位依次为脾动脉、胃十二指肠动脉、胰十二指肠动脉、肠系膜上动脉。

### （二）治疗

#### 1. 保守治疗

（1）应激性溃疡：一般情况下应激性溃疡引发的出血采用非手术治疗方法，给予抑酸药物（如质子泵抑制剂或者 $H_2$ 受体拮抗剂）静脉滴注或泵入，以及生长抑素（静脉泵入）、止血药物、输血、补液及营养支持治疗。同时应用冰盐水加去甲肾上腺素或凝血酶原配制的液体进行胃内降温、止血治疗，也可以加用碳酸氢钠等液体碱化中和胃酸，或者口服或胃管注入胃黏膜保护剂（如硫糖铝等），以减少胃酸对溃疡面的腐蚀。生长抑素止血的原理是可通过抑制胃泌素释放，直接降低胃的酸度，同时还能选择性收缩内脏血管，有效降低内脏器官的血流量和门静脉压力。另外生长抑素具有直接抑制胰腺外分泌功能的作用，对重症胰腺炎并发上消化道出血的治疗可起到双重效果。通过保守治疗，多数患者能够有效止血。部分患者在胃镜下通过电灼、局部喷洒止血药物也能够止血，可配合药物同时进行。如患者经过积极的保守治疗，出血量仍不能控制，须及时进行手术，多采用胃大部分切除术，也可以采用出血点单纯缝扎术，但是术前术中要明确溃疡出血部位，以免遗漏后造成术后再次出血。不论是预防还是治疗应激性溃疡，最重要的仍是积极治疗 SAP，去除其病因。SAP 治疗期间，常规使用抑酸药物可以减少由应激性溃疡导致的出血。

（2）门脉高压引起的上消化道出血：SAP 的患者早期由于炎症可以形成脾静脉血栓或者闭塞，随着病程延长可能发生胰源性门脉高压。还有一部分患者后期由于胰腺假性囊肿的形成，或者胰腺周围纤维化的发生，使脾脏胰尾附近静脉回流障碍，从而引起胰源性门脉高压。胰源性门脉高压多表现为胃底静脉曲张，食管静脉曲张少见，所以出血常见于胃内。早期控制胰腺炎症可使部分脾静脉血栓消退，降低门脉压力。对于单纯胃底静脉曲张的患者，一般采取非手术治疗；但若患者出现大量呕血、血流动力学不稳、药物治疗效果不佳时，内镜下止血由于曲张静脉成团，难以套扎，即使套扎成功，但因易形成溃疡可能会加大出血量，且硬化剂的存在使其更难以成功，此时唯一有效的方法是进行手术。对无法控制的活动性出血可采用 DSA 下脾动脉栓塞、手术结扎脾动脉或切除脾脏。是否实施预防性脾切除尚有争议，有学者认为对于胃镜下异常粗大的静脉曲张，日后破裂出血风险很大，尤其是长期饮酒患者应考虑预防性脾切除。脾栓塞可能导致严重的并发症，对于行脾动脉栓塞后的患者，应密切观察其病情变化，随时给予相应的处理。脾脏切除后可使曲张的静脉压力下降，同时切断胃短静脉与冠状静脉侧支循环，对单纯胃底曲张的静脉可达到断流的目的，避免出血的可能性。实际上，在 SAP 后期、胰腺假性囊肿、胰腺周围纤维化等情况下，单纯实施脾脏切除有时很困难，如果出现上述情况，可行联合胰体尾的脾切除术，术前须对手术的困难性做好充分准备，特别是可能术中有大出血的情况。

（3）凝血功能障碍导致的各器官出血：单纯的 DIC 在 SAP 病程中极为少见，常为其他类型未控制的出血所致，但也有严重感染失控导致的 DIC，所以常见于危重型胰腺炎，预后不良，绝大部分患者死亡。此时唯一的治疗方法可能是补充凝血因子，纠正凝血障碍。同时积极进行充分外科引流并纠正器官功能的损害。对于凝血异常导致的出血，在出血得到控制的情况下应尽量减少晶体液输入，注意患者保温，纠正酸中毒，维持水电解质和酸碱平衡，避免"死亡三联征"的发生。在病程中，控制感染是避免发生 DIC 的重要手段之一。

（4）胰腺脓肿或假性囊肿内出血：部分 SAP 患者可以出现胰腺脓肿或囊肿腔内出血，CT 可以显示腔内的血凝块或者造影剂外溢。当出血量不多时，可采用止血、抑制胰酶分泌和抗感染等非手术治疗手段。一旦出血量较大或有休克表现时，应在积极抗休克治疗的同时，迅速进行介入栓塞或手术治疗进行止血。对于大部分此类出血患者，选择性动脉栓塞能够达到止血效果。因此，介入栓塞治疗可作为首选方法。进行血管栓塞术后，由于其本身并没有处理导致出血的脓肿或假性囊肿，因此，术后仍有可能继续发生出血，栓塞后限期内要进行手术引流和清除坏死组织。对于静脉出血、栓塞止血无效或没有进行选择性动脉造影设备的单位，只能选择手术止血。开腹手术在进行止血的同时，还可以处理胰腺脓肿和假性胰腺囊肿，从而降低假性动脉瘤及出血的复发的可能性。但是急诊开腹手术的病死率高，开腹手术止血难度较大、风险高、不易明确出血部位，且因患者全身情况差，故麻醉、手术等创伤易引起多器官功能衰竭而导致死亡，具有极高的手术风险，术后仍有再次出血及加重感染的可能性。

（5）SAP 手术相关出血：如前所述，这可能是与手术操作有关的一种特殊类型的出血，但在临床上并不少见。部分 SAP 患者由于保守治疗效果不佳，需要进行微创或开腹手术进行坏死组织和感染灶的清创，这种手术的术中术后有可能发生出血。如果在清创过程中发生出血，直视下找到出血点并进行缝扎是最常用且止血效果明显的方法，同时可以清除引起出血的坏死组织及脓肿。但是，手术操作需要讲究一定的技巧，因为此时的胰腺坏死组织与正常组织往往分界不清，尽量不做大范围的锐性分离性操作，不盲目追求清除的彻底性。更重要的是合理放置引流管，充分引流积液和坏死物，减少术后感染和脓肿形成的可能，同时预防术后胰液渗漏。在清除坏死组织时还应尽量在直视下进行，用钳夹取坏死组织时动作一定要轻柔，避免粗暴钳取组织，这样才可减少由过度清除未脱落坏死组织引起的血管撕裂出血。如患者术中出现广泛渗血或大血管破裂、出血凶猛且视野显露困难时，或者对于低体温、血流动力学不稳定的重症患者，可选择局部纱布或长纱条压迫止血，以有效控制出血，避免发生失血性休克。一般认为，在填塞纱布 3 天左右开始逐渐取出纱布，若堵塞时间过长，可能增加感染风险。取出纱布之前须先用生理盐水润湿，动作须缓慢轻柔，切忌暴力取出。然而，填塞止血的缺点明显，取出填塞物后再出血的可能性大，须结合应用止血药、输血、改善凝血功能、补充凝血因子等内科治疗，且对于静脉出血，止血效果较好，而对动脉出血，止血效果往往不佳。

穿刺或者手术中放置的引流管的选择与放置很有讲究，引流管质地、管腔及引流孔大小的选择，均是需要注意的细节。选用的引流管质地不宜太硬，最好是质地较软且有内支撑的引流管，其引流效果好。现在临床上多采用有冲洗功能的双套管。由于胰腺坏死组织清除后许多血管已裸露，若引流管直接压于血管上可能因压迫或术后拔管损伤血管而发生出血。故放置引流管时应避开血管。术后引流管的更换要力求轻柔，避免粗暴，力求准确，避免盲目。

部分 SAP 患者清创术后出现引流管内出血，其处理原则是先明确出血的原因和部位。如考虑为静脉出血且出血量不大，可以采用保守治疗，包括止血药物和抑酸抑酶药物的使用、腹带加压包扎等。同时应该积极完善 CT 增强扫描，必要时完善 DSA 检查。如果考虑为动脉出血且出血量较大，首先应行 DSA 检查，同时可以在造影下发现出血部位并进行相关的栓塞处理。如果技术手段或者医疗设备欠缺，或者介入治疗效果不佳，可以直接再次进行剖腹探查，术中处理原则同 SAP 清创术中出血，行直视下缝扎或填塞。需要强调的是，经导管栓塞治疗胰腺炎出血，操作简便易行，成功率高，止血疗效确切。此外，经导管栓塞治疗具有可重复性强的优点，一次不成功时，可再次栓塞，仍有望获得成功。栓塞治疗并发症少，肠缺血坏死为可能出现的最严重并发症，但在临床病例中罕见，可能与肠道血运循环较多有关。当然，对于 SAP 合并大出血的病例，TAE 只是紧急处理措施，其关键措施是清除坏死组织并充分引流，同时有效控制胰周感染。

## 五、SAP 并发出血的风险因素及预防措施

### (一)风险因素

由于 SAP 并发出血是患者死亡的主要原因之一，且处理极为困难，所以寻找 SAP 并发出血的风险因素并对其进行早期干预成为研究的热点。目前国内外有多项临床研究正在进行。国内孙备教授团队对可能导致 SAP 患者合并出血的 33 个相关因素（如年龄、性别、BMI、胰腺炎病因、急性肾衰竭、呼吸衰竭、急性肝衰竭等）进行了单因素分析及多因素 logistic 回归分析，并建立风险预测模型，验证组用于验证预测模型的准确性。发现 APACHE-Ⅱ 评分>7 分及 CT 严重程度指数（CTSI）评分>3 分的患者，其合并出血的风险明显高于其他患者。另外，SAP 合并休克、急性肾功能衰竭、呼吸衰竭的患者，出血发生率及病死率也显著升高。同时有多次手术史、进行开腹手术及放置较多引流管也是 SAP 患者合并出血的独立危险因素。另一项研究显示，脏器功能衰竭指数、MCTSI 评分、尿素氮增高、需置入腹膜后引流管及大量腹腔积液是 SAP 患者发生腹腔出血的独立危险因素。因此在治疗早期，复苏的目标不仅是大循环的稳定，同时还要给予以脏器功能恢复为导向的复苏，以遏制不恰当炎症反应的进展，减少出血并发症的发生。也有研究认为 MCTSI 对胰腺炎的严重程度和死亡风险预测性较差，考虑到早期形态学变化不能反映全身脏器功能损害情况。但 MCTSI 评分与早期大量腹腔积液、需行腹膜后引流对 SAP 合并出血的相关性良好，可能与胰腺炎相关性腹腔积液（pancreatitis-associated ascitic fluid，PAAF）对周围组织尤其是动脉血管的侵蚀有关。国外研究发现，出血组 SAP 患者 APACHE-Ⅱ 评分明显高于非出血组。休克或呼吸衰竭可能是胰腺炎患者发生 AH 的早期重要预测因素。还有研究显示，SAP 患者感染性坏死发生率为 29.8%（14/47）；多因素分析显示，感染性坏死和脓毒症是 SAP 患者发生出血的危险因素。而出血组与非出血组 SAP 患者年龄、性别和病因差异无统计学意义。同时研究还发现，与无干预史的 AP 患者相比，有干预史的 AP 患者胃肠道出血更常见。但目前尚不清楚干预本身是否增加 AP 患者出血风险，或者干预代表疾病更严重，伴随着局部并发症和周围血管侵蚀的风险更高。APACHE Ⅱ 评分、感染性坏死和假性囊肿是 SAP 患者发生 AH 的独立危险因素。

综上所述，目前对于 SAP 合并出血的危险因素相关的多数临床研究表明，其高风险多与患者的疾病严重程度及是否有感染并且是否需要干预相关，这也与临床中我们观察到的情况基本一致。

### (二)SAP 合并出血的预防

SAP 合并出血绝大多数情况下是疾病的发展所造成的不可逆的结果，往往和疾病的严

重程度、感染程度相关，因此很难在疾病的早期就对其进行干预。但是，对于一些可以提前干预的出血高危因素，我们可以在治疗上采取积极措施，以显著降低出血的发生率。

国内有学者认为，在疾病早期，应用抑酸剂的种类、是否应用激素、微创治疗是导致SAP并发上消化道出血的3个独立危险因素。因此，主张在SAP早期，及时预防性应用质子泵抑酸剂。亦有文献报道小剂量应用糖皮质激素，可改善胃黏膜微循环，促进黏液分泌，稳定细胞膜，预防应激性溃疡的发生。所以，在SAP早期，适量地应用糖皮质激素可能对预防应激性溃疡有积极意义。

部分SAP患者经过保守治疗无效，随着病程的进展，需要进行外科干预。选择恰当的手术时机也非常重要。如果手术进行得过早，坏死组织与正常组织界限不清，清创时可能伤及血管，造成术中或术后出血；如果手术延期，胰腺坏死组织感染的机会增大，感染造成出血的发生率亦随之增加。因此，采取预防胰腺坏死组织感染、正确选择坏死组织清除时机及手术方法，以及防止和控制术后感染（包括真菌感染等）的综合性防治措施，是降低SAP术后并发腹腔内大出血的关键。现在国内外绝大部分专家已达成共识，SAP并发胰周感染证据明确时可及早进行干预，包括抗菌药物的使用及穿刺引流，这有利于及早控制感染，减少出血的发生。但是微创或者开放的感染坏死组织清除手术操作应该尽量延迟至发病4周以后，以避免造成创面出血。

## 六、总结

总而言之，SAP合并出血患者的病因复杂，临床表现多样化，诊断困难，病程迁延反复，临床治疗困难。一旦发生，治疗上应遵循创伤递进式处理原则。因此SAP并发出血的处理应着眼于防微杜渐，掌握SAP合并出血的高风险因素并在早期予以预防和处理，对于减少SAP出血的发生率具有明显作用。同时，对于部分需要手术的SAP患者，明确手术时机，掌握手术原则及手术方式，提高手术技巧，也可以减少SAP术后出血的发生。对于大部分SAP合并出血的患者，需要警惕出血可能反复发生，控制感染和通畅引流是预防复发的关键，同时，对于出血的首次处理十分关键，明确出血类型、出血部位及出血原因并进行针对性处理也是减少再出血发生的重要因素。

（陆晔斌）

# 第九章
# 特殊类型的重症急性胰腺炎

## 一、药物性胰腺炎

药物性胰腺炎(drug-induced acutepancreatitis, DIP)为临床少见的一种特殊类型胰腺炎,起病迅速、病程短,大多数表现为急性胰腺炎(AP),极少数表现为慢性胰腺炎,其临床表现与其他病因导致的 AP 相似,并没有相应的特异性检测指标。因此,DIP 在临床诊断中很难与其他疾病导致的 AP 相鉴别,部分甚至可被误认为是特发性胰腺炎。

### (一)DIP 的发生机制

1. 药物的直接毒性作用　如他汀类药物、利尿剂、高活性抗逆转录病毒药物和丙戊酸等可导致胰腺充血、水肿,从而释放激活胰酶的组胺等炎性介质,引发 DIP。

2. 过敏反应　某些药物可能引起高甘油三酯血症或高钙血症,作为诱导药物性胰腺炎的机制。此外,胰腺的局部血管性水肿和动脉血栓形成也是药物性胰腺炎的可能发病机制,导致胰腺细胞变性坏死,从而释放激活胰酶的组胺等炎性介质,引发 DIP。药物引起的胰腺炎伴超敏反应通常在给药后 4~8 周发生。

3. 特异体质反应　少数特异体质患者对某些药物比较敏感,也可引发 DIP。

4. Oddi 括约肌收缩或胆道梗阻　某些药物(如可待因、奥曲肽)可导致胆道内压力增加并超过胰管内压,致使胆汁反流至胰管,从而激活胰酶引发 DIP。

### (二)可能会引发 DIP 的药物

在有相关病例收集的 DIP 患者中,常见诱发 DIP 的药物有抗肿瘤药物(16.89%)、抗菌药物(12.08%)和抗惊厥药物(9.72%)。联合用药导致的 DIP 发作占 7.36%。

世界卫生组织数据库列出了 500 多种可能导致 DIP 的药物。将符合上述纳入标准的药物分为不同概率组。Ia 类药物包括至少有 1 例诱发 DIP 病例报告的药物,不包括胰腺炎常见诱发原因,如酒精、高甘油三酯血症、胆石症和其他常见因素。Ib 类药物包括至少有 1 例再次激发阳性病例报告的药物;同时病例报告不能完全排除胰腺炎常见诱发原因。Ⅱ类药物包括至少有 4 例潜伏期一致的药物,并且至少 75% 的病例潜伏期是一致的。Ⅲ类药物在病例报告中至少存在 2 例,并且病例之间没有一致的潜伏期,也没有再次因药物诱发 DIP 的可能性。Ⅳ类药物包括不符合先前描述的类别的药物,在临床报告中发表的为单一病例报告，没有再次诱发 DIP 的报告。而其中与胰腺炎明确相关的药物包括硫唑嘌呤、四环素、利尿剂、磺胺类药物、非甾体抗炎药、钙剂、抑酸剂和免疫调节剂等，详见表 2-9-1。

表 2-9-1　与胰腺炎明确相关的药物

| | 药物种类 | 药物 |
|---|---|---|
| 心血管疾病用药 | 血管紧张素转移酶抑制剂 | 依那普利、赖诺普利、雷米普利 |
| | 血管紧张素受体拮抗剂 | 氯沙坦 |
| | 中枢作用药物 | 甲基多巴 |
| | 袢利尿剂 | 呋塞米 |
| | 噻嗪类利尿剂 | 氯噻嗪、氢氯噻嗪 |
| | 抗心律失常药物 | 胺碘酮 |
| | 还原酶抑制剂 | 辛伐他汀、普伐他汀、氟伐他汀 |
| | 其他降胆固醇药物 | 苯扎贝特 |
| 抗菌药物 | 抗细菌药 | 四环素、甲硝唑、氨苯砜、复方新诺明、呋喃妥因、克拉霉素、红霉素 |
| | 抗结核药 | 异烟肼 |
| | 抗病毒药 | 奈非那韦、拉米夫定、去羟肌苷、干扰素/利巴韦林 |
| | 其他 | 喷他脒、葡甲胺 |
| 消化系统疾病用药 | 抑酸制剂 | 奥美拉唑 |
| | 治疗药物 | 硫唑嘌呤、巯基嘌呤、氨基水杨酸 |
| 神经精神疾病用药 | 抗惊厥药 | 丙戊酸 |
| | 抗精神病药物 | 氯氮平 |
| 激素 | 雌激素 | 他莫昔芬、克罗米芬、结合雌激素、共轭雌激素 |
| | 抗甲状腺激素 | 甲巯咪唑、卡比马唑 |
| 抗肿瘤药物 | 烷化剂 | 异环磷酰胺 |
| | 抗代谢药 | 阿糖胞苷 |
| | 其他 | 天冬酰胺酶 |
| 止痛药 | 阿片类药物 | 可待因 |
| | 非类固醇类抗炎药 | 舒林酸 |
| | 其他 | 大麻、异维A酸、丙泊酚 |

1. 免疫调节剂　目前，5-氨基水杨酸引发 DIP 的临床报道相对较多，而口服 5-氨基水杨酸和直肠给药都可诱发 AP。

2. 抗炎药物　异烟肼可引发 AP；大环内酯类抗菌药物也可引发 DIP；红霉素通过其促动力作用和诱发 Oddi 括约肌痉挛的作用可导致主胰管内压力升高而诱发 AP；头孢曲松诱

发胰腺炎的机制为其可促进胆汁淤积、胆结石形成，从而诱发胆源性胰腺炎。长期大量使用四环素亦可引发胰腺炎，其原因可能与干扰肝细胞内蛋白质合成有关；磺胺类药物均可引发胰腺炎，其机制可能与过敏反应相关。

3. 利尿剂　利尿剂诱发 AP 的发生率为 7%~14%，女性患者多见，其中以噻嗪类最为常见，常在妊娠、心肌梗死、高血压及肾炎等治疗过程中发生，且与药物种类、疗程、用法和剂量等因素密切相关。

4. 抗逆转录病毒药物　主要包括蛋白酶抑制剂和核苷逆转录酶抑制剂：抗逆转录病毒药物引发 DIP 的机制可能与药物感染相关，进而直接导致胰腺损伤。蛋白酶抑制剂可导致机体代谢紊乱，包括胰岛素抵抗、血糖升高及高甘油三酯血症等，进而引发 DIP。

5. 抗肿瘤药物　L-门冬酰胺酶可通过直接毒性作用引发胰腺实质凝固性坏死、溶血。应用硫唑嘌呤可使约 6.2% 的成人发生 AP，且发病通常与用药剂量无关。

6. 他汀类药物　其机制可能与对胰腺的直接毒性作用和毒性代谢产物的蓄积有关，还可能包括药物引起的横纹肌溶解症和（或）通过 CYP3A4 的代谢或药物相互作用。但是普伐他汀的代谢产物中不含 CYP3A4，所以不会引发 DIP。

7. 血管紧张素转换酶抑制剂　其可能机制为局限性胰管水肿，引发 DIP 的 ACEI 通常包括卡托普利、贝那普利、依那普利、喹那普利和雷米普利等。

8. 避孕药　与 AP 的发病密切相关，而雌激素引发 AP 的机制可能与加重患者高脂血症程度及血液高凝状态相关。

（三）DIP 的诊断

①符合 AP 的诊断标准；②AP 发生在药物使用期间；③排除其他可能引起 AP 的常见原因；④停止用药后 AP 的症状缓解或消失；⑤再次使用怀疑的药物后 AP 症状复发（激发试验阳性）。

（四）DIP 的防治

DIP 预防主要在于识别明确引起 DIP 的药物，警惕高危人群，尤其是复合用药及免疫力低下的患者，炎症性肠病患者也是 DIP 的高危人群。在这些高危人群中应尽可能避免使用引起 DIP 的药物，如必须使用，考虑换用不同类别或同类别的不同药物。

激发试验需慎重使用，仅在患者病情需要，且无其他可选择药物时，或者试验的收益明显大于风险时，在充分告知患者风险并签署知情同意书后方可实施。

目前我国临床医生对 DIP 认识相对不足，国内的 DIP 病例报道很少。因此，我们应提高对 DIP 的认识，警惕相关药物，发现 DIP 后及时报告相关药物，以免 DIP 再发。

DIP 的治疗按照 AP 的标准治疗的同时，应停用可能诱发胰腺炎的药物，辅以抗炎、抑制胰酶、输液等对症支持治疗。如果是重症患者，应及时转入 ICU，给予呼吸机支持、血液透析等器官功能支持治疗，必要时还可以进行多学科讨论，维护患者器官功能稳定，最大限度地保障患者生命安全。

## 二、妊娠合并急性胰腺炎

妊娠合并急性胰腺炎（acute pancreatitis in pregnancy，APIP）是妊娠期一种严重的并发症，据最新的研究统计，其发病率为 1/1000~1/12000。APIP 起病急、并发症多、病死率高，易导致多器官衰竭，且临床表现不典型，诊断困难，对母婴健康构成了极大威胁。近年来，通过早期诊断、早期处理，该病导致的孕产妇和围生胎儿病死率已显著下降。随着生育政策的改变，我国高危孕妇比例逐渐增多，胆石症、高甘油三酯血症的孕产妇比例明显增加，APIP 的患病率亦有上升趋势。

1. APIP 的定义　　APIP 是发生于妊娠期或产褥期的一种急腹症，主要由多种病因引发胰腺内胰酶的异常激活，导致胰腺及胰周组织自身消化，进而出现胰腺局部水肿、出血和坏死的炎症反应。严重时可继发全身炎症反应综合征（SIRS），并可伴有多器官功能障碍，危及母儿生命。APIP 在妊娠各个阶段皆可发生，以妊娠中晚期居多。产后短期内发生的急性胰腺炎逐渐增多。

2. 辅助检查　　主要包括血尿淀粉酶、血常规、生化指标、降钙素原、血钙、C 反应蛋白等。血清淀粉酶和（或）脂肪酶>正常上限值 3 倍可以协助诊断 APIP，但需明确二者的水平高低与病情严重程度无相关性。

3. 影像学检查　　主要包括超声检查、磁共振成像（MRI）检查、计算机断层扫描（CT）检查等。B 超已经被证实是对孕妇最安全的检查方式，无创、快捷和经济是 B 超的优势，但是因为胰腺位于腹膜后，前方有胃肠道的遮蔽，所以 B 超检查很容易受到肠道气体的干扰导致无法获得清晰的显示。MRI 检查适用于妊娠期，其检查胰腺水肿的灵敏度优于 CT，能很好诊断出 AP 及其局部并发症。磁共振胰胆管成像（magnetic resonance cholangiopancreatography，MRCP），有助于判断隐匿性胆道系统结石，发现胆源性 APIP 病因。MRI 对胎儿无明显影响，现已经广泛运用于产科临床。APIP 患者是否适合采用 CT、ERCP 等有放射性的检查治疗手段，目前还有较大的争议，主流观点认为，采用 CT、ERCP 等有放射性的检查治疗手段有可能对孕妇，特别是胎儿的生长发育造成潜在影响。所以临床上一般仅在必要时，或在终止妊娠后对产妇采用 CT 检查，同时会要求产妇暂时停止母乳喂养。对于确有必要的中晚期妊娠患者，CT 检查是相对安全的，但是应注意做好知情同意方面的谈话和签字。

4. 诊断标准　　临床上符合下述 3 项标准中的 2 项，即可诊断：①急性、突发、持续、剧烈的上腹部疼痛，可向背部放射；②血清淀粉酶和（或）脂肪酶活性至少高于正常上限值 3 倍；③腹部影像学检查结果显示符合急性胰腺炎影像学改变。

对于急诊孕妇，应详细询问病史并仔细进行体格检查，判断患者具体病变部位，同时做好与其他常见急腹症（如胃十二指肠穿孔、阑尾炎、妊娠剧吐等疾病）的鉴别。妊娠剧吐（hyperemesis gravidarum，HG）是孕妇常见的一种妊娠不良反应，临床表现为孕妇出现急性剧烈呕吐，同时可伴有上腹部疼痛，血生化检查可以出现白细胞和中性粒细胞升高，血清淀粉酶轻度升高，甚至部分患者可以出现黄疸，临床症状与 AP 类似。如果没有准确判断，很容易会导致孕妇的诊疗失误，造成严重后果。

5. 临床分型　　根据妊娠合并急性胰腺炎诊治专家共识（2022），参照 AP 的严重程度分级，临床上将 APIP 按修订版 Atlanta 分级（RAC）分为三类：轻症妊娠合并急性胰腺炎（MAPIP）、中度重症妊娠合并急性胰腺炎（MSAPIP）和重症妊娠合并急性胰腺炎（SAPIP）。

（1）MAPIP：孕产妇具备 AP 的临床表现和生化改变，但不伴有器官功能衰竭及局部或全身并发症，通常在 1~2 周内可恢复，不需要反复进行胰腺影像学检查，病死率极低。

（2）MSAPIP：孕产妇具备 AP 的临床表现和生化改变，伴有一过性的器官功能障碍（48 小时内可以恢复），或伴有局部或全身并发症。对于有重症倾向的孕产妇急性胰腺炎患者，需严密监测各项生命体征并持续评估母婴情况。

（3）SAPIP：孕产妇具备急性胰腺炎的临床表现和生化改变，伴有持续（>48 小时）的器官功能衰竭，病死率高。伴有感染的危重急性胰腺炎（CAPIP）则伴有持续的器官功能衰竭和胰腺/全身感染，病死率极高，因此值得临床极为关注。

6. APIP 的治疗　临床上可疑或确诊 APIP 后，应尽快请相关专科进行多学科会诊，包括产科、消化内科、胰腺外科、重症医学科、新生儿科，共同评估病情，制定诊疗方案。在治疗原则上，APIP 与非妊娠期急性胰腺炎基本相同，APIP 的主要措施包括保守治疗、针对病因治疗、手术治疗及产科处理。对 MAPIP 患者主要以禁食、抑酸、抑制胰酶分泌、胃肠减压及适当静脉补液为主，通常无须给予肠内营养。对 MSAPIP 及 SAPIP 的患者必须加强重要脏器的监测及维护，在禁食、抑酸、抑制胰酶的同时给予低脂肠内营养，合理使用抗菌药物、镇痛药，处理好局部、全身并发症，必要时手术治疗。治疗过程中尤其要注意药物对孕妇及胎儿的不良反应，不必要的药物尽量不用。同时在胎儿护理方面结合产科意见，以及产科医生对宫内胎儿进行动态评估和严密监护，予以保胎护胎治疗，必要时终止妊娠，确保母婴安全。

对于高甘油三酯血症性 APIP 患者，应尽量通过调整饮食、适量运动及必要时服用降脂药物降低甘油三酯水平，争取控制在 5.65 mmol/L 以下。主要治疗包括早期禁食水超过 24 小时后的饮食调节，降脂治疗，小剂量低分子肝素、胰岛素及血脂吸附和（或）血浆置换。在降脂药物方面，贝特类药物可以降低甘油三酯水平 40%~60%，被认为是治疗高甘油三酯血症的首选药物，但是降脂药物本身有诱发 DIP 的风险，因此建议在心内科医生的指导下用药，临床中是否运用于孕妇需酌情考虑。胰岛素和肝素能增强脂蛋白脂酶活性，导致乳糜粒降解，进而降低血脂。

有胆道结石的患者，可考虑选择适当时机行胆囊切除或胆总管切开取石术。对于孕早期胆源性 APIP 患者，如果情况允许，原则上尽量保守治疗。在孕中期，建议尽早手术解除胆道梗阻。对于胆囊结石、胆囊炎的 APIP 孕妇，可行腹腔镜下胆囊切除术。对于胆管结石的孕妇可选择行胆总管探查术或内镜逆行胰胆管造影术（ERCP），主要适用于有急性胆管炎或胆道梗阻的 APIP 孕妇，应在入院 24 小时内进行，必要时行内镜下十二指肠括约肌切开术（EST）；对于无梗阻性黄疸或急性胆管炎的胆源性胰腺炎孕妇不需要早期行 ERCP。对于高度怀疑伴有胆总管结石而无胆管炎或黄疸的患者，应通过 MRCP 或 EUS 明确诊断后再行决定。在孕晚期，可考虑在行剖宫产术的同时解除胆道疾病，或者产后择期行相关手术。

APIP 不是终止妊娠的指征，但腹压降低对胰腺炎的控制是有利的。终止妊娠的时机及方式需取决于病情、对治疗的反应及孕周的大小。预防早产，严密监测胎心、注意宫缩情况，在治疗 AP 的同时，预防发生早产。

（朱忠成　梁帅）

# 第十章
# 中医药治疗在重症急性胰腺炎中的应用

重症急性胰腺炎(severe acute pancreatitis，SAP)是胰腺及其周围组织被胰腺分泌的胰酶自身消化的化学性炎症，是外科常见的急腹症，常并发多系统多器官功能不全或衰竭，起病急骤，发展迅速，变化快，临床诊治复杂。近年来，随着基础及临床研究的不断深入，本病的中医药治疗也取得了较大的进展。中医药治疗SAP有着悠久的历史，在内治、外治方面均有良好疗效。急性胰腺炎轻症属中医学胃脘痛、腹痛、胁痛、呕吐范畴，重症属结胸、厥逆范畴。临床上根据其病情演变的特征将其分为三期，应按照各期的不同特点辨证论治。

## 一、中医诊断标准

1. 主要症状　脘腹胀满、拒按、痞满燥实坚。
2. 次要症状　微热或壮热，甚则出现寒热往来、口干渴、尿短赤。
3. 舌脉　舌质红，苔黄腻，脉弦数或洪数或弦滑。

## 二、病因病机

《灵枢·厥病篇》云："厥心痛，腹胀胸满，心尤痛甚，胃心痛也，取之大都、大白。厥心痛，痛如以锥针刺其心，心痛甚者，脾心痛也。"中医学认为，急性胰腺炎的发生多由感受六淫之邪、饮食不节、情志失畅、胆石、虫积、创伤等因素引起邪阻气滞，肝胆不利，湿郁热结，蕴于中焦，或表现为肝郁气滞之证，或为肝胆湿热之证，或为胃肠热结之证。但急性胰腺炎发病急，传变极快，且气、湿、热结聚不散则酿生热毒，热毒炽盛又易导致血热妄行而致血瘀。热毒血瘀互结，肉腐血败成脓。故急性胰腺炎在发病时不论其处于哪种辨证分型均有热毒血瘀互结的病理本质。

## 三、中医药内治

### (一)分期论治

1. 初期(急性反应期)　自发病至1周左右。
(1)结胸里实证：寒热往来、腹部硬满而痛，拒按，大便秘结，胸胁苦满，心烦喜呕等，舌红苔黄腻或黄厚而燥，脉沉紧。

治法：通里攻下，理气活血。

推荐方药：清胰陷胸汤加减。柴胡、黄芩、枳实、厚朴、丹皮、延胡索、川楝、生大黄、芒硝(冲服)、甘遂末等。依照病情随证加减，并增加或减少给药次数。

(2)腑实热结证：上腹疼痛，拒按，痛如刀割，腹胀难忍，时有恶心、呕吐，发热口渴，烦躁，大便秘结，小便短黄。舌质红或红暗，舌苔黄厚或燥，脉弦数或洪数。

治法：通腑泄热，行气导滞。

推荐方药：柴芩承气汤加减。柴胡、黄芩、厚朴、枳实、栀子、生大黄(后下)、芒硝(冲服)、木香、延胡索、红花、桃仁、槟榔、甘草等。

(3)肝胆湿热证：持续的腹部及两胁疼痛，阵发性加剧，胸闷、恶心、呕吐，发热或寒热往来，口苦、目黄、身黄、尿黄。舌质红，舌苔黄腻，脉弦滑或弦滑数。

治法：疏肝利胆，清热利湿。

推荐方药：龙胆泻肝汤加减。龙胆草、栀子、黄芩、黄连、枳实、厚朴、柴胡、白芍、木香、延胡索、当归、茵陈、生大黄(后下)、芒硝(冲服)、甘草等。

2.进展期(全身感染期) 发病后1周左右开始，2~3周最明显，可持续1~2个月。

热毒炽盛证：壮热、脘腹胀痛，烦渴，大汗，肌肤发斑，大便秘结。舌质绛，舌苔黄腻，脉数。

治法：清热活血、通里攻下，托里排脓。

推荐方药：清胰汤合透脓散加减。柴胡、黄芩、延胡索、川楝、红藤、败酱、蒲公英、金银花、桃仁、牡丹皮、大黄、黄芪、皂角刺、当归、川芎等。依照病情随证加减，并增加或减少给药次数。

3.恢复期 时间为发病后3周以后至2~3个月。

气阴两虚证：神疲乏力，气短懒言，咽干口燥，纳差，溲赤便干。舌红，苔少而干，或苔白腻，脉细数或弦滑。

治法：益气养阴、健脾和胃、活血化瘀。

推荐方药：生脉饮合人参养荣汤加减。人参、麦冬、五味子、黄芪、白术、茯苓、炙甘草、熟地、陈皮、当归、白芍等。依照病情随证加减，并增加或减少给药次数。

以上证型辨证加减，热甚者，加金银花、大青叶等；湿热甚者，加金钱草、黄连、黄柏等；呕吐甚者，加姜半夏、竹茹、代赭石、旋覆花等；腹胀严重者，加甘遂(冲服)、枳壳、青皮、大腹皮、槟榔等；呕吐蛔虫者，加乌梅、黄柏、槟榔、使君子、细辛、苦楝根皮等；食积者，加焦三仙等；伤阴者，加生地、麦冬、五味子等。

(二)分型论治

1.胃肠热结型 临床常见腹痛剧烈、腹胀，痞满拒按，手不可近，便结，发热，口干渴，恶心、呕吐频繁，舌红、苔白或黄，脉弦、紧、数。本型多见于重症急性胰腺炎的急性反应期。病机多为实热壅闭，腑气不通，临床可采用通里攻下法荡涤肠胃实热，阻止阳明腑实证发展至火毒炽盛、气血逆乱、脏腑衰败等诸多危症。常用方剂有大承气汤、大陷胸汤等，常用药物有大黄、芒硝、枳实、厚朴、莱菔子、木香等。常用方药有大承气汤、柴芩承气汤、大柴胡汤加减。

2.肝胆湿热型 临床常见胁肋及上腹疼痛如绞，拒按，手不可近，发热或往来寒热，口苦咽干，恶心呕吐，不思饮食，有时可见颜面及全身黄似橘色，便秘溲赤，舌红苔黄腻，脉滑或滑数。本型多见于胆源性重症急性胰腺炎患者的急性反应期或全身感染期。病机多为肝胆气滞，郁而化热，湿热蕴结而致。清肝利胆法为该型的重要治法，常用药物有柴胡、栀子、黄芩、茵陈蒿、虎杖、金钱草等。常用方药有茵陈蒿汤、清胰汤、龙胆泻肝汤加减。

3. 热毒血瘀型　临床常见腹痛、腹胀减轻，但上腹仍疼痛，伴有压痛、高热、潮红、口干渴甚、汗出、舌质红、紫暗或有瘀斑、苔黄。本型多见于重症急性胰腺炎全身感染期。病机多为热毒炽盛、瘀热内结、气滞血瘀；或瘀热相搏、肉腐为脓；或成为气血逆乱之危症，因此治疗常采用活血化瘀、清热解毒的方法。常用活血化瘀药物有丹参、红花、川芎、赤芍、桃仁等，大黄也有较强的逐瘀通经作用。金银花、连翘、蒲公英、紫花地丁、败酱草等为常用的清热解毒药物，此类药物有较好的抗菌或抑菌作用。常用方药有大黄牡丹汤、清胰解毒汤、解毒活血汤、复元活血汤加减。

## 四、中医药外治

### (一)针刺疗法

针刺疗法适用于所有证型。针刺具有疏通经络、活血调气、扶正祛邪的作用，用于治疗急性胰腺炎，可对患者机体起到调节作用。

1. 体针

主穴：下巨虚、内关、中脘、梁门、阳陵泉、地机等。

方法：电针刺激足三里、三阴交。频率等幅 2/15 Hz。疗程 1~5 日。止吐操作：平补平泻中等强度刺激公孙、太冲。每日 1~2 次，每次 15~30 分钟。疗程 1~5 日。

2. 耳针

主穴：胆胰区、交感、神门、内分泌、阿是穴等。

方法：每次选 4~5 穴，轻刺激。可选王不留行籽贴耳穴。

### (二)中药外敷

1. 芒硝外敷　该法适用于结胸里实证和热毒炽盛证。

芒硝 100 g，常温，以透气布袋缝合，大小根据患者体型而定，外敷上腹部，每 12 小时更换 1 次。

2. 清热解毒中药外敷　该法适用于初期腑实热结、肝胆湿热、肝郁化火证型。

处方(大黄、黄柏、白及、薄荷叶、白芷、乌梅肉、蜂蜜)外敷于上腹部及腰胁部，每日 1 次，每次 6~8 小时。疗程 3~7 日。

### (三)穴位注射法

穴位注射法适用于初期所有证型。

取穴：双侧足三里穴位。药物：新斯的明注射液、盐酸甲氧氯普胺注射液。

方法：穴位常规消毒，选用 2 mL 或 1 mL 注射器。针尖垂直刺入足三里穴，上下提插 2~3 次，有酸胀感后，注入甲硫酸新斯的明注射液(每穴注射 0.5 mg)或盐酸甲氧氯普胺注射液(每穴注射 5 mg)。每日 1~2 次。疗程 1~3 日。

（四）中药灌肠

中药灌肠可借助中药渗透作用刺激胃肠蠕动，减少胃肠毒素吸收，从而缓解胃肠胀气及脏器水肿。

（五）其他外治

艾灸、穴位敷贴、中药封包等其他外治法在急性胰腺炎的治疗中亦发挥着重要作用。艾灸具有扶正祛邪、温通经脉、调和气血等功效，能够有效改善急性胰腺炎腹痛、腹胀等临床症状，改善微循环状态。可采用艾灸中脘、神阙及双侧足三里、胃脘下俞、章门等穴治疗急性胰腺炎。穴位贴敷可直接刺激穴位，经皮吸收，药物浓度聚集于局部穴位，可有效改善患者临床症状。

（唐涛、黄卫）

# 第十一章
# 重症急性胰腺炎的护理要点

重症急性胰腺炎(severe acute pancreatitis, SAP)患者因病情进一步恶化, 常发生多器官功能障碍综合征(multiple organ dysfunction syndrome, MODS)甚至多器官功能衰竭(multiple organ failure, MOF)。故应根据患者的临床表现、体格检查、影像学表现以及实验室检查等进行病情严重程度分级, 尽早诊断 SAP 并及时采取相应护理措施以减少远隔器官损害, 降低 MODS 发生率, 从而降低患者病死率。医护成组管理患者, 良好的配合可以提高医疗护理质量, 改善患者预后, 降低病死率。

## 一、护理评估

### 1. 健康史

(1)一般情况:包括年龄、性别、文化程度、婚姻状况、职业、饮食习惯(如暴饮暴食)、营养状况、吸烟史、酗酒史、合作程度、宗教信仰等。

(2)既往史:了解有无胆道疾病、高脂血症、高钙血症、腹部手术史、胰腺外伤史、感染及用药等诱发因素。

(3)家族史:了解家族中有无急性胰腺炎及其他胰腺疾病患者。

### 2. 全身情况
评估患者生命体征及意识有无改变, 皮肤、黏膜有无黄染, 是否合并休克及其程度;观察有无呼吸增快、呼吸音减弱、发绀等呼吸窘迫综合征(ARDS)的征象;还要注意观察患者的神志及肾功能。

### 3. 局部情况
评估有无腹痛、腹胀, 腹痛是否与饮酒或饱餐有关。评估腹痛的部位、性质及程度, 疼痛是否放射至背部或呈腰带状向腰背部放射;疼痛时有无消化道症状, 如是否伴有呕吐, 若有则了解呕吐的次数, 呕吐物的量及性质、颜色、气味;评估有无腹膜刺激征。

### 4. 辅助检查

(1)胰酶测定:监测血、尿淀粉酶及血脂肪酶。血清淀粉酶和(或)脂肪酶活性高于正常上限值 3 倍可协助确诊。

(2)影像学检查:CT 检查对确定诊断、明确坏死部位及胰外侵犯程度有重要价值。增强 CT 或 MRI 表现呈急性胰腺炎的典型影像学改变(如胰腺水肿或胰周渗出积液)。

**5.急性生理学及慢性健康状况评分系统Ⅱ(APACHE-Ⅱ 评分)**

目前临床常用的评分标准，对胰腺炎预后有重要指导意义。APACHE-Ⅱ≥8 分，提示 SAP。

**6.心理-社会状况**

了解患者及家属对疾病的认知和态度，有何顾虑和思想负担；了解亲戚朋友及家庭照护和支持程度及经济承受能力。

## 二、护理诊断

1.急性疼痛　常与饱餐、酗酒、胰腺及其周围组织炎症、胆道梗阻有关。
2.循环灌注不足的危险　与禁食、呕吐、炎性渗出、出血等有关。
3.营养失调：低于机体需要量　与呕吐、禁食和大量消耗有关。
4.体温过高　与胰腺坏死、继发感染或并发胰腺脓肿有关。
5.潜在并发症　休克、出血、感染、胰瘘、消化道瘘及 MODS 等。
6.有导管脱出的风险　与留置鼻胃/肠管或腹腔引流管有关。
7.有下肢深静脉血栓形成的风险　与长期卧床、凝血功能异常有关。

## 三、护理目标

(1)患者疼痛缓解或消失。
(2)患者无水、电解质紊乱及酸碱平衡失调。
(3)患者营养状况改善。
(4)患者感染得到有效控制，体温恢复正常。
(5)患者未发生并发症，或并发症得到及时发现和处理。
(6)患者未发生导管非计划性拔管。
(7)患者未发生下肢深静脉血栓。

## 四、护理措施

### (一)生命体征观察及重症监护

**1.持续时间超过 48 小时的器官衰竭的患者**　器官功能衰竭时间超过 48 小时的重症患者，常需要呼吸机辅助呼吸或进行床旁血液净化，须转入 ICU 进行器官功能支持与监测。

**2.短暂性(<48 小时内)器官衰竭的患者**　暂可不转入 ICU，但仍需要密切监测生命体征并持续评估，以及早识别病情变化。包括生命体征监测、意识、瞳孔、皮肤黏膜温度和色泽、血氧饱和度监测等，防止呼吸衰竭，观察呼吸状态，监测血气分析，给予吸氧。准确记录 24 小时出入量。密切观察患者腹部体征，如出现腹胀、腹痛等，及时报告医生处理。

### (二)禁食禁饮、胃肠减压

禁食、胃肠减压的目的是减少胰液分泌，减轻疼痛，防止呕吐，减轻腹胀并降低腹内压。禁食期间需保持口腔卫生，鼓励意识清醒的患者坐起来刷牙漱口，及时清除口腔分泌物，不能刷牙的患者进行口腔护理，每日 2 次。

### (三)液体复苏

对于 SAP 患者，早期液体复苏是治疗的基石，是防治有效循环血容量不足与器官灌注不足的重要措施。遵循"及时、足量不过量"原则。早期 SAP 患者，细胞外液大量流失至胰腺周围和腹膜的间隙中，丢失的体液导致机体有效循环血液量减少，从而引起组织灌注不足，最终造成循环障碍，加剧胰腺缺血性坏死。液体复苏能够改善组织灌注、有效缓解血容量缺失，在急性胰腺炎(acute pancreatitis，AP)早期非常重要。液体复苏应注意以下 4 个方面。

1.补液的最佳时机　应在起病之初尽快开始，在出现器官功能障碍表现之前积极补液。AP 患者液体复苏的最佳时期是入院后最初的 12~24 小时，责任护士应在患者入院后立即建立一路或多路静脉通路，进行液体复苏，补液扩容，尽快恢复患者有效循环血量。

2.液体种类　选择液体种类以晶体液为主，胶体液在 AP 的液体复苏中作用尚不明确。林格氏液、生理盐水等晶体液可作为早期液体治疗的首选，乳酸林格氏液可降低胰酶活性并缓解酸中毒，能在 24 小时内显著降低全身炎症反应综合征(systemic inflammatory response syndrome，SIRS)的风险，所以是液体复苏的首选。

3.补液速度及量　患者入院后 12~24 小时补液速度为 250~500 mL/h，同时每 6 小时评估 1 次，必要时应视病情有效斟酌液体量的增减。最新国内外指南推荐目标导向性液体复苏，既要避免补而不足，亦要预防矫枉过正。需特别指出，早期胰腺炎的补液切勿过量，应坚持缺多少补多少的原则，合理补充。过量补液易导致体内肺水肿、脑水肿等并发症。

4.积极评估补液效果　临床参考指标红细胞比容或尿素氮可以作为早期液体复苏启动的指标，而且这两个指标在急诊就诊时是常规检测指标，简便易得。入院 6 小时后再次评估尿素氮(BUN<7.14 mmol/L)、肌酐(CRE)和红细胞比容(HCT 35%~44%)，力争达到上述指标均下降。同时监测生命体征、尿量，并持续评估，入院后的 24~48 小时，应每隔 8~12 小时评估 1 次患者的液体需求。

因此，对于 SAP 发病早期及时有效的液体复苏对疾病的预后至关重要。责任护士应明确复苏终点，密切监测血流动力学参数，评估治疗的有效性，及时向主管医生汇报。

### (四)镇痛解痉

腹痛是 AP 的主要临床症状，表现为中上腹持续性钻痛，向后背部放射，应及时进行充分的镇痛治疗。AP 的疼痛包括：腹痛、SAP 相关的疾病外疼痛(如各种监测、有创性操作等)。AP 患者需要适当的镇痛、镇静治疗，以改善患者的舒适度、降低氧耗和应激反应，有利于耐受有创操作、减轻临床症状。责任护士可协助患者膝关节弯曲，靠近胸部以缓解疼痛；按摩背部可增加舒适感；疼痛剧烈时，明确诊断后遵医嘱予以解痉、镇痛药物。

### （五）引流管护理

主要是鼻胃管或鼻肠管、行胰腺及胰周坏死组织清除引流术后腹腔引流管的护理。为保障充分外科引流，降低非计划拔管不良事件的发生率，需要做好各引流管的护理。护理要点如下。

1. 妥善固定

（1）鼻胃管或鼻肠管宜采用胶带妥善固定于鼻翼部，并于脸颊部进行二次固定，避免受压、扭曲、打折；班班交接查看，胶带松脱、卷边时及时更换。

（2）用"川"字形胶带将腹腔引流管固定于腹壁，并用腹带包扎保护，必要时使用"导管固定贴"在腹壁加强二次固定，以防引流管意外脱出。切记不可将引流管固定于病床上，以防翻身、下床活动、搬动时牵拉而脱出。

（3）对躁动不安的患者应有专人陪护或适当加以保护性约束，以避免引流管脱出。

（4）引流袋满 3/4 时应及时倾倒引流液，以防重力作用将引流管带出。

2. 标识清晰

（1）鼻胃管或鼻肠管用绿色标识，注明管道名称、留置时间、置入长度、置管人姓名，粘贴于鼻胃管或肠管端 2~5 cm 处。划线标记胃管或鼻肠管置入及外露长度。

（2）腹腔引流管用黄色标识，标识粘贴于距引流管末端 2~5 cm 处。同样的方法注明引流管名称、留置时间、置管人姓名，划线标记引流管置入及外露长度。

3. 通畅引流

（1）避免引流管扭曲、折叠、受压，保持引流通畅。

（2）定时挤捏引流管，用左手拇指、食指用力挤压引流管上方，使引流管闭塞，右手拇指和食指紧靠左手下方向下捏紧管道，使两手间的引流管呈塌陷状态，松开左手，利用负压原理将引流管内液体引向下方流动，反复操作以确保引流通畅。

（3）平卧时，引流管的高度应低于腋中线，引流袋悬挂于床旁。坐位、站立或活动时，引流管的高度应低于引流管切口平面，以防引流液逆流引起感染。

（4）如有脓性液体阻塞，可用 0.9%氯化钠注射液缓慢低压冲洗，勿加压冲洗。

4. 密切观察

（1）每班评估鼻胃/鼻肠管是否通畅，固定胶带是否脱落、卷边，用棉签清洁鼻腔，观察鼻黏膜是否干燥、充血，有无皮肤破损、溃烂等。长期留置鼻胃/鼻肠管者，应每隔 4~6 周或按照使用说明书更换鼻胃肠管，从另一侧鼻腔插入。

（2）留置鼻胃管者需密切监测胃液颜色、性质、量等变化。可使用 50 mL 注射器、床旁超声仪等方法评估胃残留量。当胃残留量>200 mL，患者存在恶心、呕吐、腹胀、肠鸣音异常等不适症状时，遵医嘱调整喂养方案或使用促胃动力药。胃残留量>500 mL，宜结合患者主诉和体征考虑暂停喂养或经鼻肠管喂养。对消化液大量丢失的患者，可行自体消化液回输。

（3）留置腹腔引流管者，需密切观察引流液颜色、性状及量，及早识别腹腔出血、胰瘘、肠瘘等并发症的发生。

（4）维持有效引流，积极观察引流效果，如果管道堵塞，坏死组织和积液不能充分引流，患者可能出现高热。必要时使用 0.9%氯化钠注射液冲洗，冲洗后引流出的液体量应不少于冲洗的量。支撑导管，以达到最佳的引流效果，还能增加患者的舒适度。

### （六）营养支持

肠内营养有助于保护肠黏膜屏障，减少菌群易位，从而降低感染及其他严重并发症的风险。

1. 肠内营养的意义　肠道是一个免疫器官，正常情况下，肠道具有屏障作用，可以有效阻止肠道内 500 多种寄生菌及其毒素向肠腔外组织、器官移位。80% AP 患者的死亡都是由于感染性并发症。早期肠内营养在维护肠黏膜屏障完整性的同时，能够减轻全身炎症反应，减少 SAP 早期并发症并降低病死率。肠内营养可以滋养肠道，促进肠蠕动，激活肠道免疫功能，维护肠道黏膜正常增值，降低肠道细菌的过度生长，维持肠道微生物系平衡。

2. SAP 营养支持的目标　是减轻炎症、防止营养耗竭、纠正负氮平衡和改善预后。建议 SAP 患者首先进行器官功能的复苏，当病情与胃肠动力允许时，应尽快、尽早进行肠内营养。

3. 肠内营养时机　美国胃肠病学会（AGA）推荐在能够耐受的情况下早期经口进食（通常在 24 小时内），而非嘱患者禁食。如果不能耐受经口饮食，应在入院后 72 小时内尽早开始肠内营养治疗，以防止肠衰竭和感染性并发症，尽量避免全肠外营养。

4. 肠内营养方式　如果 AP 患者需要肠内营养，可通过鼻-胃管给予。在消化不耐受的情况下，最好通过鼻-空肠管给予。连续喂养比一次性喂养效果更好。

5. 肠内营养实施

（1）营养液现配现用，使用时间不超过 24 小时。

（2）使用标准的临床肠内营养输注系统，包括营养泵和肠内营养管路。营养泵模拟胃肠蠕动节律，可有效减少肠内营养导致的胃肠道不良反应，提高耐受性，有利于控制血糖。

（3）营养管冲管。①冲管时机：间歇重力滴注前后、分次推注喂养前后、每次给药前后、胃残留液监测后、持续经泵输注每隔 4 小时的时间点。②冲管方法：20~30 mL 温开水脉冲式冲管。③注意事项：对免疫功能受损或危重患者，宜用灭菌水脉冲式冲管；应避免将 pH≤5 的液体药物与营养液混合。

（4）输注护理。①每日更换肠内营养输注导管。②输注速度从慢到快，从 20~30 mL/h 开始，一般在 40~60 mL/h，最快速度为 100~125 mL/h。③输注浓度从低到高。④营养液最好在常温下使用，不建议加热，局部加热可导致蛋白质变性。⑤观察患者有无腹痛、腹胀、呕吐等症状，患者不耐受时，可减慢输注速度、降低浓度输注。⑥胃内喂养时，患者应取头高 30°~45°卧位，定时监测胃残留量，以减少吸入性肺炎的发生。⑦保持输注容器清洁，增加舒适度，提高患者耐受性。⑧密切观察，动态评估，减少并发症的发生。

6. 消化液回输　SAP 并发十二指肠梗阻、消化道瘘的患者，存在消化液大量丢失，可进行自体消化液回输。消化液中含有水、电解质和丰富的消化酶等物质，消化液大量丢失会影响消化道消化、吸收功能，导致肠内营养不能充分消化、吸收，出现水、电解质及酸碱平衡紊乱，严重营养不良，感染和多器官功能障碍综合征等，甚至危及生命。消化液回输可以恢复消化液在胃肠内的循环，保持胃肠道的相对连续性和完整性，从而减少消化酶的丢失，防止水、电解质紊乱等并发症的发生。

(1)适应证：① 严重胃排空障碍；②十二指肠梗阻；③消化道瘘；④其他原因导致消化液大量丢失。

(2)消化液要求。①无菌：条件允许时，每2~3天做1次消化液细菌培养，若消化液被细菌污染，则不宜回输。②新鲜：消化液回输距引流时间越短，消化液的性质越稳定，建议每2~4小时收集1次消化液并及时回输。

(3)消化液回输流程。①充分评估患者病情、消化液引流管道、营养管道及消化液是否符合回输要求。②在无菌原则下收集、过滤消化液。③将过滤好的消化液置于无菌回输瓶中，通过肠内营养输注系统连接营养管，将消化液匀速回输至患者消化道。

(4)注意事项。①消化液回输过程中遵循无菌操作技术原则，避免消化液污染。②如收集的消化液放置时间过长，或因其他原因来不及回输，可能存在消化酶失活，应废弃不再输注。③消化液过于黏稠或pH过低(pH<4)，可适当稀释后回输。④建议使用营养泵控制输注速度。⑤条件允许时，可实施消化液联合肠内营养回输。⑥消化液适宜的回输温度为37~40℃。高温会引起消化酶失活，低温会引起患者出现腹泻及肠痉挛。⑦当消化液收集的量趋于减少时，考虑为患者恢复征象，可减少回输量或停止回输。

(5)病情观察：①注意观察患者的意识、精神状态、生命体征等，尤其是有无腹痛、腹泻；②若患者出现口渴、少尿、皮肤弹性差及生命体征的改变，应及时报告医生；③严密观察引流出的消化液的颜色、性状，定期做消化液培养，培养阳性或怀疑被污染的消化液禁止回输。

### 7. 并发症预防与处理

(1)胃潴留：喂养后2小时，检查胃内容物有100 mL或1小时后有50%喂养液残留在胃内；呕吐出4~6小时前的胃内容物，或者空腹8小时以上胃内残留食物>200 mL者。以上均提示出现了胃潴留。

预防：在肠内营养开始实施前检查患者有无腹胀，实施过程中每4~6小时评估1次患者的胃肠功能。鼓励患者下床活动，提高肠内营养耐受性。

处理：①一般每4~6小时抽吸胃管1次；②回抽的胃液进行回输；③遵医嘱使用促胃动力药。

(2)腹泻：是肠内营养中最常见的并发症之一。

预防：①营养液应现配现用，避免营养液污染、变质，营养液开启后24小时内用完，容器保持清洁；②营养输注管路每24小时更换；③控制营养液输注速度、浓度，营养液输注时保持适宜温度等；④必要时补充益生菌，可使用可溶膳食纤维营养液，降低腹泻发生率。

处理：①观察腹泻频次、排便的量、颜色、质，及时与医生沟通；②减慢营养液输注速度，可使用输注泵控制输注速度；③低温型腹泻可使用加温器保持营养液恒温；④及时处理大、小便，保护好肛周皮肤，减少皮肤损伤。

（3）便秘。

预防：①应用胃肠动力药物；②配方增加膳食纤维的营养液；③每日保证入水量1500~2000 mL，营养液与温开水交替；④病情允许时下床活动。

处理：①改用含有不可溶性膳食纤维的营养配方；②予缓泻剂等通便药物；③必要时，低压灌肠或其他促排便措施。

（4）再喂养综合征：是营养支持的较常见并发症。

预防：①实施营养支持前检查血电解质、酸碱平衡状况、循环状况以及心肺功能，纠正已存在的水、电解质紊乱及酸碱失衡；②禁止摄入含糖过多的食物与饮品；③禁止大量输入葡萄糖，减少葡萄糖在热卡中的比例，补充磷、钾、维生素 $B_1$；④重点关注慢性营养不良、长期禁食及饥饿患者、消耗性疾病、手术后禁食时间长需营养补给等高危人群。

处理：对于存在再喂养综合征的患者，应减少甚至停止热量的摄入，积极治疗电解质紊乱，每天根据电解质水平补充钾、镁、磷及维生素 $B_1$ 等，维护各个器官的功能。

8.异常情况处理

（1）误吸。

预防：评估误吸危险因素，如喂养管太粗、体位不当、喂养管位置不当；每4小时听诊肠鸣音1次；对意识障碍、昏迷、高龄、恶心、呕吐的患者，鼻饲前应及时清理呼吸道分泌物；人工气道患者按时监测气囊压力（25~30 cmH$_2$O），每4小时进行声门下吸引1次，口腔护理每天2~4次；适当延长胃管插入长度，保证胃管末端达到胃窦位置。胃内喂养时，患者应取头高30°~45°卧位，定时监测胃残余量，以减少误吸发生。

处理：立即停止喂养，查找原因；鼓励咳嗽，协助取半坐位30°~45°，昏迷患者应头偏向一侧；若患者出现气道梗阻或窒息症状，立即给予负压吸引等。对不耐受经胃喂养或有反流误吸高风险的患者，宜选择空肠喂养。

（2）血糖、电解质紊乱。

预防：最常见的是血钾的异常，主要是某些营养液中钾含量过高或者患者肾功能欠佳而引起高血钾。在营养支持治疗第1周，需至少每天监测1次电解质（血钾、血镁、血磷）水平；初始2天需至少每4小时监测1次血糖；对于存在再喂养性低磷血症（血磷<0.65 mmol/L，或下降>0.16 mmol/L）的患者，需每天监测2~3次血磷水平，必要时予以补充。

处理：当血糖水平超过10 mmol/L时，需使用胰岛素控制血糖；对于存在再喂养综合征低磷血症的患者，48小时内须严格限制能量摄入，随后逐步增加。

（3）营养管堵塞。

预防：营养液中蛋白质凝固变性、注入药物溶解不彻底、冲洗管路不及时或不正确等，都会造成堵管。应按时进行鼻胃/肠管的冲洗；选择浓度较低的营养液，必要时对食物和药物进行纱布过滤；对于浓度较高的肠内营养液，应增加冲管频率或适当稀释肠内营养液。

处理：出现堵管后，立即用20~30 mL温开水通过抽吸和脉冲式推注的方式冲洗营养管。若无效，采用三通管与鼻肠管连接，先抽吸鼻肠管内为负压，再将碳酸氢钠经三通管对鼻肠管进行负压冲洗、浸泡（10 mL注射器接三通管主通口，5 mL注射器抽出碳酸氢钠

5 mL)。以上操作均无效时，考虑拔管再建管路。

（4）非计划性脱管。

预防：交接班时严格交接鼻胃/肠管的置入长度及外露长度和固定情况，胶带松动或卷边时及时更换；躁动患者应加强保护性约束；加强患者及家属的健康教育，强调管道的重要性。

处理：发生非计划脱管时，密切观察患者生命体征变化并做好患者及家属安抚工作；根据患者临床需求及状况，重新置入鼻胃/肠管，上报不良事件。

### （七）血糖调控

应激性高血糖是 AP 和危重症患者普遍存在的一种临床现象，是直接影响各类重症患者预后的独立因素。血糖浓度的急性变化会影响胃肠蠕动和胃排空。胃肠道功能的紊乱可能会影响 AP 的病情发展。对于重症患者严格控制血糖可以降低病死率（多器官功能衰竭引起的死亡），减少并发症（感染、脓毒症），缩短机械通气时间与住院时间，降低住院总费用。理想的目标血糖控制在 7.8～10.0 mmol/L，避免血糖波动对神经系统的损伤。强化胰岛素治疗中护士应密切监测血糖，及时调整胰岛素用量，防止低血糖发生，控制葡萄糖的摄入量与速度（≤200 g/d），输入营养液时应注意持续、匀速输注，避免血糖大幅波动。任何形式的营养支持都应配合强化胰岛素治疗，严格控制血糖水平≤8.3 mmol/L，并应避免低血糖发生。

### （八）功能锻炼、静脉血栓栓塞症（VTE）防治

静脉血栓栓塞症（venous thromboembolism，VTE）包括深静脉血栓形成（deep vein thrombosis，DVT）和肺血栓栓塞症（pulmonary thromboembolism，PTE），是遗传、环境及行为等多种危险因素共同作用的全身性疾病，是住院患者常见的并发症和重要死亡原因之一。SAP 患者卧床时间长，并发症多，VTE 风险高。据我科统计，2019 年 1 月至 2019 年 12 月，63 例 AP 患者中，13 例并发下肢 DVT，其中 10 例为 SAP 患者。感染性胰腺坏死容易侵蚀周围血管，引起动静脉出血、高脂血症、多器官功能衰竭、全身炎症反应综合征，导致血流动力学变化，为下肢 DVT 的高危因素。长期卧床不仅增加下肢 DVT 的风险，还会产生其他不良影响，如胰岛素抵抗、肌蛋白丢失、肺功能损害及组织氧合不全等。入住 ICU 的患者，常因约束、镇静等措施，导致 ICU 获得性衰弱（ICU-acquired weakness，ICU-AW）的发生，表现为肢体麻痹无力、反射减弱、肌肉萎缩和脱机困难，甚至造成四肢瘫痪等一系列症状。合适的功能锻炼能对肌肉产生质和量的改变，避免出现肌肉萎缩，增强患者对疾病预后的信心，提升患者恢复质量。

1. 功能锻炼　①被动活动：术后即可为患者按摩比目鱼肌，进行四肢各关节被动运动，长期卧床者可进行康复训练。②主动运动：患者清醒或术后 6 小时，主动活动四肢，并在协助下翻身，进行踝泵运动、膝关节伸屈运动等。③鼓励患者早期下床活动，护士提供助步器，并根据病情制订活动计划。

2. VTE 防治　①新入院患者、穿刺术后、病情变化时及时进行 Caprini 评分，对于高危患者，应每日进行晨会报告，引起医护重视；患者自 ICU 回病房后常规进行下肢静脉血管彩超，筛查 DVT。②患者病情允许鼓励其多喝水、多活动；必要时予以间歇充气加压装置、

足底泵等装置进行机械预防(图2-11-1)或药物预防。③一旦发现一侧肢体肿胀或确诊DVT,应每班进行病情观察及肢体检查(图2-11-2),发现异常及时报告,警惕PTE的发生。

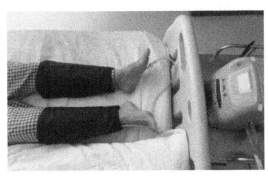

图 2-11-1　机械预防

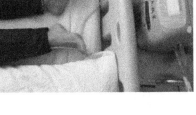

图 2-11-2　测量周径

(九)高热护理

(1)嘱患者卧床休息,病情允许时鼓励患者多饮温开水,监测生命体征的变化。

(2)给予物理降温或遵医嘱药物降温。如冷敷、温水擦浴或酒精擦浴,必要时使用退热药物、抗菌药物等。

(3)降温过程中出汗时及时更换衣服,保持皮肤清洁干燥;注意观察降温后的反应,避免虚脱。

(4)了解患者阳性检验结果:注意水、电解质代谢及酸碱平衡与血常规变化。

(5)降温处理30分钟后予以复测体温。

(十)皮肤护理

加强皮肤护理,预防压力性损伤,做到勤翻身。对于高危患者,经常变换体位,避免皮肤受压时间过长,避免压力过于集中某个部位。建立翻身卡,班班交接皮肤情况。利用软枕放置在背部并支撑上肢,让身体与床面呈30°角。两腿间放置软枕,并屈曲下肢,避免大腿粗隆、膝盖骨和脚踝间过度受压。医疗器械若使用不当,也可能给患者造成压力性损伤,应注意观察医疗器械下皮肤的颜色,是否有潮湿、水肿等情况和可能引起的皮肤损害。尽量避免管道周围皮肤受压,采用"高举平台法"固定管道。

(十一)加速康复

加速康复外科由最初通过改变外科操作方式缩短患者住院时间,到如今通过多学科共同深入合作,可达到缩短住院时间、减少并发症的发生、降低再入院风险、降低病死率、降低医疗费用等目的。镇痛被认为是加速患者康复最终的环节之一。良好的镇痛能够减少

患者的应激反应,促进肠功能的恢复,有利于患者早期活动,减少并发症的发生。(详见第二篇第十二章及第十三章相关内容)

### (十二)多重耐药护理、病区管理、环境管理

(1)主班护士接到多重耐药报告时,应主动填写多重耐药专用登记本,并在工作群告知患者的床号、姓名、耐药菌名称,确保所有人员知晓,防止交叉感染。

(2)多重耐药患者单间隔离,病房垃圾桶放双层黄色垃圾袋、速干手消毒液,用物专人专用,治疗、护理集中最后一个进行,严格落实手卫生。

(3)晨会交班时报告多重耐药患者的床号、姓名、耐药菌名称。

(4)患者解除隔离、转床或出院后,对环境、仪器设备、床单位等物体表面用1:100 比例的 84 消毒液进行终末消毒,窗帘、隔帘取下送洗消毒。

### (十三)多学科诊疗

SAP 病程复杂,其诊治涉及多个学科,治疗需要多模式和多学科融合,涉及胃肠病学家、腹部外科医生和重症监护医生等。传统的单一专科诊治模式已不再适用,需要建立多学科诊疗团队(multiple disciplinary team,MDT),以患者为中心,制定个性化诊疗方案。首诊医生完成病情严重程度评估后,需要根据不同的病情程度建立多学科协调、会诊和转科机制,邀请 ICU、放射介入、内镜介入、院感中心、影像、康复、营养、护理等专科,组建 SAP 的多学科团队,对提高 SAP 治愈率和改善患者预后有着重要意义。

### (十四)心理护理

由于 SAP 起病急、病情重、并发症多、病死率高,重症患者需在 ICU 监护、治疗,高昂的治疗费用会让患者产生焦虑心理。且病程长,患者及家属担心治疗效果,极易产生悲观消极情绪。责任护士接待时应进行自我介绍、环境介绍、疾病相关知识介绍。做各项操作时解释其目的和重要性,以取得患者的配合。鼓励患者积极参加科室组织的急性胰腺炎治疗和护理健康教育讲座,增加对疾病知识的了解,树立战胜疾病的信心。

### (十五)SAP 并发症的护理

(1)出血。

1)原因:包括应激性溃疡出血、手术创伤的活动性渗血、感染坏死组织侵犯引起的消化道大出血、消化液腐蚀引起的腹腔大血管出血等。

2)临床表现:胃管、腹腔引流管或手术切口流出血性液体,患者出现呕血、黑便或者血便。

3)护理:密切观察生命体征,特别是血压和脉搏的变化;保持引流管通畅,准确记录引流液的颜色、性状和量;监测凝血功能,纠正凝血功能紊乱;遵医嘱使用止血和抑酸药物;应激性溃疡出血可采用冰盐水加去甲肾上腺素胃内灌洗;胰腺及其周围坏死腔大出血时应行急诊介入或手术治疗。

(2)胰瘘。

1)原因:由各种原因导致胰管损伤或破裂,形成胰管通向其他组织的异常通道。

2)临床表现：腹腔引流管引流液增多呈浑浊液，或引流出无色透明的清亮液体，或腹腔引流液淀粉酶升高；腹膜刺激征(腹部压痛、反跳痛、腹肌紧张)；腹部疼痛；持续发热，体温>38.5℃。

3)护理：抬高床头30°~45°，避免左侧卧位，有利于引流，减少胰液的渗出；根据胰瘘程度，采取禁食、持续胃肠减压、静脉泵入生长抑素等措施；动态观察引流液量、色和性状，准确记录；必要时进行腹腔灌洗引流，准确记录冲洗及引流量，防止胰液积聚侵蚀内脏、腐蚀大血管或继发感染；胰瘘患者因激活的胰液会腐蚀皮肤，要加强皮肤护理，保护腹壁瘘口周围皮肤，可用凡士林纱布覆盖、皮肤保护膜涂抹。

(3)胃肠道瘘。

1)原因：由胰液分泌的消化酶直接腐蚀邻近胃肠道和(或)由于炎症和感染区血管血栓形成后胃肠道壁坏死、穿孔发生瘘。

2)临床表现：常见部位是结肠和十二指肠，有时也发生在胃和空肠，早期有腹膜炎的表现。当患者出现以下任一情况即可诊断：引流管或瘘口有消化液、食糜或食物残渣流出；口服或经造瘘管注入亚甲蓝从瘘口或窦道引出；胃肠道造影显示瘘口部位以及瘘口远端肠道情况；窦道加压造影显示窦道与消化道相通。

3)护理：及早充分引流，控制腹腔感染，持续腹腔灌洗，低负压吸引，保持引流通畅，防止消化液积聚引起感染和腹膜炎。营养支持，纠正水、电解质紊乱，加强营养支持，合理使用生长抑素。皮肤护理，指导患者正确使用造口袋收集漏液，保护瘘口周围皮肤。对不易愈合的瘘，应当采用手术治疗。

(阳建怡)

# 第十二章

# 重症急性胰腺炎患者的健康教育及全病程管理

重症急性胰腺炎(severe acute pancreatitis, SAP)患者病情重,并发症多,住院时间长,住院期间优质的健康教育及出院后的延续护理对患者的康复十分有益。

## 一、SAP 患者的健康教育

优质的健康教育不仅可以提高患者对疾病知识的认知,还能提高患者的自我管理能力,有效降低并发症发生的风险,从而提高医疗护理质量。

### 1. 心理护理

SAP 发病突然、发展迅速、病情凶险,患者常会产生恐惧心理。同时由于病程长、病情反复及治疗费用等问题,患者及家属易产生悲观消极情绪。医护人员应多与患者及家属沟通交流,及时了解患者及家属的担忧,针对性地介绍疾病相关知识、治疗方案及患者目前病情进展情况,消除其不必要的紧张情绪,使其更好配合治疗及护理。在病床安置方面,尽量安置新入院患者与治疗效果比较好的患者同病室,用成功的案例增强患者战胜疾病的信心。

### 2. 疼痛管理

(1)医护人员应向患者及家属解释疼痛原因,以减轻其焦虑情绪。

(2)告知患者及家属疼痛评估的目的及方法,使其能准确描述疼痛的具体位置、疼痛性质、疼痛的程度,更好地配合镇痛治疗。

(3)教会患者缓解疼痛的方法:轻度疼痛可通过分散注意力减轻自觉症状;禁食、胃肠减压可减少胰液的分泌,减轻疼痛;弯腰屈膝或蜷曲体位可使腹膜处于比较松弛的状态,能适当缓解疼痛;必要时,可配合医生使用镇痛药物。

### 3. 饮食指导

(1)急性期禁食禁饮。

(2)早期实施肠内营养,保护肠黏膜屏障。

(3)病情缓解后,可进无脂流质饮食,如米汤、菜汁、蛋白粉等,血糖稳定者可进食果汁、藕粉等;无恶心、呕吐、腹痛、腹胀等胃肠道反应者,可进低脂流质,如少油的鸡汤、鱼汤、肉汤、低脂牛奶等;逐步过渡到半流质饮食,如粥、鸡蛋羹、面条等。

(4)恢复正常饮食后,进低脂、适量蛋白饮食。注意少量多餐,禁食刺激性食物,如辣椒、咖啡、浓茶等,注意血糖变化。

**4.肠内营养输注配合事项**

(1)不可擅自调节输注速度。

(2)保护营养管道:翻身和活动时避免管路牵拉、受压、折叠、移位。

(3)体位与活动:在肠内营养输注过程中,可抬高床头30°~45°,以防止误吸;病情稳定者可适当下床活动,指导患者及家属正确使用移动输液架、助步器等,以保障患者安全。

(4)如果出现输注速度减慢或不滴、意外脱管等情况,及时告知医护人员。

(5)肠内营养输注过程中出现轻微腹胀为正常现象,可通过轻揉腹部或适当下床活动促进胃肠蠕动以缓解;若出现严重的恶心、呕吐、腹泻、腹痛、腹胀等胃肠道症状,及时告知医护人员处理。

**5.药物宣教**

SAP患者住院期间主要行护肝、护胃、抗感染、抑酶、营养支持、维持内环境稳态等对症支持治疗。医护人员应告知患者使用药物的名称、作用、不良反应、注意事项等。

**6.围术期注意事项**

SAP后期治疗主要针对其各种局部并发症。感染性坏死性胰腺炎(IPN)是SAP后的严重并发症,常需手术治疗,以微创清创方式为主,部分患者需多次手术。围术期患者及家属可配合医护人员注意以下事项。

(1)配合医护人员完善术前检查。

(2)加强营养:营养不良是术后并发症的独立预后因素,患者及家属应配合医务人员开展营养风险筛查与评估,以选择合适的营养支持方式,改善营养状况。

(3)注意休息,保持良好的心态:避免紧张、恐惧、悲观等负面情绪,以免造成不良的应激因素,影响手术的顺利进行及术后康复。医护人员应在术前通过口头或书面的方式,向患者及家属介绍围术期治疗的相关知识及促进康复的各种建议,使患者理解与配合,促进术后加速康复。

(4)戒烟:吸烟有害健康,对手术患者尤其有害。吸烟可以诱发或加重术后肺部感染,可能发生痰液堵塞气管导致患者窒息、剧烈咳嗽引发切口裂开等严重并发症。

(5)肠道准备:全麻手术术前6小时禁食(输入肠内营养者停止肠内营养泵入),术前2小时禁饮;局麻手术无特殊要求。

(6)体位与活动:全麻术后麻醉未清醒前取平卧位,头偏一侧,以免呕吐物、分泌物吸入气道导致窒息;清醒且血压稳定者,改为半卧位,以利于畅通呼吸和引流;卧床期间行四肢主动运动,防止肌肉萎缩及深静脉血栓形成;勤翻身,预防皮肤压力性损伤;病情允许麻醉清醒后即可下床活动。

(7)协助病情观察:术后患者一般需要吸氧、心电监护,请不要随意调节相关参数或关闭警报音量,以免干扰医护人员对病情的准确判断;术后留置引流管的目的是充分引流胰周坏死组织或积液,引流液一般为灰褐色,若发现引流管内有鲜红色、草绿色或粪渣样液体引流出,应立即报告医务人员;术后伤口会有轻微疼痛,一般不需要特殊处理,若出现明显腹痛、腹胀,请配合医护人员进行腹部体格检查,明确原因后医护人员会予以对症处理,不能盲目要求医生使用止痛药;术后可能出现感染症状加重,发现患者有体温升高、心率加快、血压下降,须及时告知医护人员。

7. 管道护理

(1)告知患者及家属各引流管引流的目的、重要性及注意事项。

(2)妥善固定：告知患者及家属导管固定的位置及方式，取得理解与配合。如胃管用于胃肠减压或输注肠内营养，行鼻尖及脸颊双重固定，出汗或皮肤油脂较多时易导致胶带松脱，请及时报告医护人员予以更换；腹腔引流管用于引流胰周积液或坏死组织，为方便调整管道尖端位置，可能没有用缝线缝合固定，请注意保持固定用胶贴的干燥，避免卷边、松脱，翻身、活动时避免牵拉，防止引流管意外拔管。

(3)维持有效引流：保持引流管引流通畅，避免引流管受压、扭曲、折叠。

(4)防止逆行感染：配合医护人员定期更换引流袋；防止引流液逆流，保持引流袋处于正确位置，卧床时悬挂于床旁，翻身、活动时低于引流管入口平面。

(5)出现引流不畅或意外拔管等特殊情况，须及时报告医护人员。

8. 预防静脉血栓栓塞症(VTE)

医护人员应告知患者 VTE 相关知识、目前存在的风险及预防必要性，取得知情同意。患者及家属需配合医护人员做好预防工作，降低发生 VTE 的风险。出现异常状况时(DVT 及 PTE 临床表现、抗凝药物不良反应)，应及时告知医护人员。

(1)基本预防：病情允许尽可能多饮水，多活动，抬高肢体，以促进血液循环，防止血液流动滞缓形成血栓。鼓励床上主动活动，尽早下床活动。对于卧床患者，可协助其由远及近被动按摩腓肠肌。鼓励患者自主行踝泵运动，尽最大的能力背屈、跖屈、旋转踝关节，每个动作保持 3~5 秒，每次 10 分钟，每日 4 次，分别在早、中、晚饭后和睡前 4 个时间段进行。踝泵运动是以踝关节为中心，通过小腿比目鱼肌和胫骨前肌发生规律的收缩和舒张起到像泵一样的作用，从而加速下肢静脉血液的流动，促进血液循环和淋巴回流，缓解血液淤滞状态，减少下肢 DVT 发生。踝泵运动包括踝关节的屈伸和环绕运动。对于卧床及手术后患者的功能恢复，有着至关重要的作用。踝泵运动动作分解如下(图 2-12-1)。

背屈：向上勾脚尖，让脚尖朝向自己，保持 3~5 秒。

跖屈：向下做背伸动作，让脚尖向下，保持 3~5 秒。

旋转踝关节：以踝关节为中心，脚趾做 360°环绕顺时针、逆时针两个方向的动作各 10 秒，对于增加股静脉血流速度有重要意义。

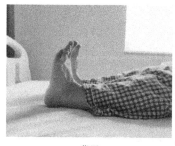 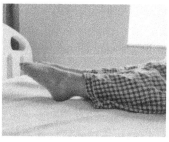 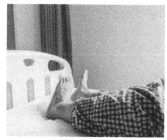

背屈　　　　　　　　　跖屈　　　　　　　　旋转踝关节

**图 2-12-1　踝泵运动**

(2)机械预防：①对于 DVT 中、高危患者，配合医护人员做好机械预防，如使用逐级加压袜(GCS)、间歇充气加压装置、足底加压泵等。②按要求正确进行GCS穿着,勿强行拉拽,脱时勿采用向下卷的方式;白天与夜间均需穿着,每天停止使用30分钟;每12小时脱下GCS进行肢体评估,包括皮肤颜色、温度、血运、感觉等;避免GCS出现皱褶、下卷或翻折产生"止血带"效应,反而增加VTE的风险;GCS正常使用时间为2~3个月,每天用40~60℃水清洗,室温晾干或中低温烘干;穿袜皮肤勿擦拭含羊毛脂成分的软膏。③使用间歇充气加压装置/足底加压泵时,不可私自暂停治疗或更改仪器数据,若出现呼吸困难、气促、胸闷等表现,立即呼叫医护人员。

(3)药物预防:医护人员评估为DVT高危风险人群且无出血征象者,可使用抗凝药物预防DVT。抗凝药物皮下注射后,勿揉搓注射部位,禁忌热敷、理疗,出现异常及时通知医护人员;抗凝药物的使用可能增加出血风险,患者及家属应配合医护人员密切注意有无牙龈、鼻腔出血、黑便、血尿或全身皮肤青紫等出血征象;药物使用过程中避免跌倒、磕碰或其他外伤。

9. 功能锻炼

(1)医护人员要向患者及家属解释实施功能康复锻炼的目的、措施、效果等,提高其依从性和配合度,使其积极主动地配合医护人员进行功能锻炼。同时,医护人员需要通过与患者的沟通,了解患者的护理需求,进而实施针对性的护理干预措施,尽可能地满足患者的个体化需求,以提高患者舒适度。

(2)患者卧床期间,指导患者进行床上功能锻炼,包括对膝、肩、踝等大关节的活动,同时刺激肌肉的收缩。双上肢活动包括指、腕、肘、肩的活动,双下肢活动包括趾、踝、膝、髋的活动,如握球、旋腕、屈伸肘、旋肩、屈跖、踝泵运动、屈膝抬腿、搭桥运动等。遵循循序渐进的原则,从被动运动到主动运动,从单个关节逐渐发展为全范围关节活动,逐步增加锻炼时间,建议每个动作重复10~15次,每天3组。

(3)当患者的身体耐力增加,身体素质得到有效强化后,可以指导其进行站立位和行走的练习,早期下床活动,可避免因长时间的卧床而发生肺不张、静脉血栓及肌肉萎缩等并发症。

(4)呼吸训练:长时间卧床容易导致肺部感染,术前术后深呼吸、有效咳嗽可以增强呼吸功能,减少肺部并发症。

①缩唇呼吸:闭住嘴巴用鼻子吸气,屏气2~3秒,通过缩唇(吹口哨样)缓缓呼气,保持4~6秒,同时收缩腹部(图2-12-2)。

②吹气球(或使用呼吸训练器):患者取坐位,深吸一口气,对着气球慢慢吹,直到吹不动为止。吹气球不在于吹得过快或过多,只要尽力把气吹出来即可。

③有效咳嗽:患者取坐位,双手抱一个枕头(术后双手捂住腹部伤口),身体稍微前倾。进行数次深而缓慢的腹式呼吸,于深吸气末屏气3~5秒,从胸腔进行2~3次短促有力的咳嗽。

10. 防止交叉感染

SAP患者可能存在多重耐药菌感染,为防止交叉感染,须配合医护人员做好床旁隔离。

(1)限制陪人数,最好固定陪人,特殊原因更换陪人须告知医护人员。

(2)陪护接触患者前后勤洗手,不坐卧患者病床,不与其他床传递用物,不串门。

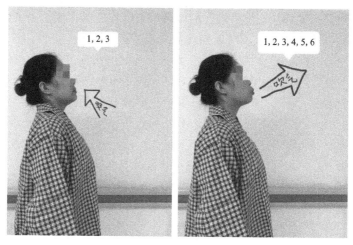

图 2-12-2　缩唇呼吸

(3)限制探视，减少人员流动，配合医护人员对探视人员进行登记，并遵守探视制度。

(4)探视人员尽量不接触患者床单位，离开病房后做好手卫生。

*11. 皮肤护理*

患者卧床期间受活动减少、移动能力受限、感知能力下降、营养摄取不足、高热、大小便失禁等因素影响，存在皮肤压力性损伤的风险。医护人员在进行准确、动态的评估后，应将风险程度及风险因素充分告知患者及家属，并取得配合。

(1)及时更换体位，必要时配合医护人员使用枕头、气垫床、敷料等减压器具。

(2)保持皮肤清洁、干燥，在患者出汗、大小便后，及时为患者清洁皮肤，更换衣物。擦拭时动作轻柔，擦拭后可涂抹皮肤保护剂。

(3)协助患者翻身和更换体位时，避免拖、拉、拽等动作。

(4)加强营养，增加皮肤抵抗力。

*12. 预防跌倒、坠床*

SAP 患者因卧床时间长或药物因素，存在跌倒/坠床风险，需要患者和家属知晓以下配合事项。

(1)为保证住院期间的安全，请留陪护照看。

(2)夜间请配合保持地灯打开，以提供足够的光线方便活动。

(3)保持床尾刹车固定牢固，如发现病床不稳请及时告知医护人员。

(4)如保洁员早晚湿性拖地后或发现地面有水渍时，请避免不必要的活动，小心滑倒。

(5)医护人员将床栏拉起时，请患者不要自行放下，切勿翻越，切忌从床栏中间处下地。

(6)请患者做到"三步"起床法(从卧位到坐位到站位)，每步至少保持 30 秒；若行走时出现头晕、双眼发黑、下肢无力、不能移动等，应立即原地坐下(蹲下)，呼叫帮助。

(7)患者洗漱、如厕等最好有陪人在身边，陪人如有事需要暂时离开患者的身边时，请告知责任护士协助。

(8)尽量将私人常用的物品放置在固定位置，保持走廊通畅；将常用的物品放置在随手可取的床头柜上，学会使用床旁及卫生间的呼叫器，以便随时可以取得帮助。

（9）服用有体位性低血压不良反应的药物时要有专人陪伴，尤其是夜间尽量不要下地如厕，建议使用尿壶或便盆，以防跌倒/坠床等危险事件发生。

13. 出院指导

（1）减少诱因：急性胰腺炎常见病因包括胆道疾病、高脂血症、酗酒和暴饮暴食等。为预防复发，应积极治疗胆道疾病，控制血脂，戒酒，并保持合理饮食。

（2）休息与活动：注意休息，适当运动，保持良好心态，避免疲劳和情绪激动。

（3）合理饮食：养成良好的饮食习惯，规律饮食，少量多餐，避免饱食，进食低脂饮食，不食油腻食物，忌食刺激、辛辣食物，禁烟酒。

（4）控制血糖：监测血糖变化，进行饮食调控，必要时使用药物控制。

（5）管道护理：急性胰腺炎患者因治疗需要，部分患者需带管出院。居家期间要做好管道护理，发现引流液异常、引流管堵塞、脱落等意外情况，须及时就医。

（6）病情监测：SAP 患者病程长、并发症多，出院后，患者仍需进行自我病情监测，如测体温、观察引流液变化、观察有无腹痛、腹胀、下肢肿胀、呼吸困难等，警惕感染加重、腹腔出血、血糖异常、VTE 等并发症的发生。

（7）复诊：定期到医院复查，出现胰腺假性囊肿、胰腺脓肿、胃肠道瘘等并发症时，须及时就诊。

## 二、SAP 患者全病程管理

SAP 病情凶险，病死率居高不下，是目前外科最棘手的疾病之一。然而，目前在大部分地区急性胰腺炎患者的诊疗现状并不乐观，救治能力仍有待提高。为解决传统医疗模式片段化、跨区域诊疗难、延续护理无法满足患者需求等问题，全病程管理应运而生。

全病程管理是以跨区域、跨团队全程协作管理方式，为患者提供连续性整合照护的全程闭环管理模式。通过全病程管理团队对门诊和住院患者从院前准备、入院评估、住院管理、出院准备、双向转诊、院后随访等各个环节进行全程介入跟进，实现患者院前、院中、院后持续性健康照护、评估、宣教、治疗方案、跟进随访等服务，将患者院内及院外的情况整合，建立完整的健康电子档案，形成全程闭环管理的新模式。

SAP 全病程管理团队，包括主管医生、责任护士、营养师、康复治疗师、个案管理师等。团队主要实施以下职责。

1. 院前　运用新的预警评分体系，联合院前准备中心、急诊科，开辟绿色通道，快速介入急危重症患者的治疗、护理与收案。

2. 院中　医生、护士、个案管理师各司其职，密切联系。主管医生负责明确治疗方式与目标，联合影像科、手术室、感染科、营养科、康复科等及时进行干预，做到充分引流、积极清创、有效控制感染、个性化营养治疗、康复锻炼等；责任护士负责住院患者健康评估及出院后照护需求评估、制订照护计划，衔接患者健康照护；个案管理师负责健康咨询/随访、院后照护协调、健康评估、医患沟通、照护计划执行、健康档案整合。

3. 院外　对于 SAP 患者而言，出院并不代表着治疗结束。全病程管理团队通过 24 小时在线服务，为患者提供健康课堂知识推送、线上咨询、专科医生面谈、复诊预约挂号、检查检验预约、快捷抽血、床位预约等延续服务，让患者出院无忧。

我中心目前已对 415 例重症急性胰腺炎患者实施了全病程管理，通过数据分析发现，患者平均住院日缩短，病死率及并发症发生率均大幅下降。在社会效益方面，拓展了医疗服务的空间与时间，节约了患者的就医成本。具体实施方案见附件1：重症急性胰腺炎全病程管理典型案例。

附件1：重症急性胰腺炎全病程管理典型案例

患者，男，62岁，于2022年5月6日因"反复腹痛、干呕6天，加重伴呼吸困难2天"就诊于我院急诊，诊断为"重症急性胰腺炎"，纳入全病程管理。个案管理师建立患者档案，协助患者完善相关检查，通过院前准备中心办理入院。全病程管理团队结合患者的原发病、治疗、心理情绪、文化教育程度和经济状况进行了全面评估，制订了全程化、专业化、个性化的治疗方案和照护计划，并逐一落实。经过积极治疗和精心护理，患者全身状况明显好转，胰周感染症状得到控制，于2022年6月18日计划出院。

全病程管理团队认为，患者基本达到出院要求，但在引流管护理、营养支持、血糖调控、VTE防治等方面仍需有效干预。患者及家属一方面迫切希望出院，另一方面又担心出院后的治疗和护理。为此，患者将通过全病程分级诊疗平台转诊至当地医院，继续进行营养支持、机体康复、伤口换药、引流管管理等支持治疗。团队根据患者院中的治疗情况及目前状况，制订了该患者院后管理路径。

出院前，责任护士通过发放宣教单及现场演示的方式指导患者及家属掌握了引流管居家护理及意外情况处理的相关知识；营养师为患者设计了个性化的营养食谱；患者及家属学会了血糖自我监测的方法，充分了解了VTE预防知识及复查时间。

出院期间，团队通过信息和视频推送、语音提醒、一对一图文及音频24小时在线咨询等方式，按计划进行跟踪随访及康复指导。例如，责任护士定期回访，了解患者伤口及引流情况、血糖控制情况、是否采取有效的VTE预防措施、是否有VTE相关症状等，同时予以了相关知识宣教；个案管理师通过全病程管理平台追踪到患者居家期间引流管引流出血性液体约100 mL，发生了腹腔出血，立即建立急诊绿色通道，优化就医流程，成功帮助患者返院治疗，确保了患者安全。

2022年7月15日复查结果显示，患者胰周渗出明显减少，各项感染指标恢复正常，予以拔除腹腔引流管。出院期间，患者未出现引流管意外拔除、堵管等意外事件，未发生VTE，血糖稳定，营养状况好转，顺利回归社会。

（何文）

# 第十三章
# 重症急性胰腺炎患者的康复治疗

重症急性胰腺炎(severe acute pancreatitis, SAP)因胰腺局部组织产生炎症反应,出现胰腺缺血、坏死,可引起急性胰周液体积聚、急性坏死物积聚、包裹性坏死等局部并发症,也可引起腹腔内高压、腹腔间隔室综合征;同时还可引起全身炎症反应综合征,导致多器官功能障碍,如急性胃肠损伤、急性肺损伤(甚至急性呼吸窘迫综合征)、急性肝肾功能衰竭、循环衰竭以及胰性脑病等全身并发症,病情危重,病死率高,值得引起重视。在疾病早期,建议将 SAP 患者收住重症监护病房(ICU),待病情平稳后可转至普通病房继续治疗。住院期间,尤其在 ICU 住院期间,除原发疾病导致的并发症外,SAP 患者还由于长期卧床可能会出现谵妄、认知功能障碍、心理障碍、坠积性肺炎、心肺功能下降、胃肠道功能障碍、肌肉萎缩、ICU 获得性肌无力、深静脉血栓形成等并发症,导致机械通气持续时间、ICU 停留和住院时间延长,住院费用相应增加,甚至出院后日常生活活动能力也受到一定影响。

## 一、SAP 康复治疗的循证依据

近年来,急性胰腺炎(acute pancreatitis, AP)的治疗已朝着多学科、个体化的方向发展,但对于 SAP 的康复治疗,相关研究的数量及质量十分有限,以至于国际指南及共识中无相关康复治疗的推荐。近 20 年,加速康复理念和路径在以结直肠外科手术为代表的临床实践中取得了较为广泛的应用,但在胰腺外科领域中应用不多,国内仅有极少数指南共识中提及了部分康复治疗。其中,《中国加速康复外科临床实践指南(2021 版)》建议,对胰腺外科手术患者,术前进行肺部理疗及呼吸训练,术中采用肺保护性通气策略,术后针对高危患者给予经鼻高流量氧疗或无创通气,有助于降低术后肺部并发症的发生率。对于其他康复治疗均未提及。《肝胆胰外科疾病加速康复外科临床路径湖南专家共识(2022 版)》中提出了肝胆胰外科疾病加速康复外科的临床路径,但排除标准提到有重要器官功能障碍者排除,故 SAP 患者无法适用。尽管如此,由于 SAP 患者早期入住重症监护病房(ICU),国际和国内对于 ICU 患者康复治疗的循证依据较多,笔者所在医院较早成立了 AP 多学科诊疗团队(MDT),通过多学科合作,我们对 SAP 的治疗取得了不错的疗效,积累了一定的康复经验,值得推荐及进一步探索。因此,本章从重症康复及我院临床实践的角度来阐述 SAP 患者的康复治疗。

## 二、SAP 患者的康复评定

SAP 患者属于重症患者，只要病情允许，我们主张早期进行康复治疗。为确保患者安全，康复治疗前须进行详细评估，评估需要康复医生、治疗师、ICU 及胰腺外科医护人员协同进行，明确早期康复治疗的指征及时机、早期康复治疗的风险和禁忌证、主要功能障碍的康复治疗策略，同时治疗过程中应严密观察患者的反应，出现异常情况应及时停止治疗。主要的康复评定如下。

### (一)一般评定

了解患者的病史、体格检查、检验检查结果、并发症及合并症、目前治疗情况，采用修订版 Atlanta 分级法对 AP 的严重程度进行评定；ICU 患者可采用急性生理学与慢性健康状况评分Ⅱ(APACHE-Ⅱ)对患者疾病严重程度和预后进行评估。以上内容主要从病历资料中获得。

### (二)其他评定

《国际功能、残疾和健康分类》(*the International Classification of Functioning，Disability and Health*，ICF)描述了身体结构和功能、活动和参与、环境和个人因素等方面对健康和残疾状况的影响。目前普遍将 ICF 用于描述、诊断、评估、干预功能障碍等各个方面。根据 ICF 对于个体健康状况的分类评估，重症患者的功能评估包括以下方面。

#### 1. 生命体征及意识水平评估

患者生命体征平稳是康复治疗的前提。通过查看心电监护、护理记录单、医嘱及静脉通道泵，评估患者生命体征，包括体温、脉搏(心率)、呼吸、血压，了解是否使用了血管活性药物，药物剂量和速度，判断可否开始康复治疗。

SAP 患者意识水平异常者少见，但胰性脑病者亦可出现意识障碍。意识水平的评估包括以下内容。①量表评估：包括 Glasgow 昏迷量表(Glasgow coma scale，GCS)、全面无反应性量表(full outline of unresponsiveness，FOUR)等。GCS 在急性意识障碍患者中应用较多，但在镇静患者中不建议使用。②其他评估方法：基于脑电的分析技术等脑功能检测技术、功能磁共振成像(fMRI)技术等。意识水平的评估对于康复治疗方法的选择至关重要。意识清醒的患者往往可表达诉求，主动参与，配合度高，康复治疗以主动训练为主，治疗过程中还可根据患者 Borg 主观疲劳程度量表的评分来辅助判断康复治疗的强度是否适宜。

#### 2. 管道评估

SAP 患者所带管道一般较多，如吸氧管、胃肠管(胃肠减压管)、气管插管或气切导管、呼吸机管道、深静脉导管、胸腔引流管、腹部引流管、透析管、导尿管、肛管、静脉输液及肠内营养液管道等。这些管道对翻身、转移、下床活动、外出检查等造成了一定困扰。康复治疗前应注意查看患者病例资料，了解患者各项操作史、手术史、目前用药(尤其注意静脉泵入药物)，明确各种管道的名称、数量、位置、固定情况，以及引流液颜色、量、性状，引流管的通畅性和脱出风险，输液泵剂量及速度等，经充分评估并熟知后再考虑启动康复治疗，避免管道脱落。

3. 呼吸功能评估

AP 患者肺部并发症发生率高，早期常因腹腔内压力增高，出现以限制性通气功能障碍为主的呼吸功能障碍，可无明显低氧血症。随着病情进展，可出现肺泡、微血管及肺间质病变，导致明显低氧血症和肺部影像学改变。部分 SAP 患者可进展为急性呼吸窘迫综合征(acute respiratory distress syndrome，ARDS)，或需长时间有创通气治疗。主要评估内容包括：

(1)一般评估：观察患者姿势、体位、表情、皮肤及嘴唇颜色、指端形状、呼吸频率及节律、呼吸模式，胸廓外形及活动度等；了解咳嗽能力、痰液性状及量、吸烟史、肺部既往疾病史及其他病史、用药史；肺部听诊情况。

咳嗽能力可通过主动咳嗽力量分级来评估。患者做遵嘱咳嗽时，咳嗽力量可分为 6 级。0 级：无指令咳嗽。1 级：气管内可闻及气流声但无咳嗽声音。2 级：可闻及很弱的咳嗽声音。3 级：可闻及清晰的咳嗽声音。4 级：可闻及强有力的咳嗽声音。5 级：可进行多次强有力的咳嗽。0~2 级 咳嗽力量弱；3~5 级 咳嗽力量中—强。AP 患者一般咳嗽力量尚可，但因受腹腔内高压、疼痛、镇静镇痛、呼吸窘迫、ICU 获得性肌无力等因素影响，咳嗽能力受限。

(2)呼吸困难评估：常用的评估呼吸困难程度的量表有 Borg 呼吸困难评分、视觉模拟评分(VAS)、运动自觉量表(RPE)、mMRC 问卷等。SAP 患者呼吸困难多见，可选择其中一个量表或问卷进行评价。

(3)呼吸肌评估：呼吸肌评估方法包括呼吸肌肌力评估、肌耐力评估、呼吸肌疲劳程度评估及其他评估方法。①呼吸肌肌力评估：膈肌是人体最主要的吸气肌，吸气肌力量不足可导致胸廓扩张不足、肺容量下降，甚至低氧血症。临床上，常通过压力计测得最大吸气压(MIP)来反映吸气肌肌力，衡量膈肌功能。另外，吸气流速峰值也可反映吸气肌快速收缩、克服阻力的能力。②呼吸肌肌耐力评估：通过膈肌张力时间指数、膈肌耐受时间、负荷呼吸时间长短等评估吸气肌耐力。临床上评估较少，主要用于科研。③呼吸肌疲劳程度评估：临床上，一般通过异常体征，包括呼吸浅快、辅助呼吸肌过度活动、呼吸不同步或反常呼吸等来判定呼吸肌疲劳。当然，肌电图等相关指标亦可提示膈肌疲劳。④其他评估方法：包括膈肌肌电图、其他辅助呼吸肌表面肌电图、超声检查等，其中超声检查可观察膈肌的形态、厚度、运动幅度等，临床应用较广泛。

(4)肺功能评估：肺功能主要评估肺容量和通气功能，常用指标包括用力肺活量(FVC)、第一秒用力呼气容积(FEV1)、FEV1/FVC、呼气峰值流速(PEF)、最大自主通气量(MVV)等。重症患者肺功能结果需结合临床综合评估。

(5)实验室、影像学及超声评定：血液生化、血氧饱和度、血气分析(氧合情况)、胸部 X 线、CT、肺部超声等。

(6)机械通气相关指标，包括呼吸机模式、呼吸机参数等。

呼吸功能评估内容总体较多，主要由肺康复治疗师及康复医生共同评定。合适的肺康复策略基于以上详细动态的评估结果。

4. 心功能评估

SAP 患者心功能评估可分为无创及有创两种方法。康复医生及治疗师可通过询问病史了解患者心功能分级(NYHA)，通过查看患者血压、心率、心律、颈静脉怒张程度、双下肢水肿情况、心电图、心脏超声等无创指标初步了解心脏情况。同时，ICU病房医生还可通过肺动脉导管（PAC）热稀释法、脉搏指数连续心输出量监测法（PiCCO）等有创血流动力学方法评估危重患者的血流动力学变化。医生和治疗师之间需相互沟通，以整体把握患者的心功能。

### 5. 消化道功能评估

消化道功能评估可从6个方面进行。①问诊：了解有无恶心呕吐、腹痛腹胀、腹泻、便秘、反流等症状；了解是否使用阿片类药物或促胃肠动力药物。②视诊：观察面部表情；是否有胃肠减压装置；是否有肠内营养，营养液种类、速度；腹部外形如何，是否膨隆；腹部是否有伤口、引流管（袋）等，注意其位置及引流情况。③听诊：肠鸣音。④触诊：感受腹壁紧张度，以及是否有压痛、反跳痛，是否有肿块等。⑤叩诊：了解胃肠胀气、腹腔积液等情况。⑥测量腹围、腹内压、胃残留量，判断是否有胃轻瘫、腹腔内高压（IAH）。SAP患者常出现IAH，即腹内压（IAP）≥12 mmHg，需要根据IAP大小进行分级：Ⅰ级为持续IAP≥12 mmHg（12~15mmHg），Ⅱ级为IAP 16~20 mmHg，Ⅲ级为IAP 21~25 mmHg，Ⅳ级为IAP>25 mmHg。腹腔间隔室综合征（ACS）是指IAP>20 mmHg，并伴有新的或恶化的器官衰竭。另外，重症患者大多出现急性胃肠损伤（AGI），根据胃肠损伤的严重程度进行AGI分级，主要分为Ⅰ~Ⅳ级，级别越高，胃肠损伤越严重。以上评估内容较多，可通过体格检查、病历资料以及与ICU或专科医生沟通获得。

### 6. 营养状态评估

建议对重症胰腺炎患者进行动态营养风险筛查。常用的营养筛查和评估工具有营养风险筛查（NRS 2002）、主观全面营养评价法（SGA）、重症营养风险评分（NUTRIC评分）、微型营养评估（MNA）、营养不良通用筛查工具（MUST）等。

NRS 2002量表简单易行，耗时短，重复性高，可动态评估营养状态的变化，为营养支持治疗提供依据。它包括初步筛查表和最终筛查表。初步筛查表先评估BMI、体重减轻情况、摄食情况、病情严重与否4个问题，若对以上任一问题回答为"是"，则直接进入第二步筛查，即最终筛查；若对上述所有问题回答"否"，则说明患者目前没有营养风险，无须进行第二步筛查，但需要1周后复查。SAP患者病情危重，应直接进入最终筛查。最终筛查包括营养受损状况、疾病严重状况及年龄三部分评分，若三部分评分的总和≥3分，提示有营养风险，须启动营养治疗。总分<3分则建议每1~2周复查。

主观全面营养评价法（SGA）是根据病史和体格检查进行评估的纯临床主观评价方法，具有无创性、易操作、可重复性、灵敏度和特异度较高等优点，是评估危重症患者入院营养状况的可靠工具，且与预后相关。具体包括以下方面：①过去6个月内体重丢失情况。②饮食改变情况。③有无胃肠道症状。④日常活动能力。⑤疾病的应激状况。⑥体格检查，包括皮下脂肪厚度、肌肉萎缩程度、水肿和腹水等。根据以上情况综合判断患者的营养状况。评分标准：A级为营养良好；B级为轻中度营养不良；C级为重度营养不良。SAP患者入住ICU时通常已进行营养风险评估，康复治疗开始前，康复医生及治疗师可通过查看患者及病历资料了解患者营养状态。

### 7. 疼痛评估

疼痛评估可分为单维度评估和多维度评估。单维度评估包括视觉模拟评分（VAS）、数字评定量表（NRS）、面部表情疼痛量表（FPS）。多维度评估包括McGill疼痛调查表

（MPQ）、简化 McGill 疼痛问卷表（SF-MPQ）、疼痛行为评分（BPS）、重症监护疼痛观察工具（CPOT）。

临床上，对于意识清楚、理解力正常、可主动表达或示意的 SAP 患者，我们常选择数字评价量表（NRS）、视觉模拟评分（VAS）法进行疼痛评估。NRS 使用数字 0~10 来代替文字表示疼痛程度，数字越大，疼痛程度越严重。对于意识障碍或正在使用镇静药物、呼吸机等不能主动配合或无法表达的 SAP 患者，常用 CPOT 进行评估。CPOT 通过观察患者的面部表情、肢体活动、肌肉紧张度、呼吸机顺应性（插管患者）或发声（非插管患者）等 4 个方面进行评估，每个方面以 0~2 分计分，总分 0 分为无痛，8 分为最痛。疼痛对康复治疗的影响不容小觑，合理的评估及治疗显得尤为重要。

### 8.睡眠障碍及心理状态评估

重症胰腺炎患者常因周围环境的刺激、疾病本身的伤害及对疾病的担忧而出现睡眠障碍，以及焦虑、抑郁、恐惧等心理障碍，延缓疾病的恢复。睡眠评定包括主观评定和客观评定。

（1）主观评定工具：①睡眠日记。②量表评估，常用量表包括匹兹堡睡眠质量指数（PSQI）、睡眠障碍评定量表（SDRS）等。

（2）客观评定工具：①多导睡眠图（PSG）。②多次睡眠潜伏期试验（MSLT）。③体动记录检查等。

心理评定包括自评量表和他评量表：①自评量表，包括抑郁自评量表（SDS）、焦虑自评量表（SAS）等。②他评量表，包括汉密尔顿焦虑量表（HAMA）、汉密尔顿抑郁量表（HAMD）。康复医生及治疗师在康复治疗前通过查阅患者病历资料和初步测评，可了解患者的睡眠及心理状态，这对于康复治疗的实施有所帮助。

### 9.骨骼肌肉系统

骨骼肌肉系统主要评估患者肌力、肌耐力、肌围度（肌肉萎缩、肢体水肿）、肌张力、主被动关节活动度、压力性损伤、深静脉血栓等状况。其中重点是肌力的评估。ICU 获得性肌无力是重症患者常见的并发症之一，肌肉萎缩和肌肉量减少开始于 ICU 住院的第一周，肌无力可引起肢体运动功能障碍，同时常累及呼吸肌，造成患者撤机困难，增加 ICU 停留时间和病死率。

徒手肌力检查（MMT）是临床上最常用的肌力评估方法。根据医学研究委员会（MRC）的标准进行评分。MRC 评分法通过对腕、肘、肩、踝、膝及髋 6 个关节双侧 12 个肌群进行评估，将肌力分为 6 级，从 0 分（完全没有收缩反应）至 5 分（肌力完全正常），总分为 60 分，分值越高表示肌力越大，<48 分表示可能出现 ICU 获得性肌无力。若条件允许，肌力的评定也可采用等速肌力测试仪、握力计等进行评定。当考虑 ICU 获得性肌无力时，肌电图、神经传导速度、诱发电位等神经电生理检查也可作为辅助检查项目之一。肌张力的评定一般采用改良 Ashworth 量表进行分级。主被动关节活动度一般采用量角器进行测量。当患者病情平稳转至普通病房，且已下床活动时，可选择 6 分钟步行距离来评估患者的运动耐量和功能状态。另外，常规进行 Barthel 指数或改良 Barthel 指数测定来评估患者日常生活活动能力。骨骼肌肉系统的评估主要用于辅助制定耐力和体能训练的类型，并了解有无康复治疗禁忌及注意事项。

**10. 镇静镇痛**

SAP 患者入 ICU 期间,可采用 Richmond 镇静程度评估量表(RASS)对镇静状态进行评估。病情允许的情况下,主张尽可能及时调整为浅镇静(RASS 评分为-2~0 分)。-2 分为轻度镇静,声音唤醒后短暂维持清醒(<10 秒);-1 分为没有完全清醒,但可声音唤醒并维持清醒(睁眼且有眼神交流,>10 秒);0 分为清醒平静:清醒自然状态。根据患者病情及ICU、专科医生要求,以及不同的镇静状态,制定不同的康复治疗策略。

**11. 谵妄**

谵妄是多种原因引起的一种以急性起病和注意力障碍反复波动为特征的意识障碍,伴有认知水平的改变或感知障碍,导致患者接收、处理、存储和回忆信息能力受损。它可增加患者病死率,延长机械通气时间和住院时间,增加再次插管率,增加医疗费用,引起长期的认知功能障碍,严重影响患者的预后。ICU 机械通气的绝大多数患者存在谵妄。建议对于 RASS 评分≥-2 分,且具有谵妄相关危险因素的 ICU 患者常规进行谵妄评估。对于深度镇静的患者(RASS≤-3 分),无法完成评估。

SAP 患者可采用 ICU 患者意识模糊评估表(CAM-ICU)进行评估。CAM-ICU 共 4 个项目,即谵妄的 4 个特征。特征 1:精神状态突然改变或波动。特征 2:注意力不集中。特征3:意识水平改变(完全清醒以外的任意意识状态,即 RASS≠0,该特征为阳性)。特征 4:思维无序。当患者出现特征 1+特征 2+特征 3 或 4 时,即认为发生了谵妄。另外 SAP 患者是否出现谵妄还可采用重症监护谵妄筛查量表(ICDSC)进行评估。

**12. 转移及行走能力**

ICU 移动评分(ICU mobility score)评估重症患者的移动能力,主要根据患者的精神状态、潜在的活动障碍、肢体功能水平、床上转移能力、步行和耐力的状况进行评估。

德莫顿运动指数(de Morton mobility index, DEMMI)评估行走能力,包括床上翻身、桥式运动、翻身坐起、椅子上的坐站转移、行走距离及独立性动态平衡能力等 15 个项目。

简易机体功能(short physical performance battery, SPPB)评价,通过对患者步态、步速、平衡和下肢力量进行评分,全面评估患者的整体机能状态。

**13. 环境与个人因素**

评估 ICU 或专科病房内的环境,如灯光、仪器声音、体位管理等因素对患者躯体和心理产生的影响。分析患者的年龄、受教育程度、家庭支持情况等个人因素对疾病的影响。识别以上因素对患者疾病的影响,及时有效地进行相关处置,有利于疾病的转归。

**(三)康复介入时机**

研究显示,对 ICU 的重症患者进行早期康复治疗有助于改善短期躯体功能、心理及意识状态。早期康复介入时机至关重要,一般建议在血流动力学及呼吸功能稳定后,立即开始。具体要求如下。

入 ICU 24~48 小时后,符合以下标准:心率(HR)>40 次/min 或 HR<120 次/min;收缩压(SBP)≥90 mmHg 或 ≤180 mmHg,或(和)舒张压(DBP)≤110 mmHg,平均动脉压(MBP)≥65 mmHg 或 ≤110 mmHg;呼吸频率≤30 次/min;血氧饱和度($SpO_2$)≥90%,机械通气吸入氧浓度($FiO_2$)≤60%,呼气末正压(PEEP)≤10 $cmH_2O$;在延续生命支持阶段,小剂量血管活性药支持,多巴胺≤10 μg/(kg·min)或去甲肾上腺素/肾上腺素≤0.1 μg/(kg·min),即可

实施康复介入。特殊体质患者可根据具体情况进行调整。

生命体征稳定的患者，即使带有引流管（应有严格防脱落措施），且有言语刺激反应，无须持续镇静及绝对卧床指征，也可逐渐过渡到每天选择适当时间进行离床、坐位、站位、躯干控制、移动活动、耐力训练及适宜的物理治疗等。

### （四）康复暂停时机

当生命体征明显波动，可能进一步恶化危及生命时，应暂停康复治疗。康复暂停时机具体内容如下。①血压：收缩压 < 90 mmHg 或 > 180 mmHg，平均动脉压 < 65 mmHg 或 > 110 mmHg；新使用血管活性药物或正在使用的血管活性药物剂量增加。②心率、心律：心率超过年龄最高心率预测值的 70%；在静息心率的基础上下降 > 20%；HR < 40 次/min 或 > 130 次/min，或出现新的心律失常、急性心肌梗死、急性心力衰竭等。③呼吸：呼吸频率 < 5 次/min 或 > 30 次/min，或出现呼吸困难，$SpO_2$ < 88%，$FiO_2$ ≥ 60%，PEEP ≥ 10 $cmH_2O$，出现人机对抗。④急性颅内病变，神经功能恶化。⑤患者明显躁动，需要加强镇静剂量，RASS > 2 分。⑥其他需停止的情况还包括：患者有明显胸闷胸痛、气急、眩晕、显著乏力等不适症状；有未经处理的不稳定性骨折；存在其他预后不良因素；不能耐受活动方案或拒绝康复治疗等。出现以上任意一种情况，均应立即中止康复治疗。

## 三、SAP 患者的康复治疗

### （一）康复治疗目标

SAP 患者的康复治疗目标是在保证医疗安全的情况下，改善重症胰腺炎患者躯体功能、认知功能和心理状态，防止压力性损伤、深静脉血栓形成等长期卧床并发症，为患者回归家庭、回归社会做准备。康复治疗师在 ICU 医护及胰腺外科专科团队的协助下，通过对患者进行综合评估，提供个体化的康复方案，充分发掘患者的身体和社会功能，缩短 ICU 住院时间，提高出院后独立生活和重返工作的能力。

### （二）康复治疗策略

康复治疗策略包括预康复和即时康复两个阶段。预康复包括体位、饮食、疾病相关知识、并发症的预防等宣教，功能锻炼保持运动能力，营养支持，心理及情绪管理，呼吸及咳嗽训练，基础疾病管理等策略。但针对预康复的最佳内容、拟达目标、需要准备的时间等仍需进一步的临床研究证据。若遇需要手术的胰腺炎患者，术前 3~6 周开始预康复，有助于改善功能状态，并减少术后并发症。即时康复，是指在患者出现不同的功能障碍时，有针对性地进行康复治疗。两个阶段有联系也有区别，治疗策略也有异同，总体来说，具体的康复治疗策略如下。

#### 1. 体位管理

患者处于不同体位时，误吸风险、膈肌位置、呼吸气流流速、氧合、血流动力学状态及对腹内压的影响等均有所不同，应注意监测。胰腺炎患者常因腹腔内高压、腹痛和胃肠动力差等原因容易发生胃内容物的反流，预防误吸尤为重要。在患者可耐受的条件下，可适当抬高床头，有利于降低误吸风险、吸气做功，增加肺容量。但需注意，抬高床头时应进行体位适应性训练，避免直立性低血压。同时，床头抬高（> 20°）可能会增加腹内压，对于中重度腹腔内高压的患者，应权衡利弊，具体情况具体分析。

2. 气道湿化、氧疗与呼吸支持

胰腺炎患者常有排痰困难，可根据痰液的性状、肺部情况选择湿化和(或)雾化的药物、频率。充分的气道湿化和(或)雾化吸入有利于改善痰液性状，促进痰液的排出，保障呼吸功能。

根据临床实践，胰腺炎患者无须维持过高的血氧饱和度。但重症急性患者(如合并低血压等)应给予充分的氧合，待病情稳定后再给予规范氧疗。动态监测血气分析，根据氧合情况和患者依从性选择适宜的氧疗工具。当氧合正常时可不吸氧或使用鼻导管低流量吸氧；当氧合下降时，文丘里面罩氧浓度可控且较稳定，无效腔容量，可首选；当鼻导管给氧>5 L/min，氧合仍不达标且无文丘里面罩时，可选择普通面罩。此时应注意流量应>5 L/min，以防止面罩无效腔容量引起的重复吸入；当出现Ⅰ型呼吸衰竭时，有条件者可首选经鼻高流量气道湿化氧疗，不仅可冲刷上呼吸道无效腔容量，持续加温湿化，还能维持低水平持续正压通气。

当常规氧疗措施下氧合指数仍不达标(<200)，或存在明显呼吸困难(RR>28 次/min)，胸腹部矛盾运动，符合 ARDS 诊断时，可在评估有无禁忌证后使用无创正压通气。无创通气 1~2 小时，若症状及氧合仍不改善或患者明显不耐受，应及时转为有创通气。有创通气应严格执行规范的气道管理措施，采用以肺保护为主的通气策略。另外，在正确把握体外膜肺氧合(extracorporeal membrane oxygenation，ECMO)的适应证和禁忌证前提下，在有 ECMO 经验的单位开展 ECMO 治疗，也是 SAP 呼吸与循环支持的另一选择。

3. 肺康复

有专家共识曾指出，由于长期的原发病治疗、机械通气和多器官功能不全可引起 SAP 患者的 ICU 获得性肌无力，给脱机带来困难；建议在需要呼吸机支持的 SAP 患者早期行康复介入，以改善预后。事实上，对于 SAP 患者，全程都需要肺康复支持：早期以体位管理防误吸，保持口腔卫生、减少口咽部细菌定植，规范营养避免免疫力下降，呼吸肌力量训练避免呼吸肌肌力下降，减少镇静剂及肌松剂的应用，勤翻身拍背、尽早离床等预防肺炎为主；当肺炎或限制性通气障碍，甚至急性肺损伤、ARDS 等出现时，肺康复成为主要的康复策略，主要包括气道廓清技术、胸廓放松训练、呼吸训练等内容。

(1)气道廓清技术：是一种利用物理或机械的方法作用于气流，帮助气管、支气管内痰液排出，或诱发咳嗽使痰液排出的技术。气道廓清技术可以在短期内有效地清除气道分泌物，改善呼吸功能。研究表明，呼气正压仪、主动循环呼吸技术(包括呼吸控制、胸廓扩张运动和用力呼吸技术)、体位引流、高频胸壁振荡等气道廓清技术均能获得较好疗效。对患者实施气道廓清治疗前均需进行呼吸功能和排痰障碍原因的评估，同时评估不同技术的适应证、禁忌证，以制定个体化的气道廓清方案。

1)肺膨胀技术。

①当肺活量>10 mL/kg 或深吸气量>1/3 预测值时，可采用以下措施：指导性咳嗽，教会患者掌握主动咳嗽技巧；主动呼吸循环技术，由呼吸控制、胸廓扩张运动和用力呼气技术组成；自体引流，利用不同的呼吸量使分泌物向中央气道松动、聚集和排出。低呼吸量松动周围呼吸道分泌物；中等呼吸量使中间气道黏液聚集；大呼吸量使大气道痰液排出。主动呼吸循环技术和自体引流技术对学习理解能力有一定要求，且在病情加重期间或患者

无法深呼吸时不易执行。

②当肺活量<10 mL/kg 或深吸气量<1/3 预测值时，可采用无创正压通气或持续气道正压和间歇气道正压。以上技术的实施需要预防反流，且需要患者配合，禁用于近期颈部、口腔颌面部、食道、胃损伤或手术史，以及有上呼吸道梗阻、存在未引流的气胸或不能合作者。急性哮喘时亦慎用。

2)气道振荡技术。

①当痰液黏稠时，采用内振荡方法。呼气末正压/振动呼气末正压技术，使呼气末产生一定正压维持气道和肺泡开放，促进分泌物排出。肺内叩击通气，提供脉冲式气道正压，在气道内产生叩击振荡，促进气道分泌物松动、排出。注意，血流动力学不稳定、颅高压、近期颌面外科手术或创伤、未经引流的气胸、可疑或存在活动性咯血或鼓膜破裂时禁用内振荡方法。

②当痰液位于外周气道时，采用外振荡方法。振动和叩击，使用有节奏的手法手动叩击胸壁或用机械装置使其振动，以松动气道分泌物。高频胸壁振荡，通过可充气背心，给患者外胸壁提供高频和小容量的气体脉冲，使气道分泌物聚集，利于排出。注意，血流动力学不稳定、胸壁不稳定、未经引流的气胸、近期胸部外科手术或创伤、可疑或存在活动性咯血、不稳定的深静脉血栓或肺动脉栓塞、无法改变体位者禁用外振荡方法。

3)其他气道廓清技术。

①辅助咳嗽技术(呼气肌力下降)。手法辅助咳嗽：主要用于呼气肌力量下降的患者。在患者用力呼气时由外部对患者胸部或上腹部施压，以增加咳嗽峰流量。对肋骨外侧边缘和上腹部施加压力有风险的患者不建议使用。SAP 患者若伴有腹内高压，此方法禁用。机械式吸入呼出装置：通过增加吸呼气压力差模拟咳嗽，增加呼气流量，促进分泌物排出。SAP 合并 ICU 获得性肌无力时可选用。注意，血流动力学不稳定、颅高压、近期颌面外科手术或创伤、未经引流的气胸、可疑或存在活动性咯血或鼓膜破裂时禁用。

②气道内吸引：人工气道/支气管镜气道内吸引是一种清除气道分泌物的有创方法，其效率高，无绝对禁忌，但可能有一定创伤，需家属同意后方可使用。

③体位引流：在重力作用下，通过体位变化将病变肺段的分泌物移动到大气道以便清除。频率一般为每天 3 次，按需酌情增加次数；每个体位保持 3~15 分钟。注意，不稳定的头颈部损伤、活动性出血伴血流动力学不稳定者为绝对禁忌。呼吸急促的患者可能无法耐受特殊体位(头低位)。

各肺段一般引流排痰体位如下：若病变位于右上叶尖段，可采取直坐位进行引流；位于右上叶前段，可采取仰卧，右侧后背垫高 30°；位于右上叶后段，可采取左侧卧位，面部向下转 45°，以枕支持体位。若病变位于右中叶内、外侧段，可采取仰卧，右侧后背垫高45°。若病变位于左上叶尖后段，可直坐，身体微向前或向右倾斜，或俯卧，床头抬高30 cm 的体位；位于左上叶舌段，可采取仰卧，向右转体45°，床尾抬高 40 cm，呈头低足高位。若病变位于肺下叶(左、右)背段，可俯卧，腹部垫枕；位于肺下叶(左、右)前基底段，可仰卧，大腿下方垫枕，双膝屈曲，床尾抬高 50~60 cm，呈头低足高位；位于肺下叶(左、右)外侧基底段，可侧卧，患侧在上，腰部垫枕，床尾抬高 50~60 cm，呈头低足高位。

④早期被动活动/主动运动：早期活动可改善心肺功能，促进胃肠蠕动，促进神经肌肉功能的恢复，预防压力性损伤、深静脉血栓形成、肌肉失用性萎缩、肌腱挛缩、关节僵硬等

并发症，降低谵妄、ICU 获得性肌无力的发生率。但需注意，不稳定的脊柱、长骨骨折、无法改变体位者为禁忌证。具体内容详见运动训练部分。

（2）胸廓放松训练：这是一种维持和改善胸廓活动性、柔韧性，改善呼吸肌顺应性，减轻疼痛，提高通气效率，降低呼吸运动耗能的方法。主要技术包括：肋间肌松动术、胸廓松动术、胸廓辅助法、胸部放松法等。如取坐位，在吸气时向胸廓绷紧的相反方向牵拉，扩张胸廓；呼气时，朝绷紧侧侧屈，推紧绷紧侧胸壁。

（3）呼吸训练：有一定认知功能且情绪稳定的患者在胸廓放松基础上，可以通过各种呼吸运动和治疗技术来重建正常的呼吸模式。包括腹式呼吸训练、抗阻呼吸训练、深呼吸训练、呼吸肌训练等多种方法和技术。

1）腹式呼吸训练：以训练腹式呼吸、强调膈肌运动为主，能有效减少辅助呼吸肌的使用，从而改善异常呼吸模式，降低呼吸能耗。可采用抬臂呼气法。

2）抗阻呼吸训练：通过在呼气时适当增加气道阻力，以减轻或防止病变部位小气道在呼气时过早闭合，从而达到改善通气和换气，减少肺内残气量的目的。如缩唇呼吸等方法。

3）深呼吸训练：胸式深呼吸训练，增加肺容量，使胸腔充分扩张。

4）呼吸肌训练：通过改善呼吸肌力量和耐力，缓解呼吸困难的方法。以吸气肌训练更常见。吸气肌力量训练内容如下。①训练强度：一般吸气肌训练负荷应设置在30%个人最大吸气压，动态监测最大吸气压，根据患者具体情况逐步增加训练负荷。②训练频率：1~2 次/天，20~30 分钟/天，5~7 天/周，并连续 2 周以上，一般建议持续 6 周。训练肌力的原则是高强度低次数的运动，耐力训练的原则为低强度多次数。

5）局部呼吸训练：针对肺的某区域可能出现的换气不足，对肺部特定区域进行的扩张训练。

### 4. 运动训练及作业治疗

SAP 患者，当生命体征平稳且无其他禁忌时，建议在严密监测的基础上尽早进行运动训练。当患者处于急性期或无法配合时，一般以被动训练为主，以维持关节活动度，防止肌肉萎缩、肌力下降，预防关节挛缩、深静脉血栓形成等并发症。被动训练主要包括被动关节活动度训练、被动牵伸训练、功率自行车（如 Motomed 不设置阻力）、肢体的推拿按摩等。被动的关节活动度训练可选择大关节进行，如上肢肩关节、肘关节、腕关节，下肢髋关节、膝关节、踝关节等。若条件允许，还可加入手指各关节的屈伸训练。此时应注意肢体摆放，必要时结合辅具防止跟腱挛缩。体位适应性训练也可在此阶段逐步进行，但应注意有无禁忌。

当患者病情相对平稳且可主动配合时，应尽早开始主动训练，以增加肌力和肌耐力，提高心肺功能，提升日常生活活动能力。主动训练从床上主动关节活动训练开始，逐步进行床上助力训练、渐进性抗阻训练（可采用徒手、弹力带、沙袋或设置不同阻力的功率自行车）、床边主动活动、转移训练（床椅转移）、站立训练、步态及行走训练、平衡训练等。对于气管切开机械通气的患者，若无禁忌，进行颈部屈伸抬举训练对脱机有一定帮助。主动训练应循序渐进，结合患者肌力、肌耐力、Borg 评分、心肺功能等具体情况选择不同的训练类型、持续时间、用力程度及活动范围。Borg 评分是主观疲劳程度的评分，可辅助判断康复治疗的强度是否适宜，ICU 患者评分一般以 11~13 分为宜，病情平稳转至普通病房后,可酌情增加评分。

比如第一次运动治疗时,若患者清醒且可配合治疗,可予以每次 20~30 分钟训练,包括被动活动+休息时长+主动运动,Borg 评分可选择 11~12 分,主动运动视患者病情而定。次日可以酌情完成 3~5 次的练习。但 SAP 患者早期往往主动运动少或无法配合,因此应以被动活动和(或)少量助力运动为主。

当患者可耐受训练的强度和内容时,应鼓励其逐渐增加可独立完成的功能性训练,如穿衣、洗漱等;若无法耐受所设置的训练强度,则需实时调整强度,减少训练内容,甚至暂停治疗。当患者肌力下降,但生命体征平稳无禁忌时,无论在早期还是恢复期,均可采用针灸、神经肌肉电刺激等物理因子治疗促进肌力恢复,延缓肌肉萎缩。另外,早期活动也是肺康复的重要组成部分,应予以重视。

### 5.物理因子治疗

(1)电疗。①直流电离子导入法、低频和中频脉冲电疗法,均可用于呼吸功能障碍、呼吸肌萎缩等,以促进肌力恢复。如体外膈肌起搏治疗是通过功能性电刺激膈神经促进膈肌收缩及力量的恢复,从而改善肺功能;低频电疗和中频电疗均可刺激神经肌肉,使肌肉收缩,预防或延缓肌肉萎缩,促进神经功能恢复,避免或治疗 ICU 获得性肌无力。同时,中频脉冲电疗法还具有镇痛、解除痉挛、松解粘连的作用,可用于便秘、肠胀气、非机械性肠梗阻等胃肠动力不足或肠痉挛等情况。②无热量的超短波等高频电疗法可用于感染患者,如支气管炎、肺炎、局部伤口感染等患者,具有抗炎作用,有助于感染的控制。但有引起肺纤维化的可能,需注意使用时间。

各种治疗方法禁忌证类似,但略有不同,主要禁忌证如下。①直流电疗法禁忌证:恶性肿瘤(电化学疗法时除外)、高热、意识障碍、出血倾向、孕妇腰腹部、急性化脓性炎症、急性湿疹、局部皮肤破损、局部金属异物、心脏起搏器及其周围、对直流电过敏者。②中频电疗法禁忌证:恶性肿瘤、急性炎症、出血倾向、局部金属异物、置有心脏起搏器者的心前区、孕妇腰骶部、对电流不耐受者。③高频电疗法如超短波治疗禁忌证:恶性肿瘤(高热疗法例外)、活动性结核、出血倾向、局部金属异物、置有心脏起搏器、心肺功能不全、颅内压增高、青光眼、妊娠。

(2)光疗。紫外线疗法有灭菌消毒作用,大剂量紫外线可促进伤口坏死组织脱落,小剂量紫外线可促进肉芽组织生长,促进伤口愈合;开放性感染伤口早期使用无热量红光治疗,可促进炎症吸收。对于重症胰腺炎患者局部伤口感染或压力性损伤,若无禁忌,可考虑光疗,以促进伤口愈合。需注意:紫外线治疗的禁忌证有心、肝、肾衰竭,出血倾向,急性湿疹,结核病活动期,红斑狼疮,光敏性疾病,应用光敏药物(光敏诊治时除外)等。红外线疗法的禁忌证为恶性肿瘤、高热、急性化脓性炎症、急性扭伤早期、出血倾向、活动性结核,局部感觉或循环障碍者需慎用。

(3)磁疗法。磁疗可改善局部血液循环,加速炎症吸收,消肿止痛,促进受伤组织修复,可应用于喘息性支气管炎、支气管哮喘等。禁忌证主要有高热、妊娠、出血倾向、极度虚弱、心力衰竭、皮肤溃疡、恶性肿瘤晚期、置有心脏起搏器者。

(4)超声波疗法。药物通过超声雾化吸入的方法可起到化痰、解痉平喘,促进痰液排出,减轻感染的作用,可有效治疗肺炎、支气管哮喘等。超声波还有镇痛、解痉、消肿、松解粘连、增强骨质等作用。超声波治疗禁忌证主要有恶性肿瘤(超声波抗癌药物透入时例外）、急性炎症、出血倾向、孕妇腰骶部、小儿骨骺部。眼部与睾丸部慎用超声波。

（5）压力疗法。气压治疗可促进血液和淋巴的流动，改善微循环，预防深静脉血栓形成及防治肢体水肿，也可起到缓解疼痛的作用。但需注意治疗禁忌，如急性软组织或骨关节感染、骨折未愈合、急性创伤、急性淋巴管炎、急性静脉炎、深静脉血栓形成急性期、严重动脉循环障碍、肺水肿、心力衰竭等。

### 6. 中医传统康复治疗

（1）中医中药治疗。辨证施治：具体内容详见中医药治疗在 SAP 中的应用。

（2）针灸治疗。①头针+体针：补肺健脾，化痰醒脑开窍，调节脏腑、经络气血运行。②电针：活血通络，促进肌肉收缩，促进神经传导，增强胃肠蠕动。③交叉电项针：促进咳嗽反射重塑和呼吸功能恢复。简而言之，针灸可用于呼吸功能障碍、胃肠道功能障碍、睡眠及情绪障碍、疼痛、认知功能障碍、意识障碍、肌肉萎缩、肌无力等患者。

针灸治疗应用广泛，但需注意禁忌证及注意事项，如皮肤感染、溃疡、瘢痕或肿瘤部位禁止针刺；凝血功能障碍或血小板明显减少、有出血倾向，或有自发性出血的患者，损伤后不易止血，不建议针刺；糖尿病患者出现外伤或血糖控制极差，容易导致伤口不愈合者，不建议针灸治疗；精神高度紧张、过度疲劳、饥饿、过饱、醉酒等患者不宜针刺；体质过度虚弱的年老患者针刺应采取卧位，取穴手法要轻；孕妇针刺不宜过猛，腹部、腰骶部以及能够引起子宫收缩的穴位如合谷穴、三阴交穴、昆仑、至阴等禁止针灸。眼区、胸背、肾区、项部、胃溃疡、肠粘连、肠梗阻患者的腹部、尿潴留患者的耻骨联合区，针刺时应掌握深度和角度，禁用直刺，以防误伤内脏；另外，儿童若不配合，一般也不留针，婴幼儿囟门、风府、哑门等穴位不宜针刺。

（3）穴位按压、穴位注射、推拿等对胃肠道功能障碍、神经肌肉问题等起到一定作用。临床上，排除禁忌后，我们常对非机械性肠梗阻患者采用足三里穴位注射，腹部非活动性出血及严重腹腔内高压、非颅高压等患者采用腹部手法按摩促进胃肠蠕动；采用肢体手法推拿按摩，被动活动肢体以预防肌肉萎缩及深静脉血栓形成。

### 7. 其他康复治疗

营养支持、心理情绪等方面的管理也是康复策略之一。内容详见重症急性胰腺炎的营养支持治疗、护理要点、患者健康教育及全病程管理等章节。

SAP 患者往往病情危重，常常出现较多并发症，如局部或全身感染、胃肠道功能障碍、重症肺炎、心肺功能下降、焦虑抑郁等情绪障碍、睡眠障碍、疼痛、谵妄、深静脉血栓形成、肌肉萎缩、跟腱挛缩、肌力下降、压力性损伤，甚至胰性脑病导致意识障碍等，应根据不同功能障碍选择不同的康复治疗策略。同时注意定期进行康复评定，根据病情变化及评定结果随时调整康复方案，以便让患者获益。

（周莉　龚菲）

# 第三篇

重症急性胰腺炎治疗的
关键技术

# 第一章
# 经皮穿刺引流术

急性胰腺炎（acute pancreatitis，AP）患者占所有消化系统胰腺疾病住院人数的50%以上，每年的发病率为（30~50）/100000，在英国每年约有20000人因AP住院。20%的AP患者出现胰腺和（或）胰腺周围坏死，在大多数情况下发生暂时性（<48小时）或持续性（>48小时）器官衰竭（修订版亚特兰大分级中分别为MSAP或SAP）。器官功能衰竭同时合并胰腺感染性坏死称为危重型胰腺炎，病死率更高。

## 一、引流和清创

引流和（或）清创是处理已证实或疑似感染性胰腺坏死或无菌性坏死引起的压迫症状（如幽门梗阻）的既定策略。对感染性坏死进行引流和（或）清创，结合使用抗菌药物治疗，可以降低发生脓毒症、器官衰竭加重和产生多重耐药菌的可能性。有一系列不同的技术可用于胰腺和胰腺周围坏死的引流和（或）清创，包括经皮穿刺引流（percutaneous catheter drainage，PCD）、最小通路清创（经皮或内镜下的坏死切除）和开放手术的坏死切除等。目前对感染性胰腺坏死的标准治疗是升阶梯的外科治疗策略，包括导管穿刺引流、微创坏死清除术、开腹手术。国内外指南均推荐进行延迟的外科干预，外科治疗通常在急性胰腺炎发病后4周进行。

随着内镜技术的进步，内镜下对胰腺感染性坏死进行清创引流已成为众多内镜中心的首选策略。一项比较内镜升阶梯治疗与手术升阶梯治疗的单一非随机研究表明，通过PCD对病死率结局有重要临床获益；在并发症方面，包括新发器官衰竭、多器官衰竭、上消化道出血、腹腔内出血和胰瘘等与干预措施之间没有差异；但内镜手术在肠皮瘘或穿孔的并发症方面具有明显优势。同时，内镜治疗在对住院时间的缩短方面有明显益处。但是这项研究的例数仅有24例患者，缺乏足够的说服力。

多项非随机研究表明，对比微创手术（内镜双腔引流）与PCD，微创手术对住院患者有重要临床益处，并可能对病死率有临床益处；两组在并发症（假性动脉瘤）方面无临床差异。对于PCD与联合干预（开腹探查+切除胰腺坏死组织+主动或被动引流）的比较显示，PCD在病死率和并发症（伤口感染、手术部位出血、胰瘘、肠瘘）发生率上具有一定的优势。联合干预（PCD+VARD）与PCD的比较显示，在病死率和并发症（伤口感染、手术部位出血、胰瘘、肠瘘）的结局方面，PCD优于联合干预（经皮引流+VARD）。PCD与开放手术（开腹胰腺坏死切除术）的比较显示，PCD对病死率和重复手术次数（进一步的坏死切除)的结果具有重要的临床意义。但是，由于相关研究病例数均有限，且都不是随机对照研究，很难明确所谓的临床获益是否有循证医学证据以及哪种方法一定是最优的。但至少可以认为 PCD 对于一部分 SAP 患者确实是一种有效的治疗选择。

干预的时机是另一个需要考虑的重要因素。胰腺坏死感染通常要到起病后第 4 周或更晚的时候才能被发现，例如通过 CT 扫描发现坏死内部有气体存在，4 周或更长时间后，坏死组织更有可能被隔离，并且坏死组织发生液化，使引流或清创更容易实现。然而，一旦坏死感染扩散，就有发生脓毒症的风险，可能导致或加重器官衰竭。因此，我们往往需要在早期或晚期引流和(或)清创之间取得平衡。

有研究比较了已经发生器官功能衰竭患者的晚期干预与早期干预，发现在病死率、腹腔内出血并发症和手术次数方面，晚期干预具有重要的临床益处。就肠皮瘘并发症和新发器官衰竭而言，晚期和早期干预在临床上没有显著差异。而对于没有器官功能衰竭的患者进行晚期干预和早期干预的比较发现，在病死率方面，早期干预可能具有重要的临床益处，而在手术次数、腹腔内出血、肠皮瘘或新发器官衰竭并发症方面，两者之间的临床差异不显著。

早期干预可能诱发或加剧危重疾病，并有较高的并发症发生风险，如死亡或出血等。延迟干预可降低这些风险，但可能会增加感染引起并发症的风险。因此，必须提高人们对延迟干预既有好处也有坏处的认识，这些都应在个体化病例的基础上加以认真考虑。

60%~70%的感染性胰腺坏死患者更适合经皮坏死组织清除术或内镜下坏死组织清除术，但不适合两者同时进行，选择采用哪种技术取决于坏死的解剖结构及其与胃后壁(内镜入路)或腹壁后外侧(经皮入路)的关系，以及当地医院的实际技术水平和医生的熟悉程度。强调需要根据个人情况考虑早期干预和延迟干预的潜在利益和危害，这可能涉及权衡早期干预增加病死率的风险，以及如果清创延迟太久可能发生严重并发症的可能性。同时，处理胰腺及胰周感染或疑似感染坏死的内镜手术只能由有经验的临床医生在专科胰腺中心进行，或得到专科胰腺中心的支持，因为这是风险最高的内镜手术。

自 Freeny 等首次报道采用 PCD 治疗 SAP 合并坏死感染以来，PCD 的临床应用日趋广泛。根据文献报道，其成功率为 0%~78%。对包括 384 例病例在内的 11 项研究进行荟萃分析显示：单纯应用 PCD，无须外科手术即可成功治愈 56%的坏死性胰腺炎合并感染病例。而如果 PCD 不成功或者不能彻底逆转脓毒症时，则可以升阶梯策略采用微创或者开放式坏死组织清除术，以进一步提高疗效。PCD 是胰腺积液引流的重要方法。在发生感染性坏死或器官衰竭的 SAP 患者中，尽管进行了侵入性操作和外科治疗，病死率仍高达 30%。

## 二、对于重症急性胰腺炎行胰周积液经皮穿刺置管引流的指征

1. 腹腔间隔室综合征(ACS)　SAP 患者可合并 ACS，当腹内压>20 mmHg 时，常伴有新发器官功能障碍，是重症急性胰腺炎患者死亡的重要原因之一。ACS 的治疗原则：及时采取有效的措施降低腹内压，包括增加腹壁顺应性，如使用镇痛药、镇静药、肌松药等；清除胃肠内容物，如采用胃肠减压、灌肠、使用促胃肠动力药等方式；避免过量液体滴注，并引流腹腔或腹膜后积液等，如 PCD。减轻腹腔压力后应尽早拔除引流管(72 小时内)，以降低感染可能。根据最近的美国胃肠病协会(AGA)临床实践指南，在早期急性期的感染或

包裹性坏死集合的患者应考虑 PCD。对于 ACS 患者，保守治疗失败后，紧急手术干预可能可以挽救生命。如果单纯药物治疗不足以改善 ACS 症状，疑似或确诊感染性坏死和持续性器官衰竭的患者也可能需要在急性坏死物积聚(ANC)阶段进行早期干预。

2.感染性坏死性胰腺炎(IPN)　　PCD 后置入引流管是控制胰腺或胰周感染的重要措施。如何早期诊断胰腺坏死存在感染是目前急需解决的问题，在 CT 检查中发现积液区存在气泡征可提示感染，而在 CT 或超声引导下行细针穿刺术(fine-needle aspiration, FNA)进行细菌培养是诊断的标准之一，但现在不常用，因为它有很高的假阴性率(高达25%)。此外，理论上还存在将感染引入无菌区域的风险。大多数胰腺外科医生没有常规进行 FNA，15%的医生从未进行过 FNA。在没有其他感染源的情况下，根据临床恶化或发热，强烈怀疑感染坏死。在无感染迹象的急性坏死物积聚(ANC)或包裹性坏死(WON)的情况下，持续数周的器官衰竭也是干预指征。PCD 可在超声或 CT 引导下进行，首选经腹膜后路径穿刺；一般认为，对于高度可疑或确诊的胰腺坏死感染，即使尚未形成完整包裹，若药物治疗效果不佳，PCD 仍是控制感染的安全、有效措施。由于 IPN 坏死组织内有形成分太多，液体成分较少，PCD 后反复堵管，引流效果很差，PCD 往往不能视为确定性的治疗，但是可以暂时降低脓腔的压力，缓解脓毒症的全身反应，改善患者的全身状况，为进一步的外科引流创造条件，可作为过渡治疗措施，为后续升阶梯治疗奠定基础。

3.消化道梗阻或胆道梗阻　　发病后期，对于因压迫消化道或胆道而引起症状的局部并发症亦可行 PCD。

此外，还有几种情况可能也需要进行干预，或者在没有感染的情况下干预。这些情况包括胰腺断裂综合征，以及持续厌食、顽固性疼痛和体重减轻等。

### 三、进行 PCD 的时机

最佳的穿刺时机是发病 3~4 周后，此时胰腺或胰周坏死积液形成 WON，固态的坏死组织逐渐开始液化，不仅穿刺引流的效果较好，而且并发出血的可能性较小。但是穿刺时机尚需要根据患者病情个体化决定，严重器官功能衰竭、早期出现的严重胰周坏死感染导致脓毒症的患者在积极使用抗菌药物治疗无效的情况下，可能需要提早干预。在 SAP 早期的患者中进行 PCD 干预，由于此时全身炎症反应增强和出血风险增加，并发症发生率和病死率均升高。因此，目前的指南建议将干预(无论是经皮、内镜或手术)推迟到发病后3~4 周，甚至更久，以降低并发症发生率，并允许包封集合。这种包裹可以使坏死组织与正常存活组织更清晰地区分开，从而为患者带来更好的预后，并可以避免未来的胰腺功能不全。

荷兰胰腺炎研究小组进行了一项延迟或立即引流感染坏死性胰腺炎(POINTER 试验)研究，以比较早期引流和标准引流在 IPN 中的应用。104 例坏死性 AP 患者被随机分为两组：立即引流组，即确诊感染坏死 24 小时内引流；延迟引流组，隔离期后引流。如有需要，可将双臂的坏死切除推迟到隔离期。主要结局是综合并发症指数(CCI)，包括随访6 个月内发生的所有并发症；次要结局包括病死率、住院时间、ICU 住院时间、干预次数和质量调整生命年。早期引流组和延迟引流组的 CCI 无差异，两组的病死率、住院时间、ICU住院时间或严重程度加权的并发症发生率无差异。然而，与延迟引流组相比，立即引流组干预次数的中位数明显更高。值得注意的是，本试验中的引流指征仅为感染坏死，未考虑之前讨论的其他指征。

　　延迟干预的建议主要源于开放手术切除的时代。在这个时代，急性患者的早期清创通过恶化的器官衰竭和增加的生理压力增加了发病率和病死率。相反，新的假设表明，早期微创引流胰周积液（peripancreatic fluid collection，PFC）可减少系统性脓毒症，并使坏死集合成熟。

　　一些观察性研究表明，经皮或内镜介入手术的收集包封可能不像开放手术那样必要，早期干预（经皮或内镜）的结果并不比延迟干预更差，一些研究显示器官衰竭有显著改善。早期和晚期干预之间的并发症或多或少具有可比性，在一项研究中，晚期干预导致胰外瘘的数量显著增加。

　　其他一些研究评估了早期引流在除感染性坏死以外的适应证中的作用，特别是器官衰竭。结果发现，与保守治疗相比，微创引流降低了病死率和多器官功能障碍综合征（MODS）的发生率。早期微创引流（定义为对诊断的即时或早期干预）和常规延迟微创引流也显著降低了病死率和 MODS 的发生率。

　　有研究报告了 SAP 患者在出现器官衰竭 3 天内接受无菌处理 PFC 的早期 PCD 患者的预后改善。MSAP 患者没有表现出类似的益处。有回顾性研究评估了早期 PCD（<21 天）的作用，平均干预时间为（14.3±2.4）天，显示总生存率为 73.1%。超过 50% 的患者仅通过 PCD 存活，而 19.2% 的患者需要额外的坏死组织清除术。早期引流组的病死率和主要并发症有减少趋势，器官衰竭持续时间也有缩短。因此，早期干预是治疗脓毒症或不稳定患者的一种可行的技术，但是一定要根据患者具体情况来判断，尽可能避免将感染带入尚未发生感染的胰周积液区域。

## 四、穿刺前准备工作

　　1. 签字谈话　穿刺前应充分评估穿刺指征及穿刺风险，向家属充分告知，征得家属理解同意。SAP 的救治需要医患共同努力，因此在治疗前必须充分告知治疗的必要性及相关风险。穿刺常见的风险包括麻醉意外、穿刺中或穿刺后大出血、穿刺过程中肝脾肾等实质脏器损伤、穿刺过程中胃肠道损伤、穿刺后毒素快速吸收导致脓毒症危及生命以及穿刺不成功等。经皮穿刺置管往往不能一次性解决患者的问题，可能需多次穿刺或升阶梯手术。

　　2. 完善辅助检查　穿刺前需要完善腹部 CT 增强扫描，了解胰周积液范围，以确定穿刺入路，排除腹腔假性动脉瘤，降低穿刺风险。行 CT 检查前在患者左右腋中线上、中、下三处及腹部压痛或局部隆起最明显处留置电极片，可以协助判断确定最佳穿刺点。

　　3. 选择穿刺方式　最理想的定位方式是 CT 引导穿刺，深部脓腔必须进行 CT 定位，而浅部的脓腔可以在 B 超引导下进行。B 超定位的最大好处是可以在床旁进行，对于 ICU 的 SAP 合并 MODS、生命体征不稳定的患者，B 超因其简便、易实施较 CT 更有优势。如 SAP 合并 MODS、深部脓肿，B 超穿刺困难者，必要时可于密切监护下在 CT 引导下进行穿刺。穿刺前应综合评估患者病情、胰周积液范围、穿刺难度及可能发生的并发症，尽量避免副损伤，尤其是胃肠道空腔脏器的损伤。

## 五、B 超/CT 引导下经皮胰周积液穿刺

　　1. 穿刺入路　PCD 可作为一种单一疗法，或作为微创手术的辅助疗法以及开放手术的

桥梁。PCD 可在 B 超或 CT 引导下进行，坏死积液区较小时首选 CT 引导，因为可以避免肠道损伤，腹膜后穿刺相对容易。B 超引导可用于较大范围坏死积液区、较表浅的积液区或有脓毒症并需要紧急引流的患者。同时由于 B 超的便携性，它在 ICU 环境中也非常有用。应选择离引流部位最近的入路，尽量避开大血管和肝脾肾等实质脏器及胃肠等空腔脏器。腹侧经腹膜后路径是理想的路径，因为它避开了肠道，防止感染通过腹腔播散，并为未来的微创手术（MIS）提供了通道。经左侧腹膜后脾肾间隙、右侧腹膜后肝肾间隙、结肠后腹膜后入路穿刺是最安全的，可以引流脾肾间隙胰体尾部坏死积液、肝肾间隙和十二指肠外侧的胰头颈部坏死积液；其次经胃大弯与结肠的间隙穿刺小网膜囊，但由于胰腺炎，此间隙距离很小，同时胃结肠韧带血管丰富，易出血。特殊情况下，胰周积液推挤腹腔脏器后贴近腹壁，经腹腔穿刺置管引流也是较安全的。在腹膜后入路不可行的情况下，经腹膜途径是次选，选择此路径时，应注意避免血管和其他肠袢。当没有腹腔入路到达小网膜囊积液处时，可采用经胃的方法，由于胃内容物为无细菌的酸性物质，因此被认为是相对安全的。极少数情况下，当没有其他可行的路径时，可能不得不使用经肝路径，但一般应避免。穿刺入路应尽量选择经腹膜后路径，以避免腹腔感染播散及腹腔空腔脏器损伤。可同时留置多根引流管共同引流，效果更好。穿刺时应提前考虑升阶梯手术治疗的可能性，在置管时避开重要脏器，预留安全距离，尽量缩短腹壁到核心胰腺坏死区的距离，并尽量使穿刺入路角度适合微创手术，避免间接引流和弯曲窦道。

2. 引流管的选择　PCD 可通过 Seldinger 或套管针技术进行。Seldinger 技术最初使用 18 G 穿刺针进入积液区，然后插入 0.035 英寸的刚性导丝，并对其进行连续扩张。在充分扩张窦道后，沿导丝导入引流导管。套管针技术则采用尖针、强化套管和引流导管的同轴推进组合。Seldinger 技术对于深部穿刺置管更有用，但由于它涉及多个步骤，因此更耗时。套管针技术在大的和浅的积液区也是适用的，但穿刺过程中患者疼痛较明显。导管的初始尺寸是决定 PCD 是否成功的重要因素，但在文献中没有充分提及。一般认为，以含有少量固体碎片的液体成分为主的积液区最初可以使用 8～12 F 的小口径导管进行处理，而有较多坏死组织、以实性成分为主的坏死区则应该使用大口径导管进行处理。目前使用的穿刺引流导管通常为 8～16 F 的"猪尾巴"导管，穿刺时应根据胰腺坏死积液区范围、引流液性状、穿刺入路周围条件等选择适宜的引流管，如穿刺风险较大，选择较小引流管可以提高安全性。如经侧腹壁—结肠后径路，且窦道距离较短，可用更粗的导管。如果导管反复堵塞，可以用导丝引导沿原有的窦道置入更粗的导管，必要时需要进行升阶梯手术治疗，双导管技术将用于冲洗的进水导管和用于排水的出水导管插入具有多个侧孔的大孔径管中。

研究显示：一组 15 例患者接受了双导管放置后 1～2 周的灌洗，之后患者接受了经皮柔性内镜清创。另一组 12 名患者随后接受了标准 PCD 放置和开放的坏死组织清除术。结果发现，双导管组主要并发症发生率和（或）病死率明显低于标准 PCD 组，双导管组新发并发症发生率较低，ICU 住院时间较短。

一种新型双腔可冲洗引流导管可通过在大口径标准导管的管壁内加入定制的输液管腔，创建两个 20 F 和 28 F 尺寸的原型导管，并在体外模型中与标准 20 F 和 28 F 导管进行比较。脓性、微粒和血肿模型中双管腔导管的引流率明显优于标准导管，脓性模型中双管腔导管可实现完全引流。这些导管的应用可能有助于改善 IPN 患者的预后。

3.引流管的管理　置入导管应抽吸液体做细菌培养和涂片染色,并将导管妥善固定,定期采集标本行细菌学检查,以及作为后续升阶梯手术治疗的入路。关于置管后是否使用大量0.9%氯化钠注射液进行灌洗,一项随机对照试验比较了接受灌洗治疗(LT组)和依赖引流(DD组)的患者,主要终点为已存在并发症的逆转、新发并发症的发生、需要手术、病死率和住院时间。LT组在PCD插入后24小时内开始灌洗,灌洗用温的0.9%氯化钠注射液进行,先用250 mL通过导管灌注1~2小时,其余时间导管保持依赖引流。灌洗量≥输注量70%的患者,灌洗量在3~4天内逐渐增加,该液体输注缓慢。灌洗期为2周。DD组不进行灌洗处理,留置标准引流。结果表明,与DD组相比,灌洗治疗可以使并发症显著逆转和APACHE-Ⅱ评分的降低。两组间在发生新发并发症、导管相关并发症或导管数量方面无差异。这说明置管后使用大量0.9%氯化钠注射液灌洗坏死区可能使IPN患者获益,但是这一结果还有待更高级别的循证医学证据支持。

4.局部灌注抗菌药物　曾有一项回顾性研究评估了接受内镜下透壁引流和坏死性切除术并局部灌注抗菌药物的患者的微生物检查结果。发现在第一次和第二次培养中,静脉注射和局部灌注抗菌药物都显示细菌未被根除;但在后续的培养中,局部灌注抗菌药物与微生物的根除可能有关,而静脉注射抗菌药物则没有观察到这种变化。因此,该研究认为根据微生物培养报告局部灌注抗菌药物可能有助于MID感染的早期根除。但是目前为止没有关于经皮导管局部灌注抗菌药物的研究报道。我们认为导管内灌注抗菌药物是无益的,反而可能增加耐药菌的产生,因此不建议使用。穿刺前后使用敏感抗菌药物静脉注射对降低患者脓毒症的发生是有帮助的。

5.溶解坏死剂的灌注　链激酶作用于坏死组织表面,引起纤维蛋白溶解,导致坏死组织溶解,进而使固体坏死物更好地排出。一项回顾性研究表明,与0.9%氯化钠注射液冲洗相比,链激酶组通过经皮导管冲洗PFC可使败血症逆转并减少手术需要。同一组的另一项研究比较了链激酶(50000 IU、100 mL0.9%氯化钠注射液稀释)冲洗和过氧化氢(3%、100 mL0.9%氯化钠注射液稀释)冲洗。过氧化氢组的出血并发症、手术需要、病死率和冲洗后住院时间均高于链激酶组,但这种差异在统计上并不显著。因此,链激酶似乎比过氧化氢更安全。

## 六、并发症

1.出血　出血是PCD最重要的并发症,主要由穿刺创伤造成。穿刺损伤腹腔脏器及重要血管、肋间及腹壁动脉等均可导致穿刺出血,但有时是由引流解除了腔内压力对坏死和侵蚀血管的堵塞效应造成。出血通常是自限性和静脉性的。出血可发生在胰腺实质内,也可发生在胰腺坏死区或胃肠道内,视受累部位而定;消化道出血可表现为上消化道或下消化道出血,这取决于病因和出血率。腹腔内出血可导致腹胀和血流动力学不稳定,而坏死积液内出血者除了表现出血流动力学不稳定外可能没有任何外在征象。有时,它可能是由于穿刺时动脉分支破裂,或在穿刺、放置引流管过程中形成假性动脉瘤。这些通常需要介入手术血管内栓塞治疗。

2.胃肠瘘　尤其是结肠瘘,为PCD后的严重并发症,可能是自发的,也可能是由导管进入肠壁的侵蚀或导管放置过程中肠壁的医源性损伤引起的。这些瘘管最常见的部位是结肠的脾曲,极大增加了患者的病死率,穿刺后应密切关注引流液性状及病情变化。胃肠道瘘管的处理取决于其位置。上消化道瘘管随着时间的推移大多会自动闭合，而结肠瘘在病情稳定的患者中可采用持续引流的保守治疗。然而，如果胃肠道瘘合并大出血或脓毒症感染无法控制则可能需要行开放手术治疗。

3. 无菌性坏死继发感染　这也是常见的并发症，主要由逆行感染引起。对于无菌性坏死行 PCD 者，应在减轻腹压后尽快拔除引流管（建议 72 小时内），以降低逆行感染风险。

4. 胰外瘘　胰外瘘的形成是常见的，定义为在经皮引流管插入后超过 3 周，引流管持续可测量的透明胰液引流量大于 100 mL。不同文献报道其发病率为 5%~35%。在一项研究中，这些瘘管在中位期 70 天后闭合。在持续存在的情况下，应考虑植入胰管支架。胰外瘘液是经皮穿刺后的远期并发症，常源于胰腺坏死，大部分可以自愈。而长期的胰外瘘不能自愈者常见于胰管中断综合征，需要进一步外科处理。

5. 导管移位、堵塞和导管周围渗漏　此类并发症很常见，但报道较少。根据患者的临床状况和残余收集的存在，这些并发症可通过取出、重新插入或升级导管来处理。导管周围渗漏、缝线和敷料可导致皮肤糜烂和出血，因此对这些患者进行皮肤护理是必要的。如果导管尖端断裂并留在坏死腔内，则可能需要手术处理。

（纪连栋）

# 第二章
# 微创入路腹膜后胰腺坏死组织清除术

感染性胰腺坏死(infectious pancreatic necrosis, IPN)是急性胰腺炎后的严重并发症, 约30%的坏死性胰腺炎患者出现继发感染, 病死率达30%。IPN 的主要治疗手段包括应用抗菌药物、经皮穿刺引流(percutaneous catheter drainage, PCD)或内镜下穿刺引流、视频辅助清创或内镜下清创及开腹手术。随着微创手术技术的不断发展和控制损伤理念的提出, IPN 的治疗已由传统开腹清创逐渐转变为微创治疗。微创治疗的优点是降低了外科手术的损伤以及并发症的发生率, 缩短了 SAP 患者的术后恢复时间, 这些优点使微创手术治疗IPN 得到广泛认可和开展。目前, 视频辅助清创与内镜下清创等微创手术逐渐成为 IPN 清创的主流方式。开腹手术可作为微创治疗失败后的补充手段。

## 一、IPN 主流手术方式

1. 视频辅助腹膜后清创术(video assisted retroperitoneal debridement, VARD)　通常在行 VARD 前, 为了缓解 IPN 患者的脓毒症症状, 先行 PCD。VARD 根据坏死感染灶部位选择 PCD 路径, 取腋中线附近、距离皮肤最近的点。以 PCD 穿刺点为中心切开皮肤约 5 cm, 切开皮下脂肪、肌肉、筋膜直至胰腺坏死脓腔, 直视下使用常规手术器械(如无齿卵圆钳)取出周围松动坏死组织, 使脓腔较前扩大, 然后插入光纤镜(如胆道镜、腹腔镜或者肾镜等), 在视频辅助下进一步清除坏死组织, 拔除 PCD 引流管, 反复冲洗感染坏死灶, 并置入多根较粗的引流管供术后引流及冲洗。此方式的优点在于可在直视进行操作, 部分病例可一次性完成坏死组织清除, 安全性较强, 可有效减少重复操作, 避免了多次手术可能造成的损伤, 降低了术中并发症发生率, 同时缩短了术后引流的时间; 缺点是感染坏死病灶位置需要靠近体表, 否则小切口无法到达感染病灶。VARD 的主要并发症包括胃肠道瘘、胰瘘、出血、切口疝等。VARD 通常适用于 PCD 术后效果不佳, 需进一步清创处理的患者, 是升阶梯治疗中重要的环节。

2. 腹腔镜胰腺坏死组织清创术(laparoscopic pancreatic necrosectomy, LPN)　LPN 的目的是通过微小的手术切口进入感染坏死腔尽可能多地清除感染坏死组织, 减轻机体的炎症反应。腹腔镜清除术进入坏死区域的途径与开腹胰腺坏死组织清除术的途径类似, 可分为经胃途径和经腹途径。经胃壁途径清创, 通过切开胃后壁行胰腺坏死组织清创及引流, 在腹腔镜引导下经胃前壁插入 3 枚套管, 分别置入腹腔镜、电凝钩和冲洗吸引器, 确定脓肿位置后, 在胃后壁作一切口, 插入抓钳进行清创, 坏死组织可直接引流到胃内, 通过消化道排出体外。经胃途径适用于胰腺包裹性坏死感染病灶局限于胃后、小网膜囊的患者, 尤其是坏死液化不充分者。经腹途径通常需根据胰腺坏死的位置进行选择，可经胃结肠韧带途径、肝胃韧带途径和结肠侧腹膜途径，通常多使用经胃结肠韧带途径。建立气腹后，打开胃结肠韧带，切开胰腺包膜，清除胰周积液及坏死组织，并用大量生理盐水冲洗，置入多根较粗引流管，术后反复冲洗引流。腹腔镜的优点在于创伤小，术后恢复快，出血较少，对机体内环境影响较小，术中探查范围广，可对整个腹腔、盆腔、小网膜囊及脓腔进行准确的探查和引流。特别是同时还可针对胰腺炎的病因进行其他手术，如腹腔镜胆囊切除术、胆总管切开取石术、T管引流术等，避免再次手术。缺点是操作时人工气腹会增加腹腔内压力，可能会影响患者血流动力学的稳定并加重肺功能损害，操作过程中也有可能增加腹腔感染扩散的风险。腹腔镜清除术用于IPN的治疗是安全、可行、有效的，但是临床应用的优势尚需大样本临床试验证实。

3. 微创入路腹膜后胰腺坏死组织清除术（minimal access retroperitoneal pancreatic necrosectomy，MARPN）　2000年，英国的Carter教授首次成功地开展了经皮肾镜胰周坏死组织清除术，在肾镜直视下经腹膜后扩张的窦道行胰腺坏死组织清除，实现了腹膜后入路向微创可视化的转变。该技术随后被Connor等命名为微创入路腹膜后胰腺坏死组织清除术（MARPN），也称窦道坏死组织清除术（sinus tract necrosectomy，STN）。尽管Carter等首次报道了肾镜技术，但将其最大化应用于临床的是英国利物浦大学医院。2010年该医院团队报道了1997—2008年189例胰腺坏死组织清除手术的病例，其中137例采取MARPN，52例采取传统开腹手术。MARPN术后器官衰竭、术后并发症的发生率以及病死率均显著降低。由此，MARPN手术在胰腺炎外科逐渐为人所知。2016年，英国利物浦大学团队更新了数据，总结了1997—2013年394例胰腺坏死组织清除术的病例，发现MARPN手术的并发症发生率和病亡率均明显低于传统开腹手术。2008年国内中国人民解放军总医院蔡守旺等率先开展此技术。我院胰腺外科团队于2013年开展此项技术，目前，该微创手术方式已经成为我院治疗IPN的主要术式。MARPN手术是重症胰腺炎外科治疗历史的重要里程碑之一。这一术式的发展使得胰腺坏死组织清除术逐渐走向微创的新时代。该术式创伤小、并发症少、病死率低，更重要的是其显著提高了患者的救治成功率。

## 二、IPN的诊断和治疗策略

IPN包括早期的急性坏死物积聚（ANC）合并感染和后期的包裹性坏死（WON）合并感染。及时准确的诊断是后续治疗的重要依据，发热、腹痛等症状对IPN诊断有较强的提示作用。部分感染严重的患者可出现全身情况恶化，出现肾功能不全、呼吸功能不全、凝血功能异常，甚至循环不稳定等。动态监测白细胞、C反应蛋白、IL-6、降钙素原等实验室指标有助于IPN的诊断及疗效判断。影像学检查对判断感染范围、评估严重程度及选择后续治疗措施有至关重要的作用，其中CT检查结果示"气泡征"是IPN诊断的直接证据（图3-2-1、图3-2-2）。

IPN是急性胰腺炎后的严重并发症，IPN的主要治疗手段包括应用抗菌药物、PCD或内镜下穿刺引流、外科视频辅助清创或内镜下清创及开腹手术。PCD或内镜下穿刺引流对部分患者有效，可使其免于进一步的手术治疗。目前，视频辅助清创与内镜下清创等微创手术逐渐成为IPN手术的主流方式。开腹手术可作为微创治疗失败后的补充手段。目前认为IPN的首选干预策略为升阶梯"step-up"方式，即首先进行穿刺引流，对引流效果不佳的患者依次进行微创手术和开腹手术。

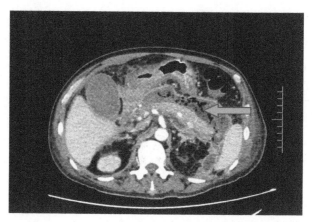

**图 3-2-1　IPN 典型 CT 表现，呈"气泡征"(横截面)**

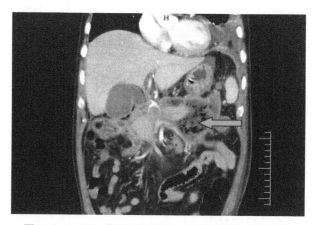

**图 3-2-2　IPN 典型 CT 表现，呈"气泡征"(冠状面)**

### 三、MARPN 的适应证和时机

MARPN 的主要适应证：①PCD 治疗后 IPN 引起的脓毒症未能完全逆转或胰周坏死积液未能完全消除，即 PCD-MARPN 方案，此为升阶梯"step-up"方案；②开腹清创引流术后 IPN 引起的脓毒症未能完全逆转或胰周坏死积液未能完全消除，即开腹手术—MARPN 方案，此为降阶梯"step-down 方案"；③包裹性坏死出现腹胀、腹痛、消化道梗阻的症状，合并空腔脏器穿孔，如肠瘘等，也是 MARPN 的适应证。

MARPN 的时机：如果 PCD 窦道经腹腔，一般需至少 1 周的时间培育窦道，但以 2 周为宜。如果 PCD 窦道完全经腹膜后，只要手术指征明确，可以无须等待时间直接施行手术，若能等待 1 周左右时间则操作过程会更加安全。

### 四、MARPN 手术通道的建立和经皮肾镜 MARPN 操作方法

#### 1. 手术通道的建立

进行 MARPN 须先行 PCD 建立手术通道，PCD 可在 B 超或者 CT 引导下完成，通常在 CT 引导下完成。可经腹腔途径和腹膜后途径，根据患者具体情况，进行一处甚至多处穿

刺置管引流。首选经腹膜后途径，一般从肾前筋膜的前方、结肠和(或)十二指肠后方进针。CT 定位确定穿刺点后，可用中心静脉置管套包，局麻后，用穿刺针穿刺脓腔，置入导丝，拔除穿刺针。可用扩皮器扩张皮肤及腹壁，顺导丝放置 12~14 F 猪尾管。但由于胰腺坏死、胰周脂肪坏死组织不易液化，不能自行流出，且常堵塞引流管，PCD 多用于缓解症状，为 MARPN 争取时间，也为 MARPN 建立了入路通道。

　　2. 经皮肾镜 MARPN 的操作方法

　　(1)术前准备：同常规手术，全麻患者，术前须禁食 8 小时，禁饮 4 小时；行鼻胃管或鼻肠管肠内营养支持患者，术前 4 小时停止肠内营养输注；局麻患者无须特殊准备。

　　(2)麻醉选择及体位：多数患者可以采取局部浸润麻醉，少数患者合并器官功能不全，尤其是呼吸功能不全或休克时，宜采取全麻。第一次手术可酌情考虑在全麻下进行，合并肺部感染的患者建议局麻。手术体位为仰卧位，必要时将患侧垫高。

　　(3)器械准备：本手术所使用的器械与泌尿外科经皮肾镜取石术基本一致。包括肾镜及配套抓钳、皮肤窦道扩张器套件、交换导丝(根据需要选择导丝，如泥鳅导丝、斑马导丝、中心静脉置管套包及皮肤窦道扩张套件内的导丝，第一次手术建议使用泥鳅导丝或者斑马导丝)、冷光源、显示器、引流管(建议使用带冲洗功能的多腔引流管，非必需时可用其他管壁支撑力较强的引流管代替，如 T 管等)、胆道镜(非必需)等(图 3-2-3~图 3-2-6)。

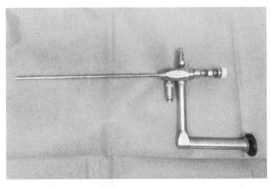

图 3-2-3　肾镜

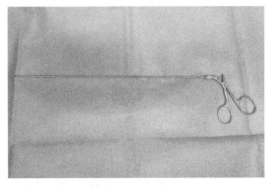

图 3-2-4　抓钳

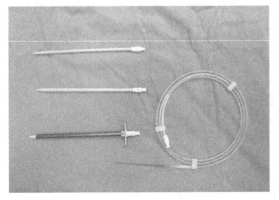

图 3-2-5　皮肤窦道扩张器和泥鳅导丝

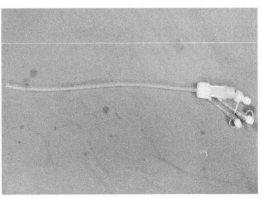

图 3-2-6　带冲洗功能的多腔引流管

(4)操作步骤。

1)置入导丝，拔除 PCD 管：患者全麻或局麻，取仰卧位，必要时抬高患侧，铺消毒铺巾，贴外科切口保护贴膜，剪断 PCD 管，置入泥鳅导丝后，拔除引流管(图 3-2-7)。

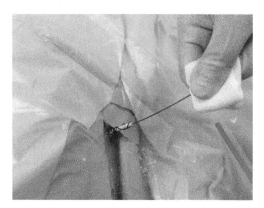

图 3-2-7　剪断 PCD 管，置入泥鳅导丝

2)扩张窦道：该步骤最为关键，沿窦道切开皮肤 1.0 cm，使用经皮肤窦道扩张器套件，逐级扩张窦道至 F24 或 F30，置入鞘套，完成窦道的扩张，建立肾镜操作通道(图 3-2-8~图 3-2-10)。

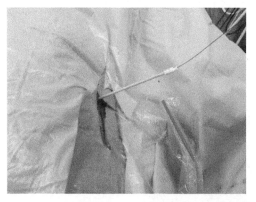

图 3-2-8　在导丝引导下，用穿刺管依次扩张皮肤及窦道

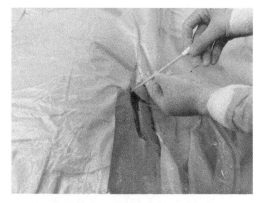

图 3-2-9　依次扩张皮肤和窦道

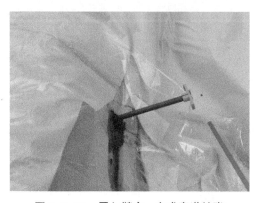

图 3-2-10　置入鞘套，完成窦道扩张

3）镜下清创：根据窦道与坏死腔隙的距离及角度，选择肾镜或胆道镜经鞘管进入腔隙，用生理盐水持续冲洗腔隙，以获得良好视野，并用钳夹取出松动脱落的坏死组织（图3-2-11~图3-2-14）。

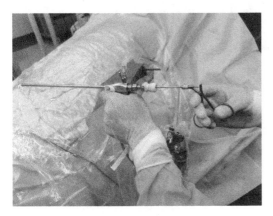

图 3-2-11　肾镜和抓钳

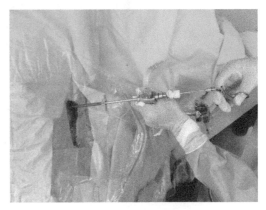

图 3-2-12　操作中的肾镜和抓钳

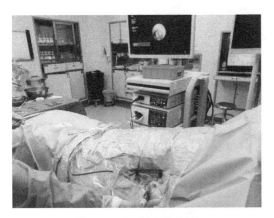

图 3-2-13　操作整体观

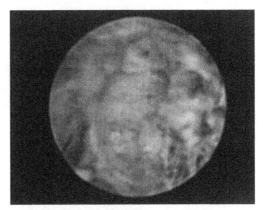

图 3-2-14　胰腺坏死组织的镜下显示

4）放置引流管：坏死组织取出后，放置F20~F28的多腔引流管于脓腔深部，妥善固定引流管，建议使用3M弹性胶布固定引流管，无须缝线缝合固定（图3-2-15）。胰腺坏死组织标本常规送病检（图3-2-16）。

（5）术后处理：同常规手术，多数患者可在手术当日恢复饮食，经鼻胃管或鼻肠管肠内营养支持的全麻患者，在清醒、呕吐等反应消退后，可于当天启动肠内营养。局麻患者无特殊。

## 五、MARPN操作要点和注意事项

（1）在拔除PCD管前，通常需要置入交换导丝。交换导丝可以是泥鳅导丝、斑马导丝，或者是中心静脉置管套包和经皮肾镜扩张器套包中的导丝。泥鳅导丝较为常用，该导丝的特点是沾水后易通过PCD引流管的侧孔或尖端进入脓腔，但也极容易从手中滑脱。

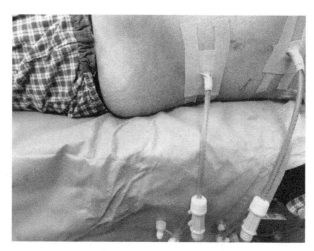

图 3-2-15　固定引流管

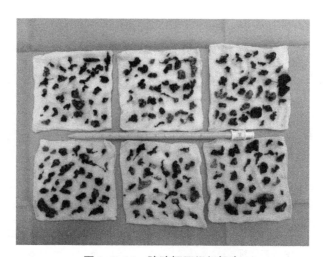

图 3-2-16　胰腺坏死组织标本

拔管后窦道可能很快收缩塌陷，泥鳅导丝一旦从窦道中滑脱，便很难再次通过窦道进入脓腔，导致后续手术无法进行，可能造成手术被迫中止。该情况下可能需在 CT 或 B 超引导下重新行 PCD 置管，由于前期的 PCD 引流，脓腔明显缩小，脓腔距离体表的距离可能较前明显增加，PCD 的难度和风险将陡然增加。如果患者存在明显的脓毒症症状，此时若无法重新获得安全的穿刺路径，可能被迫当日行急诊开腹引流，造成极为被动的局面。主刀和助手必须提高认识，精神高度集中，密切配合，必须要用干纱布包裹导丝以协助置入，增加摩擦力，谨防脱手。

（2）对于尚未完全脱落的坏死组织，不应强行取出，以免发生大出血。术后通过管道冲洗，坏死组织会逐渐松解，再次手术时较容易取出。每次手术都需遵循损伤控制原则，不要强行清创，以免造成大出血和肠瘘。坏死组织取出后，尽量将引流管置于脓腔深部，特别注意不可直接顶住脓腔壁，以免长久压迫导致肠瘘或出血。

（3）行 MARPN 前，建议行全腹平扫及 CT 增强扫描。必须仔细阅片，重点需了解 PCD 管所在的路径、进入脓腔距离皮肤的长度及肠管和血管的关系。逐次穿刺扩张窦道时一定要顺着其走行的方向，切勿随意暴力不分深度地强行扩张窦道，否则可能会造成窦道撕裂塌陷，无法置入肾镜，后续无法手术，严重者可能造成肠管等损伤和大出血，被迫行急诊开腹手术。

（4）PCD 引流后，随着脓腔的缩小，引流管常向深处移位，贴近结肠等重要组织。如果 PCD 管距离结肠等在 1 cm 之内，特别是前端卷曲的猪尾巴管，加之脓腔距离体表较远时，需特别谨慎。此时拔管和穿刺扩张窦道造成结肠瘘的风险较大，可以选择置入较小的鞘管（如 20F），先做简单的冲洗和清创，再置入较细的引流管（如 18F）。第二次手术时再扩张置入 24F 鞘管，并行较为彻底的清创，这样较为安全。也可选择在胆道镜下行 MARPN 清创，更为安全。该情况下，需权衡风险，特别是中央型感染坏死灶，必要时可以果断行开腹手术，以策安全。

（5）由于肾镜是硬质镜，不能弯曲，应尽量选择坏死灶纵轴延长线附近的皮肤为穿刺点，以利于坏死组织的清除，不留盲区。对于伴有结肠旁沟后方坏死感染的患者，可以选择建立多个 PCD 穿刺通道。靠近胰头颈部的向网膜囊前方突出的感染坏死病灶，必要时可以选择经上腹部穿刺小网膜途径进行 PCD 置管。如果要清除胰尾近脾门附近的坏死组织，穿刺点应适当靠下一些，尽量避开肋骨和脾脏的阻挡。如果不得不行经肋间隙 PCD 置管，建议对首次行肾镜下清创手术的患者予以全麻，局麻可能会使患者感到明显疼痛，无法耐受。同样，清除盆腔的坏死组织时，穿刺点要适当靠上一些，避开髂骨，同时要注意避开肋缘阻碍。应争取多根引流管之间能互通，以方便术后进行灌洗。

（6）为减少术中患者的应激反应，建议术中使用 30~35℃ 的温热生理盐水持续冲洗腔隙，以获得良好视野。冬季尽量避免使用未加温的冷生理盐水冲洗腹膜后或腹腔腔隙。

（7）术中根据需求控制冲洗液的压力，即控制冲洗液的流速。流速过慢，肾镜视野可能不清晰，坏死组织不容易松脱并随水流排出体外；流速过快，压力过高可能会导致细菌及毒素入血，患者可能出现术后发热，当然这种情况下，发热通常是一过性的，仅需对症处理即可。

（8）外院转入的患者住院时，如果已行 PCD 置管，置管可能为猪尾巴管，部分猪尾巴管可能有细线与管口前端相连，细线另一端和卡口相连，拉紧细线时，猪尾管前端自然卷曲。在肾镜清创置入交换导丝前，必须剪断管身或者松开卡口，否则强行拔管可能会造成卷曲的前端管身刮伤肠壁或附近组织，导致肠瘘和出血可能，也有可能会造成窦道撕裂。建议对于外院留置的生产厂家不明的各种型号 PCD 管，在置入导丝前，均剪断管身后再缓慢拔管较为安全。

（9）在 MARPN 前，如 PCD 置管为猪尾巴管，宜在距离皮肤 3~5 cm 处剪断引流管，如距离皮肤太短，随着呼吸运动，引流管可能回缩至窦道内，过长可能影响贴切口保护膜。

（10）引流液和清除的坏死组织常规送病原学检查。

## 六、MARPN 对 IPN 手术策略的影响

行 PCD 后一部分患者症状得到缓解，甚至治愈，因此症状缓解的患者不必急于行 MARPN。

开腹手术是针对 MARPN 升阶梯治疗的重要措施；同时 MARPN 也是针对开腹手术重

要的降阶梯治疗措施，是开腹手术的有力补充和坚强后盾。开腹手术的患者通常是在严重的脓毒症、器官功能不全、全身情况较差的情况下进行的，因此风险大，病死率高。对于有 MARPN 丰富经验的胰腺炎诊疗中心，开腹手术时同样需遵循外科损伤控制原则，可以用最简单快捷的方式完成手术。术中可仅做简单的清创，不必做大范围的彻底清创，可以最大限度减少手术创伤，缩短手术时间，减少大出血、肠瘘及多器官功能衰竭的可能。主要的策略是放置多根引流管，先暂时缓解严重的脓毒症的症状，为后续可能的降阶梯 MARPN 争取时间。术中放置引流管时需特别注意引流管的走行，一定要考虑后续手术入路通道，以便于 MARPN 的进行。

应当指出，对于 MARPN 出现严重并发症，如无法控制的大出血或肠瘘、多次手术后仍残留较多坏死积液、严重的脓毒症无法逆转者，应考虑中转开腹手术。而对于 MARPN 的路径选择有困难、技术上不可行以及腹腔内有其他情况须行开腹手术者，也应果断选择开腹胰腺坏死组织清除术。

## 七、胆道镜在 MARPN 中的应用

胆道镜即所谓的"软镜"，与肾镜等"硬镜"相比，其最大的优点在于镜身更细且视角更为灵活。胆道镜可用于经皮窦道扩张和胰周坏死组织清除术，此术式以前期 PCD 治疗为基础，定期更换直径更大的引流管直至将窦道扩张至 14F 或 16F。16F 以上的胆道镜镜身可进入，无须麻醉或局部麻醉后经窦道置入胆道镜。到达脓腔后用生理盐水冲洗脓腔，并用胆道镜负压吸引，脓腔内游离坏死组织可使用取石网篮及活检钳等进行清除，缺点是清除坏死组织的效率低。清除完毕后可以留置比 PCD 管更粗大的引流管，为后续肾镜下 MARPN 建立更好的入路通道。更大的窦道在后续手术扩张时，发生窦道撕裂、窦道塌陷、结肠损伤和出血的风险会明显降低。

胆道镜和肾镜可联合应用于 MARPN，胆道镜无论是镜体还是配套器械均较为柔软，几乎可以到达脓腔的任意位置，操作时对组织损伤小，手术安全性更高。但软质器械操控性不如硬质器械，手术视野小，清除效率低；肾镜更为灵活，手术视野较大，配套器械较多，清除效率高，但盲区较多，可能无法清除深部的坏死病灶。胆道镜与肾镜优势互补，提高了清创的效率和彻底性，减少了并发症的发生率。在导丝的引导下，胆道镜几乎可以在脓腔的任意部位精准放置引流管，为彻底清除深部的病灶创造条件。

此外，胆道镜还可用于 IPN 合并肠瘘和胆瘘的治疗。行 MARPN 时用胆道镜在脓腔内做全面仔细探查，有时甚至可以发现胆瘘及肠瘘的破口。在导丝引导下，在瘘口内或者瘘口附近做精准置管，可以明显加快胆瘘和肠瘘愈合。

## 八、MARPN 的并发症及处理

MARPN 并发症包括周围器官组织损伤和出血。周围器官组织损伤多发生在 PCD 穿刺和扩张窦道时，建议在增强 CT 引导下行 PCD，增强 CT 可以更清晰地显示胃肠道，并在后续的 MARPN 术前复查 CT，以最大限度地减少周围器官组织损伤，尤其是空腔脏器的损伤。

脾脏、肝脏及肾脏等实质器官损伤较罕见，通常并不严重，保守治疗多可自愈。

MARPN 术中术后均可出现空腔脏器的穿孔，一般的胃、小肠瘘不需要特别处理，保持

通畅引流，脓腔塌陷后可自愈。结肠瘘则是比较严重的并发症，若无远端结肠的梗阻，一般无须再做回肠或结肠造瘘，通畅引流尤为重要。当脓肿坏死组织清除干净或脓腔塌陷后，当只剩下一个窦道，周围组织包裹窦道的时候，可更换较小管径的引流管，5 天左右将引流管逐渐向外退管，结肠瘘也可能自愈。

术中出血是较严重的并发症。出血包括静脉性出血和动脉性出血，静脉性出血较为多见，术中出血发生的主要原因是强行清除尚未松脱的坏死组织。对于静脉性出血，通常只要加大注水压力，使脓腔内压力升高，出血常可自行停止；在取坏死组织的过程中，若不小心造成血管断裂出血，有条件的医院可以采用直视下电凝等方式来止血。术后发生出血主要是由胰液腐蚀周围组织造成的。术后发生出血，若为静脉性出血则迅速夹闭引流管，24 小时后根据情况再打开；若为动脉性出血则需放射介入 DSA 下止血。应当强调，对于无法控制的大出血，应当果断行开腹手术止血。

## 九、术后引流管的管理及随诊

术后引流管的管理和手术具有同等重要的地位。特别注意防止意外脱管，尤其是 PCD 引流管，必须高度重视，脱管带来的后果有时可能非常严重，导致患者面临被迫急诊开腹手术。如不幸意外脱管，应当尽快将引流管重新置入，越早重新置入成功的可能性越大。如置管困难，可选择较小管径的引流管置入窦道以保留窦道入路，之后再逐次扩管，可临时选择的引流管有导尿管、胃管、T 管和吸痰管等，建议在导丝引导下置入；如无法重新置管，可能需重新在 CT 引导下行 PCD 置管，如无安全的穿刺通道，患者脓毒症症状明显，则只能行开腹手术。术后可采取手法冲洗和持续灌洗相结合的方式，建议选择较粗的多腔引流管，以方便灌洗，也有利于坏死组织的排出。一些大块的坏死组织可能会造成引流管堵塞，当引流管堵塞时，适当挤压引流管，即可使其恢复通畅。患者住院时及出院后，都应间断挤压引流管，发生堵塞须及时将其挤通。若挤压效果不佳，由于窦道已经建立，可以将引流管拔出，清除引流管内的坏死组织后再放回。引流管离体时间应该尽可能短，尤其是较新鲜的窦道，或是肥胖患者经腹腔的窦道和经肋间隙腹膜后窦道，离体时间过长有可能出现重新置管困难。术后 1 周复查 CT，了解引流管放置位置是否恰当、坏死组织是否清除干净，如果显示坏死组织清除不彻底，有较多的坏死组织残留，则需再次手术，必要时可以再次多点 PCD 穿刺置管后再行 MARPN。坏死组织基本清除干净，患者饮食恢复，并能自行冲洗、管理引流管后，即可带管出院。

住院期间需教会患者及家属管理引流管，出院后自行冲洗引流管，切勿意外脱管，当冲洗出的液体中没有坏死的残渣，没有液性成分流出或引流液小于 10 mL/d 时，复查 CT，如显示坏死积液已经消失，且此时引流液淀粉酶正常，即可拔除引流管，门诊随诊。拔管前，可先更换较小管径的引流管，5 天左右后采用每 2 天退 2 cm 的方式逐步拔除，当引流管深度仅为 5 cm 左右时可以直接拔除。若有胰瘘，则 3 个月后做进一步处理。

带管出院的患者有可能再次出现发热、呕吐、腹痛等症状，甚至有肠瘘和出血的可能，严重时需再次急诊入院。出院前的宣教尤为重要，有条件的医院推荐全病程管理，患者和医院时刻保持密切联系。带管出院的患者建议每 2~4 周复查 1 次，拔管痊愈后根据病情，可每 3 个月复查 1 次，至少复查至出院后第 18 个月。

（魏伟）

# 第三章

# 内镜逆行胰胆管造影术（ERCP）在重症急性胰腺炎治疗中的应用

## 第一节 ERCP 概述

### 一、ERCP 发展历程简介

内镜逆行胰胆管造影术（endoscopic retrograde cholangio pancreatography，ERCP）是指将内镜插入十二指肠降段，经十二指肠乳头插管入胆管或胰管，注射造影剂，应用 X 线透视或摄片显示胆道或胰管的造影术。狭义 ERCP 是指前述内镜下胰胆管造影；广义 ERCP 指在前述内镜下胰胆管造影术基础上进行的十二指肠乳头切开术、胆管取石术、胆/胰管引流等内镜治疗/手术的总称。ERCP 具有微创、安全、方法简便、总费用不高于传统手术的优点，既可以进行胆道胰腺疾病的诊断，也可在诊断的基础上对胆胰疾病进行微创治疗。ERCP 在胆胰疾病的诊治方面具有举足轻重的地位。由于 ERCP 有较高技术门槛，内镜操作技术的学习曲线较长，需要较长时间的练习并需较多病例的积累方可熟练掌握，因此被誉为内镜技术皇冠上的明珠。

1968 年，美国华盛顿大学的 McCune 医生完成了世界首例 ERCP。ERCP 早期主要应用于胆胰疾病的诊断，随着专门用于 ERCP 的带有抬钳器、具有侧视功能的十二指肠镜的出现，逐渐发展出了在造影基础上的治疗技术。1974 年，日本和德国学者相继报道了内镜下十二指肠乳头括约肌切开术（endoscopic sphincterotomy，EST）用于治疗胆总管结石，从此开创了治疗性 ERCP 时代。1982 年，出现了内镜下十二指肠乳头气囊扩张术（endoscopic papillary balloon dilation，EPBD）。内镜下胆管取石相较于传统手术具有明显的微创优势，一经出现立即得到了医生、患者及医疗设备厂商的追捧，取石网篮、球囊、碎石设备等各种 ERCP 附件不断问世，极大地推动了治疗性 ERCP 的发展。目前，在大型医院中，ERCP 取石已成为单纯胆总管结石的首选治疗方法。

1975 年，日本学者成功完成首例内镜下鼻胆管引流术（endoscopic nasobiliary drainage，ENBD）；1980 年，德国学者首次应用塑料胆管支架治疗胆管梗阻；20 世纪 80 年代，自膨式金属支架（self-expandable metal stent，SEMS）应用于临床；近年来，出现了可取出的全覆膜金属支架。内镜下胆道引流技术的应用改变了以往以手术为主的治疗模式，可以应用鼻胆管进行胆汁外引流或胆管支架实现胆汁内引流，也可应用塑料或可取出的全覆膜金属支架进行良性狭窄的治疗。内镜下胆道引流逐渐成为晚期胆胰恶性肿瘤引起的胆道梗阻的主要治疗方式，成为临床姑息性治疗胆管恶性狭窄的首选。

内镜技术在胰腺疾病的诊治中也有很广泛的应用。20 世纪 80 年代，出现了通过内镜放置塑料支架治疗慢性胰腺炎引起的胰管狭窄的治疗方式。随后，出现了胰管括约肌切开术（endoscopic pancreatic sphincterotomy，EPS）、内镜下胰管取石术、内镜下胰管支架植入及内镜下鼻胰管引流等技术，应用于治疗急慢性胰腺炎、胰管结石等胰腺疾病。

## 二、ERCP 在 SAP 中的应用

### （一）急性胆源性胰腺炎的 ERCP 指针及时机

胆道原因引起的急性胰腺炎，称为急性胆源性胰腺炎（acute biliary pancreatitis，ABP）。在我国，ABP 是急性胰腺炎最常见的类型，占总发病率的一半以上。ABP 中最常见的原因是胆石，我国的胆囊结石发病率很高，胆囊内的小结石可通过胆囊管排入胆总管，形成继发性胆总管结石。继发性胆总管结石可引起胆管梗阻、胆管炎，也可以继续下行嵌顿于壶腹部或结石排入十二指肠，引起十二指肠乳头水肿，胆汁入胰管激活胰酶诱发急性胰腺炎。

急性胰腺炎患者出现黄疸、肝功能异常、胆囊发现结石、胆管扩张或胆总管结石时需考虑 ABP。ABP 应选择 MRCP 明确胆总管结石是否存在，ERCP 不作为诊断 ABP 的方法。如 MRCP 发现胆总管结石，ERCP 下取石是首选治疗方法。近来，越来越多的循证医学证据显示，对于无胆管炎的 ABP 早期（诊断明确 48~72 小时内）行 ERCP 无法改善总的并发症发生率和病死率。因此，内镜取石建议在胰腺炎治疗稳定后进行。

ABP 合并急性梗阻性化脓性胆管炎（acute obstructive suppurative cholangitis，AOSC）者应急诊解除胆管梗阻，急诊 ERCP 取石并进行胆管引流是最简便安全的方法。这时患者往往处于生命体征不稳定状态，应根据患者的情况决定是否取石。如情况危急，内镜插管后回抽有脓性胆汁，可不进行 EST 取石，仅置入鼻胆管引流，待患者感染控制、情况稳定后再进行 EST 取石。

ABP 有黄疸但无发热等胆管炎表现，这种情况下可不急于行 ERCP，首先应积极处理胰腺炎。如黄疸逐渐下降，可以在胰腺炎症状缓解后再行 ERCP 处理结石；如黄疸持续升高，也应视情况及时行 ERCP 胆管引流。

### （二）ERCP 在 SAP 中的其他应用

SAP 经常引发胰头部坏死、脓肿或假性囊肿等局部并发症，这些病变可压迫胆管引起胆管梗阻，此时 ERCP 胆管引流是简便安全的方法。部分患者后期会出现胆管炎性狭窄，可内镜下置入多根塑料支架或覆膜金属支架支撑 9 个月以上，经此治疗大部分患者可获得满意的疗效，避免了内引流手术。

SAP 合并假性囊肿往往是胰管破裂引起胰液外漏或胰管狭窄所致，通过 ERCP 进行胰管支架植入可以获得较高的治愈率。

SAP 引起胰管狭窄可行 ERCP 置入胰管支架引流。

# 第二节　ERCP 基本操作

## 一、适应证

原则上胆道、胰腺疾病都是 ERCP 的适应证。近年来随着 MRCP 和 EUS 的日趋完善，以及 ERCP 固有的一定的并发症发生率，单纯诊断性 ERCP 越来越少，治疗性 ERCP 越来越多。

经超声、CT、MRCP、超声内镜等无创检查，仍然不能确诊的病例可以考虑进行 ERCP：

(1)原因不明的胆管或(和)胰管扩张。

(2)怀疑有先天性畸形，如先天性胆总管囊肿、胰胆管合流异常、胰腺分裂症等。

(3)原因不明的复发性胰腺炎。

(4)原因不明的上腹痛而怀疑有胆胰疾病。

(5)需收集胆汁、胰液或进行 Oddi 括约肌测压。

目前，更多的是在 ERCP 基础上的内镜治疗，包括以下情况：

(1)单纯胆总管结石、蛔虫进行取石、取蛔虫治疗。

(2)急性胆源性胰腺炎。

(3)急性梗阻性化脓性胆管炎。

(4)肝胆胰恶性肿瘤姑息性减黄治疗或术前减黄治疗。

(5)胆道术后胆瘘及胆管良性狭窄。

(6)十二指肠乳头或壶腹部炎症、肿瘤须内镜治疗。

(7)其他胰胆疾病(胰管破裂、胆管手术损伤)须行内镜下治疗。

## 二、禁忌证

(1)有严重的心肺功能不全，无法耐受 ERCP。

(2)有严重食管静脉曲张或凝血功能障碍。

(3)有咽部、食管、幽门、十二指肠狭窄，内镜无法到达十二指肠降部。

## 三、术前准备

### (一)设备及器械准备

(1)ERCP 常用内镜为侧视的十二指肠镜，对于特殊情况如毕 Ⅱ 式胃大部切除术后患者也可用直视胃镜。十二指肠镜相关设备包括：注气、注水、吸引器。高频电切装置用于 EST、图像采集系统及图文报告系统。

(2)X 线设备及防护用品：C 臂或数字胃肠 X 线机。操作人员安全防护设备：铅衣、铅颈围、铅防护眼镜等。操作者应佩戴 X 线剂量检测盒。

(3)ERCP 附件：根据诊疗需要准备造影导管、乳头切开刀、针状刀、导丝、球囊导管、取石网篮、鼻胆/胰引流管、各种胆管/胰管支架、活检钳、细胞刷等。

（4）造影剂：首选非离子型造影剂如碘海醇、碘普罗胺，离子型如泛影葡胺；使用时稀释 1 倍。准备 20 mL 注射器用于推注造影剂。

（5）监护和急救设备：对高危患者应准备心电监护仪、吸氧设备、吸痰设备、急救药物和急救设备。

（二）患者准备

（1）患者术前检查包括血常规、肝肾功能、血糖、血型、淀粉酶、心电图；影像学资料包括腹部 B 超、CT、MRCP 等。

（2）告知 ERCP 的指征及术后并发症的风险，并签署 ERCP 知情同意书。

（3）术前禁食 6 小时，禁饮 2 小时以上。

（4）进行碘过敏试验。

（5）凝血功能异常者术前应纠正，长期服用抗凝药物（如阿司匹林、氯吡格雷等）者术前停药 1 周以上，使用华法林者改用低分子肝素，手术当天停用。

（6）右上肢静脉通路以备术中输液使用。

（7）胆管结石、胆管炎或梗阻性黄疸患者应预防性使用广谱抗菌药物。

（三）术者准备

（1）操作前核对患者信息：包括患者姓名、性别、年龄、诊断。

（2）确认禁食禁饮时间。

（3）再次明确患者有无 ERCP 禁忌证。

（4）确认已签署 ERCP 知情同意书。

（5）询问患者既往有无高血压及心、肺、脑疾病等病史，有无服用抗血小板药物、抗凝药物（如阿司匹林、氯吡格雷等）的情况，以及有无出凝血异常疾病史。

（6）需要麻醉的患者须询问有无麻醉药物过敏史。

（7）查看患者血常规、肝肾功能、凝血功能、心电图等结果。

（8）仔细阅读患者 CT、MRCP 影像，制定 ERCP 诊疗方案。

（四）患者体位

患者松开衣领口及裤带，如有活动性的假牙应取出，让患者轻轻咬住牙垫，协助患者采取俯卧位，双手臂置于身体两侧，头部转向右侧朝向操作者。消毒巾垫于患者口侧，消毒巾上放置弯盘以承接口腔流出的唾液或呕吐物。

（五）镇静与麻醉

可以根据患者情况及医院条件选择清醒操作或麻醉后操作。对于年龄大的患者及需要进行治疗性 ERCP 的患者，尽量在麻醉下进行操作。

（1）术前用药：术前肌注山莨菪碱 10 mg、地西泮 10 mg、盐酸哌替啶 50 mg。

（2）麻醉：应用 1%盐酸达克罗宁胶浆或 1%利多卡因胶浆 10 mL 于检查前 5 分钟含服，或咽部喷雾进行表面麻醉。有条件的医院最好应用全身麻醉进行操作，可选择静脉麻醉或气管插管麻醉，术中监测患者血氧饱和度、心电图、血压及呼吸等指标。

## 四、操作步骤

### (一)进镜

通常情况下 ERCP 使用十二指肠镜进行操作,十二指肠镜为侧视镜,视野方向与十二指肠镜头端方向呈90°。十二指肠镜便于观察十二指肠乳头全貌及插管操作,但其视野较胃镜等前小,且观察视野与镜轴呈90°。因此,进镜时十二指肠镜视野与胃镜视野不同,需要适应。遇到胃肠改道的患者也可使用胃镜进行操作。

操作者站于患者头部右侧,左手持镜,右手送镜。左手拇指下压大旋钮,使内镜头端略向下弯曲,以顺应口咽部弧度。术者左手持镜放低,使十二指肠镜平行于检查床,经口腔轻轻插镜,越过会厌部后进入食管。如果患者为俯卧位,则会出现内镜通过会厌困难,此时不可暴力插镜,可嘱患者做吞咽动作或让患者右肩抬高,这样可使内镜容易通过会厌进入食管。进入食管后大旋钮复位,内镜呈直线状态缓慢进镜,见到食管末端齿状线时,提示内镜到达贲门。

通过贲门后镜轴向左旋转,下弯内镜前端可观察到胃大弯侧或部分胃底皱襞,吸净胃内液体以防误吸。沿胃大弯皱襞方向下压大旋钮,边向右侧转镜轴边进镜,同时逐步抬高左手回到垂直位置,见到胃角,继续进镜,即可由胃体到达胃窦部。上推大旋钮容易看到幽门,接近幽门使其位于视野下方中央呈"落日征"(图3-3-1),注意镜身与胃小弯轴线平行。下压大旋钮使内镜前端上抬,同时轻推内镜,"落日征"随进镜逐渐下沉直至消失,内镜即进入十二指肠球部。如果通过幽门困难,患者取左侧卧位有助于内镜通过。

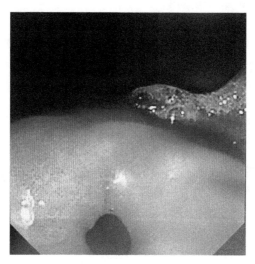

**图3-3-1 落日征**

进入球部后上推大旋钮可以看到光滑的十二指肠球部黏膜。观察球部有无溃疡、狭窄等异常表现,向右旋镜轴可见环形的黏膜皱襞,这是十二指肠降部的标志。内镜前端上弯可看到半个肠腔,循腔进镜即可进入降部。

见到十二指肠乳头后,右旋小旋钮并锁住小旋钮,压住大旋钮,缓慢向外拉镜。此时会观察到内镜尖端进入十二指肠降段与水平段交界处，内镜直线化，此方法即 Pull 法，此法便于固定镜身及插管，大多数患者可以完成内镜直线化。

少数患者由于术后粘连或胆胰疾病本身造成胃十二指肠结构改变，拉镜时十二指肠镜反复脱出幽门，无法固定于十二指肠降部，内镜无法实现直线化，只能采用弯曲镜身操作，即 Push 法。这种情况下插管成功率会降低。

内镜拉直后缓慢退镜即可观察到十二指肠主乳头（图 3-3-2）（临床简称主乳头）。主乳头也叫大乳头，主乳头开口上方有纵行的口侧隆起，口侧隆起是胆总管十二指肠壁内段形成的隆起，其表面有数条横行皱襞，邻近主乳头开口的横行皱襞为缠头皱襞，在主乳头足侧有纵行皱襞形成的小带，这是寻找主乳头的重要标志。通常在主乳头右上方可见十二指肠副乳头，两者相距约 2 cm，副乳头较主乳头小，通常无横行皱襞和小带。

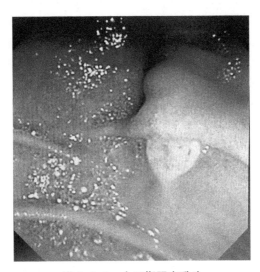

图 3-3-2　十二指肠主乳头

主乳头开口形态分为以下五型。

（1）绒毛型：开口处由较粗的绒毛组成，开口不明显。

（2）颗粒型：开口部绒毛粗大，活动较频繁，常有色调改变。

（3）裂口型：开口呈裂口状。

（4）纵口型：开口呈纵形线状，有时呈条沟样。

（5）单孔型：开口呈小孔状，硬而固定。

主乳头开口内有胆管和胰管，根据胆管和胰管汇合的形式不同分为三种类型。

（1）共同管型：最常见，胆管和胰管汇合形成共同通道后开口于主乳头，又分短共同管型和长共同管型，前者常见。

（2）分离型：又分为分别开口型和洋葱型。分别开口型在主乳头表面可见到胆管和胰管分别开口，胆管开口通常位于左上方，胰管开口位于右下方；洋葱型开口呈同心圆形构造，胆管在中心部，开口较小，胰管开口在两侧或下方。

（3）隔壁型：胆管开口在上方，胰管开口在下方，中间有一层薄的隔壁。

在降部如果观察不到主乳头，应注意仔细寻找。短小无皱襞的主乳头常被十二指肠黏膜皱襞遮盖,适当注气或用导管或切开刀挑起可疑的皱襞寻找。如果降部有憩室,主乳头通常在憩室附近,也可位于憩室下缘或憩室内,注意仔细寻找。

(二) 插管

寻找到主乳头后先不要急于插管,摆正其位置,使主乳头与导管轴线一致是插管成功至关重要的第一步,也是后续诊疗成功的基本条件。可通过调整内镜旋钮,旋转镜身、推进或回拉内镜摆正主乳头位置。调整好主乳头位置后,锁住内镜角度旋钮。

插管前用生理盐水注射器冲洗内镜工作腔道。插管可选用造影导管或切开刀,由于目前多数情况是治疗性 ERCP,通常直接选用切开刀插管。将切开刀经内镜工作腔道插入,锁住抬钳器,待切开刀插入遇到阻力后放下抬钳器,推出切开刀准备插管。十二指肠乳头插管最常用的方法是采取导丝引导插管(wire guided cannulation,WGC),WGC 可提高插管成功率,降低 ERCP 术后胰腺炎(post-ERCP pancreatitis,PEP)风险。

WGC 通常用乳头切开刀和头端柔软的超滑导丝插管。切开刀插入主乳头开口后,用导丝插管;也可将导管先端靠近主乳头开口不插入,单独用导丝插。导丝进入胆胰管时有阻力消失的落空感,此时 X 线透视观察导丝沿胆管和胰管走行提示已成功插入胆胰管。

为避免胰腺炎、胆管炎等术后并发症的发生,目前主张进行选择性胆管或胰管插管。

1. 选择性胆管插管

调整镜身将主乳头摆在正中位,内镜轴向与乳头胆管轴向保持一致是插管成功的前提。切开刀插管时要稍稍收紧切开刀钢丝,朝主乳头 11 点方向由下向上插管更容易成功。若口侧隆起比较长、主乳头与镜身呈切线位或主乳头插管时移动性大,可能出现插管困难。此时要利用内镜旋钮上下左右摆动,旋转镜轴及使用抬钳器等方法精细调整切开刀,以口侧隆起为方向进行插管。插管时不可盲目暴力插管,以免损伤乳头黏膜或穿孔形成假道。

反复常规插管不成功时,即为困难插管。困难插管是指符合以下任何一种情况:尝试插管超过 5 次;在看到乳头后尝试插管超过 5 分钟;不止一次误将导管插入胰管。遇到困难插管时可选择以下方法尝试插管。

(1)造影法插管。

造影法插管是在乳头切开刀或造影导管插入主乳头开口后注入少量造影剂,在胆管或胰管末端显影后沿其走行方向插管或插入导丝。在主乳头部位试造影时,不要用力推导管,以免造成黏膜下注射造影剂引起乳头水肿。在 WGC 法尝试失败时,注射少量造影剂观察胆胰管末端走行方向,有利于插管,所以在 WGC 困难或失败后经常会追加造影法。造影插管时应尽量避免反复胰管显影。

(2)胰管占位双导丝法。

胰管占位双导丝法(图3-3-3)经常用于预备胆管插管,但操作时导丝可能反复进入胰管,此时可将导丝留置于胰管内。另取一根导丝重新进行胆管方向插管,由于胰管内的导丝起到固定乳头的作用,容易胆管插管成功。为防治 PEP,建议在胆管插管时使用胰管导丝辅助技术的患者进行预防性胰管支架置入。

(3)胆管括约肌预切开。

在胆管插管困难同时又未误入主胰管的患者中,根据其主乳头的形态,推荐行预切开

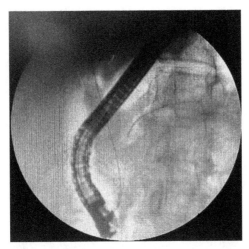

图 3-3-3　胰管占位双导丝法

术。术中进行预切开或持续插管在成功率、总体并发症发生率等方面类似，但如果早期行预切开术可避免反复插管导致乳头水肿，能明显减少 PEP 的发生率。如果切开刀已完成深插，可拉起刀弓朝 11 点方向做小切开，再重新朝 11 点胆管方向插管，往往可以成功进入胆管。如果切开刀不能深插可以进行针状刀开窗术，使用针状刀沿胆管轴向分层切开主乳头表面的黏膜层和深层的胆管括约肌。预切开术有出血穿孔的风险，应该由有经验的内镜医生操作。

(4) 经胰管的胆管括约肌切开术。

如果插管导丝总是插入胰管，可保留胰管导丝，重新插胆管困难时可考虑行经胰管的胆管括约肌切开术。顺着胰管导丝，切开刀浅入主乳头，拉刀弓向 11 点方向切开乳头，再退出切开刀向胆管方向插管，有落空感时则提示导管入胆管。经胰管的胆管括约肌切开术要控制好切开的方向和切开大小，应由有经验的内镜医生操作。

2. 选择性胰管插管

在主乳头开口垂直方向沿 1 点方向插管。胰管插管时内镜前端弯曲角度应小或接近平直状态，距离主乳头近有利于胰管插管。插管不顺利时可以轻微改变方向和位置。用切开刀插管时不需要拉紧切割钢丝。主乳头开口向下不利于水平插管时，可在导管前端接触主乳头开口时利用抬钳器有利于顺应胰管轴向插管。

(三) 造影及摄片

造影前以胆胰为中心进行摄片留做对照。有时在平片可见到胆管或胰腺区域阳性结石、胰腺钙化、胆道气体等表现。

1. 胆管造影

插管成功后，保留胆管导丝，导管退出主乳头外，注射少量造影剂排出导管内气泡，使导管内充满造影剂，以免把气泡推入胆管，误以为结石负影。造影可分为自下向上造影和自上向下造影两种方法。导管进入主乳头后缓慢注入造影剂，可见造影剂自下向上充盈胆总管，透视下仔细观察胆总管末端有无狭窄或结石等异常情况，缓慢注射造影剂，防止结石冲入肝内胆管造成取石困难，自下向上造影法观察胆总管下段病变显影良好。导管在肝门部胆管注射造影剂自上向下显影可防止结石进入肝内胆管，但观察胆总管下段小结石或括约肌效果较差。注入造影剂的量不宜过多,造影剂浓度不宜过高,否则会遮盖结石等病变,发生"淹没"现象。造影发现结石、狭窄、隆起病变时应及时进行影像采集或摄片,怀疑镜身遮挡部位有病变时要调整 C 臂投射角度或移动镜身,以免漏诊(图 3-3-4)。

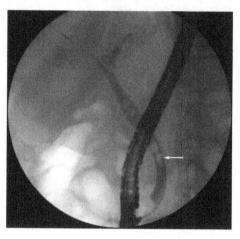

胆总管多发结石(箭头所指处)

**图 3-3-4　胆管造影**

对于胆管狭窄,尤其是肝门部胆管狭窄,应将导丝超过梗阻部位,进入肝内胆管,切开刀沿导丝进入胆管梗阻上方,抽吸部分胆汁后再造影,造影后留置鼻胆管或支架进行妥善的胆道引流,防止造影后出现胆管炎。对于梗阻性化脓性胆管炎,如患者情况很差可不造影,仅进行鼻胆管引流,必要时可推入空气进行胆管空气显影,以观察胆管情况。

2.胰管造影

诊断性胰管造影应该显示主胰管全程,透视下缓慢推注造影剂使胰管显影(图 3-3-5)。要注意控制注射压力,压力过大可引起分支胰管过度充盈,甚至导致胰腺腺泡显影。注射造影剂时若压力大、速度快、量多,反复进行胰管显影,容易发生 PEP。

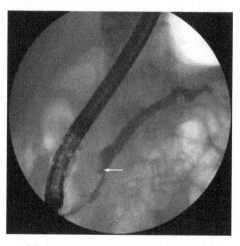

胰管内乳头状黏液瘤(IPMN)(箭头所指处)

**图 3-3-5　胰管造影**

### 五、ERCP 操作注意事项

（1）ERCP 操作前，详细了解患者的病史、实验室检查结果，仔细阅读 CT、MRI 影像，做到心中有数，必要时和管床医生沟通，明确临床需求。

（2）操作过程中，遵循十二指肠镜的特殊视角特点，轻柔操作，保持视野清晰，避免盲插和暴力进镜。

（3）插管时尽量选择性插管，避免不必要的胰管插管，以防止 PEP 的发生。

（4）胆管结石造影时，造影剂浓度不可过高，以防掩盖小结石；推造影剂速度不可过快，以防结石冲入肝内。

（5）胆管狭窄造影时应保证导丝通过胆管狭窄处，抽出部分胆汁后再造影。造影后要妥善留置引流，以防造影后无法引流或引流不充分而诱发胆管炎。也可注射空气替代造影剂进行胆管显影。

（6）化脓性胆管炎患者情况差时可不造影，仅留置鼻胆管引流，待患者情况平稳后再经鼻胆管造影。

（7）胰管造影时注意避免造影剂浓度过高及注射压力过大，若出现细小胰管和腺泡显影，必要时可留置鼻胰管或胰管支架，以防 ERCP 术后胰腺炎。

ERCP 为有创检查，术后可发生急性胰腺炎、胆管炎、出血、穿孔等并发症。术后须禁食 24 小时，注意观察患者生命体征及腹部情况，第二天常规进行血常规、肝功能、淀粉酶检测。如患者出现剧烈腹痛或腹膜炎体征，应进行立位腹部平片或 CT 检查。取石或胆管炎患者可应用广谱抗菌药物。发现并发症须及时处理。

## 第三节　EST 及胆管取石术

内镜下十二指肠乳头括约肌切开术（EST）是在 ERCP 的基础上，在选择性插管入十二指肠乳头后，用高频电刀切开胆管或胰管括约肌。EST 包括胆管括约肌切开术（endoscopic biliary sphincterotomy，EBS）和胰管括约肌切开术（endoscopic pancreatic sphincterotomy，EPS）。目前 EST 广泛应用于胆管结石、胆管末端良性狭窄、急性胆源性胰腺炎等胆胰疾病的治疗。

### 一、适应证

（1）胆总管结石取石治疗。
（2）急性胆源性胰腺炎。
（3）急性梗阻性化脓性胆管炎。
（4）胆管蛔虫。
（5）胆总管下端良性狭窄。
（6）慢性胰腺炎、胰管结石。
（7）胰腺分裂症。
（8）胆胰管开口狭窄需置入胆胰管支架。
（9）Oddi 括约肌功能紊乱。

## 二、禁忌证

（1）全身情况极差不能耐受内镜检查，包括心、脑、肝、肾、肺功能严重衰竭等。

（2）食管、幽门或十二指肠球部狭窄，十二指肠镜无法通过者。

（3）有严重凝血功能障碍及出血性疾病。

（4）胆总管下端良性或恶性狭窄，其狭窄段长度超过胆总管十二指肠壁内段，单纯 EST 达不到治疗目的。

## 三、术前的准备

（1）术前详细了解病史、手术史、药物过敏史、临床检查、影像学检查、淀粉酶及其他生化检查结果，进一步明确适应证，并排除有禁忌证的患者。

（2）向患者及家属解释此项治疗的目的、优点及需要患者配合治疗的有关事项；解除患者的思想顾虑，取得患者的充分配合；告知家属该项手术可能出现的并发症及处理方法，消除患者的恐惧心理，取得家属理解，并签署手术同意书。

（3）如使用碘离子造影剂，事先要做过敏试验。

（4）治疗前禁食、禁水。

（5）EST 术前半小时肌内注射哌替啶 50 mg、地西泮 10 mg、山莨菪碱 10 mg（青光眼及前列腺肥大患者除外）。

（6）如患者有义齿，检查前应取出，并交由家属保管。

（7）做好器械准备，包括斑马导丝、造影导管、十二指肠镜、乳头切开刀、取石网蓝、取石球囊、吸引器等。

（8）术前进行咽部表面麻醉或全麻。

## 四、手术操作

### （一）乳头括约肌切开

当 ERCP 发现胆胰管病变需进行取石、放置支架等治疗时，须进行乳头括约肌切开。根据乳头类型及乳头开口情况，常用以下几种方法。

1.退刀拉式切开法

退刀拉式切开法，简称退刀切开法，是 EST 的基本方法。首先将乳头切开刀由乳头开口插入胆管，切开刀刀丝可全部进入胆管，先注入造影剂，经透视或摄片证实导管已进入胆总管下端，随后外拉切开刀，使 1/2~2/3 的刀丝露于乳头开口外，再将刀丝轻轻拉起成弓状，置刀丝于乳头开口 11~12 点处进行电切。一般电流强度设置为 20~30 W，电流波型选择切割凝固混合模式，切凝混合模式有电凝功能，可止血，且切割速度慢，容易控制切开的速度和方向。切开时应缓慢，不断调整角度始终保持沿 11~12 点方向切开，防止切开方向偏离导致出血。

2.推进切开法

适用于扁平乳头、乳头开口小、不能将切开刀丝全部插入胆总管下端者。首先施行 ERCP，胆总管显影后注意导管在乳头内的位置和角度，乳头切开刀前端插入或顶住乳头开口,轻轻拉起刀丝,边推进、边通电烧灼切开,直至开口扩大将切开刀全部插入胆管。继之采用退刀切开法完成切开。

### 3.乳头开窗法(针状刀切开法)

适用于:①胆总管壶腹部结石嵌顿、导管推石失败,乳头切开刀不能从乳头开口进入者;②乳头过大,开口不清,无法从乳头开口处进刀者;③乳头开口狭窄,尝试用退刀切开法、推进切开法均切开乳头困难者。

可使用针状刀沿胆管肠腔内隆起处向乳头开口方向顺行切开,或由乳头开口向胆管方向逆行切开。切开时要把握好切开方向和力度,以及针状刀的长度。分层切开黏膜和乳头括约肌,完成插管造影。再换成乳头切开刀,按退刀切开法完成切开,亦可用针状刀直接扩大切口。

### (二)EST 切开长度

熟悉胆总管下端及乳头的解剖特点,对顺利完成乳头括约肌切开术及合理地掌握切开长度具有重要意义。胆总管十二指肠壁内段在十二指肠降段向肠腔内凸起,称胆管肠腔内隆起。此隆起长度是胆管在肠壁内的投影,隆起的高度与胆管内压力、胆管扩张程度有关。因此在行 EST 治疗时,根据胆管在肠腔内隆起掌握切开的长度是一个简便可靠的方法。

乳头切开的长度取决于结石大小,切开长度根据切开胆管肠腔内隆起的长度分为小、中、大切开。小切开是指未切开缠头皱襞;中切开是指仅切开缠头皱襞;大切开是指切开长度达到胆管肠腔内隆起根部。

当结石较大、需要大的胆管流出道时,大切开不仅会增加出血和穿孔的风险,还可能会因为完全切断乳头括约肌,导致术后括约肌功能丧失,出现术后反流性胆管炎。而不做切开单纯进行乳头扩张,术后胰腺炎发生率高。研究表明小切开加大扩张相较于单纯大切开或单纯乳头扩张,既可降低上述风险又可以获得足够大的通道(图 3-3-6)。

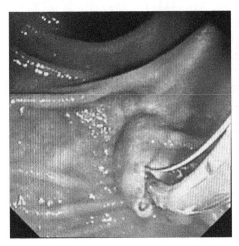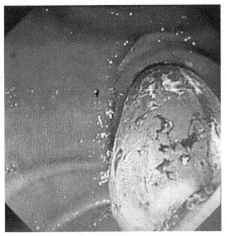

图 3-3-6　乳头小切开加球囊扩张

### （三）取石方法

胆管取石常用的附件包括取石网篮和取石球囊。网篮取石：选择合适大小及形状的取石网篮，插入取石网篮，越过结石后再张开网篮，下拉并上下晃动网篮将结石套入网篮中，回收网篮使其处于半闭合状态，套取结石并拖出乳头。取石顺序：先取下方结石，后取上方结石；先取小结石，后取大结石；避免一次套取过多结石，以防发生取石网篮嵌顿。

也可使用球囊取石（图 3-3-7），将取石球囊沿导丝插入胆总管，球囊尖端超过结石上方，打起球囊，将结石拖出。如为多发结石，应从最下方开始逐个取石，防止出现结石嵌顿。

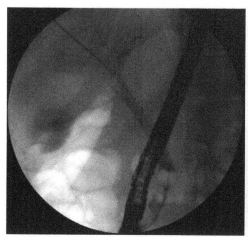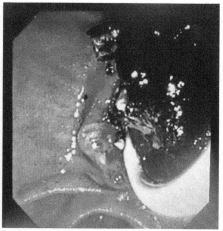

**图 3-3-7　球囊取石**

无论是使用取石网篮还是取石球囊，都应顺着胆管轴向拖拉网篮或球囊，防止出现取石失败或胆管损伤。具体操作：左手拇指上推大旋钮使镜身伸直，同时左臂向右侧旋转，右手送镜。取石时要密切观察镜头和取石网篮情况，动作轻柔，切勿使用暴力拉网篮，防止出现结石嵌顿、乳头撕裂、出血、十二指肠穿孔等并发症。

若结石较大（直径>1.5 cm），可插入碎石网篮，将大结石挤碎，然后用取石网篮或取石球囊分别取出。也可使用经口胆道镜（如 Spyglass）配合碎石设备碎石后，再用网篮或球囊取石。

若结石较多，手术时间较长或患者不适难以继续取石时，可先行鼻胆管引流，3~7 天后再行取石。如果 SAP 患者有严重器官功能不全、休克、胆管炎或凝血功能障碍，可不做 EST 取石，仅放置鼻胆管或胆管塑料支架引流胆汁，待患者一般情况改善后再处理结石。

### 五、EST 注意事项

（1）术前应仔细阅读 CT、MRCP 等影像学资料，明确胆管结石的分布、大小、数量，胆管扩张狭窄的情况，制定详细的手术方案。

（2）胆管括约肌切开方向为 11 点，该处通常无血管。切开时，使用切凝混合电流，缓慢切开，避免拉链式快速切开，以免发生出血、穿孔。

（3）切开长度应根据结石大小来定，避免不必要的大切开，以降低出血、穿孔风险，避免术后反流性胆管炎。

（4）对于儿童或年轻患者，为保护括约肌功能可选择球囊扩张替代 EST。

（5）若乳头结石嵌顿，可推入胆总管，再进行 EST；如结石不能推入胆管，可使用针状刀扩大乳头开口，开口足够大时，胆管内高压胆汁可将结石推入十二指肠。

（6）网篮取石时应根据结石大小选择网篮，四丝钻石型网篮易抓取大中型结石，万一发生结石嵌顿，退回网篮易释放结石；八丝花蕊状网篮和螺旋形网篮容易抓取小结石。

（7）取石时应自下而上逐个取石，防止一次抓取太多结石导致嵌顿。

（8）取石时应右旋镜身并进镜，顺胆管轴向拖出结石，避免镜头不动直接暴力拉网篮，以免出现网篮嵌顿和胆管下段损伤。

（9）网篮取石时，若结石较大发生嵌顿，不要惊慌，应将网篮全部打开，尝试向肝门部送网篮以释放结石；如释放失败，可使用应急碎石。

（10）直径大于 1.5 cm 的结石常需进行碎石处理，可事先使用取碎石一体网篮。

（11）如患者年龄较大，一般情况差，结石较大、较多，可分次取石，先取出一部分结石后，留置鼻胆管 1 周后再次取石。

## 第四节　内镜下胆管引流术

内镜下胆管引流术包括经内镜下鼻胆管引流术（endoscopic nasobiliary drainage，ENBD）和内镜下胆管支架置入术（endoscopic retrograde biliary drainage，ERBD），是在 ERCP 基础上进行胆汁内外引流的技术。

### 一、内镜下鼻胆管引流术（ENBD）

ENBD 是将鼻胆管在内镜下经十二指肠乳头插入要引流的胆管内，鼻胆管尾端经十二指肠、胃、食管、咽等从鼻孔引出体外，建立胆汁的体外引流途径。ENBD 是一种简便有效解除胆道梗阻的方法，通过引流达到胆道减压、减黄的目的。胆源性 SAP 患者如出现黄疸、发热等胆管炎表现，应尽早行胆管引流，可以根据患者情况在 EST 取石后进行 ENBD；如果患者情况差不允许取石，可不取石仅行 ENBD；ICU 的 SAP 患者有时无法移动，可直接在 ICU 床旁进行无 X 线 ENBD。

#### （一）适应证

（1）胆源性胰腺炎。

（2）急性梗阻性化脓性胆管炎（AOSC）。

（3）胆管良恶性狭窄。

（4）胆管结石合并梗阻。

（5）创伤性或医源性胆瘘。

（6）硬化性胆管炎胆管引流及胆管药物灌注。

（7）其他需要引流胆管的情况：胆石症溶石治疗、体外震波碎石、胆管癌腔内治疗等。

（二）禁忌证

（1）有 ERCP 禁忌证。

（2）不能耐受咽部异物及鼻黏膜损伤者。

（三）操作方法

ENBD 术前准备同 ERCP，但对 SAP 患者应给予必要的输液，纠正水、电解质紊乱或休克，使患者能耐受这一治疗，术中进行心电监护。

进镜到十二指肠降段，需注意肠腔及乳头周围改变。合并 AOSC 者，肠腔内多无胆汁，乳头肿大，黏膜充血、水肿；既往做过 EST 或 Oddi 括约肌成形术者，可见乳头开口松弛；如结石嵌顿，除可见乳头边缘水肿、充血，偶可见棕色结石；壶腹癌引起的梗阻性黄疸，可见乳头隆起，黏膜光滑，皱襞展平，开口部硬韧，触之易出血或呈典型的菜花状改变。

选择性胆管插管时，将导管直接插入胆管下端，最好不使用胰管显影，以防感染扩散或 PEP。当导管插入胆管时，可见胆汁或脓液外溢；如为结石嵌顿，将结石一旦推回胆管则胆汁外溢更多。如遇壶腹癌或壶腹结石嵌顿，导管插入困难时，可先行乳头括约肌切开或乳头开窗术，以通畅胆管开口，帮助完成插管。

在外溢胆汁很少或无胆汁外溢的情况下，可缓缓注入含有抗生素的造影剂。为证实导管已进入胆管并通过梗阻部位，常规进行透视和摄片，但不强求清楚的胆管造影，以防止感染的扩散和加重。如有胆管狭窄，切记先插导丝通过狭窄段到达狭窄上方，然后造影导管跟进通过狭窄段；如导管不能通过狭窄段，则需使用胆管扩张导管进行扩张，导管超过狭窄段后，抽吸部分胆汁，再低压注射造影剂，以显影狭窄以上的扩张胆管。

导丝超过梗阻部位后，顺导丝插入鼻胆管，透视下证实鼻胆管已越过梗阻部位后，将留置鼻胆管的前端深插至胆管梗阻部位以上。缓缓将内镜退出，边退镜，边送鼻胆管。最后将导管的外露部分从口腔转换至鼻腔引出（图 3-3-8）。

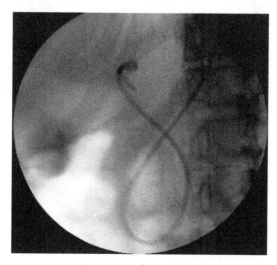

图 3-3-8　鼻胆管引流

### 二、内镜下胆管支架置入术(ERBD)

1979年Soehendra首先报告经纤维内镜置入胆管内支架引流。这项技术不仅可以解除胆管梗阻，还可通畅胆汁引流，排出淤滞的胆汁，恢复正常的胆汁肝肠循环，是一种比较理想的、符合生理的非手术内引流方法。其在缓解梗阻上可以达到和手术同样的效果，避免了ENBD外引流可能引起的大量胆汁丢失，提高了患者的生活质量。目前ERBD已成为解除良恶性胆管狭窄、胆道梗阻的首选微创治疗手段。按所用引流材料不同，ERBD分为塑料胆道支架引流和金属胆道支架引流。

塑料胆道支架从20世纪80年代早期已用于胆道梗阻的治疗，发展至今，塑料胆道支架的材料、长度、直径各异，种类繁多。塑料胆道支架价格便宜、置换容易，但支架堵塞是其主要问题，使用3个月后梗阻率逐步增加。对于需要长期引流的患者可再次行ERCP取出支架，重新放置新支架，操作简便、安全，可反复操作。

由于塑料胆道支架通畅期短，20世纪80年代末金属胆道支架才开始用于治疗胆道恶性梗阻。目前，最常用的金属胆道支架是自膨式金属支架(SEMS)，其材料是钛合金，置于胆管释放后可自行膨胀至设计大小和形状。金属胆道支架治疗恶性胆道梗阻时内镜放置成功率高，并发症较少。近来出现了可取出的全覆膜金属支架，解决了原来裸金属支架不可取出的问题，全覆膜金属支架可用于良性狭窄的治疗。虽然金属胆道支架较塑料胆道支架昂贵，但是金属胆道支架通畅期优于塑料胆道支架，可以减少更换支架时行ERCP等的相关费用，所以对于预期存活时间大于6个月的恶性胆道梗阻患者，金属胆道支架能获得更好的费效比。

支架的选择主要取决于疾病的良恶性，良性病变首选塑料支架，若良性胆管狭窄需长时间留置可选择更换塑料支架或全覆膜金属支架。对于恶性病变，如果患者的生存时间大于6个月可选择金属支架，也可选择塑料支架反复更替。

#### (一)适应证

(1)SAP患者出现胰头部假性囊肿或坏死脓肿可引起胆总管胰腺段炎性狭窄，出现黄疸甚至发热等胆管炎表现，此时可进行内镜下置入胆管支架，待胰头病变消退后拔除支架。

(2)胆源性SAP胆管结石较大较多、一次取石不尽或情况很差不能耐受取石者，可先行胆管内置入塑料支架引流胆汁，待情况稳定后再次取石。

(3)老年或其他手术风险大、不宜手术者，EST后仍不能排出胆总管大结石及缓解梗阻性黄疸，在胆石与胆管壁之间插入胆管塑料支架，是一种理想的姑息疗法。

(4)胆管术后狭窄：可进行内镜下胆管狭窄扩张后留置胆管支架进行治疗，支架留置时间需超过9个月。

(5)慢性胰腺炎：晚期慢性胰腺炎的常见并发症是远端胆管的狭窄梗阻，引起黄疸。对不能耐受手术治疗的患者，向胆管内置入支架可作为短期引流，也可反复更换支架进行长期引流。

(6)胆瘘：术后胆瘘经乳头置入胆管支架，不仅能充分引流胆管，保证胆瘘的愈合，而且可以防止胆管狭窄。

(7)恶性胆管狭窄：对无法手术的恶性肿瘤引起的胆管狭窄，置入胆管支架，是晚期患者有效的姑息性措施。

(二)禁忌证

同 ERCP 禁忌证，内镜下塑料胆道支架引流无绝对禁忌证，但对于肝门部胆管狭窄的支架引流需慎重。

(三)操作方法

首先实施 ERCP，目的在于了解胆管的解剖和进一步证实适应证，并根据狭窄的特点选择合适的支架类型和长度。对于 SAP 引起的良性狭窄，选择塑料支架有利于以后拔除，如果需要长时间留置支架，也可选择可拔除的全覆膜金属支架。

施行小的 EST，以保证顺利地将内支架管插入胆道，并可防止压迫胰管开口而引起胰腺炎。

将切开刀沿导丝插入胆总管并越过狭窄或梗阻部，注入造影剂显示狭窄情况。根据狭窄情况确定胆管支架的长度，支架长度要求超过狭窄上端至少 2 cm，支架远端倒刺须露出乳头外，以防止支架退入胆管内。将选好的胆管支架沿导丝推进，注意内镜头端尽量靠近乳头开口并保持导丝位置的稳定。当胆管支架到达预定位置时，先将导丝撤出，再退出导管，胆管塑料支架则留在原位并可看到胆汁从内支撑管中流入十二指肠(图 3-3-9)。

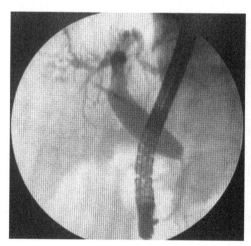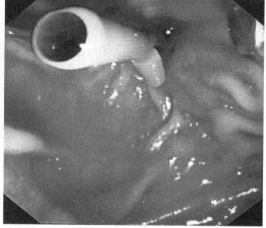

**图 3-3-9　SAP 合并胆管炎性狭窄行 ERBD**

(四)注意事项

(1)ERBD 术后最常见的并发症是胆管炎，多在胆汁引流不通畅时发生，要保证支架超过狭窄部位，并通畅引流。如为肝门部狭窄，可能需要放置多根支架。

(2)支架术后再次出现黄疸、发热等胆管炎表现，往往是支架堵塞引起，需再次行ERCP。如为塑料支架可重新更换支架；如为裸金属支架可进行疏通支架，或在原支架内套放塑料支架或全覆膜金属支架。

（3）良性狭窄可选用塑料支架或可取出的全覆膜金属支架，不可放置裸金属支架。

（4）已确诊的恶性胆管狭窄，只有在患者估计生存时间大于半年的情况下，方可使用裸金属支架。

（5）部分患者胆管支架会自行脱出，随粪便排出，患者大多无症状，常在复查腹部 X 线时发现支架已脱落。

（6）也有少数支架可移位进入胆管，如观察一段时间不能自行脱出，则需重新进行 ERCP 取出支架。

## 第五节　内镜下胰管引流术

内镜下胰管引流术（endoscopic retrograde pancreatic drainage，ERPD）即内镜下胰管支架置入术。自 1983 年 Siegel 等率先利用内镜在胰管内放置支架治疗慢性胰腺炎胰管狭窄获得成功后，随着内镜技术的发展，胰管引流术在胰腺疾病内镜介入治疗中广泛应用，并因疗效确切、创伤小且安全而日益受到人们的关注。

SAP 可出现胰腺假性囊肿、胰管狭窄、胰管断裂、胰瘘等并发症，这些并发症均可进行 ERPD 治疗。

### 一、适应证

1. 胰腺假性囊肿　SAP 引起的胰腺假性囊肿是因胰管破裂、胰液外流被周围组织包被而形成。与胰管相通的假性囊肿是 ERPD 的最好指征。

2. 胰瘘　SAP 不仅可以引起胰腺实质坏死，还可以导致胰管壁坏死，形成胰瘘。ERPD 方法简便、安全、费用低，能取得与手术内引流相同的疗效。

3. 胰源性腹腔积液　胰源性腹腔积液多为假性囊肿破裂所致，也可因胰管直接破裂引起。利用内镜将支架置入胰管并超越胰管裂口处，并在超声引导下做治疗性腹腔积液穿刺引流能有效治疗胰瘘引起的胰源性腹腔积液。

4. 胰管狭窄　SAP 可引起胰管狭窄，ERCP 下进行主胰管狭窄部扩张后再置入胰管支架，能有效缓解胰管狭窄。ERPD 是一种代替外科手术的治疗方法。

5. 胰腺分裂症　胰腺分裂作为一种解剖异常，部分患者可无临床症状，但当副乳头开口处有狭窄而引流不畅时，可反复发作胰腺炎。副乳头切开加胰管支架可有效防治再发胰腺炎。

6. 胰腺恶性肿瘤　胰腺癌患者多伴有严重的腹痛，主要原因是主胰管梗阻继发胰管高压，部分患者可并发胰腺炎。ERPD 是控制胰腺癌患者梗阻性疼痛的安全有效的方法。

7. ERCP 术后胰腺炎（post-ERCP pancreatitis，PEP）　PEP 是 ERCP 最常见并发症，在操作中若导丝或导管误入胰管，使用胰管支架，则 PEP 发生率将可明显降低。

### 二、禁忌证

同 ERCP 禁忌证。

### 三、操作方法

经十二指肠乳头选择性胰管插管造影，造影剂缓慢注入，主胰管全程显影，了解胰管情况，如胰管狭窄部位、长度，有无结石，内瘘部位，假性囊肿位置，并确定囊肿是否与主胰管相通。

如胰管有狭窄，应插入导丝越过狭窄段，再跟进导管。如狭窄明显，导管无法通过，为保证胰管支架成功置放，对胰管狭窄明显者需先行气囊或探条扩张术，然后再置入胰管支架。对胰头部狭窄伴胰管扩张者宜先行胰管括约肌切开术（EPS），然后根据近端胰管扩张情况给予 7~10 F 扩张探条或扩张气囊逐级扩张（最大可达 11 F）。若胰管狭窄严重，仅能通过导丝，无法通过气囊及扩张探条，可用 Soehendra 旋转扩张器进行扩张。操作过程为：造影后插入导丝，并通过狭窄处，退出造影管，维持导丝位置不变；根据内镜器械腔道内径大小，插入 SRD-4-2D 或 SRD-4 Soehendra 旋转扩张器，到达胰管狭窄处后，助手缓慢旋转扩张器即可通过狭窄处，然后再按常规置入胰管支架。若扩张较困难，可以插入鼻胰管留置 24 小时以利于进一步扩张。

胰管支架的选择取决于狭窄的严重程度、部位及近端胰管扩张情况。狭窄近端扩张明显者，可置入较粗的支架（8.5 F、10 F）；若近端胰管扩张不明显，可选择外径 5 F、7 F 的支架。支架的长度一般为支架近端超过狭窄部位 1 cm，远端以暴露于十二指肠乳头外少许为宜。直头支架不宜暴露在十二指肠腔内过长，以免损伤对侧十二指肠壁，引起黏膜糜烂、出血。为防止出现支架移位，最好选用单猪尾支架（图 3-3-10）。

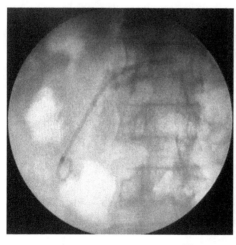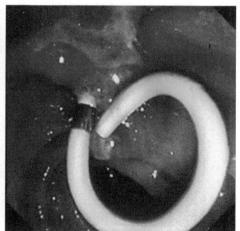

**图 3-3-10　胰管支架**

在 X 线及内镜直视下沿导丝将胰管支架置入。确认支架在胰管及十二指肠乳头处位置合适后，退出导丝及支架推送器，再退出内镜，让患者取仰卧位摄腹部 X 线片，进一步确定支架的部位。

如发现主胰管与假性囊肿相通，置入导丝并达假性囊肿内；确定支架长度及外径大小后，沿导丝置入支架，远端达囊肿内，近端位于十二指肠乳头外。

#### 四、ERPD 术后注意事项

（1）ERPD 术后应常规给予抗菌药物预防感染。若术前先行胆管括约肌切开术（EBS）可减少胆管炎的发生。

（2）支架阻塞是最常见的特有并发症，其发生率为 5%~20%。胰管支架放置后 6 个月内阻塞的发生率可达 50%。一旦支架发生阻塞，患者可表现反复腹痛、胰腺炎或囊肿感染，但大多数患者并无症状。其处理可通过 ERCP 更换新的支架。

（3）支架可自行脱落，由于支架光滑、柔软、无倒刺，很容易脱落后通过肠管从粪便中排出，而患者无症状。

（4）支架移位是指支架发生移位全部进入胰管内，乳头外不可见支架。支架发生移位后患者常有持续性疼痛，支架移位虽不多见，但一旦发生，处理较为困难，需要操作熟练的医生用内镜将其取出。为防止支架移位，可选用单猪尾支架，该支架发生移位的概率低。

## 第六节　ERCP 并发症的防治

ERCP 已从单纯的诊断技术逐步发展为胆道和胰腺疾病重要的诊断和治疗手段。因其能够直观地显示胰胆管影像，术中操作灵活方便，并且具有操作时间短、手术创伤小、术后恢复快等优点，因此，相较于传统的外科手术治疗，ERCP 具有很大的优势。但作为一项有创性操作，其技术难度大、操作风险高，术后可能发生多种并发症，甚至存在危及患者生命的风险。其并发症主要包括 PEP、出血、ERCP 相关穿孔、胆管炎等。

ERCP 是有创操作，具有一定的并发症发生率，应严格掌握适应证，越不能从 ERCP 中获益的患者越易发生并发症。因此，强调操作的正规、精确，并根据每位患者的具体情况制定合适的治疗方案。一旦出现并发症，处理要果断、及时，以防止引起更严重的后果。

### 一、PEP

PEP 是 ERCP 术后最常见的并发症，发生率可高于 10%，部分可发展成 SAP 危及患者生命。

#### （一）PEP 的危险因素

PEP 的发生通常与患者相关危险因素和操作相关危险因素有关。

##### 1.患者相关危险因素

明确的患者相关危险因素包括：①怀疑或已知的 Oddi 括约肌功能障碍；②女性患者；③既往有胰腺炎病史。

可能的患者相关危险因素包括：①有急性胰腺炎病史；②年轻患者；③肝外胆管不扩张；④没有慢性胰腺炎；⑤血清胆红素正常。

##### 2.操作相关危险因素

明确的操作相关危险因素包括：①插管时间>10 分钟；②插管误入胰管>1 次；③胰管造影剂压力过大、浓度过高，腺泡显影。

可能的操作相关危险因素包括：①十二指肠乳头括约肌预切开术；②胰管括约肌切开术(EPS)；③胆管括约肌球囊扩张术；④胆管取石失败；⑤胰管内超声；⑥胰管造影或导丝导管误入胰管且未预防性放置胰管支架。

(二)预防措施

1. 药物预防措施

(1)非甾体抗炎药(nonsteroidal anti-inflammatory drugs, NSAIDs)是目前唯一被证实能有效预防PEP的药物。NSAIDs能够显著降低PEP的发生率，且在高风险患者中表现同样优异。对于无禁忌证的患者，建议在ERCP术前或术后立即经直肠给予100 mg双氯芬酸钠或吲哚美辛。

(2)生长抑素与奥曲肽：生长抑素是临床上常用的胰酶抑制药，主要用于急性胰腺炎的治疗，但对PEP是否具有预防作用仍然存在争议。奥曲肽是一种生长抑素类似物，能够抑制胰腺的外分泌功能，理论上对预防PEP的发生有一定效果。但是，目前生长抑素与奥曲肽预防PEP的临床研究未得出一致的结论，因此对于低风险患者并不建议给予预防性的生长抑素和奥曲肽。

(3)蛋白酶抑制药(如加贝酯、乌司他丁等)能够抑制多种蛋白酶的活性，通常用于急性胰腺炎的早期治疗。然而，有关蛋白酶抑制药的许多研究结果不尽相同，其对预防PEP的有效性目前尚无确切定论。

(4)松弛Oddi括约肌药物：Oddi括约肌张力增加是PEP发生的一个重要危险因素，解除Oddi括约肌痉挛理论上可以预防PEP。硝酸甘油对包括Oddi括约肌在内的消化道平滑肌细胞具有强烈的舒张作用，已有多项研究证实舌下含服硝酸甘油可以有效预防PEP。然而，由于硝酸甘油能同时舒张血管平滑肌，使用时可能出现一系列不良反应，如使用硝酸甘油后短暂性低血压和头痛的发生率显著增加。这限制了硝酸甘油的临床应用，因此并不建议将其作为预防PEP的常规用药。

2. 引流措施

十二指肠乳头括约肌痉挛和(或)水肿使胆汁、胰液反流入胰管激活胰酶，是PEP发生的主要原因。所以，预防PEP其中一个很重要的举措就是保证胆汁和胰液通畅引流。ENBD是一种常用的内镜胆道引流方法，能有效引流胆汁及减少胰液反流。ERCP术后应用ENBD可有效降低PEP的发生。预防性胰管支架能够有效降低PEP和高淀粉酶血症的风险，尤其是对于高危患者来说，胰管支架能够使PEP的发生率明显下降。PEP高风险患者术后应放置5 Fr支架引流12~24小时。

3. 内镜操作相关措施

反复胆道插管所造成的创伤已被证明是PEP发生的重要危险因素，因此，操作中应尽可能减少插管次数。胰管显影是PEP发生的独立危险因素。实际操作中应尽量避免造影剂进入胰管，如果确实需要使胰管显影，应尽可能减少造影剂的注射量。括约肌预切开术被认为是PEP发生的危险因素之一，然而与坚持持续插管相比，早期行预切开能够降低PEP的风险。

与EST相比，内镜下乳头球囊扩张术(endoscopic papillary balloon dilation, EPBD)具有出血和穿孔风险小的优点，但是其PEP发生率更高。对于较大的胆总管结石(直径>15 mm)，采用小的 EST 加大 EPBD 比单独使用大 EST 或 EPBD，术后胰腺炎、出血、穿孔等发生率更低。

ERCP 术后应常规禁食 24 小时，观察患者生命体征及腹部体征，常规检查血常规、淀粉酶。如发现患者有上腹痛、淀粉酶 3 倍升高，要考虑 PEP，应行腹部 CT 检查以明确诊断。大部分患者为轻型胰腺炎，多数在 1 周内可经非手术治疗痊愈。但也有少数发生 SAP，应引起重视。ERCP 术后部分患者可以出现淀粉酶升高但无腹痛腹胀等胰腺炎症状，称为高淀粉酶血症，无须特殊处理。

## 二、出血

出血通常发生在治疗性 ERCP，如 EST 操作时。为减少出血风险，EST 切开时应尽量使切开刀丝处于乳头开口的 11～12 点位置，切开过程应把握好方向和切开长度，缓慢切开，避免过猛、过快的拉链式切开。最好是采用切开与电凝混合模式缓慢切开，勿使用大功率过快切开。如果术中切开后，发现有少量出血，可用去甲肾上腺素氯化钠注射液冲洗创面，往往可自行止血；也可看清出血点采用电凝止血。如为活动性动脉出血可内镜下上止血夹止血，另外胆管内出血还可使用全覆膜金属支架压迫止血。一旦发生出血，术中应尽量避免取石等进一步操作，以防止创伤加重。必要时可置入鼻胆管引流。如大量的凶猛出血，内镜止血困难，应果断迅速采取手术止血。

## 三、穿孔

ERCP 出现的穿孔按部位可分为乳头周围穿孔和远离乳头的胃十二指肠穿孔。乳头周围穿孔最常见的原因是 EST 切开超过胆管十二指肠壁内段的结果，所以在行 EST 时，一定要让根据胆管在十二指肠腔内隆起长度，做相应的切开。对憩室旁乳头及扁平乳头，胆管肠腔内隆起界限不清时，切开前应反复提拉切开刀，憩室旁乳头切忌将乳头刀偏向憩室方向切开。亦可通过向胆管内注入生理盐水，使其膨起后，再行切开。

当在手术中出现右肾清晰显影时，往往提示有气体进入腹膜后，可能有穿孔，应立即停止操作，检查寻找穿孔部位。小的乳头旁穿孔患者，应术中留置鼻胆管、空肠营养管和胃十二指肠减压管，大部分患者可经非手术治疗痊愈。

远离乳头的十二指肠穿孔往往是盲目暴力插镜、取石时暴力或用力方向错误造成镜头顶破十二指肠壁所致。这种情况往往穿孔较大，有些还合并出血。当镜头内出现网膜组织时，说明有十二指肠穿孔。这时如清醒插管患者会立即出现剧烈腹痛及腹膜炎体征。应立即进行内镜下进行闭合，如无法闭合或损伤严重应立即进行手术修补。

如患者 EST 术后出现剧烈腹痛、腹膜炎体征、气腹征、皮下气肿等，应立即进行立位腹平片或腹部 CT 检查，明确是否有腹腔游离气体或腹膜后气体。小的乳头旁穿孔，应留置鼻胆管，禁食，进行有效的胃肠减压及静脉补液，并全身应用抗菌药物治疗，密切观察，多数可经非手术治疗痊愈。如腹膜后脓肿形成，则应进行有效引流。

## 四、胆管炎

胆管炎常发生在结石未取尽或存在胆管狭窄导致胆汁引流不畅的情况下。术中应遵守无菌原则，尽量取尽结石，术后留置鼻胆管或支架引流。如存在胆管狭窄，尤其是肝门部胆管狭窄，一定要导丝导管进入狭窄近端方可造影，并留置通畅引流；千万不可在狭窄远端即注射造影剂，以免造成狭窄近端胆管无法引流，术后发生胆管炎。取石患者应留置鼻胆管，并使用抗菌药物防治术后胆管炎。

（周军）

# 第四章

# 超声内镜技术(EUS)在重症急性胰腺炎治疗中的应用

超声内镜技术(endoscopic ultrasonography，EUS)是将超声探头与内镜结合的一种全新技术，通过 EUS 可对消化道管壁及腔外脏器进行诊断和治疗。由于胆胰邻近上消化道管腔的解剖特点，目前 EUS 不仅用于胆胰疾病的诊断，还可对胆胰疾病进行微创介入治疗。与外科手术相比，EUS 因其创伤小、并发症少而越来越受到重视。特别是随着介入超声内镜技术及器械的快速发展，相关技术日臻成熟。目前用于重症急性胰腺炎(severe acute pancreatitis，SAP)相关并发症及伴发疾病的微创介入治疗技术包括：超声内镜引导下胰腺假性囊肿引流术、超声内镜引导下胰腺脓肿引流术和清创术、超声内镜引导下胆管和胆囊引流术、超声内镜引导下胰管引流术等。这些技术的临床应用为 SAP 相关并发症及伴发疾病提供了新的治疗手段。

## 第一节　超声内镜引导下胰腺假性囊肿引流术

胰腺假性囊肿(pancreatic pseudocyst，PPC)是 SAP 导致胰管损伤及胰液外漏而发生的一种局部并发症，因外渗的胰液刺激胰腺周围结缔组织增生而包裹形成缺乏上皮细胞囊壁的囊腔。90%的 PPC 可自行吸收消散，发病 6 周后仍没有吸收消退迹象的 PPC 可引起反复腹痛，压迫周围脏器组织及血管，出现黄疸、胃肠道受压、区域型门脉高压，或出现囊肿感染，甚至出血破裂，需要进行及时有效的处理。PPC 的处理方法包括经皮穿刺引流、外科手术引流、内镜引导下引流。

早在 1992 年 Grimm 等率先开展了 EUS 引导下 PPC 穿刺引流并获得成功。目前，EUS 引导下胰腺假性囊肿引流术(EUS-guided drainage of pancreatic pseudocysts，EUS-guided drainage of PPCs)逐步发展成熟，已取代了创伤较大的外科手术引流。与经皮穿刺引流存在置管时间短、引流效果欠佳、易复发的缺点比较，EUS 引导下的引流具有创伤小、并发症少、费用低等优点，因此成为 PPC 的首选治疗方法。引流方法包括 EUS 引导下经胃十二指肠壁塑料或金属支架置入引流术、EUS 引导下经胃十二指肠壁鼻囊肿管引流术、EUS 引导下经胃十二指肠壁支架与鼻囊肿管联合引流术，以及 ERCP 引导下置入胰管支架(仅用于与胰管相通的 PPC)。

## 一、适应证

当 PPC 出现如下情况且囊肿壁与胃十二指肠腔距离≤1 cm 者：①囊肿引起持续腹部不适症状影响患者生活质量，如腹痛、腹胀等；②胃肠道受压出现胃肠流出道梗阻等；③胆管受压引起畏寒、发热、黄疸等胆管炎症状；④囊肿体积迅速增大；⑤怀疑囊肿内并发感染。

## 二、禁忌证

有如下情况不宜行囊肿内镜下引流：①伴有严重凝血功能障碍者；②患者全身状况差，不能配合内镜操作；③患者囊肿壁与胃十二指肠腔之间距离>1 cm；④囊肿内有较多分隔，影响充分引流；⑤囊肿邻近大血管，尤其囊壁合并动脉瘤；⑥囊肿内新近出血；⑦囊肿破裂。

## 三、操作过程及术后处理

### （一）术前准备

#### 1. 器械准备

(1)纵轴型超声内镜：具有 3.2 mm 以上的活检管道，常用的内镜器械可通过。

(2)穿刺针：选用 19 G 穿刺针（0.035 inch 的导丝可通过）。

(3)导丝：选 0.035 inch 导丝。

(4)囊肿切开刀：先利用 5 Fr 的导管内芯切开，再利用热透环及 10 Fr 的外鞘管进一步扩张。

(5)高频电发生器：可选用 ERBE 高频电发生器。

(6)球囊扩张导管。

(7)支架：根据囊液性质可选择 7~10 Fr 双猪尾塑料支架、7 Fr 猪尾状鼻胆引流管、覆膜金属支架及新型双蘑菇头形金属支架（LAMS）。

#### 2. 患者准备

患者术前查血常规、凝血功能、CT 或 MRCP、心电图，术前需要禁食禁饮 6 小时以上；有条件最好行气管插管，在气管插管全麻下进行操作，可防止术中大量囊液涌入胃腔、食管腔导致反流误吸。

### （二）手术步骤（图 3-4-1）

1. 在穿刺引流前宜先行 EUS 检查，确定囊肿的位置、大小、壁的厚度、囊肿与胃肠壁之间的距离　应选择距离囊肿最近的穿刺部位，并要避开血管及贲门部位，以免出血及置入支架后引起贲门堵塞。在 EUS 引导下穿刺入囊腔，拔除针芯，抽吸少许囊液送病原体培养及生化指标、肿瘤指标检测。通过穿刺针置入导丝使之在囊腔内盘 2~3 圈，退出穿刺针并保留导丝于囊腔内。循导丝插入囊肿切开刀，直接切开并扩张针道。也可沿导丝以扩张导管或扩张球囊来扩张穿刺针道。

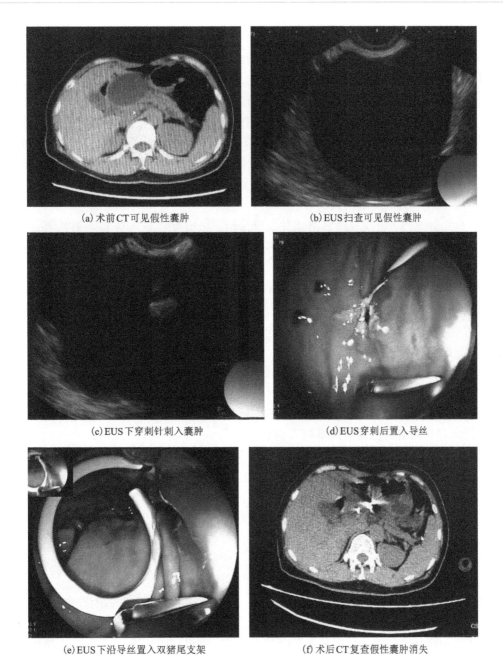

(a) 术前CT可见假性囊肿　　　　　　　　　(b) EUS扫查可见假性囊肿

(c) EUS下穿刺针刺入囊肿　　　　　　　　　(d) EUS穿刺后置入导丝

(e) EUS下沿导丝置入双猪尾支架　　　　　　(f) 术后CT复查假性囊肿消失

**图3-4-1　超声内镜引导下胰腺假性囊肿引流术**

2. 扩张针道后，可根据囊液浑浊情况选择合适的支架置入胃与囊腔之间

（1）双猪尾塑料支架：囊液清亮时可循导丝置入单根塑料支架引流，通常选用7～10 Fr双猪尾塑料支架。如囊肿较大，可置入2根塑料支架。如需置入2根支架，可沿扩张针道再置入一根导丝，先沿一根导丝置入7 Fr塑料支架后拔除这根导丝，再沿另一根导丝置入10 Fr塑料支架。也可继续沿扩张针道再置入导丝，置入多根支架。

（2）覆膜金属支架：如囊液较黏稠或有少量坏死物时，可行单根金属支架引流，多采用胆道覆膜金属支架。不能采用非覆膜金属支架，因为容易发生胰液渗漏。胆道覆膜金属支架易发生移位或脱落入囊肿或胃十二指肠腔内，可于金属支架内再置入双猪尾支架或钛夹将其固定于胃十二指肠壁以防支架移位或脱落。

（3）双蘑菇头金属支架（LAMS）：如囊液黏稠、有较多坏死物并可能需要内镜下囊肿清创时，需采用 LAMS 支架。应在 X 线透视下沿导丝推送支架，使支架远侧端进入囊腔，先缓慢释放支架远侧端，当看到支架远侧端在囊腔内呈蕈伞状张开后，向外牵拉支架输送器，使囊肿壁贴近胃十二指肠。然后在内镜观察下再缓慢释放支架的近端，当在内镜下看到支架口呈蕈伞状张开，并可见囊液流出，提示支架释放成功。这时，X 线下显示支架两端的双蕈伞完全打开，支架位置良好。

（4）鼻囊肿引流管：如囊液黏稠或并发感染时，可沿导丝置入鼻囊肿引流管，并保持其在位的情况下退出内镜，将引流管经鼻腔引出、固定并连接负压吸引器。必要时可经鼻囊肿引流管进行囊肿的冲洗引流。

（5）支架与鼻囊肿管联合引流：先沿导丝置入塑料或金属支架，拔除导丝，通过针道在支架旁再置入导丝，再沿导丝置入鼻囊肿引流管。或可经金属支架置入导丝，沿导丝在金属支架内再置入直头鼻囊肿引流管。

3. 操作注意事项

（1）导丝在囊腔内盘 2~3 圈，以防止导丝在器械交换时滑脱出囊腔。

（2）针道扩张时，需调整超声内镜的前端及抬钳器，尽量使扩张导管、球囊或囊肿切开刀垂直进入囊腔，这不仅方便力量的推送、针道的扩张，而且可以防止囊肿切开刀斜着烧灼入胃十二指肠壁周围间隙而不进入囊腔。

（3）伴食管胃底静脉曲张的患者不适合行鼻囊肿引流管置入。

（4）LAMS 远侧端释放后应立即向外提拉支架输送器，使支架内口紧贴囊壁，然后再释放支架近侧端，否则可能导致整个支架进入囊腔。术中各种原因导致支架释放不成功或支架在囊腔外释放时，应及时终止手术，拔出支架，妥善处理好创面。

（三）术后处理

1. 术后常规处理

密切观察术后患者的生命体征及腹部症状，禁食 24 小时，无出血、腹痛、发热等情况时可逐步开放饮食。术后常规予以抗感染治疗 72 小时，应覆盖革兰氏阴性杆菌及厌氧菌，建议采用三代头孢联合甲硝唑。如果留置鼻囊肿引流管，可根据引流液的量及颜色判断引流效果，必要时给予甲硝唑冲洗。术后定期复查 B 超、CT 或 MRCP 检查，以了解囊肿引流情况。一般支架置入后 4 周左右囊肿可完全闭合，术后影像学证实囊肿完全消失后应尽早拔除支架。置入胆道覆膜金属支架后，因支架摩擦囊壁可能导致部分患者出现严重出血，且胆道覆膜金属支架易移位及脱落，故胆道覆膜金属支架置入后应严密监测患者生命体征。

2. 术后并发症及处理

（1）出血：常见少量渗血，大多可在内镜下止血，少部分活动性大出血如内科保守治疗无效者需要采取外科手术治疗。

（2）感染：引流后发生感染时，须进行内镜下囊肿清创，清理出囊腔内坏死物，并积极应用广谱、高效抗生素，如无效则考虑外科手术清创治疗。

（3）支架移位：发生支架移位后，需要在内镜下重新调节支架位置或拔除支架并重新置入。

（4）支架脱落：发生支架脱落后，可在 EUS 引导下再次行穿刺、放置支架。

（5）其他：如穿孔、胰腺炎、胰瘘等，应根据情况做相应的处理。

### 四、临床评价

PPC 因其创伤小、疗效好、并发症发生率及复发率低，目前已成为 PPC 的一线治疗方法之一。

Panamonta 等通过荟萃分析纳入了 4 项研究，共 229 例行 EUS 引导下 PPC 穿刺引流或内镜直视下于胃肠压迫点穿刺引流的患者进行了对比，结果发现 EUS 引导下 PPC 穿刺引流术的操作成功率明显高于后者，而 PPC 短期缓解率、长期治愈率、并发症发生率两者并无显著性差异。目前 EUS 引导下 PPC 穿刺引流常用的支架主要有双猪尾塑料支架和金属支架两大类。

Sharaiha 等比较了塑料支架和金属支架对 PPC 的引流效果，118 例应用塑料支架，112 例应用全覆膜金属支架，结果发现全覆膜金属支架组的临床成功率高于塑料支架组；因金属支架口径大、不易堵塞，故引流效果优于塑料支架组，复发率明显低于塑料支架组。但金属支架表面的 Permalume 涂层及覆膜会增加支架移位的风险。有学者提出在全覆膜金属支架腔内再置入双猪尾塑料支架可以防止金属支架移位，且金属支架移位后双猪尾引流管仍可起到引流作用。有研究比较了新型自膨胀 LAMS 和传统管状金属支架治疗 PPC 的临床结局和并发症，发现两者放置均可被视为具有相同疗效的内镜下 PPC 引流方法，而 LAMS 具有较少并发症和较少需要额外塑料支架放置的优点。

Siddiqui 等比较了单独应用 EUS 引导下支架引流与支架联合鼻囊肿管引流对含有实性坏死成分的胰周积液的疗效，证实联合引流比单纯支架引流效果更好，且支架阻塞的发生率更低。随着双蘑菇头支架的使用，对含有较多实性坏死成分（30%）的胰周积液，引流效果明显高于塑料支架，特别为感染后脓肿引流及清创提供了进一步的治疗空间。通过荟萃分析纳入 11 项研究与本院数据对比分析，比较 LAMS 引流治疗 PPC 和包裹性坏死（WON）的有效性和安全性。在 LAMS 放置后，WON 和 PPC 的不良事件发生率（包括感染、出血、支架移位和支架闭塞）没有显著差异。超声内镜引导下 LAMS 治疗急性胰周液体积聚（APFC）是可行和有效的，技术成功率和临床成功率较高。LAMS 对 PPC 的临床效果略好于 WON，但其不良反应仍需在大样本前瞻性研究中得到验证。

总之尽管 EUS 引导下 PPC 引流术已成为一项成熟的治疗技术，但 PPC 的治疗仍然有很大的个体差异，术前应进行全面的病情评估，并根据患者状况、经济条件等因素选择合适的治疗方法。

## 第二节　超声内镜引导下胰腺脓肿引流术

胰腺脓肿（pancreatic abscess，PA）是 SAP 最严重的并发症之一，发生率约为 5%。常在 SAP 病程后期（距发病 4~6 周）发生，多数情况下由局灶性坏死液化灶继发感染形成。PA 引流术是指在超声内镜引导下，对胰腺脓肿进行穿刺，并置入支架将脓液引流至胃或十二指肠腔。该方法于 1990 年应用于临床，相对于外科手术而言，对患者的创伤小、并发症少，术后恢复更快。

## 一、适应证

(1)具有明显腹痛和持续发热等感染症状。

(2)出现胃肠道流出道梗阻、胆道梗阻等表现。

(3)CT 和超声胃镜证实包裹性坏死邻近胃或十二指肠。

## 二、禁忌证

(1)伴有凝血功能障碍、血小板减少及出血性疾病。

(2)包裹性坏死灶距离胃肠道大于 1 cm。

## 三、操作过程及术后处理

### (一)术前准备

1. 器械准备　超声胃镜下 WON 穿刺引流的器械与 PPC 引流基本相同。操作过程中尽量使用 $CO_2$ 充气可减少空气栓塞风险。

2. 患者准备　同超声内镜下 PPC 引流术。根据 CT 或 MRI 影像区分 WON 和 PPC，排除可能存在的假性动脉瘤，并初步确定穿刺引流路径。

### (二)操作方法

#### 1. 超声胃镜下经胃双猪尾支架+鼻囊肿管联合引流术

WON 穿刺引流和 PPC 穿刺引流类似，采用经胃双猪尾支架+鼻囊肿管联合引流术以利于充分引流和冲洗。具体操作过程如下：

(1)根据 CT 或 MRI 影像区分 WON 和 PPC，排除可能存在的假性动脉瘤，并初步确定穿刺引流路径。

(2)EUS 仔细观察病灶，确定 WON 是附着在胃十二指肠壁上(即 WON 与胃十二指肠是否同步移动)，并确定胃十二指肠相距<1 cm；同时观察胰腺周围血管病变，如有无静脉曲张、假性动脉瘤。

(3)EUS 引导下使用 19 G 穿刺针刺入坏死腔，抽吸并评估积液性质(如为透明液体考虑 PPC，如为浓稠浑浊脓液，提示合并感染)，引流液可送至实验室进行常规检查、细菌培养和肿瘤标志物检查。

(4)在 X 线下观察导丝位置，还可以通过 19 G 穿刺针注射造影剂明确 WON 的大小。

(5)沿导丝用囊肿切开刀对穿刺通道进行扩张。

(6)球囊扩张至 1.4~1.8 cm，然后置入 2 根或 2 根以上的双猪尾塑料支架(7 Fr 或 8.5 Fr 加上 10 Fr)(图 3-4-2)，然后放置 1 根鼻囊肿管对 WON 进行间断冲洗(有条件可用 X 线透视观察支架位置)。

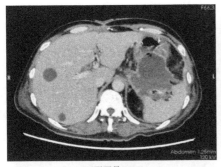
CT下可见WON

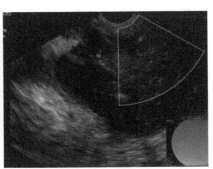
EUS下可见WON

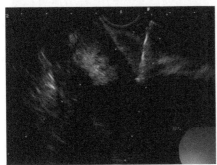
EUS下穿刺针刺入WON

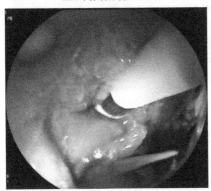
EUS下置入双猪尾支架

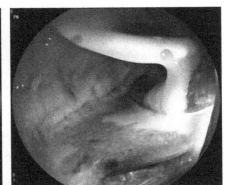
大量坏死物从支架流出

**图3-4-2　超声内镜引导下胰腺脓肿引流术**

2.超声内镜下经胃双蘑菇头支架引流术

超声内镜下经胃双蘑菇头支架(引流术的步骤与双猪尾支架置入相似,主要的不同是支架置入方法略有不同。支架释放方法如下:

将导丝在脓腔内打圈后,将支架送入脓腔,在X线透视下首先释放支架远侧翼,而一体式双蘑菇头支架不需要穿刺针及导丝。回撤调整支架,后撤支架推送器控制钮,直至内镜下可见2~3 mm的黑色标志,然后在内镜下再释放近侧翼,释放完成后即可见有大量脓液流入胃腔。

(二)术后处理

1.术后常规处理　术后禁食24小时,无腹痛、出血者可经鼻空肠管给予肠内营养。

术后继续使用抗生素，直到感染控制。术后3~5天需密切观察患者病情变化，观察内容包括：是否有并发症、器官功能是否改善、感染指标是否改善，必要时在术后3~5天复查CT增强扫描，以观察坏死灶是否缩小。如果经引流3~5天后临床病情无明显改善，或CT显示坏死腔变化不大，需更换堵塞的支架或再次进行内镜下引流，或行内镜下坏死组织清创术。如果患者病情得到好转，可以继续观察。置入的支架保留多长时间目前仍有争议。支架至少应留到复查显示WON完全消失，在某些情况下（如胰瘘）支架应留置更长时间。

2. 术后并发症及处理　内镜下引流的并发症包括出血、胰瘘、穿孔及胃肠瘘、脓毒症和空气栓塞等。

（1）出血：出血是最常见的并发症，发生率为18%。93%的患者出血可以通过内镜下电凝注射肾上腺素或钛夹止血；7%的患者需要行血管造影（DSA）及栓塞术，若栓塞无效须转外科手术缝扎止血或填塞止血。

（2）胰瘘：胰瘘发生率约为5%。保持支架引流通畅，大部分胰瘘可随坏死腔消失而自愈。胰管破坏或胰管中断者可放置胰管支架引流；胰瘘反复经内镜和保守治疗无效者，可在病情稳定后择期行外科手术。

（3）穿孔及胃肠瘘：穿孔主要指坏死腔壁破入腹腔，发生率约为4%，对于进入腹腔的脓液，常用经皮穿刺置管引流；对于胃-坏死腔瘘管之外的胃十二指肠瘘，可采取保守治疗，保持引流通畅；对于结肠瘘，常需行回肠末端造口术。

（4）脓毒症：坏死组织多、引流不畅者，术后可发生脓毒症，应在使用广谱抗生素同时，积极行内镜下坏死组织清创术。

（5）空气栓塞：空气栓塞较罕见，发生率约为1%，重在预防，使用$CO_2$充气可减少空气栓塞风险。

## 四、临床评价

超声内镜引导下经胃十二指肠壁脓肿引流术已成为治疗手术后胰瘘和腹腔内脓肿的侵入性较小的手术。早期应用双猪尾塑料支架或金属支架+鼻囊肿管引流，临床引流技术成功率及有效率均表现良好。随着双蘑菇头支架的应用，经超声内镜引导下经胃十二指肠置入双蘑菇头覆膜金属支架进行引流，已成为胰周脓肿引流的主流方法。其技术成功率及临床有效率均在95%以上，双蘑菇头金属支架在置入和回收上比传统双猪尾支架更容易，且引流效果更好，支架不容易移位或者脱落，术后出血和继发感染的发生率也大大降低，特别是为下一步内镜下清创的广泛使用提供了保障。

# 第三节　超声内镜引导下胰腺脓肿清创术

当SAP患者出现胰腺或胰周坏死组织继发感染后称为感染性胰腺坏死（infectedpancreatic necrosis, IPN）。如怀疑或证实坏死存在继发感染，可先行内镜下脓肿引流，随后采用经内镜清创的方法清除坏死组织。

## 一、适应证

（1）经超声内镜脓肿引流后，患者仍有腹痛或发热等感染症状，CT检查仍旧提示脓腔内有大量坏死物质。

（2）第一次引流时便可看到大量的坏死物。

## 二、禁忌证

（1）凝血功能障碍、血小板减少及出血性疾病。

（2）包裹性坏死距离胃肠道大于 1~2 cm。

## 三、操作过程及术后处理

### （一）术前准备

1.器械准备　超声内镜下包裹性坏死清创的器械主要包括：常用前视胃镜，部分用侧视十二指肠镜。引导钢丝采用 0.89 mm 引导钢丝，长 360 cm。扩张球囊常用 1.4~1.8 cm 扩张球囊。一般用息肉圈套器或取石网篮，也可用 ROTH 网取出坏死物。有时需用鼻囊肿管冲洗。操作过程中尽量不充空气，使用 $CO_2$ 充气可减少空气栓塞风险。

2.患者准备　同超声内镜引导下胰腺脓肿引流术。

### （二）操作方法

#### 1.超声内镜下经胃坏死组织清创术

先取出鼻囊肿管和双猪尾塑料支架，也可保留一根双猪尾塑料支架用于引导。再次用扩张球囊对胃壁—坏死腔壁形成的瘘管进行扩张，扩张到 1.8~2 cm，胃镜通过扩张处进入胰腺坏死腔内，用异物钳、网篮、圈套器等器械对黏附的坏死组织进行分离，然后取出坏死组织至胃腔，也可将坏死组织取出到体外，重复上述操作，直到看见粉红色肉芽组织附着腔壁为止。用生理盐水对坏死腔进行冲洗后，观察是否有活动性出血。也有报道采用过氧化氢（双氧水）冲洗，再用生理盐水冲洗。清创结束后，在坏死腔再次置入一根鼻囊肿管（图 3-4-3）。

#### 2.超声内镜下经胃全覆膜自膨胀式金属支架引流与清创术

如放置双蘑菇头支架。内镜下清创时无须再取出支架及第二次扩张，内镜直接经支架通道进入坏死腔，按上述方法反复分离清除坏死组织。

### （三）术后处理

1.术后常规处理　基本同超声内镜下胰腺脓肿引流术。每天用 1000 mL 以上的生理盐水经鼻囊肿管间断冲洗坏死腔。观察内容包括：是否有并发症，器官功能是否改善，感染指标是否改善，必要时在 3~5 天时复查 CT 观察坏死腔是否缩小。内镜清创后密切观察3~5 天，如果临床病情无明显改善，CT 仍显示有坏死组织，则需再次进行坏死组织清创术。如果第一次清创坏死组织未清除干净，而患者病情有所缓解，可在 7 天后再次清创，清创次数不限，直到病情好转，坏死腔基本消失。

2.术后并发症及处理

内镜下清创的并发症包括出血、脏器穿孔、胰瘘、空气栓塞及败血症等。具体处理同超声内镜引导下胰腺脓肿引流术。

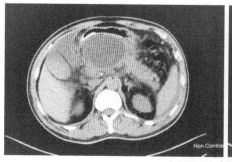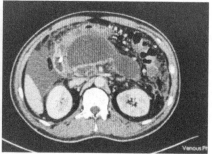

CT下可见包裹性坏死感染

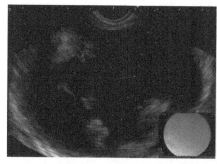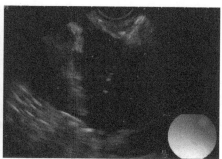

EUS下包裹性坏死和穿刺针刺入坏死腔

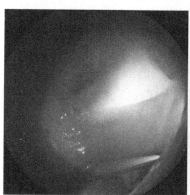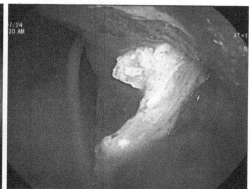

EUS下置入支架　　　　　　　　可见坏死组织堵塞引流窦道

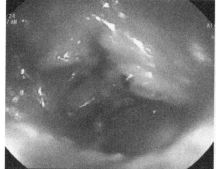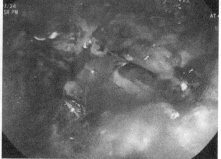

胃镜进入坏死腔清除坏死组织

图3-4-3　内镜下胰腺感染性坏死清创术

## 四、临床评价

在脓肿引流的基础上进行脓肿清创术逐渐成为胰周感染性脓肿和包裹性坏死的重要治疗方法之一。近10年来，欧美的多中心研究表明，内镜下经胃十二指肠清创治疗包裹性坏死是一种安全、有效的方法。但目前内镜下清创的效率仍较低，每次清创通常需要1~3小时，通常每例患者要清创2次以上，因此未来迫切需要解决的主要问题是开发新的清创器械及改良清创方法，以提高内镜清创的效率。在清创过程中，尤其需要注意不要损伤囊壁血管及动脉瘤，以免引起大出血。

# 第四节　超声内镜引导下胆管引流术

超声内镜引导下胆管引流术(EUS-guided biliary drainage, EUS-BD)是指在超声内镜实时引导下，通过穿刺扩张的肝内外胆管，置入不同支架建立胆管与消化道之间的通道，从而解决胆道梗阻的方法。根据操作方法不同可分为4种类型：EUS引导下汇合法(EUS-guided rendezvous, EUS-RV)、EUS引导下顺行支架置入术(EUS-guided antegrade stenting, EUS-AS)、EUS引导下经胃经肝内胆管穿刺造口术(EUS-guided hepaticogastrectomy, EUS-HGS)和EUS引导下经十二指肠胆管穿刺造口术(EUS-guided choledochoduodenostomy, EUS-CDS)。

## 一、适应证

(1)ERCP失败或无法完成。

(2)ERCP胆管金属支架置入后反复、频繁发生胆道逆行感染。

(3)ERCP失败后患者拒绝采用经皮肝穿刺胆管引流术(PTCD)或外科手术胆管引流术。

(4)部分左肝内胆管结石、反复发生胆管炎而无手术适应证或拒绝手术治疗者。

## 二、禁忌证

(1)合并心肺和(或)脑血管重要器官疾病，全身状况不能耐受内镜诊疗。

(2)严重凝血功能障碍(INR>1.2)或外周血血小板计数低于5万/mm$^3$。

(3)穿刺路径存在无法避开的血管结构。

(4)大量腹腔积液影响穿刺肝内外胆管。

(5)肝内胆管无明显扩张者。

(6)胆管内癌栓或急性胆道出血造成的胆管梗阻。

## 三、操作过程及术后处理

### (一)器械准备

需要使用纵轴超声内镜。穿刺针多选用19 G超声穿刺针，在穿刺针先端进入胆管后，针芯可被移去。由于鞘管先端部平整，可防止出现普通穿刺针尖端将导丝亲水端劈裂的现象，不建议采用尖端带有取样槽的穿刺针。常用0.035 in或0.025 in的导丝。穿刺路径扩张器械可为 6~8.5 Fr 的胆道扩张探条，或直径 4~6 mm 的胆道柱状扩张气囊，或直径 6 mm 的囊肿切开刀。胆道塑料或金属支架均可用于 EUS-CDS 术。另需其他 ERCP 操作相关器械，如乳头肌切开刀等。

(二)患者准备

术前应详细告知患者及家属此项操作的目的、方法、安全性及可能的并发症，签署知情同意书。术前须停用抗凝药、抗血小板药(如华法林、氯吡格雷及阿司匹林)1 周以上，检测血常规及凝血功能。术前对患者心肺功能进行评估，应常规行 MRCP 或腹部 CT 检查以评估肝内外胆管状况。术前禁食至少 6 小时，术前禁饮至少 4 小时；对有胃流出道或十二指肠梗阻者，术前禁食及禁饮时间应进一步延长，必要时术前可置入胃管减压。术前需建立静脉通路，给予静脉镇静或麻醉。

(三)操作方法

1. EUS-RV

(1)EUS 引导下避开穿刺途径上的血管，经胃穿刺左肝内胆管或经十二指肠球部或降段穿刺肝外胆管。

(2)胆管穿刺成功后，拔出针芯，回抽见胆汁后经穿刺针注入造影剂，显影肝内外胆管及其狭窄部位。

(3)经穿刺针置入 0.035 in 或 0.025 in 的导丝，将导丝由肝内或肝外胆管经十二指肠主乳头插入十二指肠腔内。

(4)退出穿刺针与超声内镜，换用十二指肠镜再次进镜至十二指肠。导丝先端经内镜钳道引出，再沿导丝引导行胆管逆行插管，也可沿胆管内导丝走行方向再次行逆行胆管选择性插管或行乳头括约肌切开术引导胆管插管(图 3-4-4)。

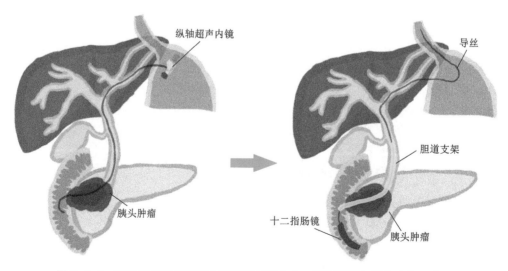

图 3-4-4  EUS 引导的经胃肝内胆管穿刺联合十二指肠镜逆行置入支架示意图

2. EUS-AS

（1）EUS 及血流多普勒引导下避开穿刺路径上的血管，经胃穿刺左肝内胆管。

（2）胆管穿刺成功后，拔出针芯，回抽见胆汁后经穿刺针注入造影剂，显影肝内外胆管及胆管狭窄部位。

（3）经穿刺针置入 0.035 in 或 0.025 in 导丝，将导丝经肝内、肝外胆管及十二指肠主乳头插入十二指肠腔内。

（4）退出穿刺针后，经导丝引导对穿刺路径进行扩张。

（5）以扩张探条或切开刀经导丝引导顺行进入肠腔造影，确认主乳头远端肠腔通畅。

（6）经导丝引导顺行置入胆道金属支架，将支架远端置于主乳头外，近端位于胆总管内狭窄上方至少 2 cm 处。

（7）退出导丝及支架推送器，完成操作（图 3-4-5）。

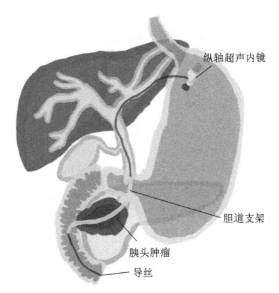

**图 3-4-5　EUS 引导的经胃肝内胆管穿刺顺行置入支架示意图**

3. EUS-HGS

（1）EUS 及血流多普勒引导下避开穿刺路径上的血管，经胃穿刺左肝内胆管。

（2）胆管穿刺成功后，拔出针芯，回抽见胆汁后经穿刺针注入造影剂，显影肝内外胆管及胆管狭窄部位。

（3）经穿刺针置入 0.035 in 或 0.025 in 的导丝于肝内胆管内。

（4）退出穿刺针后经导丝引导对穿刺路径进行扩张。

（5）经导丝引导、X 线下顺行置入部分覆膜的金属支架或塑料支架，支架近端位于胃腔内，远端位于肝内胆管内或狭窄近端胆管内。

（6）在 X 线透视下确认支架位置理想且释放良好后，退出导丝及支架推送器，完成操作（图 3-4-6）。

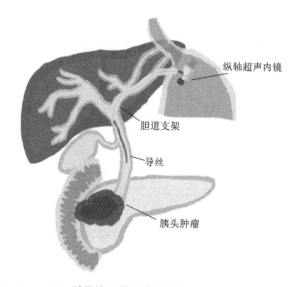

图 3-4-6　EUS 引导的经胃肝内胆管穿刺置入透壁支架示意图

4. EUS-CDS

（1）EUS 及血流多普勒引导下避开穿刺路径上的血管，经十二指肠球部穿刺胆管。

（2）胆管穿刺成功后，拔出针芯，回抽见胆汁后经穿刺针注入造影剂，显影胆管及胆管狭窄部位。

（3）经穿刺针置入 0.035 in 或 0.025 in 的导丝于肝内胆管内。

（4）退出穿刺针后经导丝对穿刺路径行扩张。

（5）X 线下经导丝置入塑料或覆膜金属支架，支架近端位于十二指肠腔内，远端位于狭窄近端的肝内或肝外胆管内。

（6）在 X 线透视下确认支架位置理想且释放良好后，退出导丝及支架推送器，完成操作（图 3-4-7）。

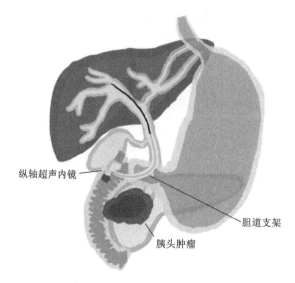

图 3-4-7　EUS 引导的经十二指肠肝外胆管穿刺置入支架示意图

（四）操作注意事项

（1）EUS-BD术式的选择取决于胆管梗阻的部位、严重程度、肝内外胆管的扩张程度、内镜是否能到达十二指肠主乳头以及操作者的经验。

（2）穿刺路径应尽量避开血管。穿刺完毕后应采用血流多普勒及内镜直视下观察有无活动性出血。

（3）尽量避免在内镜无法稳定的部位进行胆管穿刺；经胃穿刺肝内胆管时，超声探头与肝内胆管穿刺点应留有足够的肝实质（至少20 mm），以防止胆漏。

（4）支架置入及释放应在X线透视下及EUS引导下进行。采用双蘑菇头金属支架行EUS-CDS术时，应避免过度牵拉胆管内已经释放的远端蘑菇头，以免将支架拉脱至胆管外。

（5）行EUS-RV或EUS-AS术时，导丝尖端由肝内外胆管经十二指肠主乳头进入肠腔后，应使其尖端在肠腔内盘2~3圈，以防止器械交换时导丝退回至胆管甚至胃肠腔内。在器械交换过程中，操作者与助手应协调配合，并通过X线透视实时观察导丝的位置。EUS-RV术不适用于由胃肠改道等导致内镜无法到达十二指肠主乳头者。

（6）穿刺路径扩张的程度，依据操作者经验可采用相应直径的胆道扩张探条、胆道扩张柱状气囊或囊肿切开刀完成。

（7）EUS-CDS术若选用胆道金属支架，则应采用覆膜金属支架。支架长度通常为4 cm或6 cm，也可选用双蘑菇头覆膜金属支架，支架直径通常为6 mm或8 mm。肝门部胆管恶性梗阻者或肿瘤近端距离穿刺造口点过近者不宜行EUS-CDS术。

（8）对于肝内胆管无扩张者，行EUS-HGS术时操作困难。由于支架覆膜部分可堵塞肝内胆管分支并造成胆管炎，故不建议采用全覆膜金属支架；支架覆膜部分须跨越肝胃间隙以防止胆漏。采用普通胆道覆膜金属支架引流时，为防止肝胃相互运动导致的支架移位，支架长度不应短于3 cm。在金属支架内另置入猪尾形塑料支架可防止支架早期移位。

（五）术后常规处理

EUS-BD术后建议患者卧床休息，严密观察患者生命体征、异常症状及腹部体征，及时发现术后并发症并处理。术后24小时若无出血、急性胰腺炎、急性胆管炎、急性腹膜炎等症状，可进食流质；若仍无上述并发症，术后48小时则可开始进食半流质，并逐步过渡至软食及正常饮食。术后常规予以抑酸及静脉输液等支持治疗，术前或术后存在胆管炎临床表现者应予以静脉抗生素治疗。

（六）术后并发症及处理

EUS-BD常见的近期并发症包括出血、胆漏、胆汁性腹膜炎、术后胆管炎及腹痛等，远期并发症包括Sump综合征、支架堵塞及胆管炎、支架移位等。穿刺路径表面的出血可采用超声探头在局部压迫止血；对于术后活动性出血，可能需要介入栓塞止血。胆瘘程度轻、无急性腹膜炎症状者可采用保守治疗，同时应警惕支架移位可能；若症状无改善或确认存在支架移位，则需要再次内镜介入或外科治疗。术后出现急性胆管炎，多见于支架堵塞或移位，如为金属支架内堵塞，需要行内镜下支架内清理术或在金属支架内置入鼻胆管引流。

### 四、临床评价

尽管 ERCP 获得的胆道引流成功率高、并发症发病率低，但在支架内肿瘤生长、肿瘤对十二指肠压迫、壶腹周围憩室和解剖变异等情况下仍存在困难。当 ERCP 引流失败时，EUS-BD 是治疗梗阻性黄疸的一种选择，且作为手术和经皮经肝胆道引流的替代方法。随着超声内镜及其配件的不断发展和改进，肝胃造口术的成功率接近98%，但约20%的患者会出现并发症，如气腹、胆汁性腹膜炎、感染和支架功能障碍。欧洲胃肠内镜学会（ESGE）建议在恶性远端胆道梗阻 ERCP 失败后，使用 EUS-BD 而不是 PTCD。ERCP-BD 和 EUS-BD 的技术成功率、治疗成功率、手术持续时间和总体不良事件发生率相似。然而，ERCP-BD 的术后胰腺炎发生率明显高于 EUS-BD，EUS-BD 支架再干预倾向较低。因此，EUS-BD 可能是 ERCP-BD 的合适替代方法。Gaurav 等纳入了5项研究（3项随机对照试验和2项观察性研究），涉及361名患者，发现 EUS-BD 可被用作缓解 ERCP 失败后恶性胆道梗阻的挽救方式。EUS-BD 在技术上和临床上均取得了与 ERCP 相当的成功，在有专业性保障的情况下，有可能作为恶性胆道梗阻的一线姑息治疗方式。EUS 可以避免 ERCP 相关胰腺炎。有文献报道通过比较 EUS-BD 和经皮肝穿刺胆管造影术（PTC），发现 EUS-BD 和 PTC 是 ERCP 失败时胆道减压的两种替代方法。共纳入10项研究，包括4项回顾性研究和6项随机对照试验，发现 EUS-BD 在急性和总体不良事件方面与 PTC 对 ERCP 失败的恶性胆道梗阻患者进行胆道减压同样有效，且更安全。EUS-BD 不仅可以用于治疗恶性胰胆疾病，还可用于良性疾病。对于常规 ERCP 不成功的良性胰胆疾病患者，使用专用塑料支架的 EUS 引导下肝肠造口术是安全可行的。

## 第五节　超声内镜引导下胰管引流术

超声内镜引导下胰管引流术（EUS-guided pancreatic duct drainage，EUS-PD）是指在超声内镜引导下穿刺针刺入扩张的胰管，沿导丝置入胰管支架达到引流胰液的操作。EUS-PD 分为以下两类：第一类为 EUS 引导下逆行胰管引流术，即 EUS 引导下穿刺后置入导丝行 ERCP 对接术，又称会师术（EUS-guided rendezvous，EUS-RV）。第二类为 EUS 引导下顺行胰管引流术，分为经乳头或胰肠吻合口引流和透壁引流两种。当导丝不能通过乳头或胰肠吻合口时可行透壁引流，包括 EUS 引导下胰管胃吻合术（EUS-pancreaticogastrostomy）、EUS 引导下胰管十二指肠吻合术（EUS-pancreaticoduodenostomy）及 EUS 引导下胰管空肠吻合术（EUS-pancreaticojejunostomy）。

### 一、适应证

适用于以下 ERCP 失败的患者：各种原因导致十二指肠镜无法到达主乳头者（如胃流出道或十二指肠梗阻、Roux-en-Y 术后或 Whipple 术后致解剖结构改变等）；慢性胰腺炎需要行胰管减压者（如胰管结石、狭窄导致远端胰管扩张）；胰十二指肠切除术后胰肠吻合口狭窄者；内镜下行乳头切除术需要但未能置入胰管支架者；主胰管断裂或胰瘘患者；壶腹腺瘤伴胰管高压者；胰腺分裂症者。

## 二、禁忌证

严重凝血功能障碍者(INR>1.5)；严重血小板减少症者(血小板计数<50000/mL)；全身一般情况差，不能耐受静脉麻醉者；胰管多节段狭窄者；胃肠壁与胰管之间距离过大者。

## 三、操作过程及术后处理

### (一)器械准备

同 EUS-BD。电热导管可能会引起胰腺炎、胰漏、出血及穿孔等，因此多在前几种扩张器械失败时才使用。支架采用单猪尾或双猪尾塑料支架，也可使用带侧隙及侧翼的一体式胆道塑料支架或全覆膜自膨胀式金属支架；但不能使用无覆膜金属支架，以免发生胰漏。EUS-RV 所需内镜及器械根据上消化道解剖结构是否正常进行选择。正常解剖结构患者可用十二指肠镜进行 EUS/ERCP 对接术；如为 Roux-en-Y 术后或 Whipple 术后患者，可用肠镜或单气囊小肠镜进行对接。另有时需圈套器、乳头切开刀等辅助器械。

### (二)患者准备

同 EUS-BD。术前预防性使用广谱抗生素以预防感染，术前 1 小时使用蛋白酶抑制剂以预防急性胰腺炎。

### (三)操作步骤

#### 1.EUS 引导下逆行胰管引流术(EUS-RV)

EUS 确认穿刺道上无血管及肠管，EUS 引导下穿刺针刺入胰管，进行胰管造影，通过穿刺针置入导丝使之经乳头进入十二指肠或经狭窄胰肠吻合口进入空肠。退出穿刺针保留导丝，拔出 EUS，插入十二指肠镜(正常解剖者)或单气囊小肠镜或肠镜(胰十二指切除术后者)，用圈套器或活检钳将导丝引出体外，再经导丝行 ERCP 置入胰管支架。

#### 2.EUS 引导下顺行胰管引流术(经乳头或胰肠吻合口引流)

同前，EUS 确认穿刺道上无血管及肠管，EUS 引导下穿刺针刺入胰管，进行胰管造影，通过穿刺针置入导丝使之经乳头进入十二指肠或经狭窄胰肠吻合口进入空肠。利用扩张探条、球囊或电烧灼探条扩张穿刺针道，再经导丝置入支架，支架一端位于胃内，另一端位于十二指肠或空肠内。

#### 3.EUS 引导下顺行胰管引流术(透壁引流)

EUS 下穿刺入胰管，造影后置入导丝，如导丝未能通过乳头或胰肠吻合口，则保留导丝前端于胰管内。利用扩张探条或气囊或针状刀扩张针道，沿导丝置入支架，支架一端位于胃肠腔内，另一端位于胰管内。(图 3-4-8)

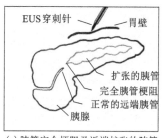

(a) 胰管完全梗阻及近端扩张的胰管

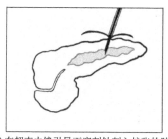

(b) 在超声内镜引导下穿刺针刺入扩张的胰管

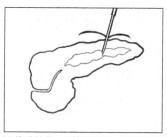

(c) 拔除针芯,注射造影剂,使胰管显影

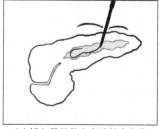

(d) 插入导丝使之在胰管内盘曲

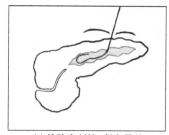

(e) 拔除穿刺针,保留导丝

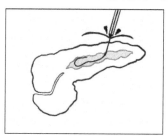

(f) 循导丝插入导管或球囊或电热导管,扩张针道

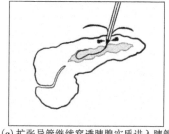

(g) 扩张导管继续穿透胰腺实质进入胰管

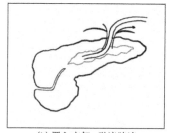

(h) 置入支架,引流胰液

**图 3-4-8　EUS 引导下逆行胰管引流术**

（四）操作注意事项

（1）应尽量选择胃肠壁与胰管之间距离最短的部位为穿刺点，尽量使用小直径的扩张器械（如 5~7 Fr 扩张导管或 4 mm 扩张球囊）来扩张针道，以减少术后胰液外漏的风险。

（2）穿刺时应避免穿刺针与胰管成直角，否则会影响后续操作，且拔出导丝时会增加导丝前端被穿刺针尖削掉的风险。拔导丝有阻力时，可将内镜与导丝同时退出。

（3）导丝有时易进入分支胰管，可更换成其他类型、不同直径的导丝，或使用成角/直的导丝，或改变穿刺针与胰管的角度。当导丝很难通过胰管狭窄段、乳头或胰肠吻合口时，可通过前后进退导丝、更换导丝、改变穿刺针角度，或在梗阻部位附近打上球囊以改变导丝前端方向来解决。

（4）针道扩张有时比较困难，可能与推送力量和穿刺针长轴方向不一致、胃壁厚、胰腺实质纤维化等因素有关。应尽量避免使用电热导管扩张针道，以减少烧灼相关性并发症，如胰腺炎、胰瘘及穿孔等。

（五）术后常规处理

同 EUS-BD。

（六）术后并发症及处理

EUS-PD 并发症的报道发生率为 6%~33%，但多不严重。

1. 腹痛　是最常见的并发症（7.7%），多不严重，保守治疗后可缓解。发生时可行禁食、抑酸、补液等保守治疗。

2. 急性胰腺炎　发生率约为 3.2%，大多为轻度。发生时可行禁食、抑酸、抑酶、补液等对症治疗，基本上都可缓解，无须外科处理。

3. 出血　多为穿刺部位出血，轻者可自行停止，或通过注射止血、止血夹止血。偶见较大血肿形成，需行外引流。

4. 胰液外漏　发生多与穿刺距离过大或针道扩张过大有关。发生时可行禁食、抑酸、抑酶、补液等对症处理。

5. 胰周脓肿　一旦出现胰周脓肿应积极加强抗感染治疗，并进行 EUS 引导下脓肿穿刺引流或外引流，必要时可进行脓肿清创术。

6. 穿孔　偶有发生，可先内科保守治疗，如无效可转外科手术。

7. 导丝前端滞留体内　偶见，发生于导丝前端被穿刺针针尖削掉并滞留体内。操作应缓慢拔除导丝，且拔出穿刺针前应调节穿刺针与胰管之间的夹角，不能过于尖锐。

## 四、临床评价

EUS 下经乳头或经吻合口胰腺引流是症状性胰管梗阻或渗漏的主要引流手段。然而，经乳头或经吻合口胰腺引流由于胰管狭窄或手术改变的解剖结构，在技术上可能很困难。EUS-PD 对于常规 ERCP 失败的胰管梗阻患者来说是一种有效且可接受风险的选择。Akira 等回顾了 401 例患者的临床数据，其中总体技术和临床成功率分别为 339/401（85%，63%~100%）和 328/372（88%，76%~100%）。25%（102/401）的病例发生短期不良事件，包括腹痛（$n=45$）、急性胰腺炎（$n=17$）、出血（$n=10$）以及与胰液渗漏相关的问题，如胃周围或胰周积液（$n=9$），其他还有胰管阻塞、近端支架移位。总之，尽管 EUS-PD 仍然是一项具有挑战性的手术，且存在胰液渗漏、穿孔和 SAP 等不良事件的高风险，但对于解剖结构改变或内镜逆行胰腺造影失败的患者，该手术似乎是目前胰腺引流最有希望的替代方法。尽管 EUS-PD 技术是安全、可行、有效的，但仍需进行大样本的临床研究，以评价其安全性及远期疗效，并探讨最佳手术时机、支架放置的最佳方法、支架移除或更换的最佳时间等。

（李乾）

# 第五章
# 血液净化技术在重症急性胰腺炎治疗中的应用

急性胰腺炎(acute pancreatitis，AP)是一种原发性胰腺无菌性炎症，可导致周围组织及远端器官和系统的损伤。目前为止，重症急性胰腺炎(severe acute pancreatitis，SAP)仍然是一种预后不良的高风险疾病。SAP 患者的病死率为 30% 左右，这取决于疾病的性质、病理过程的阶段、并发症的严重程度、多器官功能衰竭(multiple organ dysfunction syndrome，MODS)的强度、感染性并发症和脓毒症休克的发生发展。决定预后不良的主要因素是 MODS 的发生率和脓毒症的发展、强度及感染性休克。如果在最初 48 小时内 MODS 迅速发生进展，则会出现 SAP，患者预后相对较差。这类患者特别是青壮年患者的治疗效果通常不理想，即使患者能够幸存下来也需要付出高昂的经济代价，因此改善这类患者的预后有着极高的社会价值和经济价值。血液净化技术作为一种辅助治疗用于 SAP 患者，通过对流、滤过等方式从血液中清除中、低分子量的有毒物质，已得到越来越广泛的应用。

## 一、SAP 引发的内环境紊乱

AP 病理上分为水肿性和坏死性。水肿性(间质性)胰腺炎的发病率占 80%~85%，其特点是严重程度较轻，罕有局部并发症或全身性疾病。而坏死性胰腺炎(胰腺坏死)在 15%~20% 的患者中发生，临床上常表现为器官功能衰竭，有早期和晚期两个致死高峰的阶段性病程。早期阶段(第一阶段)通常持续 2 周，晚期阶段(第二阶段)可持续数月。

第一阶段：在发病后的前 1~2 周，胰腺实质或胰腺周围组织中形成大小不一的坏死灶，产生内毒素并发生内毒素血症。内毒素血症表现为不同程度多器官功能衰竭的全身性疾病。胰腺坏死通常在 3 天内形成，而在 SAP 中，坏死在 24~36 小时内即可初步形成。腹腔及后腹腔内大量积聚的液体是内毒素血症的来源之一。在中度 SAP 临床表现中，可观察到个别器官和系统的短暂功能障碍；而在重度 SAP 的临床表现中，可能普遍存在心血管、呼吸、肾、肝等器官(多器官)衰竭的现象。发病 2~3 周的患者可能会出现非感染性发热，其特征是机体对形成的坏死病灶(包括胰腺和胰腺旁组织)产生反应，胰周浸润和液体积聚开始形成。

第二阶段：相对稳定，从第 3 周开始可能会持续数月。胰腺和腹膜后组织中的渗出包裹通常从发病的第 14 天开始形成。无菌性胰腺坏死的特征是胰腺区孤立的液体聚集和坏死后的胰腺假性囊肿,而脓肿性包裹发生则在胰腺实质坏死和胰腺旁组织感染并发展为脓性并发症的情况下。这一阶段的临床表现为感染性胰腺坏死,可为局限性(脓肿)或非局限性(坏死性胰腺旁炎)。脓毒性并发症进展时,随着感染的发生,以及内毒素血症、MODS 的发展,感染性胰腺坏死可能发生自身并发症,如脓性坏死性渗漏、腹膜后和腹腔脓肿、化脓性腹膜炎、糜烂性和胃肠道出血、肠瘘、脓毒症等。

SAP 中的 MODS 发病机制与免疫系统激活和炎症介质[如肿瘤坏死因子(tumor necrosis factor, TNF)、白细胞介素(IL-1、IL-6、IL-8、IL-10)、血小板活化因子(platelet activating factor, PAF)等]的释放有关。血管张力调节障碍和血管壁通透性改变导致器官灌注损伤,特别是肠系膜、肺和脑血供的损伤。大量液体渗出到第三间隙、腹膜后、腹腔和胸膜腔,形成严重的低血容量休克和电解质紊乱,同时在液体中聚集具有毒性作用的过量物质,导致细胞和亚细胞水平的代谢紊乱,最终引起线粒体功能障碍。局部炎症过程及肠黏膜微循环损伤、发展和进行性肠麻痹有助于细菌易位和内毒素血症的发生,进而引发一系列代谢变化。

局部炎症向全身炎症反应的进展是 AP 临床症状进展为 SAP 的关键时刻。SAP 引起的 MODS 可分为 5 个阶段的发展机制。

第一阶段(诱导):是创伤影响区域或感染病灶的局部炎症反应。在这一阶段,多种介质的相互作用旨在限制破坏性物质的扩散,并且引起代偿性抗炎反应,以保护机体免受自身破坏。

第二阶段(级联):是器官和组织继发性损伤的小病灶形成,主要存在于内皮功能障碍引起的毛细血管床区域。

第三阶段(继发性自侵犯):由于免疫活性细胞的改变和特异性蛋白合成转录的调节,导致继发性炎症介质的释放。这一阶段对应于全身炎症反应综合征(systemic inflammatory response syndrome, SIRS)。分布性休克在此时发生,以急性血液循环不足结束。

第四阶段(代偿性抗炎反应综合征):代表在所有水平(亚细胞、细胞、组织、器官、全身)触发剩余的代偿能力。

第五阶段(终末阶段):在前一代偿过程失败的情况下发展,并随着生物体死亡而完成。

近年来,人们引入了一个术语(即 CHAOS)来描述 MODS 临床病理过程的主要阶段:C 代表心血管功能障碍(cardiovascular dysfunction),以 SIRS 为主;H 表示内稳态损伤(homeostasis impairment)、SIRS 和代偿性抗炎反应综合征(compensatory anti-inflammatory response syndrome, CARS)的多向效应;A 表示细胞凋亡(apoptosis)、SIRS 和 CARS 被抑制;O 代表器官功能障碍(organ dysfunction)、SIRS;S 代表免疫抑制(immunosuppression)、代偿性抗炎反应综合征。CHAOS 阶段以 MODS 结束,显著增加脓毒症患者的死亡风险。

SAP 是腹腔来源的脓毒症最常见的原因之一。脓毒症被认为是一种危及生命的器官功能障碍,由机体对感染的反应失调引起,是一种由感染过程引起的器官功能衰竭的严重状态。脓毒症是一种与内源性中毒相关的疾病状态,可导致线粒体功能障碍,触发凋亡和免疫抑制机制。这些复杂的致病机制是由全身炎症、凝血、免疫细胞基因重编程以及生理功能和器官功能调节等过程维持和调节的,在这种情况下功能调节系统超出了调节能力的极限从而无法自发纠正。而脓毒症休克是脓毒症最严重和最突出的表现，其特征是 MODS 失代偿，在此病理过程中所有支持内稳态的功能系统都参与其中，并伴有进行性组织灌注不足的表现。研究已经证明在感染性休克中会出现复杂的液体紊乱，表现为在总体循环血量不足的情况下，液体从血管重新分配到组织间隙和细胞内空间，导致血管内容量不足、组织间隙水肿。

内毒素血症的症状与广泛性炎症过程的发展同时出现。广泛性炎症过程是在毒性物质清除系统功能不充分的情况下，多种内源性有毒物质对机体的作用不受控制的现象。中毒的强度在许多方面决定了患者病情的严重程度和器官功能障碍的程度。严重全身感染的成功治疗在很多方面取决于针对主要感染病灶和中毒物质的治疗措施的有效性。

内毒素血症发展的机制可能与代谢紊乱、毒性物质难以消除从而导致积聚、有毒物质吸收入血有关。内毒素血症也可能是由各种有毒化合物对身体的作用引起的。其中最典型的是微生物群活动的产物。包括外毒素、内毒素、免疫物质、神经递质、生物胺、甲状腺和类固醇激素、抗体、免疫复合物、前列腺素、凝血和纤溶因子。但是仅白细胞介素、干扰素、集落刺激因子、肿瘤坏死因子、转化单核细胞生长分化的化合物、补体系统等30多种细胞因子可被区分，这些毒性物质可以分为以下几种。

（1）微生物释放的物质和原生组织分解产物之间形成结合物，可以维持中毒状态。

（2）具有酶活性的物质（如胰蛋白酶、脂肪酶、溶酶体酶等）从受损器官不可控地流入也有助于消化酶的自侵袭。

（3）正常代谢的终产物或中间产物浓度升高、电解质紊乱也会引起毒性反应。

（4）二氧化碳、乳酸、丙酮酸、尿素、肌酐、尿酸、芳香氨基酸、铵盐、胆红素、非酯化脂肪酸、钠、钾、钙等在组织代谢过程中发生病理变化时具有毒性作用。在产生机制正常甚至亢进的情况下，消除过程受损，这类物质过量产生进入血液时，也可以引起中毒。

（5）来自特定空腔脏器的物质（如肠道的物质：苯酚、吲哚、尸胺、酒精等），也具有毒性，进入血液的醛、酮、羧酸会产生毒性作用。

因此，器官灌注不足、组织缺氧、内毒素中毒、介质诱导的全身炎症和抗炎症反应、水电解质紊乱是 SAP 及其相关 MODS 发病的最重要环节。在治疗 SAP 患者时，去除有毒物质、纠正水电解质紊乱、保证器官灌注、减少全身炎症反应有助于防止 MODS、休克和败血症的发展。

## 二、SAP 与急性肾损伤

目前关于 AP 导致急性肾损伤（acute kidney injury，AKI）的病理生理学研究尚不充分。然而，胰腺炎发病过程中关键的病理生理过程涉及腺泡细胞内胰酶的过早激活。这导致胰腺及其周围组织的自我消化，进而引发一系列级联反应导致 AKI。激活的酶和促凝酶释放到体循环中可能引起内皮损伤，导致血管内液体渗出、低血容量、低血压、腹压升高、儿茶酚胺导致血管收缩加剧、高凝和肾小球纤维蛋白沉积。此外，自消化引起的腺泡损伤会刺激细胞因子的释放和氧自由基的产生，见图 3-5-1。

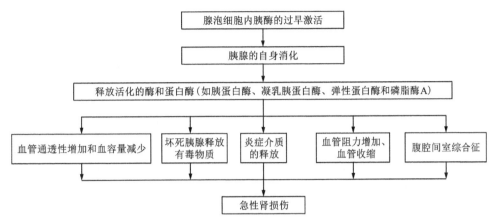

图 3-5-1 胰腺炎导致急性肾损伤的机制

### (一)血管通透性增加和血容量减少

低血容量在 AP 早期 AKI 中起着关键作用。AP 释放的酶导致血管通透性增加,富含蛋白质的液体泄漏到第三间隙,导致低血容量。在对胰腺炎犬模型的研究中,出现了腹腔积液的快速积聚,红细胞比容水平升高,动脉压降低,提示有效循环血量下降。这些实验证明了低血容量在 AKI 中的作用,至少在 AP 发病后的最初 24 小时内起到了重要作用。

### (二)坏死胰腺释放有毒物质

坏死胰腺释放的有毒物质与 AKI 的发病机制有关。这些物质包括胰蛋白酶、凝乳胰蛋白酶、缓激肽、组胺和前列腺素 E,以及内毒素和细菌。在 AP 和 AKI 患者中,通过腹腔灌洗使尿量得到改善,提示血液净化可能会清除导致 AKI 的物质。即使在低血压改善后,仍可能出现肾脏血流量、肾小球滤过率、尿排出量显著下降,肾脏血管阻力增加。因此,尽管细胞外容量充足,但 AP 患者也有肾脏血管收缩的记录,提示交感神经活性增加。这说明尽管低血压和低血容量可能是 AP 早期引起 AKI 的最初元凶,但胰腺渗出液中的有毒物质可能是导致 AKI 加重的危险因素。

### (三)炎症介质的释放

细胞因子可能参与 AKI 的发病机制。TNF-α 直接作用于肾小球和肾小管毛细血管,导致缺血和肾小管坏死,还会刺激其他细胞因子的释放,如 IL-1β、IL-8 和 IL-6。这些细胞因子作用于内皮细胞,导致肾脏缺血、血栓形成和氧自由基的释放。炎症介质可增加黏膜通透性,导致内毒素和细菌从结肠异位。内毒素通过增加内皮素水平促进 AKI 的发展,这会导致血管收缩、肾血流量减少和肾小管坏死。此外,氧自由基可能与蛋白质和酶发生反应,导致细胞和细胞器膜的脂质过氧化、蛋白质变性和毛细血管通透性增加、缺血和直接肾细胞膜损伤。最后,凋亡细胞也可能在 AKI 中起作用。

### (四)肾脏血管阻力增加、血管收缩

有学者在 AP 患者中发现肾血管阻力增加、血管收缩，所有患者均可发生高血压，间接导致血管升压药物阶次释放。AP 患者血浆肾素值比正常人高 6 倍，这可能与低血容量有关。

### (五)腹腔间隔室综合征(ACS)

当腹内压≥20 mmHg 时，患者即可能发生 ACS。由于 SAP 患者的腹腔内容物增加、肠梗阻、腹腔积液和腹肌内出血，其发展为 ACS 的风险升高。此外，药物、酸中毒、毒血症、输血、凝血功能障碍以及水肿引起的腹壁顺应性降低，导致毛细血管通透性增加和内皮损伤，从而引起细胞间质液体积聚，也可能起一定作用。腹内高压诱发 AKI 的机制尚不清楚，但腹内高压可压迫和损害动脉和静脉血管中的肾脏血流，导致灌注压降低，静脉压升高，静脉血流减少，肾静水压升高。这导致肾小球滤过压降低，微血管功能和氧输送受损，并诱发缺血性肾损伤。

在胰腺炎发作的不同时期对肾脏损伤的机制略有不同，见表 3-5-1。

**表 3-5-1　胰腺炎发作的不同时期对肾脏损伤的机制**

| 胰腺炎发作的前 24 小时 | 胰腺炎发作的 24 小时之后 |
| --- | --- |
| 血容量减少<br>低血压<br>胰腺释放组胺<br>激活激肽激酶-激肽系统<br>缓激肽释放增加<br>前列腺素 E 水平升高 | 脓毒症/内毒素<br>腹部压力增加<br>消化酶直接毒害肾脏：<br>●胰蛋白酶、凝乳胰蛋白酶、弹性蛋白酶<br>●磷脂酶 A2(PLA2)<br>●血小板活化因子(PAF)<br>肾小管细胞凋亡<br>激活肾素血管紧张素系统<br>肾脏血管收缩<br>肾脏血管阻力增加<br>氧化应激<br>炎症因子<br>●TNF-α<br>●IL-1β、IL-8 和 IL-6 |

## 三、血液滤过和血液透析在 SAP 治疗中的应用

血液滤过(hemofiltration，HF)是一种体外血液净化方法，应用于肾脏替代治疗(renal replacement therapy，RRT)。血液自血管导管中被收集到体外，并通过血液滤膜的半透膜，在静水压力梯度下过滤血浆，将小分子量和中分子量分子排除到滤出液中丢弃。HF 模拟正常人肾小球的滤过功能，可移除的物质和尿毒症毒素的分子谱接近肾小球滤过的分子

谱，并在血液滤过前（前稀释）和血液滤过后（后稀释）的模式中实现水及电解质物质的交换，在临床实践中得到了广泛的应用。

最早在 19 世纪 70 至 80 年代，用于治疗急性肾衰竭的血液透析开始尝试被应用于治疗坏死性重症胰腺炎，随后受到广泛应用。除了血浆置换和血液灌流纠正内稳态失衡，HF 和血液透析滤过（hemodiafiltration，HDF）也常应用于临床治疗 SAP。HF 和 HDF 似乎是 SAP 患者净化血液毒素最具代表性的有效方法。部分脓毒症患者可能需要应用连续静脉-静脉血液滤过（continuous venous-venous hemofiltration，CVVH）来清除血液中的毒素和维持内环境稳定，以协助治疗 MODS 和脓毒症休克。目前 CVVH 不仅是常用的辅助治疗 AKI 的血液净化方法，而且是脓毒症、脓毒症休克、肝肾综合征、SAP 的辅助治疗方法。

HF 的机制与血液透析（hemodialysis，HD）有本质区别。HF 是血浆中溶解的物质在跨膜压力的作用下通过滤膜进行对流输送来实现的。分子量 ≤20000 Da 的物质的清除取决于过滤速率和持续时间，同时使用超滤率调节控制水平衡，而电解质溶液的应用有助于维持电解质平衡。目前的高渗透膜的主要成分为聚丙烯腈、聚甲基丙烯酸甲酯、聚砜或纤维素-三醋酸酯等。在临床使用的血液滤过器每分钟可以提供 40~200 mL 的血液滤过量。血液滤膜流量由孔隙率、膜面积、跨膜压力、血流速率、红细胞比容和血浆蛋白含量共同决定。当血液流速增加时，血液在滤膜中的运动也增加，膜上的极化物质浓度降低，过滤流量增加。考虑到浓度极化现象，建议使用较高的血流量（250~300 mL/min），并保持血液过滤器内压力在 165 mmHg 左右。

用调整配方的溶液来替换被除去的滤出液也是模拟肾小管重吸收的一个重要过程。溶液组成必须接近血浆中的无蛋白部分，具有正常的渗透压和 pH，并随时可以调整。一次血液净化需要 18~25 L 溶液。其中，1 L 用于填充和从系统中清除空气，0.5 L 用于断开连接时的血液回输。出入水量由清除机体中多余水分的必要性和循环状态决定。如果没有液体管理的需求，液体去除率必须与更换量精确平衡。可以考虑在前稀释和后稀释后加入液体。前稀释可以在血液过滤器中提供较低的红细胞比容，降低抗凝压力，但需要更多的溶液。

低分子量和中分子量毒素在 HF 过程中都被清除，但低分子量毒素的清除比常规血液透析过程中更差。因此发明了 HDF，在常规的滤过过程中加入血液透析，在过滤器中加入透析液的循环从而提供扩散过程。有研究证实 HF 和 HDF 消除细胞因子的能力相似。在 HF 治疗 MODS 患者的研究中发现，补体成分、尿毒症毒素、细胞因子、脂多糖等物质浓度均有所降低，可以纠正血液酸碱紊乱，维持出入量平衡，改善成人和儿童的肝脏功能，且在急性肺损伤、心血管功能不全和脑病发展过程中，HD 和 HDF 也表现出较好的器官保护作用。一些文献表明，AKI 患者早期应用 CVVH 可提高生存率。使用 HF 进行连续 RRT 的一个重要且无可争议的优势是，即使在大量输液治疗的情况下，也可以长期有效地监测容量平衡，并保持电解质和酸碱平衡。

血液滤过是使用最新的聚合物膜过滤器，可以根据超滤速率、跨膜正梯度和膜筛分系数来影响生物活性物质在膜上的交换。而不同滤器的选择使清除蛋白质和超分子蛋白质结构等大分子变得可能。跨膜压力、滤过率和筛分系数越高，从血液中清除大分子的效果越好。限制这一过程的主要因素是血管通路能否提供足够血流的能力和滤器的特性。与此同时，由于滤过后的红细胞比容增加，以及包括纤维蛋白原在内的蛋白化合物吸附在膜表面并随后被激活，过滤速率的增加导致了不可控的高凝状态。

为了避免这一问题，在血滤中采用前稀释法，可以显著提高滤过率而不增加血流量。在这种情况下，通过滤器的血液中内源性毒素浓度显著降低，但总体上通过提高筛选系数可以提高有毒物质的清除率。已有研究证实，目前大多数 HF 过滤器都能在其表面沉积活性补体成分、TNF、IL-6、IL-10、革兰氏阴性菌内毒素。聚甲基丙烯酸甲酯制成的膜通过稳定其表面吸收物质的能力，最大限度地补充了过滤间隙。在相同筛分系数下，聚砜和聚丙烯腈的吸附活性最低。

## 四、血液净化的肾性和非肾性指征

到目前为止，已经提出了三个主要假设来解释 HF 应用的积极治疗效果。免疫调节假说（Honoré 概念）不仅通过降低血液中有毒物质的峰值浓度，还通过改变免疫反应、抑制高代谢和高炎症反应来解释 HF 的积极作用。峰值浓度假说（Ronco 概念）将患者状态的改善与血液中有毒物质的下降直接联系起来。中介体传递假说则关注炎症相关的水溶性颗粒从细胞间隙转移的可能性。

当机体的自然血液净化机制受损时，HF 和 HDF 具有特殊的意义，同时提供了生物活性物质和代谢产物的消除，以弥补肾脏等生理血液净化系统的功能。因此，肾性适应证和肾外适应证在血液净化开始时就应被区分。在肾功能保留的情况下，肾外适应证对内环境稳定是必要的，而肾性适应证则意味着肾功能受损。因此，对于血液净化启动和其性能的特异性有不同的建议。有研究者认为，血液净化的启动指征应参考肾脏因素（非阻塞性少尿/无尿、危及生命的电解质紊乱、代谢性酸中毒、容量过负荷、进行性升高的氮质血症、尿毒症的临床表现）和肾外因素（感染性休克、急性肺损伤/急性呼吸窘迫综合征或需要大量输血、提供输液治疗和营养支持的高风险）、伴有脑水肿的急性脑损伤、利尿剂难治性水肿的慢性心力衰竭、横纹肌溶解、严重烧伤、SAP、外源性中毒、恶性高热等）。目前，HF 和 HDF 被认为是 ICU 中管理 MODS 的方法之一。

目前，HF 和 HDF 在 SAP 患者中的作用和启动指征仍有争议。一方面，这些治疗手段并没有被作为常规推荐；另一方面，SAP 的发展意味着内源性中毒和 MODS 的发生，这是使用 HF 和 HDF 的基础。而为了提高 SAP 患者的治疗效果，越来越多的技术手段应用于临床中，如手术、硬膜外阻滞和某些药物的应用、营养支持和液体复苏等。

内毒素中毒在 SAP 导致的 MODS 发展中的作用也不容忽视，因为内毒素中毒与预后不良相关。部分研究显示，包括 HF 在内的体外血液净化方法对 SAP 患者的内毒素管理是有效的，其标志是降低全身炎症反应的强度和较低的并发症发生率。HF 在坏死性胰腺炎引起的肠屏障功能障碍中的积极作用与消除促炎细胞因子和抗氧化应激抑制而改善细胞因子状态有关。但是部分有益的生理物质也会和致病物质一起从机体中被清除，这可能与膜的结构和性能有关。因此不仅要研究细胞因子的动态，还要通过炎症标志物如 C 反应蛋白、前血凝素、降钙素原、中间分子的变化来评估 HF 的疗效。

有研究显示，器官功能障碍严重的患者血清中芳香族苯碳酸水平均明显高于正常水平，HDF 可使血清中这些酸的浓度降低至原水平的 1/2~2/3。这提示芳香族代谢物（对羟基苯乙酸和对羟基苯乳酸）清除率可能可以作为研究体外血液净化方法有效性的生物标志物。HF 的一个治疗作用是清除和结合内毒素。这在 SAP 的治疗中尤为重要，因为内毒素会触发并加速大多数炎症介质的激活和释放。HF 期间内毒素的清除最可能依赖于血液滤膜上的对流和吸附。有研究显示，在 SAP 的综合治疗中，HF 对细胞和体液免疫状态有积极影响，表现为相对于基线数据，IgG 增加 300%，IgM 下降 200%，IgA 下降 11%，T 淋巴细胞下降 20%，吞噬细胞下降 48.6%。在治疗第 5 天，纤维蛋白原含量下降 17.4%，凝血细胞下降 21.6%，凝血酶原指数下降 28.5%。

## 五、常用的治疗 SAP 的血液净化参数

### (一)治疗模式的选择

SAP 患者的血液净化模式目前临床多选择以下三种：

1.连续静脉-静脉血液滤过(CVVH)　也称连续血液滤过，是利用对流原理清除血液中溶质及多余水分的血液净化模式。CVVH 通过超滤清除血浆中大量的水，而水中所包含的中、小分子溶质随之被一同清除，因为丢失了大量的水和电解质成分，需要通过置换液进行补充。根据补充的路径不同，置换液又分为后稀释和前稀释两种方式。后稀释 CVVH 虽然溶质清除效率较高，但由于血液浓缩明显，易发生滤器凝血；前稀释 CVVH 不易发生滤器凝血，但溶质清除效率较低。CVVH 主要用于清除血液中的中、小分子溶质。

2.连续静脉-静脉血液透析(continuous veno-venous hemodialysis, CVVHD)　也称连续血液透析，是利用弥散原理清除血液中溶质的血液净化模式。分子运动的物理特性决定了物质的分子量越小，其弥散能力越强。因此这种方式对于小分子物质，如尿素氮(BUN)、肌酐(Cr)等的清除效果要优于中分子物质。CVVHD 也能通过超滤的方式清除血液中多余的水分。

3.连续静脉-静脉血液透析滤过(continuous veno-venous hemodiafiltration, CVVHDF)也称连续血液透析滤过，这种连续血液净化治疗模式将血液滤过和血液透析有机地融合在一起。CVVHDF 既利用了对流的原理，也利用了弥散的原理。CVVHDF 主要用于清除血液中的中、小分子溶质。

单位时间内通过血液净化清除的某种溶质的量，称为溶质清除率。在连续血液净化治疗中最终丢弃的液体即为"废液"，忽略膜对溶质的吸附作用，溶质主要是跟随废液被排出体外的。

溶质清除率=单位时间废液的量×废液中溶质的浓度

废液中的溶质浓度与膜内血液溶质的浓度有关，同时与膜对这种溶质的通过能力有关。废液中(膜外)溶质与膜内溶质的比值反映了这种溶质通过半透膜的能力，在 CVVH 时称为"筛选系数"，在 CVVHD 时称为"弥散系数"。

即，废液中溶质浓度=膜内溶质浓度×筛选系数或弥散系数

血液净化的溶质清除率则为：

溶质清除率=单位时间废液的量×膜内溶质浓度×筛选系数或弥散系数

对于 Cr、BUN 等小分子溶质，弥散系数=筛选系数=1。因此，在相同的治疗剂量下，针对同一治疗个体，对于小分子溶质，CVVHD 与后稀释 CVVH 的溶质清除率相等。CVVHD 和后稀释 CVVH 采用相同的治疗剂量，两者清除小分子的能力没有明显差别。前稀释 CVVH 清除效率相对较低，在常规治疗剂量下，其对小分子溶质的清除能力只有后稀

释 CVVH 的 80%~85%。

CVVHDF 模式是在一个滤器上同时进行血液滤过和透析治疗，由于在同一滤器上进行，溶质的弥散和对流之间会相互影响，其总的溶质清除率略低于弥散与对流之和，但影响不大。因此，在治疗剂量（置换液+透析液）相同的情况下，CVVHDF 对于小分子溶质的清除能力与 CVVHD 和后稀释 CVVH 也是接近的。

通过增加单位时间排出废液的量，即增加治疗剂量，可以达到提高溶质清除率的目的。但在实际临床工作中，CVVH 增加治疗剂量会受到滤过分数的限制。滤过分数是指通过滤器从血浆中超滤出的水占流经滤器的血浆流量的百分比。为了避免滤器凝血，一般要求滤过分数在 30%以下。因此，当血流速小于 200 mL/min 时，后稀释 CVVH 的置换液流速很难超过 2500 mL/h。而 CVVHD 则不会受到滤过分数的限制，因此对于高钾血症等需要快速清除小分子溶质的情况，可以采用短时较高治疗剂量的 CVVHD 模式迅速清除致病溶质。与 CVVHD 模式相同，由于 CVVHDF 中的透析液剂量也不受滤过分数限制，也可以通过增加治疗剂量而快速清除小分子溶质。

因此，在治疗剂量相等的情况下，后稀释 CVVH、CVVHD 和 CVVHDF 三者对小分子溶质的清除效果相近，前稀释 CVVH 清除效率相对较低；而当治疗剂量需求进一步增高时，CVVHD 和 CVVHDF 由于可以不受滤过分数限制，在短期快速清除小分子溶质方面更有优势。

对于中分子溶质，由于其弥散系数<筛选系数<1，因此在治疗剂量相同的情况下，CVVHD 对中分子溶质的清除率小于后稀释 CVVH。CVVHDF 由于既有弥散又有超滤，其清除能力介于后稀释 CVVH 和 CVVHD 之间。

由于后稀释 CVVH 受到滤过分数的限制，其置换液速度一般不超过 2500 mL/h；而 CVVHD 和 CVVHDF 中的透析剂量可以不受滤过分数限制，高剂量 CVVHD 对中分子溶质的清除率有可能超过常规剂量 CVVH。由于中分子溶质的分子量离普通滤器的截留分子量相对接近，因此常规的 CVVH 清除中分子溶质的效率并不如预期的那么高。

### （二）抗凝的选择

抗凝是保证血液透析顺利进行的重要环节，既要保证安全、有效抗凝，又要减少出血的风险。在进行抗凝之前，首先要评价患者的凝血状态；其次合理选择适当的抗凝剂；同时在治疗中密切监测凝血状态，最终达到个体化、最优化的治疗方案。胰腺炎患者往往存在高血脂等因素导致高凝状态，又因存在出血性因素有出血隐患，因此对于胰腺炎患者的血液净化需要格外注意抗凝问题。

临床常用抗凝剂的种类如下：

#### 1. 普通肝素

（1）抗凝原理：肝素是富含阴离子的硫酸黏多糖，在循环中与抗凝血酶Ⅲ结合形成循环辅因子，使抗凝血酶Ⅲ发生结构的改变，从而使凝血因子Ⅹa 及凝血酶（凝血因子Ⅱa）这些因子迅速灭活达到抗凝作用，而对凝血因子Ⅻa、Ⅺa 和Ⅸa 的抑制较少，肝素对凝血因子Ⅹa 及凝血酶（凝血因子Ⅰa）抑制作用一样，因此全身使用出血风险增加。

机体对肝素的敏感性和代谢率存在较大差异，故肝素的应用必须个体化。肝素静脉注射后起效时间为 3~5 分钟，达峰时间为 15 分钟；在肾衰竭的患者中，其半衰期延长，为

30~120 分钟。

（2）监测指标：为达到较好的抗凝效果而不至引起出血，血液透析时常须观察凝血指标。最常使用激活全血凝血时间（activated coagu-lation time，ACT），也使用活化部分凝血活酶原时间（activated partial thromboplastin time，APTT）。透析早、中期，目标 ACT、APTT 通常为基础值的 1.8 倍；透析后期（透析结束时），ACT、APTT 目标值应维持于基础值的 1.4 倍。基础 ACT 值高的患者应当降低目标 ACT 值。

（3）临床应用：目前多使用常规肝素全身抗凝。肝素虽不是最理想的抗凝剂，但如无禁忌证，仍是目前维持透析患者首选的抗凝剂。对于稳定的维持透析患者，美国、英国的肾脏病协会推荐肝素作为标准抗凝剂，而低分子肝素作为可替代的选择。欧洲透析和移植协会建议肝素用量首为 50 U/kg，追加剂量为 800 ~1500 U/h；英国肾脏病协会对首剂负荷量未作明确说明，追加剂量建议按照 500~1500 U/h；我国在 2010 年制定的血液净化操作规程中建议，血液透析、血液滤过或血液透析滤过的患者，一般首剂量为 0.3~0.5 mg/kg，追加剂量为 5~10 mg/h，采用间歇性静脉注射或持续性静脉输注（常用），血液透析结束前 30~60 分钟停止追加。应依据患者的凝血状态调整剂量量。考虑到肝素潜在的降低血脂的作用，肝素抗凝在适宜的胰腺炎患者中应用范围尤其广泛。

2. 局部枸橼酸抗凝

（1）抗凝原理：枸橼酸盐能与游离钙结合形成难以解离的可溶性枸橼酸盐复合物，使血离子钙减少，阻止凝血酶原转化成凝血酶，从而达到抗凝作用。在体外管路中，离子钙浓度大约降至 0.3 mmol/L，这足以阻断凝血路径。当体外管路中的血液进入体内时，离子钙浓度则恢复，抗凝效果立刻消失，机体内凝血功能不受影响。枸橼酸盐进入体内后参与三羧酸循环，代谢产物为碳酸氢根，可纠正代谢性酸中毒。同时部分枸橼酸盐可经对流和弥散方式清除。停止输入枸橼酸盐 30 分钟后，体内离子钙和枸橼酸根浓度即可恢复正常。

（2）监测指标：血液中的枸橼酸盐达到理想的抗凝效果的浓度通常为 3~4 mmol/L，但临床上实时测量难以实现。因此通过监测滤器后离子钙浓度来判断抗凝程度。控制滤器后的离子钙浓度应为 0.25~0.35 mmol/L；而患者体内离子钙浓度应控制在 1.0~1.2 mmol/L。

（3）临床应用：因为局部枸橼酸抗凝比较复杂，在一般血液透析时很少应用。而在连续血液净化治疗时常需要使用，因其出血率最低，滤器寿命最长。目前适用于病情重、有活动性及高危出血倾向的急、慢性肾衰竭患者，以及抗凝血酶和肝素辅因子 Ⅱ 水平低下患者。

枸橼酸主要在肝脏、肾脏、肌肉内进行代谢，因此理论上肝功能不全、缺氧、休克等临床情况可能造成枸橼酸蓄积，引起相关电解质、酸碱平衡紊乱。但只要密切监测、合理调整枸橼酸盐溶液和钙剂的输入速度，即便是伴有肝衰竭的患者也可避免代谢紊乱的出现。临床医生通过监测离子钙、总钙与离子钙比值、pH、碳酸氢根、阴离子间隙、乳酸等指标间接判断是否存在枸橼酸蓄积。不同疾病、不同人群体内枸橼酸清除率可能差别很大，因此需要根患者实际情况进行个体化调整。

另外，局部枸橼酸抗凝治疗的重要影响是可以减少透析引起的炎症反应。它可以使滤器内离子钙浓度降低，不仅下调膜介导的炎症，可能同时减轻了全身的炎症反应，还可延长滤器使用寿命，提高生物相容性，具有抗炎和抗氧化应激的作用。这一点对于减轻 SAP 患者的炎症反应至关重要。

### （三）连续性肾脏替代治疗基本参数的选择

1. 血流速 是指单位时间内流经滤器的血流量。在常规治疗剂量下，一般将连续性肾脏替代治疗（continuous renal replacement therapy, CRRT）的血流速设置为100~200 mL/min。对血流动力学不稳定的患者可从50~100 mL/min开始，逐步上调血流速，在数分钟之内达到目标值；对血流动力学稳定的患者，可以直接将血流速设置为150~200 mL/min。

2. 脱水速率 也称净超滤率，是指相对CRRT设备而言，单位时间内额外超滤出的液体量。需要指出的是，由于患者外周还有液体输入和自身的尿量、引流量等出量，脱水速率并不是患者最终的全身液体平衡。患者的液体平衡=除外置换液和透析液的总入量-除外废液的总出量-脱水量。由此可见，脱水率是实现患者全身液体平衡目标的重要工具，决定着患者的最终液体平衡状态。在CRRT的容量管理中，首先要制定全身液体平衡目标，然后通过调整脱水速率实现液体平衡目标。由于重症患者往往合并血流动力学不稳定，对容量的耐受区间变窄，脱水速率需要根据患者的血流动力学状态、外周的输液速度及液体平衡目标进行动态调整，且除非患者出现明显的容量正负荷，脱水速率不宜过快。

3. 治疗剂量 详见本章血液净化的肾性和非肾性指征及治疗参数等相关内容。

4. 后稀释和前稀释 CVVH的置换液输入途径以滤器为参照物，分为后稀释和前稀释两种方式。后稀释时溶质清除率高，但由于血液浓缩比较明显，滤器内凝血的风险较大；而前稀释时血液浓缩比较少，滤器相对不容易发生凝血，但由于血液先被稀释，溶质清除率会下降，为后稀释效率的15%~20%。

因此，临床上在选择置换液的输入路径时，首先要评估患者是否容易发生滤器凝血。如果行无抗凝血液净化治疗或CRRT过程中滤器频繁发生血栓堵塞，应避免后稀释CVVH，可选择前稀释CVVH或其他含透析的CRRT模式，以延长滤器寿命；如果进行高容量血滤，也应选择前稀释CVVH，有助于降低滤过分数，延长滤器寿命。如果患者对抗凝反应好，滤器寿命长，选择后稀释CVVH有利于在单位时间内清除更多的溶质；当然在这种情况下，选择前稀释和后稀释并存，按一定比例输注也是临床常见的一种做法。对于SAP患者来说，患者往往有高凝倾向，因此加大前稀释的部分以保证抗凝效果，也是临床常见的做法之一。

### （四）CRRT在SAP患者温度管理中的作用

对于SAP患者而言，发热和低体温可能都是有害的。严重低温时可导致寒战、疼痛和不适、胰岛素分泌减少，以及氧离曲线左移，导致氧释放能力下降等；而高热既是炎症反应的表现，又是加重炎症反应的因素。为避免体外管路热量持续丢失导致低体温，CRRT仪器上均安装了加热器，加热置换液/透析液以减少热量的丢失。

研究显示，过高加温可能会改变血管的反应性，导致低血压，而在早期将置换液温度控制在36℃，持续一段时间，能够升高平均动脉压和降低儿茶酚胺类药物的剂量。对SAP患者明确严格控制体温是有益的，在进行血液净化治疗时，可以利用体外管路的散热作用，降低患者的体温。在此过程中，需要密切、动态监测患者体温变化，避免因此导致的严重低体温而带来的不良反应。应依据治疗目的和目标的不同，合理制定适合患者的血液净化治疗方案。在血液净化治疗过程中，监测非常重要，需要根据监测结果及时调整参数和治疗方案。

## 六、应用 HF 治疗 SAP 未解决的问题

目前，体外血液净化方法对 SAP 患者，特别是 HF 的作用和意义尚未完全明确。在无 AKI 和肾外指征（不可纠正的代谢性酸中毒、钠血症、超过 39.5℃ 的高热、肺水肿或脑水肿）的情况下，常规应用 RRT 不会影响预后。仅当 SAP 患者出现 AKI 或肾外指征时，才推荐使用 HD、HF 和 HDF。目前针对使用 CRRT 治疗 SAP 患者仍有不同的声音，因为在血液净化治疗的过程中，限制了抗菌药物的使用，在大样本队列研究中也没有明确的改善预后的证据。

腹腔内高压对患者的器官功能和循环打击均较重，并直接影响患者的预后。腹腔内高压不仅导致腹部器官灌注受损，还可能导致后腹腔循环变差，因此必须关注腹腔内压力。当压力升高超过 25 mmHg 并带来远端器官损害可能时，需要行开腹手术。世界腹腔间隔室综合征协会（world society of the abdominal compartment syndrome，WSACS）的多项指南和研究均建议重视腹内高压、腹腔间隔室综合征、输液治疗和早期肠内营养。有学者研究了 CVVH 对 SAP 和腹腔内高压患者血液中免疫抑制酸性蛋白（immunosuppressive acidie protein，IAP）和 TNF-α 水平降低的影响，发现使用 CVVH 的患者往往存在血液中 TNF-α 水平和 IAP 水平的降低，这两个指标之间呈正相关关系。而早期 CVVH 似乎可以降低 SAP 和腹腔间隔室综合征患者血液中 IAP 和 IL-8 水平、淀粉酶和 C 反应蛋白，与未使用 CVVH 的患者相比，使用 CVVH 的患者的肾功能和肝功能指标有更大的改善。在一项回顾了 CVVH 在 SAP 合并腹内高压患者中应用 10 年的研究中，68.5% 的患者出现腹内高压，序贯器官衰竭评分（sequential organ failure assessment，SOFA）较高。CVVH 可能促使病情快速缓解，缩短了患者的住院时间。

但 HF 对肠道灌注和腹内压的影响并未完全明确，因此 HF 与腹内压相关的治疗策略尚未制定出来。关于腹内高压是否是 HF 开始的指征，以及 SAP 患者应该在什么时候开始血液净化（是在器官衰竭 48 小时后还是更早）仍存在争议。但公认的是，应对 SAP 患者进行常规的腹内压监测，并应继续研究持续 RRT 对 AP 患者腹内压变化的影响。

有研究认为在早期 SAP 患者中，治疗剂量为 30 mL/（kg·h）的 HF 可在较短时间内恢复内稳态指标，并降低 MODS 的严重程度。如果治疗过程持续 24 小时以上，且置换量不低于 2000 mL/h，持续 HF 对内源性中毒指标的动态有积极影响。而另外的研究发现，在 SAP 和早期器官衰竭患者中使用大剂量 CHVHF 在毒素清除方面存在优势。使用 4 L/h 的置换液行 CHVHF 时，患者内毒素的降低水平比对照组更显著。

有研究对 APACHE-Ⅱ 评分>15 的 SAP 患者应用 CHVHF 治疗与标准治疗相比，遵循"尽早"原则开始治疗的组在最初 72 小时内状态明显改善，MODS 风险降低，住院时间缩短，病死率降低。而在 SAP 合并 MODS 患者中对比 CHVHF 和 IHVHF 与 CVVH 的临床疗效的研究表明，接受 CHVHF 治疗的患者预后似乎更好，生化指标值的降低程度更大，血管活性药物用量更少。但是置换量小的连续 RRT 似乎并不那么有效。对治疗剂量为 30 mL/（kg·h）及以上的 SAP 病程进行了基于 HF 方法的回顾性评估，结果显示当治疗剂量超过 30 mL/（kg·h）时，早期病死率下降。

目前尚无公认明确的有循证医学依据支持的针对 SAP 患者的血液净化方法。尽管部

分研究体现了 HF 可能的治疗价值，但是仍然缺乏足够高水平的循证医学证据证明这一点。因此我们仍然需要继续探索持续 RRT 的优化方法，即个体化血液净化方案。根据患者在不同疾病发展阶段的器官功能障碍、AKI、MODS、感染性休克的强度，对 SAP 患者分别选择 HF、HDF、大容量 HF 并结合吸附技术进行治疗，可能有助于改善 SAP 患者的预后。

（刘志勇、赵春光）

# 第四篇

# 经典病例回顾及专家点评

# 案例 1
# 过早留置腹腔引流管可能导致腹腔内严重感染病例

## 一、病历资料

### (一)一般资料

患者，男，35岁。2022年5月24日入院。

### (二)主诉

突发上腹痛13天。

### (三)现病史

患者于2022年5月11日晚饮酒后出现持续性上腹胀痛，伴恶心呕吐，呕吐物为胃内容物，伴腰背部放射痛，无呕血、黑便，无皮肤巩膜黄染，无畏寒发热等不适。腹痛呈进行性加重，遂就诊于当地医院，完善血清淀粉酶、腹部CT检查，诊断为急性胰腺炎，予以禁食、补液等治疗。5月18日于B超引导下行经皮穿刺引流(PCD)，患者腹痛、腹胀等症状稍有改善。5月23日患者出现发热、呼吸困难、少尿等症状，考虑重症急性胰腺炎(SAP)、多器官功能障碍(MODS)，遂急诊转入我院治疗，收住ICU。

### (四)体格检查

体温(T)37.3℃，脉搏(P)150次/min，呼吸(R)42次/min，血压(BP)130/82 mmHg。急性病容，皮肤巩膜无黄染，浅表淋巴结未触及，双肺呼吸音清，无啰音。心率(HR)150次/min，律齐，无杂音。腹部膨隆，未见胃肠型及蠕动波，左腰部可见1根穿刺引流管，引流出灰褐色液体约50 mL。腹肌紧张，全腹压痛、反跳痛，肝脾肋下未及，移动性浊音阳性，肠鸣音低弱，1次/min。

### (五)辅助检查

1.血常规　白细胞计数(WBC) 14.9×10⁹/L，血红蛋白(Hb) 82 g/L，中性粒细胞百分比(NEUT%) 90%。

2. 肝肾功能　　白蛋白(ALB)30 g/L，总胆红素(TB)124 μmol/L，直接胆红素(DB)69 μmol/L，尿素氮(BUN)40 mmol/L，血肌酐(SCr)532 μmol/L。

3. 甘油三酯(TG)　　11 mmol/L。

4. 血清淀粉酶(AMY)　　870 U/L。

5. 动脉血气分析(ABG)　　pH 7.46，$PO_2$ 68 mmHg，$PCO_2$ 31 mmHg。

6. CT 检查(当地医院)　　急性胰腺炎(AP)、胰腺坏死并胰周积液(图 4-1-1、图 4-1-2)。

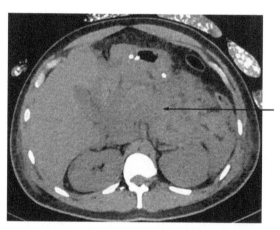

图 4-1-1　患者 CT 可见胰腺坏死并胰周积液

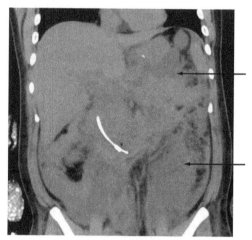

图 4-1-2　患者 CT 冠状位可见胰周大面积积液

(六)入院诊断

1. SAP　　高甘油三酯血症性，重度。

2. 感染性胰腺坏死(IPN)

3. 多器官功能障碍综合征(MODS)(肺、肝、肾)　　急性呼吸窘迫综合征(ARDS)、急性肾功能不全、肝功能损害。

4. 脓毒症

5. 高脂血症

6. 贫血

7. 低蛋白血症

(七)诊疗经过

(1)患者存在多器官功能损害，入中心 ICU 监护治疗，予以禁食、胃肠减压、液体复苏、抗感染、呼吸支持、血液滤过、护肝及对症支持治疗。

(2)患者入院后反复发热(图 4-1-3)，感染指标持续升高(图 4-1-4)。复查 CT 可见 AP、胰腺坏死并胰周积液、气泡征(图 4-1-5)。

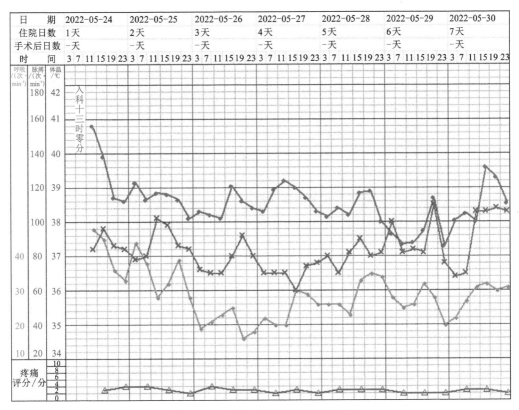

图 4-1-3 患者三测单显示反复发热

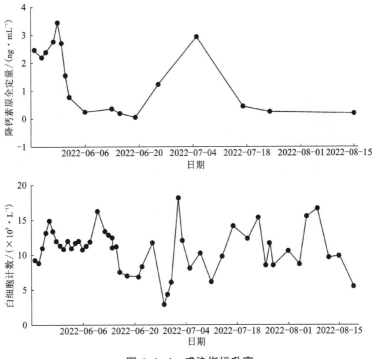

图 4-1-4 感染指标升高

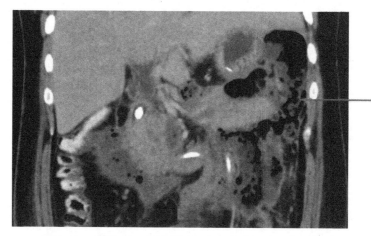

图4-1-5　复查CT可见胰周积液区出现气泡征,箭头所示

（3）多学科诊疗团队（MDT）会诊意见。诊断：SAP、MODS、IPN、脓毒症。建议行CT引导胰周积液穿刺引流,逐步升阶梯外科干预,清除坏死组织（图4-1-6）。

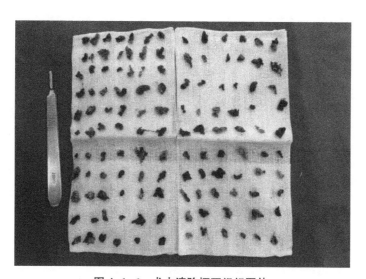

图4-1-6　术中清除坏死组织图片

（4）经积极外科治疗［共进行了16次微创入路腹膜后胰腺坏死组织清除术（MARPN］后,患者发热症状逐步好转（图4-1-7）,复查降钙素原、C反应蛋白等感染指标逐步改善（图4-1-8）,CT可见胰腺坏死积液区明显减少（图4-1-9）。引流液培养提示多重耐药菌感染（图4-1-10）。经积极治疗后成功治愈。

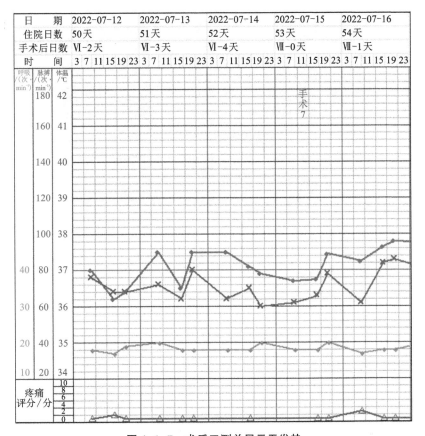

图 4-1-7　术后三测单显示无发热

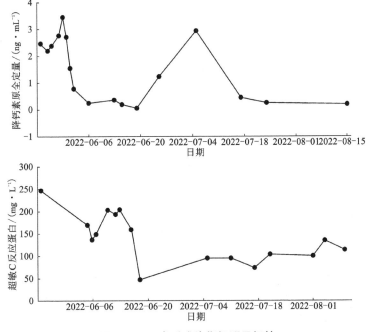

图 4-1-8　术后感染指标明显好转

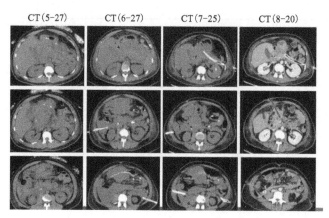

**图 4-1-9  手术前后 CT 对比，可见胰周积液区明显缩小**

### 中南大学湘雅医院检验报告单

姓　　名：吴▓▓　　病人 ID：▓▓　　条码号：▓▓　　样本编号：▓▓

性　　别：男　　类　　别：住院　　科　　别：9 病区（胰胆外）　　床　　号：▓▓

年　　龄：34 岁　　标本种类：腹腔引流液　　送检医生：▓▓　　出生年月：▓▓

临床诊断：急性重症胰腺炎（重度）

收费项目：无菌体液/组织厌氧培养及鉴定+药敏单项*4+药敏组合*1

无厌氧菌生长

细菌培养结果：肺炎克雷伯菌

| 抗生素 | MIC (μg·mL⁻¹) | KB/mm | 敏感度 | 天然耐药 | 折点范围 MIC法 | | KB法 | |
|---|---|---|---|---|---|---|---|---|
| 氨苄西林 | ≥32 | | R | R | | | | |
| 氨苄西林/舒巴坦 | | 6 | R | | | | ≥15 | ≤11 |
| 阿莫西林/克拉维酸 | ≥32 | | R | | ≤8 | ≥32 | | |
| 哌拉西林/他唑巴坦 | ≥128 | | R | | ≤6 | ≥128 | | |
| 头孢哌酮/舒巴坦 | | 6 | R | | | | ≥21 | ≤15 |
| 头孢唑啉（除非复杂性泌尿道感染外） | | 6 | R | | | | ≥23 | ≤19 |
| 头孢唑啉（非复杂性泌尿道感染） | | 6 | R | | | | ≥15 | ≤14 |
| 头孢呋辛（静脉注射） | | 6 | R | | | | ≥18 | ≤14 |
| 头孢呋辛（口服） | | 6 | R | | | | ≥23 | ≤14 |
| 头孢曲松 | ≥64 | | R | | ≤1 | ≥4 | | |
| 头孢吡肟 | ≥64 | | R | | ≤2 | ≥16 | | |
| 头孢西丁 | ≥64 | | R | | ≤8 | ≥32 | | |
| 氨曲南 | ≥64 | | R | | ≤4 | ≥16 | | |
| 美洛培南 | | 6 | R | | | | ≥23 | ≤19 |
| 亚胺培南 | ≥16 | | R | | ≤1 | ≥4 | | |
| 厄他培南 | ≥8 | | R | | ≤0.5 | ≥2 | | |
| 妥布霉素 | ≥16 | | R | | ≤4 | ≥16 | | |
| 庆大霉素 | ≥16 | | R | | ≤4 | ≥16 | | |
| 阿米卡星 | ≥64 | | R | | ≤16 | ≥64 | | |
| 金属β-内酰胺酶 | | − | − | | | | | |
| 丝氨酸碳青霉烯酶 | | + | + | | | | | |
| 左旋氧氟沙星 | ≥8 | | R | | ≤0.5 | ≥2 | | |
| 环丙沙星 | ≥4 | | R | | ≤0.25 | ≥1 | | |
| 复方新诺明 | ≥16/304 | | R | | ≤2 | ≥4 | | |
| 多黏菌素B | 1 | | NT | | ≤2 | ≥4 | | |
| 替加环素 | 1 | | S | | ≤2 | ≥8 | | |

说明：S-敏感；I-中介；R-耐药；R-代表天然耐药。

注释：NT(野生型)为未检测出相关耐药机制的菌株；NWT(非野生型)即存在某种耐药机制的菌株；肺炎克雷伯菌对氨苄西林、替卡西林天然耐药。

**图 4-1-10  腹腔引流液细菌培养**

## 二、分析与点评

### (一)诊疗过程中的得与失

#### 1.诊断过程

该病例诊断考虑为 SAP(重度)。诊断依据：典型上腹痛、淀粉酶升高及 CT 影像学检查符合 AP 诊断，同时患者早期出现肺、肝、肾等多器官功能损害，后期合并严重 IPN，因此，重度 SAP 诊断明确。但是在诊断过程中影像学检查的应用还可以更加合理，CT 检查是最具诊断价值的影像学检查，只有增强的 CT 检查才能准确区分水肿性胰腺炎和坏死性胰腺炎。但发病初始的影像学特征不能反映疾病的严重程度。除确诊需要，通常应在发病72 小时后进行 CT 检查。CT 不仅用于诊断，还常用于连续的动态观察，以判断疗效和决定下一步治疗方案。患者发病早期当地医院未及时对其病情的严重程度进行评分，以预测患者的病情发展趋势并及时给予处理。发病早期根据 Ranson 评分、APACHE-Ⅱ评分或者BISAP 评分等评分系统对患者进行病情评估，可以很好地指导下一步的治疗策略。

#### 2.治疗过程

该患者发病第 7 天就在当地医院进行了 PCD，当时穿刺引流的原因是考虑存在腹内压(IAP)升高，但无腹压监测记录，穿刺前患者无发热等感染表现。世界腹腔间隔室综合征协会(WSACS)将腹腔内高压(IAH)定义为持续或反复测量 IAP≥12 mmHg。IAH 是一种临床现象，需要切实查找引起 IAH 的原因。IAH 诊断标准如下：每 4~6 小时测量 1 次 IAP，连续 3 次腹内压≥12 mmHg；每 1~6 小时测量 1 次腹腔灌注压(APP)，连续 2 次 APP<60 mm Hg。APP=平均动脉压(MAP)-IAP。腹腔间隔室综合征(ACS)被定义为 IAP 高于20 mmHg 并伴有脏器功能衰竭征象。IAH 并不一定会导致 ACS，触发 ACS 的 IAP 值是因人而异的，受到外界因素和患者机体代偿能力的影响。酸中毒、低体温和凝血功能障碍被认为是导致 IAH 和 ACS 的三联征。诊断 ACS 的方式：每 1~6 小时测量 1 次 IAP，连续3 次 IAP>20 mmHg 或 APP<50 mmHg，且并发与 IAH 有关的单一或多器官系统衰竭。WSACS 对 IAH 进行了分级：Grade Ⅰ 为 IAP 12~15 mmHg；Grade Ⅱ 为 IAP 16~20 mmHg；GradeⅢ 为 IAP 21~25 mmHg；GradeⅣ 为 IAP>25 mmHg。因此，该患者行 PCD 治疗的指征不明确，选择穿刺的时机也太早。患者在穿刺后 7 天出现脓毒症，不能排除穿刺引流导管导致的逆行感染可能。该患者后期经过多次微创手术成功治愈，是一例成功治愈的危重型SAP 病例。

#### 3.对于 SAP 穿刺引流的时机

IPN 通常要到第 4 周或更晚的时候才能被发现，例如通过 CT 检查发现坏死内部有气体存在。4 周或更长时间后，坏死组织更有可能被隔离，并且坏死组织发生液化，使引流或清创更容易实现。然而，一旦坏死感染扩散，就有发生脓毒症的风险，可能导致或加重器官衰竭。因此，我们往往需要在早期或晚期引流和(或)清创之间取得平衡。早期干预可能诱发或加剧危重疾病，并有较高的并发症风险，如死亡或出血等。延迟干预可降低这些风险，但可能会增加感染引起并发症的风险。因此，必须提高人们对延迟干预既有好处也有坏处的认识，这些都应在个体化病例的基础上认真考虑。强调需要根据个人情况考虑早期干预和延迟干预的潜在利益和危害，这可能涉及权衡早期干预增加病死率的风险，以及如果清创延迟太久可能发生严重并发症的可能性。因此，穿刺时机需要根据患者病情个体化决定。严重器官功能衰竭、早期出现的严重胰周坏死感染导致脓毒症的患者在积极使用抗菌药物无效的情况下，可能需要提早干预。如果在 SAP 早期的患者中进行 PCD 干预，由于此时全身炎症反应增强和出血风险增加，可能会导致高发病率和高死亡率。因此，目前的指南建议将干预(无论是经皮、内镜还是手术)推迟到发病后 3~4 周，以降低发病率，并允许包裹集合。

### 4. 对于 SAP 行 PCD 的指征

(1)ACS：SAP 患者可合并 ACS，当 IAP>20 mmHg 时，常伴有新发器官功能障碍，是 SAP 患者死亡的重要原因之一。ACS 的治疗原则：及时采取有效的措施降低 IAP，包括增加腹壁顺应性，如使用镇痛药、镇静药、肌松药等；清除胃肠内容物，如采用胃肠减压、灌肠、使用促胃肠动力药等方式；避免过量输注液体，并引流腹腔或腹膜后积液等，如 PCD。IAP 减轻后应尽早拔除引流管(72 小时内)，以降低感染可能。根据最近的美国胃肠病协会(AGA)临床实践指南，早期急性期感染或包裹性坏死集合的 SAP 患者应考虑行 PCD。对于 ACS 患者，如果保守治疗失败后，紧急手术干预可能可以挽救生命。如果单纯药物治疗不足以改善 ACS 症状，疑似或确诊 IPN 和有持续性器官衰竭的患者也可能需要在急性坏死物积聚(ANC)阶段进行早期干预。

(2)IPN：PCD 置入引流管是控制胰腺或胰周感染的重要措施。如何早期诊断胰腺坏死存在感染是目前急需解决的问题，在 CT 检查中发现积液区存在气泡征可提示感染，而在 CT 或超声引导下进行细针穿刺术(FNA)进行细菌培养是诊断的标准之一，但现在不常用，因为它有很高的假阴性率(高达 25%)。此外，理论上还存在将感染引入无菌收集的风险。有研究显示，大多数胰腺外科医生没有常规进行 FNA，15% 的医生从未进行过 FNA。在没有其他感染源的情况下，根据临床恶化或发热，强烈怀疑感染坏死。在无感染迹象的 ANC 或包裹性坏死(WON)的情况下，持续数周的器官衰竭也是可接受的干预指征。PCD 可在超声或 CT 引导下进行，首选经腹膜后路径穿刺；一般认为，对于高度可疑或确诊的 IPN，即使尚未形成完整包裹，若药物治疗效果不佳，PCD 仍是控制感染的安全、有效措施，由于 IPN 坏死组织内有形成分太多，液体成分较少，PCD 后可能反复堵管，引流效果很差，因此，经 PCD 往往不能视为确定性的治疗，但是可以暂时降低脓腔的压力，缓解脓毒症的全身反应，改善患者的全身状况，为进一步的外科引流创造条件，可作为过渡治疗措施，为后续升阶梯治疗奠定基础。

(3)消化道梗阻或胆道梗阻：SAP 发病后期，对于因压迫消化道或胆道而引起症状的局部并发症亦可行 PCD 治疗。

除此之外，有几种情况可能也需要进行干预，或者在没有感染的情况下干预。这些情况包括胰腺断裂综合征(DPDS)、"持续性不健康"(持续厌食、顽固性疼痛和体重减轻)等。

### (二)总结

对于 SAP 的外科引流须严格把握指征，谨慎选择治疗方式，盲目进行外科干预可能增加感染、出血等严重并发症风险，导致病死率升高。

(纪连栋)

# 案例 2
# 重症急性胰腺炎合并脓毒症病例

## 一、病历资料

### (一)一般资料

患者,男,49 岁。2021 年 12 月 21 日入院。

### (二)主诉

上腹痛 6 年,再发加重 20 天。

### (三)现病史

患者 6 年前因上腹痛诊断为"急性胰腺炎(AP)",予以对症治疗(具体不详)后症状好转出院,后未再发作。20 天前患者饮酒后再发上腹持续性疼痛,诊断为"重症急性胰腺炎(SAP)"入住当地医院,给予对症支持治疗。患者于发病后第 3 天突然出现呼吸循环衰竭、腹腔内高压、急性肾功能不全、严重电解质紊乱,行气管插管呼吸机辅助呼吸、升血压、亚胺培南/西司他丁抗感染、腹腔穿刺置管引流、连续性肾脏替代治疗(CRRT)、血浆置换、护肝等对症支持治疗,症状较前稍有改善,大便已解,近 1 周,尿量恢复至 1600 mL/d。患者在当地医院住院期间出现胆红素升高,总胆红素(TB)由正常升至 241 μmol/L,当地医院考虑"毛细胆管炎"可能。于 2021 年 12 月 21 日开始出现寒战发热,以"重症急性胰腺炎(SAP)合并脓毒症"收住省级医院重症医学科。既往有"高脂血症"病史及吸烟史,约 20 支/d。

### (四)体格检查

T 38.3℃,P 120 次/min,R 32 次/min,BP 108/60 mmHg。发育正常,神志清楚,精神较差,全身皮肤巩膜黄染,双肺叩诊清音,双肺呼吸音粗糙,未闻及干、湿性啰音和胸膜摩擦音。HR 120 次/min,律齐。腹部膨隆,全腹压痛,伴腹肌紧张,肝、脾肋缘下未触及,肝及肾区无叩击痛,肠鸣音弱。双下肢无浮肿。

### (五)辅助检查

1.血常规   WBC 6.99x$10^9$/L, Hb 70 g/L, NEUT% 90.4%,血小板计数(PLT)77x$10^9$/L。

2.微生物学检查 曲霉菌半乳甘露聚糖检测(GM实验)0.25；真菌1-3-β-D葡聚糖检测(G实验)<37.5 pg/mL。

3.凝血功能检测 凝血酶原时间(PT)13.7 s，纤维蛋白定量(FIB-C)5.47 g/L，部分活化凝血活酶时间(APTT)33.5 s，D二聚体定量4.49 mg/L，纤维蛋白(原)降解产物(FDP)15.70 μg/mL。

4.肝肾功能 总蛋白(TP)50.50 g/L，ALB 27.8 g/L，TB 287.50 μmol/L，DB 207.90 μmol/L，间接胆红素(IB)79.60 μmol/L，丙氨酸氨基转移酶(ALT)55.20 μ/L，天门冬氨酸氨基转移酶(AST)53.11 μ/L，前白蛋白(PA)55.00 mg/L，BUN 14.60 mmol/L，SCr 150.61 μmol/L。

5.腹部CT+CTA/CTV 提示：①胰腺实质大片状坏死；胰周坏死、渗出范围较前稍增大；格林森鞘大量积液，门静脉主干、静脉管腔闭塞(考虑血栓形成可能)。②肠系膜上动脉及其主要分支周围见弧条状低密度带包绕，管壁毛糙，考虑管壁受侵。③肝门区、胰周坏死灶内及膈下新增大量气体影，考虑产气菌感染或消化道穿孔。

6.心电图 提示窦性心动过速。

7.其他 APACHE-Ⅱ评分：22分。BISAP评分：3分。MCTSI评分：9分。降钙素原(PCT)2.6 ng/mL，C反应蛋白(CRP)225.00 mg/L。

（六）入院诊断

1.重症急性胰腺炎(SAP) 高甘油三酯血症性，重度。

2.感染性胰腺坏死(IPN)

3.脓毒症

4.多器官功能障碍综合征(MODS)(肝、肾)

5.毛细胆管炎可能

6.门静脉血栓形成

7.继发性血小板减少

8.低蛋白血症

9.高脂血症

10.脂肪肝

（七）诊疗经过

1.入院时初步治疗 ①经验性应用美罗培南1 g(q8h)+注射用达托霉素0.5 g(qd)抗感染，低分子肝素钠0.4 mL皮下注射(q12h)抗凝治疗。②予0.9%氯化钠注射液100 mL+前列地尔10 μg静脉滴注，改善微循环，10%葡萄糖注射液250 mL+丁二磺酸腺苷蛋氨酸1000 mg静脉滴注(qd)，护肝退黄。③人工肝治疗吸附胆红素，清除炎性因子及毒物。

2021-12-23行血液和腹腔引流液第二代基因测试(NGS)后结果回报：提示血液中存在屎肠球菌，腹腔引流液中存在大肠埃希菌感染。

2021-12-24在B超定位辅助下脐上腹部偏左行胰周脓肿穿刺，抽见深褐色混浊脓液，置入单腔引流导管，引流出150 mL。术后行腹部CT检查，见胰腺形态紊乱，边缘模糊，胰头可见显示，其内强化均匀，胰腺体尾部溶解，周边可见大量坏死物积聚，可见腹腔引流管。双肾肾前筋膜可见增厚(图4-2-1)。

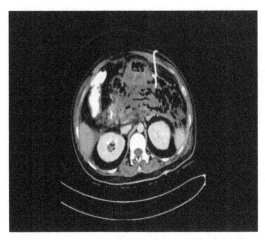

**图4-2-1 2021-12-24 CT 示：在 B 超定位辅助下脐上腹部偏左行胰周脓肿穿刺后**

2021-12-26 血培养回报：血培养检出屎肠球菌(MDR)，腹腔引流液培养检出大肠埃希菌(MDR)，均对美罗培南敏感。因对在用的美罗培南和达托霉素敏感，继续予以原抗感染治疗方案，间断行血浆置换治疗。血清胆红素波动在 200~400 μmol/L。

2.入院后续治疗 经持续引流及抗感染等治疗后，仍有高热，体温 38.6~39.5℃，且胰周引流液持续 400~500 mL/d，病情进行性加重。

2021-12-27 在全麻下行剖腹探查手术，打开网膜囊，立即有大量灰褐色脓液溢出，于胰腺头部前方、颈部及体尾部清除出大量灰褐色坏死组织及黄白色和灰褐色脓液，放置多根腹腔引流管引流。术后改用头孢他啶阿维巴坦钠 2.5 g(q8h)覆盖革兰氏阴性菌。G 实验>137 pg/mL，美国西弗吉尼亚大学医学院(WVUH)深部真菌感染危险因素评估>40 分，立即予以抗真菌经验性治疗。因为考虑肝功能差，选用卡泊芬净抗真菌治疗。

2021-12-29 手术后，复查 CT 示：原胰周、左侧膈下、左侧肾周、左侧后腹膜及左侧髂窝多发坏死物积聚及含气混杂密度灶较前明显减少(图4-2-2)。

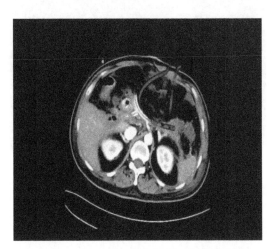

**图4-2-2 2021-12-29 CT 示：腹腔穿刺情况**

2022-01-01 腹腔脓液培养提示鲍曼不动杆菌、大肠埃希菌，同时还培养出白色念珠菌，对氟康唑和卡泊芬净敏感。根据药敏结果调整抗菌药物使用方案为：达托霉素+头孢他啶阿维巴坦钠+硫酸多黏菌素 B，继续以卡泊芬净抗真菌治疗。

血红蛋白尚稳定，凝血功能尚可，因有门静脉血栓形成，D 二聚体高，继续予以低分子肝素 0.2 mL 皮下注射，q12h 抗凝治疗。

2022-01-07 晚上患者解暗红色大便 1 次，量约 100 mL，腹腔引流管未见出血。考虑消化道出血，予以去白悬浮红细胞静脉输注，纠正贫血，临时补充维生素 K₁ 止血，停用低分子肝素。

2022-01-13 下午 3 点左右，左侧腹腔引流管鲜红色血性液体约 600 mL，右侧可见少量鲜红色血性液体 30 mL，患者嗜睡，查体：HR 140 次/min，R 30 次/min，BP 110/60 mmHg，考虑感染性胰腺坏死后腹腔活动性出血、失血性休克，立即行经介入下股动脉血管造影+胃十二指肠动脉栓塞术。术中见胃十二指肠动脉出血，放置弹簧圈栓塞止血。术后 BP 146/81 mmHg，给予去甲肾上腺素 0.5 μg/(kg·min)，HR 129 次/min，观察 24 小时，仅胰尾引流管可见约 10 mL 血性液体，其余引流管未见明显血性液体，考虑无活动性出血。

2022-01-21 痰液培养提示液化沙雷菌，对多黏菌素耐药，对头孢哌酮舒巴坦钠敏感。同日血培养回报为嗜麦芽窄食单胞菌，对头孢哌酮舒巴坦钠中度敏感。根据药敏结果改用头孢哌酮舒巴坦钠。复查 CT，见肝右叶新增斑片状低密度影，增强扫描未见明显强化（图 4-2-3）。提示肝右叶坏死并感染，考虑为血流感染所致，继续应用头孢哌酮舒巴坦钠。

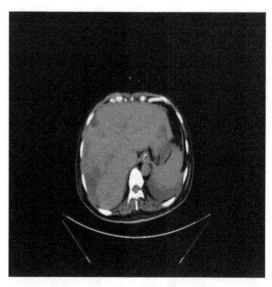

**图 4-2-3　2022-01-21 CT 示：肝右叶脓肿**

2022-01-26 腹腔引流液真菌培养阴性，停用卡泊芬净。

2022-01-29 复查 CT 示：肝右叶多发低密度影范围较前增大，内新增少量气体影，增强扫描未见明显强化(图4-2-4)。

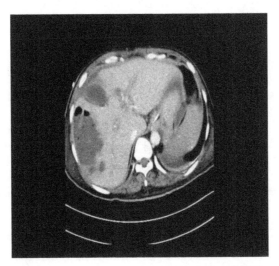

**图 4-2-4　2022-01-29 CT 示：肝右叶多发脓肿**

2022-01-30痰培养结果为脑膜脓毒性伊丽莎白金菌，停用头孢哌酮舒巴坦钠，改用莫西沙星+哌拉西林钠他唑巴坦钠。B 超定位下行肝右叶脓肿穿刺引流，引流出 120 mL 土砖红色混浊脓液，反复予甲硝唑 20 mL 冲洗，接引流袋。

引流液逐日减少，从 100mL 减少至 10 mL，为酱油色浑浊液体。

2022-02-09复查 CT 示：行肝右叶脓肿穿刺引流后，肝右叶多发低密度影范围较前减小，其内气体较前减少(图4-2-5)。

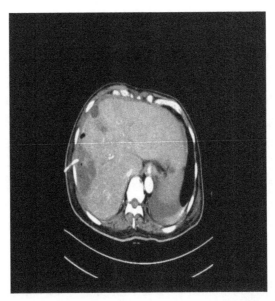

**图 4-2-5　2022-02-09 CT 示：肝右叶脓肿穿刺引流后**

肝脏脓肿穿刺引流液培养结果为大肠埃希菌感染，泛耐药菌(XDR)。根据药敏给予美罗培南抗感染。此后虽多次行双重血浆分子吸附系统(DPMAS)联合血浆置换治疗，但患者肝功能持续恶化，放弃治疗出院回当地医院治疗，3天后死亡。

## 二、分析与点评

### (一)诊疗过程中的得与失

该患者为中年男性，6年前因上腹痛诊断为AP，本次诊断为SAP合并脓毒症。尽管经多方积极救治，但仍然未能获得理想的结局，十分令人惋惜。回顾患者的整个诊疗过程，还是有不少经验教训值得我们思考。患者最终死亡的直接原因是肝功能衰竭，但是导致肝功能衰竭的根本原因还是感染。因此，患者感染的预防及控制是诊疗的核心问题。SAP诊疗过程可分为2个阶段，不同阶段感染各有不同特点。

1.第1阶段　起病1周内通常为无菌性系统性炎症反应而非感染导致的可逆性多器官功能障碍，此阶段使用抗菌药物的主要目的为治疗胰腺外活动性感染(如菌血症、肺炎或化脓性坏死性胆管炎)或必要的经验性治疗，疗程一般不超过72小时。而该患者在发病第3天就进行了腹腔穿刺引流并用亚胺培南/西司他丁抗感染。当时选择外科干预及抗菌药物使用指征欠明确。后期患者发生的腹腔及血流多种细菌感染且为多重耐药菌或条件致病菌，与之前的处理有一定的关联性。

2.第2阶段　起病2~4周后，常继发脓毒症合并持续或新发的多器官功能不全，胰腺继发感染是主要原因。胰腺继发感染主要包括IPN和胰腺坏死后ANC，IPN为最常见类型。胰腺继发感染的发生率约为23.7%，其中IPN发生率为13.4%，菌血症/肺炎发生率为26.1%；菌血症/肺炎主要出现于病程早期，IPN主要发生于病程后期(发病第26天)。一项大型横断面调查提示，73%患者存在胰腺继发感染，其中31%为腹腔感染，16%为腹腔外感染，26%同时存在；腹腔感染发生高峰期在1~2周，总体感染发生存在2个高峰，即1周内及3周后。

该患者起病20天出现寒战发热，CRP 225.00 mg/L，PCT 2.6 ng/mL，WBC $6.99 \times 10^9$/L，NEUT% 90.4%，感染指标明显升高。腹部CT提示胰腺实质大片状坏死，渗出范围较大，快速序贯器官衰竭评分(qSOFA) > 2分，继发脓毒症合并胰周感染，予以采用覆盖院内腹腔感染病原体的联合治疗，并覆盖耐药革兰氏阳性球菌。该患者的感染部位多、致病菌变化多，包括屎肠球菌、腹腔大肠埃希菌、胰周脓液鲍曼不动杆菌、白色念珠菌、嗜麦芽窄食单胞菌血流感染，痰培养回报为脑膜脓毒性伊丽莎白金菌等。治疗上，通过多次、多部位的病原菌培养来确诊以调整相应的抗菌药物，并进行了相应部位的病灶清除，如腹腔穿刺引流、开腹脓肿和坏死组织清除，以及纤维支气管镜肺泡灌洗和肝脓肿穿刺引流。

初始经验性抗菌药物治疗后，根据坏死组织的培养结果进行个体化的抗感染治疗尤为关键，在选取抗菌药物时，务必结合本地区病原菌耐药的流行病学。临床上IPN抗感染疗程比其他类型感染的疗程要长，可延长疗程直至残余坏死灶被清除。2019年世界急诊外科学会(WSES)推荐血清降钙素原浓度有助于预测发生IPN的风险。需要注意的是，应避免对定植如腹腔引流液的培养持续阳性进行治疗。国内指南对于可疑或确诊的胰腺(胰周)或胰外感染(如胆道系统、肺部、泌尿系统、导管相关感染等)的患者，可经验性使用抗菌药物，并尽快进行体液培养，根据细菌培养和药物敏感试验结果调整抗菌药物。

有研究提示 SAP 患者多重耐药菌感染比例超过 50%，大多数为院内获得性二重感染，多重耐药革兰氏阴性菌与革兰氏阳性菌比例相近；革兰氏阴性菌以铜绿假单胞菌、鲍曼不动杆菌、肺炎克雷伯菌、大肠埃希菌为主，革兰氏阳性菌以耐万古霉素肠球菌（VRE）、耐甲氧西林金黄色葡萄球菌（MRSA）为主。此类患者大多接受过预防性抗菌药物治疗且治疗时间更长，抗菌药物种类最常用为碳青霉烯类，其次为广谱青霉素。全国细菌耐药监测网（CARSS）2021 年研究显示，肺炎克雷伯菌对亚胺培南耐药率为 10.8% 左右，对美罗培南耐药率为 12%；铜绿假单胞菌对亚胺培南耐药率为 16.8%；对美罗培南耐药率为 13.9%，鲍曼不动杆菌对亚胺培南耐药率为 54.1%，对美罗培南耐药率为 56.1%。要警惕碳青霉烯耐药问题。

同时，该患者有侵入性真菌感染的多种其他危险因素（抗菌药物暴露、多个留置导管、肠外营养、长期住院等），G 实验 > 137 pg/mL，WVUH 深部真菌感染危险因素评估 > 40 分，拟诊为侵袭性真菌感染，立即予以抗真菌抢先治疗。本例患者由于肝功能差，选用的是棘白菌素类药物卡泊芬净。据文献报道，当患者有预防性抗真菌药物（最可能是氟康唑）暴露史或光滑念珠菌/克柔念珠菌感染或血流动力学不稳定时，推荐使用棘白菌素类药物。根据高危因素和生物标志物抢先治疗能显著降低 ICU 获得性侵袭性念珠菌感染。

SAP 合并肝功能衰竭的比例高达 83%，约 5% 的 SAP 患者为暴发性肝功能衰竭，肝功能与 AP 的进展及预后密切相关。肝脏是体内巨噬细胞最集中的地方，因此，它在控制全身性内毒素血症、菌血症和血管活性副产物等方面非常重要。AP 可对肝脏造成损害，反之肝损伤也会加重 AP 的严重程度。急性胰腺炎肝损伤常表现为血清生化指标异常、肝脏灌注异常、脂肪肝等。血清胆红素水平反映肝细胞通过肝网状内皮系统摄取、结合和排泄胆红素的能力。当肝细胞受损时，肝脏清除胆红素的能力下降，血清胆红素水平升高。当血清胆红素水平过高时，患者会出现黄疸。血清总胆红素（TB）、白蛋白（ALB）和 ALB-TB 评分是 SAP 的独立危险因素，可预测 SAP 住院病死率。丙氨酸转氨酶（ALT）和天门冬氨酸转氨酶（AST）升高不能准确反映肝病的严重程度，也不能用于评估预后。

该患者在发病早期就出现了血清胆红素升高，TB 由正常升至 241 μmol/L，当地医院考虑"毛细胆管炎"可能，其实这就是急性胰腺炎肝损伤的典型表现。后期出现的多重细菌感染以及血流感染，导致细菌栓子堵塞右肝动脉和门静脉血栓形成，最终使右肝发生坏死，进一步损害了肝脏功能，最终出现肝功能衰竭临床死亡。根据 SAP 导致急性肝损伤的作用机制，治疗方法包括抗炎抗氧化治疗、改善微循环、抑制细胞凋亡、促进肝细胞再生、支持治疗等。

(二) 总结

在 SAP 感染的防控过程中，不仅需要防治早期出现的胰外感染，还需要积极应对后期并发的胰周、胰外感染。随着病程的进展以及住院日的延长，患者往往出现多重耐药菌导致的重症感染。积极查找病原菌，根据感染部位、药敏结果及药物药代动力学及药效动力学特点来制定最佳治疗方案，是临床治疗的关键。

（潘小季）

# 案例 3

# 重症急性胰腺炎合并多器官功能障碍综合征和门静脉血栓病例

## 一、病历资料

### (一)一般资料

患者,男,31岁。2021年12月22日入院。

### (二)主诉

上腹部疼痛12小时。

### (三)现病史

患者诉12小时前无明显诱因出现上腹部疼痛不适,呈持续性胀痛,难以忍受,伴恶心、呕吐,呕吐物为胃内容物,伴大汗、气促不适。急诊以"急性胰腺炎(AP)"收住入院。从2020年至今有3次AP发作病史,于当地医院保守治疗后缓解。既往发现血糖升高,随机血糖10 mmol/L,未就诊及规范监测、治疗。

### (四)体格检查

T 36.5℃, P 149次/min, R 32次/min, BP 144/98 mmHg, SPO₂ 92%。急性痛苦面容,神志清楚,双肺叩诊清音,双肺呼吸音清晰,双肺可闻及干性啰音,HR 149次/min,心律齐,心音正常。腹部膨隆,上腹压痛及腹肌紧张,未触及腹部包块,腹部移动性浊音阴性,双侧腰背部压痛,未闻及肠鸣音。膀胱内压15.0 cmH₂O。

### (五)辅助检查

1. 血常规 WBC 28.46×10⁹/L,中性粒细胞计数(NC)26.76×10⁹/L,NEUT% 94.0%,RBC 5.89×10¹²/L,Hb 173g/L,红细胞比容(HCT)49%。

2. 血脂 TG 15.59 mmol/L。

3. 血清电解质 钾离子5.60 mmol/L,钠离子130.00 mmol/L,氯离子93.00 mmol/L,钙离子1.77 mmol/L。

4. 凝血功能 凝血酶时间(PT)10.6 s,凝血酶原活动度(PTA)93.3%,PT国际标准化比值（INR）0.92，FIB-C 4.48 g/L，APTT 26.4 s，凝血酶时间（TT）37.5 s，D 二聚体定量 5.4 mg/L。

5.血栓三项　凝血酶-抗凝血酶复合物 41.60 ng/mL（正常<4 ng/mL），纤溶酶-α 纤溶酶抑物 0.74 μg/mL（正常 <0.8 μg/mL），血栓调节蛋白 7.50 TU/mL（正常<13.8 TU/mL），组织纤溶酶原激活物 31.90 ng/mL（正常 <17 ng/mL）。

6.血气分析　pH 7.31，$PaCO_2$ 40.2 mmHg，$PaO_2$ 122 mmHg，$HCO_3^-$ 18.9 mmol/L，Lac 2.9 mmol/L。

7.CT 检查　提示：AP 并胰周积液，门静脉血栓形成（图 4-3-1、图 4-3-2）。

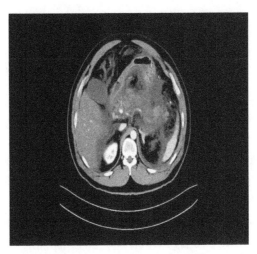

2021-12-23 入院时 CT 示：胰腺体积增大，密度不均匀，胰体尾部可见散在片状低密度灶，增强扫描强化减低。

**图 4-3-1　2021-12-23 CT 片**

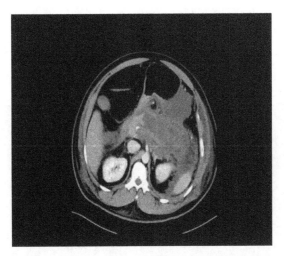

2021-12-29 CT 示：胰周低密度区增大，增强扫描强化减低。

**图 4-3-2　2021-12-29 CT 片**

8.肝肾功能及心肌酶　心肌酶、肝肾功能、肌钙蛋白正常。

9.其他　APACHE-Ⅱ 19 分、MCTSI 评分 6 分、BISAP 评分≥3 分，PCT 28.3 ng/mL；

CRP 31.36 mg/L,AMY 1142.00 U/L,血清脂肪酶(LPS)750.20 U/L。

（六）入院诊断

1. 重症急性胰腺炎(SAP)　高甘油三酯血症性,重度。
2. 多器官功能障碍综合征(MODS)　肺及血液系统,急性呼吸窘迫综合征,凝血功能障碍。
3. 门静脉血栓形成
4. 高脂血症
5. 水电解质及酸碱平衡紊乱　高钾血症、低钠血症(中度)、低钙血症代谢性酸中毒。

（七）诊疗经过

(1)进行液体复苏,快速输入2000 mL晶体溶液;予以镇痛、镇静。

(2)先给予鼻导管给氧,5小时后,患者诉呼吸费力,胸闷气促较前加重,复查血气分析,氧合指数200,考虑急性呼吸窘迫综合征(ARDS),立即予以气管插管呼吸机辅助呼吸。

2022-01-06行气管切开,继续呼吸机辅助呼吸。2022-01-14经气切导管处接费雪派克加温加湿给氧。2022-01-18气管切开处堵管。

(3)入院当天即行血液净化治疗,选择血浆置换(PE)联合连续静脉-静脉血液滤过(CVVH)模式,历时19小时39分钟,2天后复查TG(5.90 mmol/L)。

(4)2021-12-28在床旁置入螺旋鼻空肠管,行肠内营养。

(5)2021-12-30 23:11(发病后第8天)患者出现发热,体温持续波动在38~39℃,WBC维持在15.7×10⁹~28.4×10⁹/L,PCT增高至28.3 ng/mL。考虑腹腔感染,行超声引导下经前腹壁胰周积液穿刺置管引流术,引流出深褐色混浊液,培养未见细菌和真菌。但治疗后体温无明显下降,仍在38℃以上,PCT 18.1 ng/mL。

(6)2022-01-05 22:36再次行腹膜后穿刺,引流出深红色混浊液体210 mL,置入单腔引流导管。引流液培养为大肠埃希菌[为多重耐药菌(MDR)]。2022-01-07再次行左下腹穿刺,抽出脓性液体110 mL。培养出鲍曼不动杆菌[为泛耐药菌(XDR)],未见真菌,加用多黏菌素B。后胰周积液积脓逐渐减少(图4-3-3、图4-3-4)。

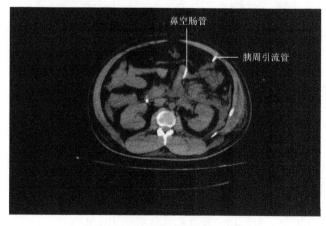

2021-12-30经腹前壁行胰周穿刺引流。2022-01-04复查CT情况。

**图4-3-3　2022-01-04 CT片**

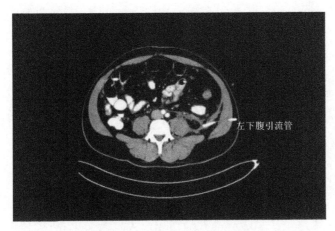

2022-01-07 行左侧腹腔穿刺引流，引流液为混浊脓液。2022-01-12 日复查 CT 情况。

**图 4-3-4　2022-01-12 CT 片**

（7）抗感染治疗：入院时 WBC、CRP 和 PCT 均高，快速序贯器官功能衰竭评分（qSOFA）大于 2 分，考虑脓毒症可能，给予美罗培南静脉注射。2022-01-08 根据胰周脓液培养+药敏试验：培养出 MDR，调整抗生素为头孢哌酮钠舒巴坦钠。2022-01-14 血培养危急值：酵母样真菌，考虑真菌血流感染，加用醋酸卡泊芬净。2022-01-12 静脉导管尖端导管培养和外周血：肺炎克雷伯菌肺炎亚种，存在导管相关血行感染，继续应用头孢哌酮舒巴坦钠。

（8）低分子肝素 0.4 mL，皮下注射 qd；经用低分子肝素皮下注射抗凝后，19 天后复查 CT，提示门静脉充盈改善。能进食后改为口服华法林治疗，维持凝血常规的 INR 在 1.5~2.0（图 4-3-5~图 4-3-7）。患者最终治愈出院。

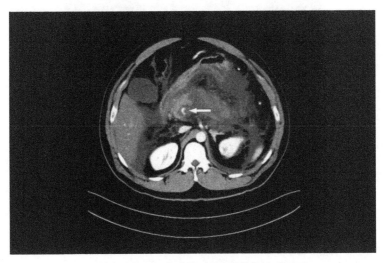

入 ICU 时复查 CT 示：门静脉可见充盈缺损征（箭头示）。

**图 4-3-5　2021-12-23 CT 片**

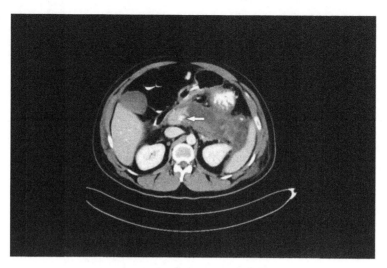

2022-01-12 CT 示：门静脉显示充盈增加（箭头示）。

**图 4-3-6　2022-01-12 CT 片**

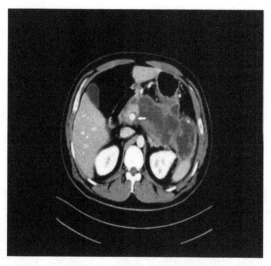

2022-01-25 CT 示：门静脉显示充盈增加（箭头示）。

**图 4-3-7　2022-01-25 CT 片**

**(八)随访**

电话随访半年，患者无腹痛等症状，未到医院检查。

## 二、分析与点评

**(一)诊疗过程中的得与失**

该患者是一个典型的 SAP 合并 MODS 病例，经积极多方救治最终治愈出院，是一个成功的案例，诊疗过程中有不少临床问题值得我们高度重视。

### 1. 液体复苏的基本原理

需要解决继发呕吐、减少口服摄入量、第三间隙液体外渗、呼吸损失和出汗等液体丢失综合导致的低血容量状态。此外早期液体复苏可提供大循环和微循环支持，以期减少胰腺坏死导致的级联事件。AP 的微循环障碍不同于单纯创伤或出血的低血容量，它们是由全身炎症反应综合征(SIRS)引起的，炎症介质过表达损伤内皮，增加毛细血管通透性，导致液体丢失和毛细血管渗漏综合征。因此对 SAP 患者进行有效的液体复苏，不仅是为了补充血容量，还与稳定毛细血管通透性、调节炎症反应、维持肠屏障功能有关。该患者入院时 HR 149 次/min、Hb 173 g/L、HCT 49% 及出现代谢性酸中毒，这些都提示患者血液浓缩，有效循环血量减少亟须早期液体复苏。

常用的两种复苏用液体是胶体溶液和晶体溶液。常用的胶体溶液包括天然胶体溶液和人工胶体溶液：天然胶体溶液包括血浆、白蛋白等，而人工胶体溶液主要为葡聚糖溶液和羟乙基淀粉溶液等。但是需要注意的是，人工胶体溶液由于其存在的肾毒性等因素，目前很少应用于临床。尽管天然胶体溶液在扩容方面并没有体现出对患者预后的明显改善，但其由于其分子量更大，理论上可以更好地滞留在血管内维持血管内容量，在复苏机制上一般被认为优于晶体溶液，在患者血管通透性增加的情况下，使用胶体溶液复苏有助于提高胶体渗透压，从而有助于将液体从间质吸引到血管内维持循环灌注。然而，胶体溶液可能会导致血管内容量过负荷、高容量性肾损害、凝血功能障碍和过敏反应等不良反应。常用的晶体溶液有 0.9% 氯化钠注射液、乳酸林格氏液和林格氏液，高渗盐水目前也得到了越来越多的关注。晶体分布在血浆和血管内，因此需要更大的容量来恢复循环。大量输注晶体可导致肺水肿，而高渗盐水可以有效降低等渗液体复苏的容量，从而降低肺水肿的风险。但是积极的高渗盐水治疗有可能导致桥脑中央髓鞘溶解及脱髓鞘病变。

该患者入院后立即快速输入 2000 mL 晶体溶液，在改善患者循环灌注的同时也有可能导致患者肺水肿加重，因此晶体溶液与胶体溶液混合输注可能会更加合理。有研究认为，晶体溶液和胶体溶液的组合比单独使用效果更好，胶体溶液和晶体溶液按 1∶3 的比例混合输注对患者可能更有帮助。一项对 47 例 AP 患者的研究表明，1.5∶3 的晶体胶体比较优。研究证实新鲜冷冻血浆对 AP 患者的作用，并观察到新鲜冷冻血浆能够减少血清 α-2 大球蛋白的下降，可能对 AP 的早期治疗有积极意义。目前尚缺乏高水平的证据来指导 SAP 患者复苏液体种类的选择。美国胃肠病学会建议使用晶体溶液，在低 HCT(<25%) 和低血清白蛋白(< 2 g/dL)的情况下考虑使用胶体溶液(浓缩红细胞)，在晶体溶液中，乳酸林格氏液优于 0.9% 氯化钠溶液。然而，这一问题的结论需要进一步的研究以证实。

### 2. 营养支持

肠内营养(EN)与肠外营养(PN)在营养供给效能上基本相当，但在 SAP 的治疗上，EN 更符合人体生理营养方式，其通过直接为肠道黏膜提供营养物质，可更好地预防肠道黏膜萎缩，改善和维持肠道机械、生物及免疫屏障功能，从而减少肠道细菌及内毒素易位，缓解急性期炎症反应，降低感染发生率，保护相关脏器功能；且营养物质经门静脉系统转运至肝脏，更符合生理状态下肝脏的蛋白质合成和代谢，促进氮平衡的恢复，促进肠蠕动，缓解肠麻痹，可改善 SAP 患者的营养状态。最新的研究和荟萃分析表明，SAP 患者接受 EN 后，感染风险、并发症风险及病死率显著降低，并显著减少了外科干预以及平均住院时间和费用。

该患者前期采用的营养支持方式为 PN，直到入院后第 6 天才开始启动 EN，启动 EN 时间偏晚，这也许与患者后期发生腹腔严重感染有相关性。目前权威的指南共识均推荐 AP 治疗早期给予 EN。但临床上对"早期"的概念理解不一，对肠内营养开始的时间节点仍存在争议。多项荟萃分析结果支持 AP 发病 24 小时或 48 小时内启动 EN。研究表明，48 小时内启动 EN 比延后启动让患者更加受益，表现在感染及器官功能障碍发生率和病死率更低等方面。通过比较 24 小时和 72 小时内启动 EN 的有效性及安全性发现，二者在住院期间感染发生率及病死率的差异无统计学意义，说明早期启动 EN 是安全的。中华医学会胰腺外科学组推荐，在胃肠功能耐受的情况下，应尽早开展 EN，但也未对启动 EN 的时间做具体的说明。对危重患者早期 EN 与延迟 EN 的研究表明，早期 EN 可降低危重患者的病死率和感染率，延迟喂养显著则增加了胰腺坏死的风险。SAP 的早期阶段通常伴有血容量不足和休克。对于血流动力学不稳定的 SAP 患者，重点是液体复苏和呼吸支持。EN 应在液体复苏后 24~48 小时内或血流动力学稳定后开始，即足够的灌注压力、稳定剂量的血管活性药物、稳定或降低的乳酸和代谢性酸中毒水平，以及与改善结局相关的平均动脉压 ≥60 mmHg。

因此，SAP 的营养治疗既不能消极等待，也不能过早启用，应该以病情为基础，以血流动力学稳定和胃肠功能恢复情况为参考，腹部症状、肠鸣音弱、血清淀粉酶水平、影像学改变都不是启动 EN 的必要条件。在 SAP 早期实施 EN，其保护肠道、预防感染的意义远大于营养支持本身。如果可能，建议在发病 24~72 小时内启动 EN。

### 3. 抗凝治疗

该患者入院时 CT 检查就发现存在门静脉血栓形成（portal vein thrombosis, PVT）。SAP 患者并发 PVT 较为常见。SAP 患者出现级联瀑布样炎症反应后出凝血功能的异常变化，机体的巨噬细胞、单核细胞释放多种抑炎及促炎介质（如一氧化氮、氧自由基、内皮素、缓激肽、前列腺素、血小板活化因子等）。早期全身炎症反应，后期促进补体及凝血纤溶系统激活，凝血平衡紊乱导致微循环内血栓形成，进一步加重胰腺微循环障碍，血管内皮受损加重、通透性增加，最终形成门静脉系统内血栓。肝外门静脉系统血栓以脾静脉最易受累，严重者可导致肝衰竭、门静脉高压、脾脏和肠管坏死等。血栓形成与胰腺坏死位置和程度有关。AP 并发肝外门静脉系统血栓，目前尚并无统一的诊疗指南和共识，早期液体复苏在改善全身高凝状态、预防 SAP 并发的 PVT 有着重要作用。有学者认为，SAP 患者发生 PVT 与门静脉系统局部受压及血管周围炎症密切相关，早期解除压迫及控制局部炎症对于 PVT 的预防可以起到重要作用，而穿刺引流以及坏死组织清创可减少局部积液与坏死组织对邻近门静脉系统压迫、损伤、炎症刺激等，能有效地减少 PVT 发生。《急性胰腺炎急诊诊断及治疗专家共识（2021）》指出，门静脉、脾静脉血栓形成后，抗凝治疗并未提高血管再通率，反而会增加出血的发生率。不建议对 AP 后门静脉及脾静脉血栓形成患者行抗凝治疗。《胰腺炎相关内脏静脉血栓诊疗专家指导意见（2020 年，沈阳）》提出，对于胰腺炎合并孤立性脾静脉血栓未累及肠系膜静脉、无门静脉高压并发症的患者，可继续胰腺炎原发病治疗，暂无须抗血栓治疗，但需要密切监测血栓动态变化。若 AP 患者内脏静脉血栓累及肠系膜静脉，且存在肠缺血表现，应考虑抗凝治疗。抗凝治疗时间一般建议控制在 3~6 个月。然而，抗凝治疗不适用于合并严重门静脉高压并发症的患者，尤其是近期发生消化道出血的患者。本例患者栓塞部位在门静脉，有腹胀、肠鸣音弱等表现，经抗凝治疗后，加速了肠道功能恢复，改善了门静脉的再通，没有并发腹腔出血现象。

(二) 总结

SAP 是急危重症，临床要综合评估患者容量状态，及早进行液体复苏。可在液体复苏后 24~48 小时内或血流动力学稳定后开始 EN 治疗。感染性胰腺坏死(IPN)是 SAP 救治中的核心问题之一，可采用多学科微创升阶梯方法治疗。若内脏静脉血栓累及肠系膜静脉，且存在肠缺血表现，应考虑抗凝治疗。

(潘小季)

# 案例 4
# 重症急性胰腺炎合并多器官功能衰竭病例

## 一、病历资料

### (一) 一般资料

患者，男，57 岁。2021 年 03 月 02 日入院。

### (二) 主诉

腹痛、腹胀、呕吐 6 天，加重伴呼吸困难 2 天。

### (三) 现病史

患者于 2021 年 2 月 21 日大量饮酒后出现腹痛、腹胀、恶心、肛门停止排气等症状，至当地医院就诊，完善相关检查示：血清淀粉酶(AMY)1320 U/L，血清脂肪酶(LPS)1110 U/L。诊断为：①重症急性胰腺炎(SAP)；②高脂血症；③麻痹性肠梗阻。予以护胃、抗感染、抑制胰酶、激素冲击等对症治疗后，患者于 2 月 25 日出现高热、气促、呼吸困难、烦躁不安、血氧饱和度下降、尿少等症状，转当地医院入 ICU 治疗，予行硬膜外神经阻滞、气管插管呼吸机辅助呼吸、床旁持续血液净化等对症支持治疗，患者仍存在反复高热、呼吸困难、循环不稳定等症状。为求进一步诊治，2 月 27 日转至我院急诊，3 月 2 日转入我院 ICU。

### (四) 体格检查

T 39.0℃，P 120 次/min，R 28 次/min，BP 134/83 mmHg。急性病容，皮肤巩膜无黄染，浅表淋巴结未触及，双肺呼吸音粗，未闻及明显干湿啰音，HR120 次/min，律齐，无杂音。腹部膨隆，未见胃肠型及蠕动波，腹肌紧张，上腹部压痛，无反跳痛，肠鸣音弱，1 次/min。

### (五) 辅助检查

1. 血常规　WBC $14.9×10^9$/L，Hb 61 g/L，NEUT% 91.8%。
2. 肝肾功能　ALB 26.9 g/L，TB 14 μmol/L，DB 7.2 μmol/L，BUN 16.4 mmol/L，Cr 262.3 μmol/L。

3. **血脂**　甘油三酯(TG)2.03 mmol/L，总胆固醇(TC)2.51 mmol/L。

4. **AMY**　28.3 U/L。

5. **血气分析**　pH 7.22，$PO_2$ 62 mmHg，$PCO_2$ 55 mmHg。

6. **CT检查**　CT示急性胰腺炎(AP)改变，胰腺整体体积增粗，密度减低，边缘模糊，强化不均匀；肝周、脾周、双肾周围及脾胃间隙内可见多发斑片状渗出灶(图4-4-1)。

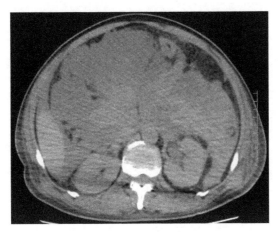

**图4-4-1　CT片示急性胰腺炎改变**

(六)入院诊断

1. **SAP**　酒精性，重度。

2. **感染性胰腺坏死(IPN)**

3. **多器官功能衰竭(MOF)**　急性呼吸窘迫综合征(ARDS)、2型呼吸衰竭、急性肾功能不全。

4. **脓毒症**

5. **凝血功能异常**

6. **代谢性酸中毒**

7. **中度贫血**

8. **低蛋白血症**

(七)诊疗经过

1. **入院治疗**　经多学科诊疗团队(MDT)会诊讨论后，采用以器官功能支持治疗为主、以感染控制为核心的治疗方案，行气管插管呼吸机辅助呼吸，持续床旁血滤，使用去甲肾上腺素维持血压，经验性应用哌拉西林钠他唑巴坦钠4.5 g q8h抗感染，泮托拉唑护胃，肠内营养(EN)支持等治疗。

2021-03-04双下肢血管彩超示：左下肢多条肌间静脉血栓形成。给予低分子肝素钠4000 U qd皮下注射，抗凝治疗。

2021-03-09大便培养结果示：耐碳青霉烯类鲍曼不动杆菌(CRAB)。调整抗菌药物为哌拉西林钠他唑巴坦钠+替考拉宁，抗感染治疗。经积极抗感染后，患者仍反复高热

（图4-4-2、图4-4-3）。

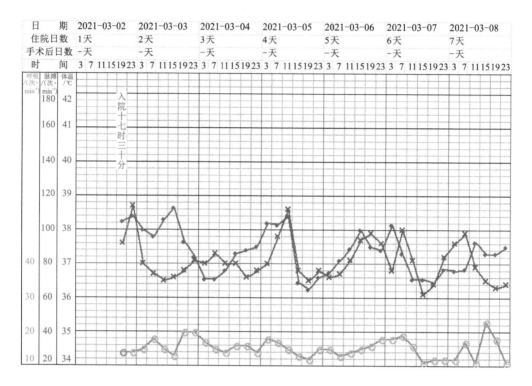

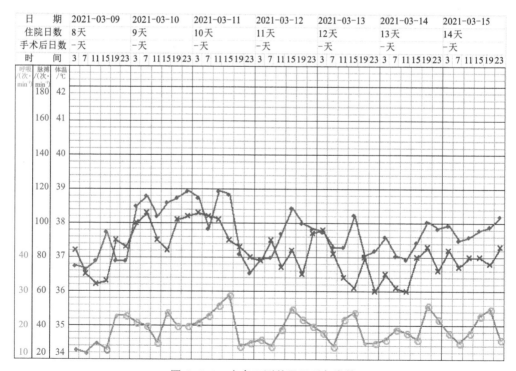

图4-4-2　患者三测单显示反复发热

2021-03-10 在超声引导下行左侧腹膜后经皮穿刺置管引流(PCD)，引流出深褐色混浊脓液，量约 150 mL(图 4-4-4、图 4-4-5)。

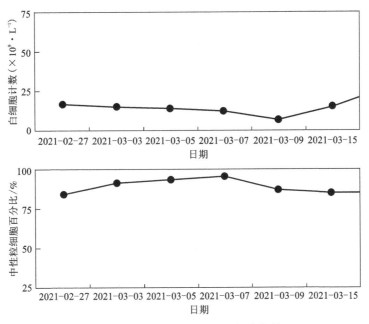

图 4-4-3　行 PCD 前后炎症指标变化情况

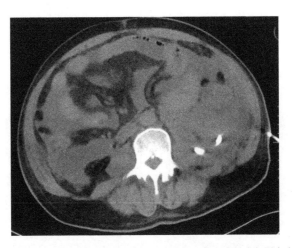

PCD 后，肝周、胃周、脾周、双肾周及脾胃间隙内渗出灶多发坏死物积聚及含气混杂密度灶较前明显减少。

**图 4-4-4　2021-03-10 在超声引导下行左侧腹膜后 PCD**

2021-03-18 痰培养提示：鲍曼不动杆菌。根据药敏调整抗菌药物为美罗培南和替加环素，抗感染治疗。经持续引流及积极抗感染后，患者仍反复高热，体温波动在 38.3~39.5℃，左侧腹膜后猪尾巴引流管引流效果欠佳，遂于 3 月 22 日在全麻下行微创入路胰周坏死组织清除术，将左侧腹膜后猪尾巴引流管更换为 24 F 引流管，并行右侧腹腔穿刺置管引流术。术后第 2 天患者左侧腹膜后 24 F 引流管引流出暗红色血性液体约 100 mL，急行腹腔

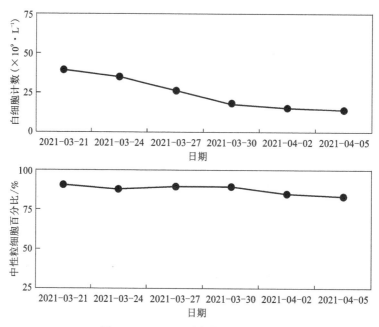

图 4-4-5　PCD 后炎性指标的变化

干、肝、脾动脉造影术+肠系膜上、下动脉造影术，术中未见明显造影剂渗出，未见明显血管畸形及假性动脉瘤（图 4-4-6）。

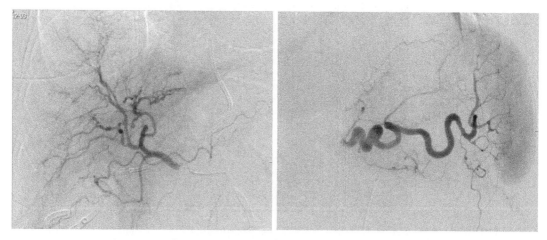

图 4-4-6　腹腔干、肝、脾动脉造影术+肠系膜上、下动脉造影术

2021-03-24 腹腔引流液培养示：鲍曼不动杆菌、屎肠球菌，结合药敏调整抗菌药物为多黏菌素 B+美罗培南抗感染，患者仍有发热。3 月 29 日再次在全麻下行微创入路胰周坏死组织清除术，将左侧腹膜后引流管更换为 28 F 引流管，术后予以抗感染、EN 支持等对症处理。3 月 30 日尿培养提示念珠菌感染，加用氟康唑抗真菌。患者因肌力差、潮气量小，考虑 ICU 获得性肌无力，于 4 月 6 日行气管切开术。

2021-04-19 患者肌酐值高，无明显电解质及酸碱平衡紊乱，尿量约 2100 mL/d，暂无血液滤过指征，拔除血液滤过管；患者感染指标逐渐恢复正常，且无明显发热，停用抗菌药物。患者复查 CT 显示胰腺周围仍有较多残余感染病灶，遂分别于 4 月 21 日、5 月 10 日、5 月 24 日行肾镜下微创入路胰周坏死组织清除术（图 4-4-7）。术后患者一般情况良好，无腹痛腹胀及发热，大小便正常，各腹腔引流管引流通畅，于 6 月 16 日带管出院。

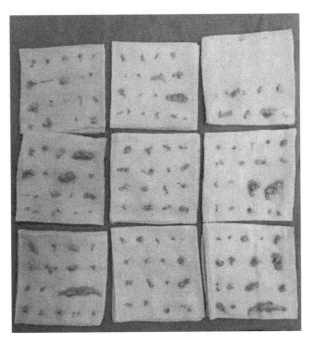

图 4-4-7　肾镜下微创入路胰周坏死组织清除术中的坏死组织标本

患者出院后恢复良好，2021 年 10 月 21 日腹腔引流管全部拔除。

(八) 随访

患者出院后恢复良好，之后每 3 个月来本院复查 1 次，一般情况良好，饮食正常，营养状态良好，无腹痛、腹胀及发热，大小便正常。

## 二、分析与点评

### (一) 诊疗过程中的得与失

本病例根据典型腹痛、血清淀粉酶升高及影像学检查符合 AP 诊断。该患者早期出现多器官功能障碍综合征（MODS），多器官功能衰竭（MOF）持续时间超过 1 个月，后期合并严重 IPN，因此，重度 SAP 诊断明确。MDT 模式及有效及时的外科干预成为该患者最终获得治愈的关键。

AP 特别是合并 MOF 的 SAP 的治疗，是涉及胰腺外科、消化内科、呼吸科、肾内科、急诊科、重症医学科、感染科、放射介入科、营养科、中医科、康复科等多个学科的复杂问

题。该患者经 MDT 会诊讨论后,采用以器官功能支持治疗为主、以感染控制为核心的治疗方案。具体如下:

(1)早期识别可能进展为重症的病例,并采取更积极的监护及治疗措施,严密监测患者生命体征,评估是否存在器官功能障碍至关重要。存在器官功能障碍的患者,应进入ICU 行器官功能支持治疗。该患者入院时已有 MODS,所以直接进入 ICU 由重症医学科主导 MOF 的抢救和维持(如气管插管呼吸机辅助呼吸、持续床旁血液滤过等)。

(2)AP 的后期治疗主要针对其各种并发症。在此阶段,患者仍可能存在器官功能障碍。持续的器官功能障碍是患者预后不佳的独立危险因素,显著增加外科处理风险。AP的后期并发症主要包括胰腺假性囊肿(PP)、胰腺周围坏死(WON)、出血、消化道瘘等。对于腹腔及腹膜后出血的患者,应行数字减影血管造影(DSA)检查,可能发现潜在的假性动脉瘤。如发现活动性出血,可行 DSA 下栓塞止血。该患者出现腹腔引流管出血,放射介入科及时行 DSA 检查未发现明显的出血病灶,及时排除了活动性出血及潜在致命性的假性动脉瘤可能。

(3)营养治疗对 SAP 患者至关重要,相较于肠外营养(PN),EN 对于 SAP 患者是安全的、可耐受的,可降低感染性并发症、多器官功能障碍发生率和病死率。鼻胃管和鼻空肠管同样安全有效,但当患者存在胃排空延迟或幽门梗阻时,使用呼吸机支持或者误吸风险较大时可考虑使用鼻空肠管。早期启动 EN 是安全的,可在 48 小时内启动。该患者在营养科及消化内科协作下早期施行鼻空肠管进行 EN,为后续治疗奠定了基础。

(4)针对可疑或确诊的胰腺(胰周)感染的患者,可经验性使用抗菌药物,并尽快进行细菌培养及药敏试验,根据结果调整抗菌药物。对于长期使用广谱抗菌药物的患者,应警惕真菌感染的可能性。该患者在感染科的协助下根据培养和药敏结果及时调整抗菌药物,及时发现真菌,并针对性使用抗真菌药物。

(5)患者因为长时间需要呼吸机辅助呼吸、卧床时间长,加之脓毒症导致的机体消耗,所以出现了 ICU 获得性肌无力,最严重时肌力为 2 级,处于极度衰弱状态。中医科及康复科在这个阶段的诊治中发挥了非常重要的作用。

研究显示,在 ICU 对 SAP 患者进行早期康复治疗有助于改善短期躯体功能。早期康复治疗介入的时机至关重要,一般建议在血流动力学及呼吸功能稳定后立即开始。有专家共识指出,由于长期的原发病治疗、机械通气和多器官功能不全可引起 SAP 患者的 ICU 获得性肌无力,给脱机带来困难;建议对需要呼吸机支持的 SAP 患者早期行康复治疗,以改善预后。

事实上,对于 SAP 患者,全程都需要肺康复支持:早期体位管理以防误吸;保持口腔卫生,减少口咽部细菌定植;规范营养以避免免疫力下降;进行呼吸肌力量训练以防止呼吸肌肌力下降;减少镇静剂及肌松剂的应用,勤翻身拍背,尽早离床等以预防肺炎;当肺炎或限制性通气障碍,甚至急性肺损伤、ARDS 等出现时,肺康复成为主要的康复策略。

同时,运动训练对于 SAP 患者也非常有价值,训练类型包括上肢和下肢的关节活动度训练要、床上移动、床椅转移和平衡训练等物理训练,以及踝背屈、膝屈伸、髋屈伸、手指屈伸、肘屈伸、肩屈曲外展等渐进式抗阻训练。训练应循序渐进,从床上被动关节活动开始,逐步过渡至床上主动关节活动、肌力训练、渐进性抗阻训练,再到床边主动活动、转移训练、步态及行走训练等。如果患者可以耐受以上这些运动,则鼓励其逐渐增加可独立完成的功能性训练，训练应持续到 SAP 患者恢复到患病前的功能水平或出院后一段时间结束。该患者通过积极的康复训练最终机体机能基本恢复，出院时可自己步行回家。

感染的控制是该患者治疗的核心问题，也是 SAP 患者后期预后的决定性因素。IPN 及时准确的诊断是后续治疗的重要依据，发热、腹痛等症状对 IPN 诊断有较强的提示作用。IPN 是 SAP 严重的并发症，常引起严重的脓毒症和 MOF，是 SAP 患者后期死亡的主要原因，总体病死率为 8%~39%。随着重症医学水平的提高，SAP 患者早期死于 MOF 的比例逐渐下降，而后期的胰腺坏死积液继发感染正成为威胁 SAP 患者生命最主要的原因，处理以 IPN 等局部并发症为主的第二个死亡高峰是临床诊疗中亟须解决的难点。IPN 的外科治疗策略、方式以及时机一直是胰腺外科研究的热点。既往，以开腹胰腺坏死组织清除术（open pancreatic necrosectomy，OPN）和规则性胰腺切除术为代表的传统外科手术是治疗 IPN 的金标准。然而，OPN 往往伴随着较高的并发症发生率（30%~98%）和病死率（20%~40%）。

近年来，随着外科治疗理念和技术的不断进步，IPN 的外科治疗策略已从传统开腹清创逐步转变为升阶梯微创引流/清除术（step-up approach），包括 PCD、微创入路腹膜后胰腺坏死组织清除术（MARPN）、视频辅助下腹膜后清创引流术（VARD）以及腹腔镜下经胃胰周清创引流术（LTN）等在内的各种微创外科方法应用于临床，使 IPN 的治疗策略发生了重大转变。升阶梯治疗模式成为目前 IPN 的主流治疗模式。即首先进行 PCD，对引流效果不佳的患者依次进行 VARD 和 OPN。一项多中心研究显示 35% 的 IPN 患者使用 PCD 可以治愈，升阶梯策略与直接 OPN 对比，MODS 发生率、切口疝发生率及新发糖尿病比例明显降低。对该研究患者的长期随访发现，升阶梯策略与直接 OPN 对比，病死率及严重并发症发生率、切口疝发生率均明显降低，而在胰腺炎复发、慢性胰腺炎发作、慢性疼痛、胰腺内外分泌功能不全等方面两者无明显差异，研究证实升阶梯策略不会增加再次进行干预的比例。

随着内镜技术的进步，内镜下升阶梯手术的使用逐渐增多。内镜治疗的优势在于降低胰瘘及切口疝的发生率，但内镜清创操作次数较多，不适用于所有 IPN 患者。对于两侧结肠后间隙及盆腔腹膜后区域感染的处理，外科升阶梯治疗模式更具优势。另外，内镜治疗需要专门器械及有经验的术者操作。但在临床实践中发现，对患者不加选择地进行升阶梯治疗可能延长患者的治疗周期，且部分患者缺乏安全、有效的 PCD 或内镜下穿刺引流通路而导致治疗无法实施。现阶段作为升阶梯治疗模式的终极手段，OPN 的地位仍至关重要。外科医生在选择 OPN 时应该把握好手术指征，当出现无 PCD 穿刺路径、已经积极微创手术治疗仍无法控制的严重感染、合并严重腹腔内并发症（如大出血和肠瘘等），以及出现广泛 WON，OPN 几乎是最有效的选择。同时，也应注意把握手术时机，充分利用影像学的精准指导选择手术路径。在手术操作过程中，应充分运用损伤控制的理念，避免过大范围的清创造成不可控制的大出血或肠瘘，手术的目的在于通畅引流和适度清创，OPN 残留的坏死组织后续可以通过各种微创手术方法进一步解决。

自 2013 年中南大学湘雅医院胰腺外科中心开始系统进行 IPN 升阶梯微创治疗以来，效果满意。MARPN 是我院治疗 IPN 的主要术式。这一术式的发展使得胰腺坏死组织清除术逐渐走向微创的新时代。该术式创伤小、并发症少、病死率低，更重要的是显著提高了患者的救治成功率。该患者后期出现 IPN，并出现全身情况恶化，治疗上遵循升阶梯治疗原则，先行 PCD，当 PCD 效果不佳、引流不通畅时，及时行 MARPN，同时注重器官功能的维持、抗菌药物的选择、EN 支持及康复治疗，最终患者痊愈，预后良好。

(二) 总结

SAP 的患者应当严密监测其生命体征，评估是否存在器官功能障碍。存在器官功能障碍的患者，应进入 ICU 行器官功能支持治疗。治疗方案应采用 MDT 模式。应早期启动 EN，合理使用抗菌药物，并根据细菌培养及药敏试验结果调整抗菌药物。应及时恰当地治疗全身及局部并发症，及时准确诊断 IPN，并采取升阶梯治疗原则。目前，MARPN 等微创手术逐渐成为 IPN 手术的主流方式，可以根据医院自身条件和经验，选择合适的微创手术方式。

(魏伟)

# 案例 5
# 医源性重症急性胰腺炎导致死亡病例

## 一、病历资料

### (一)一般资料

患者,男,31 岁。2020 年 11 月 02 日入院。

### (二)主诉

上腹痛 2 月余,经内镜逆行胰胆管造影术(ERCP)后加重,伴腹胀、发热 3 天。

### (三)现病史

患者自诉 2 个月前无明显诱因反复出现上腹部疼痛,伴腰背部放射痛,疼痛与进食无明显关联,可自行缓解,无寒战高热等不适。遂于 2020 年 10 月 25 日于当地医院就诊,CT 检查示:①重度脂肪肝;②胆总管扩张,胆囊体积增大;③副脾;④少许盆腔积液;⑤双肺少许炎症;⑥左侧少量胸腔积液。磁共振胆胰管成像(MRCP)示:胆总管结石。当地医院诊断为胆管结石胆管炎,遂于 10 月 28 日夜间行急诊经内镜逆行胆胰管成像+内镜下乳头括约肌切开+内镜下鼻胆管引流术(ERCP+EST+ENBD),术中内镜直视下取出胆总管结石,留置鼻胆管引流。术后患者腹痛症状未见缓解,伴腹胀及腰痛。术后第 2 天患者出现高热、呼吸急促,复查 CT 示:①急性坏死性胰腺炎并周围大量渗出,腹腔、盆腔少量积液,双肾前筋膜增厚;②ERCP+EST+ENBD 术后改变;③副脾;④双侧胸腔积液并双下肺膨胀不全;⑤双肺少许炎症。当地医院建议转该院 ICU 继续治疗,患者及家属要求转上级医院继续治疗。遂于 2020 年 11 月 1 日转入我院急诊,2020 年 11 月 2 日急诊以"重症急性胰腺炎(SAP)"转入我科。自发病以来,患者一般情况较差,神志清楚,睡眠情况较差,未进食,大便不成形,小便黄色,体重无明显变化。

### (四)体格检查

T 37.4℃,P 132 次/min,R 32 次/min,BP 155/110 mmHg。发育正常,营养中等,神志清楚,平车推入病房,查体合作。皮肤色泽中度黄染,浅表淋巴结未触及。鼻胆管留置引流黄绿色胆汁约 200 mL,双肺呼吸音稍粗,未闻及啰音,心律齐,无杂音。腹部隆起,未见胃肠型及蠕动波，无腹壁静脉曲张。腹肌紧张，全腹有压痛、反跳痛，肝脾肋下未扪及，腹部未扪及明显肿块。肠鸣音低弱，1 次/min。

（五）辅助检查

1. 血常规　WBC 17.4×10⁹/L，Hb 153 g/L，NEUT% 84.3%。

2. 生化检查　ALB 36.4 g/L，TB 159.6 μmol/L，DB 89.1 μmol/L；BUN 4.99 mmol/L，Cr 90.7 μmol/L；K 3.05 mmol/L，Na 136.2 mmol/L；TG 4.12 mmol/L；空腹血糖 7.3 mmol/L；D 二聚体定量 7.99 mg/L；降钙素原 1.23 ng/L。

3. 血气分析　pH 7.48，PO₂ 78 mmHg，PCO₂ 35 mmHg。

4. 血培养　培养 5 天无细菌生长。

5. 腹部超声检查　2020-11-01 腹部超声提示：胰腺声像改变，考虑胰腺炎，胰周显示欠清；肝大、脂肪肝；胆囊充盈欠佳，胆囊壁毛糙；腹腔积液。

6. CT 检查　2020-11-01 CT 片考虑为急性胰腺炎（AP）。CT 影像表现为胰腺肿大，密度不均匀减低，增强后可见多发斑片状强化减低区，胰周脂肪间隙模糊，主胰管未见明显扩张，胰周、肾旁间隙、肝胃间隙、脾胃间隙及双侧结肠旁沟可见多发斑片及条索灶，双侧肾前筋膜稍增厚；肠系膜脂肪间隙混浊，腹膜后及肠系膜间隙可见多发大小不等淋巴结。

（六）入院诊断

1. SAP　医源性、重度。

2. 多器官功能障碍综合征（MODS）（肺、肝）　急性呼吸窘迫综合征（ARDS）、肝功能损害。

3. 急性胆管炎；胆囊结石；胆囊炎

4. 低蛋白血症

5. 电解质代谢紊乱　低钾血症、低钙血症、低磷血症。

6. 脂肪肝

7. 胸腔积液（双侧）；肺部感染

8. 腹腔积液

9. 手术后状态　ERCP+EST+ENBD 术后。

（七）诊疗经过

入院后予以禁食、禁水，胃肠减压、抗感染、呼吸机辅助呼吸、降心率、护肝、护胃、解痉、镇痛、镇静、利胆、导泻、雾化、透析等相关对症支持治疗。

2020-11-12 复查 CT（图 4-5-1），对比 2020-11-01 CT 片：①AP，较前进展，胰周渗出灶较前增多；腹膜后及肠系膜根部多发淋巴结较前增多、增大。②胰源性肝损伤情况同前。③盆腔积液较前增多。④双侧胸腔积液较前增多，并双下肺膨胀不全。

2020-11-15 复查 CT（图 4-5-2），对比 2020-11-12 CT 片：①胰腺及胰周渗出基本同前；腹腔、盆腔积液基本同前；肠系膜脂肪间隙较前清晰。②胰源性肝损伤情况同前；腹膜后及肠系膜根部多发淋巴结大致同前。③双侧胸腔积液较前吸收。

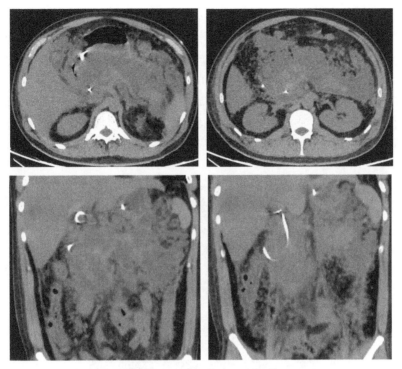

图 4-5-1　2020-11-12 CT 片

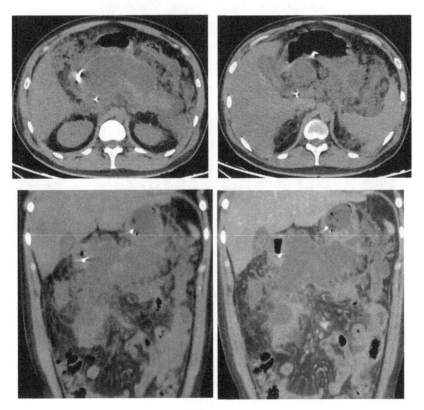

图 4-5-2　2020-11-15 CT 片

2020-11-19 在局麻下行"微创入路腹膜后胰腺坏死组织清除术(MARPN)"。手术经过:患者取右侧卧位,CT 定位穿刺点,常规铺巾、消毒,2% 利多卡因局部浸润麻醉后,经穿刺点入针,穿刺抽出暗红褐色浑浊液体,置入猪尾巴管引流,接引流袋于床旁。

2020-11-22 复查 CT(图 4-5-3),与 2020-11-12 CT 片、2020-11-15 CT 片对比:①SAP 腹膜后清创引流术后改变,胰腺及胰周渗出基本同前;腹盆腔积液较前吸收减少。②胰源性肝损伤情况同前;腹膜后及肠系膜根部多发淋巴结大致同前。③双侧胸腔积液及邻近双下肺膨胀不全较前进展。④右上肺前段少许炎症较前吸收。

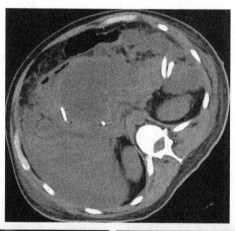

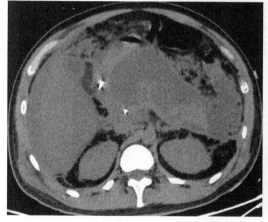 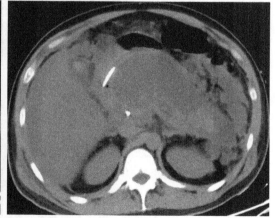

图 4-5-3　2020-11-22 CT 片

2020-11-26 在全麻下行"微创入路胰周坏死组织清除术"。手术经过:患者取左侧垫高右侧卧位,常规消毒、铺巾,拔除左侧腹膜后胰周引流管,扩张窦道,置入硬质肾镜观察,可见左侧腹膜后大量坏死性组织,部分松脱。以温热生理盐水冲洗,以长钳取出大量坏死组织送病理检测(图 4-5-4)。手术顺利,患者生命体征平稳,创面无渗血,术中出血约 10 mL。术毕放置 24 F 引流管(T 管)和深静脉穿刺管于脓腔,作为引流管和冲洗管。观察各引流管引流通畅,术毕患者返回 ICU 继续治疗。

特征图像：

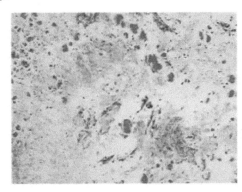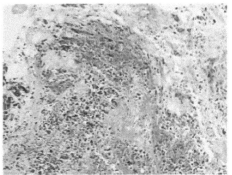

病理诊断：

（胰腺）检见脂肪坏死、钙化及出血，伴炎细胞浸润，符合急性出血性坏死性胰腺炎改变。

**图 4-5-4 2020-11-26 胰腺坏死组织病理**

2020-12-01 在全麻下行"开腹腹膜后脓肿切开引流术"。手术经过：取上腹正中切口（长约 20 cm）进腹。探查：上腹有较致密粘连，分离粘连，上腹部网膜囊及腹膜后可扪及一巨大包块，从胃小弯肝胃韧带处打开包块，见大量脓液、血性液体、血凝块及坏死组织溢出。于胃小弯侧可见一直径约 2 mm 动脉射血，予妥善结扎处理。共清除脓液、血性液体及坏死组织约 1000 mL，置 2 根引流管于腹膜后脓腔，置 1 根引流管于右上腹腹腔，清理腹腔，彻底止血，逐层关腹，术毕。术中患者血压较低，输注浓缩红细胞 5 U，术毕返回 ICU。术中出血约 300 mL，坏死组织送病理检测（图 4-5-5）。

特征图像：

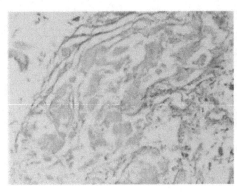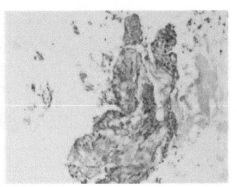

病理诊断：

（胰腺）检见大片脂肪坏死伴钙化及炎细胞浸润，符合急性坏死性胰腺炎改变。

**图 4-5-5 2020-12-01 胰腺坏死组织病理**

因患者术后血红蛋白持续下降，引流管内可见血性液体流出，考虑存在腹腔出血。

2020-12-01在全麻下行"经导管动脉栓塞术(TAE)+腹腔动脉造影术"，分别行腹腔干动脉、肝动脉、脾动脉及肠系膜上动脉、胃左动脉造影显示：胃左动脉发自腹腔干起始处近端，末端分支增多，其走行区域可见数枚动脉夹影，未见明显造影剂渗出及假性动脉瘤等，其余动脉造影未见异常。考虑开腹手术中已明确出血血管并行动脉夹栓塞定位，遂栓塞胃左动脉。

2020-12-06复查CT(图4-5-6)，与2020-11-23 CT片对比：①SAP腹膜后清创引流术后改变，胰腺及胰周渗出灶较前减少；腹腔积液较前吸收减少。②胰源性肝损伤较前进展；腹膜后及肠系膜根部多发淋巴结大致同前。③左中腹部局部小肠壁增厚并周围包裹性积液。④胰周血管成像：肝总动脉变细。

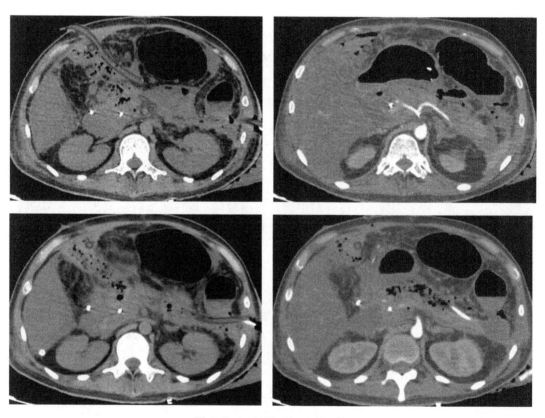

图4-5-6  2020-12-06 CT片

2020-12-08患者腹腔大出血后心搏骤停，抢救无效，宣布临床死亡。

住院期间抗菌药物使用时间轴见图4-5-7；住院期间治疗时间轴见图4-5-8。

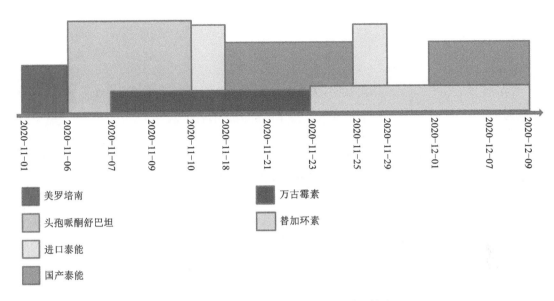

**图 4-5-7　住院期间抗菌药物使用时间轴图**

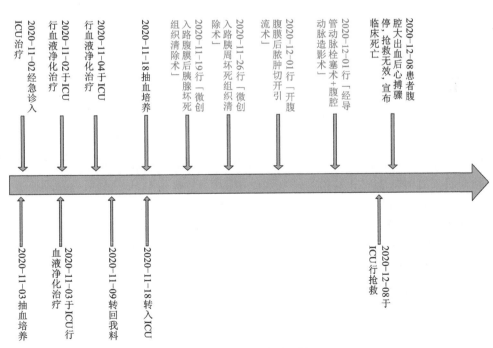

**图 4-5-8　治疗时间轴**

(八)随访

院内死亡。

## 二、分析与点评

### (一)诊疗过程中的得与失

#### 1. ERCP

ERCP 是胆道疾病主要的微创治疗方法之一,可以清除结石和缓解良恶性胆道梗阻。但作为一项有创性操作,其技术难度大、操作风险高,术后可能发生多种并发症,甚至存在危及患者生命的风险。主要并发症包括 AP、出血、ERCP 相关穿孔、胆管炎等。ERCP 术后胰腺炎(post-ERCP pancreatitis, PEP)是 ERCP 术后最常见的并发症,发生率为 2%~10%,高危病例为 30%~50%,部分可发展成 SAP 危及生命。

(1)PEP 的危险因素:PEP 的发生通常与患者自身因素和操作相关因素有关。

1)患者相关危险因素。①明确的患者相关危险因素:怀疑或已知的 Oddi 括约肌功能障碍;女性患者;既往胰腺炎病史。②可能的危险因素:有 PEP 病史;年轻患者;肝外胆管不扩张;没有慢性胰腺炎;血清胆红素正常。

2)操作相关的危险因素。①明确的操作相关危险因素:插管时间>10 分钟;插管误入胰管>1 次;胰管造影剂压力过大、浓度过高,腺泡显影。②可能的危险因素:十二指肠乳头括约肌预切开术;胰管括约肌切开术;胆管括约肌球囊扩张术;胆管结石取石失败;胰管内超声;胰管显影或导丝导管误入胰管且未预防性放置胰管支架。

(2)PEP 的预防措施。

1)药物预防措施:非甾体抗炎药(NSAIDs)是目前唯一被证实能有效预防 PEP 的药物。NSAIDs 能够显著降低 PEP 的发生率,且在高风险患者中表现同样优异。对于无禁忌证的患者,ERCP 术前或术后立即经直肠给予 100 mg 双氯芬酸钠或吲哚美辛。生长抑素与奥曲肽预防 PEP 的临床研究未得出一致结论,其对于 PEP 是否具有预防作用目前仍存在争议,因此对于低风险患者并不建议给予预防性的生长抑素和奥曲肽。蛋白酶抑制药(如加贝酯、乌司他丁等)能够抑制多种蛋白酶的活性,通常用于 AP 的早期治疗。然而,有关蛋白酶抑制药的许多研究结果不尽相同,其对预防 PEP 的有效性目前尚无确切定论。Oddi 括约肌张力增加是 PEP 发生的一个重要危险因素,解除 Oddi 括约肌痉挛理论上可以预防 PEP,但并不建议将硝酸甘油作为预防 PEP 的常规用药。

2)引流措施:乳头括约肌痉挛和(或)水肿使胆汁、胰液反流入胰管,激活胰酶是 PEP 发生的主要原因。因此,预防 PEP 的一个很重要的举措是保证胆汁和胰液的通畅引流。内镜下鼻胆管引流术(ENBD)是一种常用的胆道引流方法,能有效引流胆汁及减少胰液反流。ERCP 术后应用 ENBD 可有效降低 PEP 的发生。预防性胰管支架能够有效降低 PEP 和高淀粉酶血症的风险,尤其是对于高危患者,胰管支架能够使 PEP 的发生率明显下降。

3)内镜操作相关措施:反复胆道插管造成的创伤已被证明是 PEP 发生的重要危险因素,因此,操作中应尽可能减少插管次数。胰管显影是 PEP 发生的独立危险因素。实际操作中应尽量避免造影剂进入胰管,如果确实需要使胰管显影,应尽可能减少造影剂的注射量。

就该患者而言,尽管为了防止发生 PEP 采取了药物预防及 ENBD 引流等措施,但仍然没能阻止 PEP 的发生和加重,说明这些措施的实施只能减少 PEP 发生的概率,并不能完全避免其发生发展。

### 2. 腹腔出血(abdominal hemorrhage，AH)

AH 是 SAP 病程后期的严重并发症之一，虽然相对少见但存在严重的潜在致命风险，一旦发生，处理极为困难，病死率高达 50%。该患者治疗期间发生了 3 次腹腔内出血，第 1 次选择开放手术缝扎胃左血管，第 2 次在放射介入科行数字减影血管造影(DSA)下栓塞胃左动脉，最后 1 次发生了无法控制的腹腔内大出血，具体出血责任血管不明。

在 SAP 合并出血的患者中，动脉出血往往是致死性的。SAP 合并胰周动脉瘤(periportal artery aneurysm，PPA)通常发生于腹腔动脉和肠系膜上动脉及其分支等，发生率为 1.3%～10.0%，如不及时处理，患者病死率高达 90%。PPA 最常累及脾动脉(40%)、胃十二指肠动脉(20%)、胰十二指肠动脉(20%)等。PPA 形成的主要机制是胰周血管受到含有多种胰酶的胰腺渗出液及胰腺炎性反应浸润的直接侵蚀，从而导致胰周动脉血管壁被腐蚀破坏，甚至引起大出血。另外，假性囊肿或脓肿的持续压迫、缺血及消化酶侵蚀血管壁等原因也可形成 PPA。

该患者的最终致命性大出血很有可能就是 PPA 导致的，尽管在患者大出血前两天的 CT 影像中未发现明确的 PPA，但从临床表现来看是符合的。如需进一步明确诊断，可以进一步完善相关检查。DSA 对于假性动脉瘤、活动性出血具有更直观的判断，同时 DSA 下对出血灶不仅有诊断价值，选择性经导管动脉栓塞术(TAE)的治疗优势是其他检查手段无法比拟的，特别适合于出血量较大，亟须诊断和治疗同时进行的情况，可以避免盲目剖腹探查，也可以尽可能避免急诊开放手术。

由于 AP 病变范围广泛，胰腺供血动脉众多，胰周的血管结构十分复杂，如怀疑胰和胰周血管破裂出血，除常规行腹腔动脉和肠系膜上、下动脉的选择性动脉造影外，必要时应行超选择脾动脉、胃十二指肠动脉、胰十二指肠动脉造影，以免病变遗漏。另外值得一提的是，AP 发生时胰及胰周血管常常呈现痉挛、狭窄等缺血性的改变，有时还会发现造影剂积聚浓染，需要注意与血管破裂造影剂外渗相鉴别。当然，对于 SAP 合并大出血的病例，TAE 只是紧急处理措施，其关键作用是清除坏死组织并充分引流，同时有效控制胰周感染。在这个患者身上，TAE 的作用得到了充分体现。

### 3. 胰周感染的控制

胰周感染的控制是该患者临床转归的根本因素。该患者发病后第 21 天进行 PCD，一周后行 MARPN，感染控制仍不理想，遂在 5 天后行开腹胰腺坏死组织清除术(OPN)。整体临床思路符合目前国内外主流的尽量延迟处理原则以及"step-up"升阶梯治疗策略，但最终呈现出来的效果没有令人满意。究其原因与患者是 PEP 不无关系，PEP 患者比较常见的病变累及部位为胰头及十二指肠圈附近，所以胰周感染积液多集中在中央区及十二指肠周围。这些区域 PCD 穿刺置管通常较为困难，不容易达到理想的引流效果。当出现无 PCD 穿刺路径、虽经积极微创手术仍无法控制的严重感染、合并严重腹腔内并发症(如大出血和肠瘘等)以及出现广泛胰周坏死时，OPN 几乎是最有效的选择。同时，也更应注意把握手术时机，充分利用影像学的精准指导选择手术路径。在手术操作过程中，应充分运用损伤控制的理念，避免过大范围的清创造成不可控制的大出血或肠瘘，手术目的是通畅引流和适度清创，OPN 后残留的坏死组织可以后续通过各种微创手术方法来进一步解决。

总之，IPN 干预的首要原则：没有一种方法对所有患者都是最佳的，最好的方法是多模式的，并适应于个体患者，以达到最好的结果。

（二）总结

患者为壮年男性，因胆石病行 ERCP+EST+ENBD 等微创治疗后发生 SAP，经多方积极救治后仍然不幸死亡，结局十分遗憾。患者最终死亡的直接原因是腹腔内大出血，而导致大出血的根本原因是胰周感染。因此，感染的预防及控制是 SAP 诊疗的核心问题。

（王琳维　窦晓琳）

# 案例 6

## 感染性胰腺坏死过度延迟干预导致心搏骤停病例

### 一、病历资料

#### (一)一般资料

患者,男,37 岁。2018 年 11 月 26 日入院。

#### (二)主诉

反复腹痛发热 4 个月,神志淡漠 1 天。

#### (三)现病史

患者于 2018 年 7 月 15 日饮酒后出现持续性上腹痛,伴恶心呕吐,呕吐物为胃内容物,非喷射性,伴腰背部放射痛,无呕血和黑便,无皮肤巩膜黄染,无畏寒发热,无呼吸困难等不适。腹痛呈进行性加重,遂就诊于当地医院,完善血清淀粉酶、腹部 CT 检查,诊断为重症急性胰腺炎(SAP)、胰周积液,予以禁食、补液等治疗,患者腹痛好转后出院。患者出院后仍有腹胀,发病 1 月余出现反复发热,体温最高为 38℃,无畏寒寒战,无皮肤巩膜黄染,伴呕吐,体重下降 10 kg,进食差,营养状况差,再次就诊于当地医院。当地医院完善相关检查,复查 CT 后考虑"SAP 胰腺坏死并胰周积液",予以抗感染、补液对症治疗,患者发热症状好转后未予以外科治疗后出院。出院后患者仍反复出现腹胀、低热等不适,予以抗感染对症治疗。直至 11 月 25 日出现嗜睡、神志淡漠,至当地医院就诊,于 11 月 26 日急诊转入我院。患者至急诊抢救室突发心搏骤停,立即予以心肺复苏、气管插管,抢救 5 分钟后呼吸、心跳恢复,转入中心 ICU 监护治疗。起病以来体重下降 25 kg。

#### (四)体格检查

T 38.3℃,P 150 次/min,R 42 次/min,BP 130/82 mmHg(去甲肾上腺素维持)。气管插管,呼吸机辅助呼吸,神志昏迷,皮肤巩膜无黄染,浅表淋巴结未触及,双肺呼吸音稍低,无啰音,心律齐,无杂音。腹部膨隆,左侧腹饱满,可扪及 20 cm×10 cm 大小包块,质地软,边界欠清,未见胃肠型及蠕动波,左上腹腹肌稍紧张,腹压痛、反跳痛无法配合,肝脾肋下未及,移动性浊音阴性,肠鸣音低弱,1 次/min。

（五）辅助检查

1. 血常规　WBC $24.9\times10^9$/L，Hb 82.0 g/L，NEUT% 93.2%。

2. 肝肾功能　ALB 23 g/L，TB 24 μmol/L，DB 12 μmol/L，BUN 32 mmol/L，Cr 232 μmol/L。

3. AMY　370 U/L。

4. 血气分析　pH 7.26，$PO_2$ 78 mmHg，$PCO_2$ 32 mmHg。

5. CT 检查　2018-07-25 患者于当地医院进行 CT 检查，结果示：SAP、胰腺坏死并胰周积液(无气泡)(图 4-6-1、图 4-6-2)。

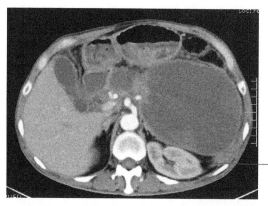

图 4-6-1　CT 片可见胰腺坏死并胰周积液(箭头所示)

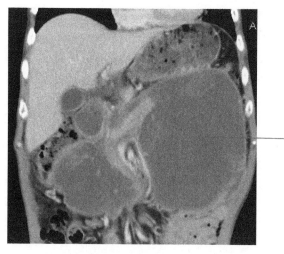

图 4-6-2　CT 片冠状位可见胰周大面积坏死积液(箭头所示)

（六）入院诊断

1. SAP　酒精性，重度。

2. 脓毒症

3. 感染性胰腺坏死(IPN)

4.多器官功能衰竭(MOF)(肾、肺、中枢神经)　急性肾功能不全、急性呼吸窘迫综合征(ARDS)、中毒性脑病。

5.重度营养不良

6.代谢性酸中毒

7.贫血

8.低蛋白血症

9.心肺复苏后

(七)诊疗经过

(1)患者心搏骤停，心肺复苏后，出现感染性休克，转入中心ICU监护治疗，予以禁食、胃肠减压、液体复苏、抗感染、呼吸支持、血液滤过、脑复苏等对症支持治疗。

(2)入院后完善检查，复查CT结果示：SAP、胰腺坏死并周积液，可见散在气泡征，提示感染(图4-6-3、图4-6-4)。

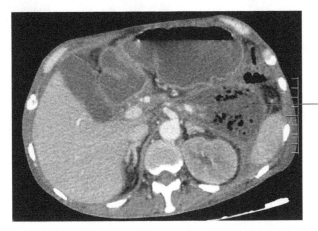

**图4-6-3　胰腺坏死并胰周积液，气泡征(箭头所示)(1)**

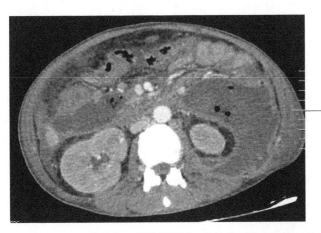

**图4-6-4　胰腺坏死并胰周积液，气泡征(箭头所示)(2)**

（3）MDT会诊意见：诊断考虑为SAP、IPN、脓毒症；神志障碍查因，怀疑脓毒症相关性脑病、缺血缺氧性脑病；心肺复苏后。建议：①积极抗感染，纠正休克，维持呼吸循环稳定；②完善术前准备，急诊B超引导下行胰周脓肿穿刺引流（图4-6-5），限期行微创入路腹膜后胰腺坏死组织清除术（MARPN）（图4-6-6）；③积极改善心、肺、肾、脑等多器官功能。

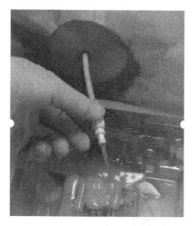

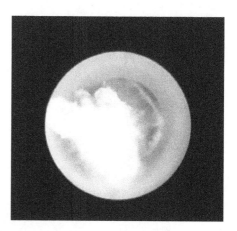

图4-6-5　B超引导下胰周脓肿穿刺引流　　　　图4-6-6　MARPN术中可见胰周坏死组织及积液

（4）经外科治疗后患者发热症状好转，WBC、PCT、CRP、IL-6等感染指标逐步好转，神志逐步恢复。术后第7天患者神志清醒，呼吸循环稳定。经积极治疗后成功治愈出院。

## （八）随访

出院后患者恢复良好，逐步拔除引流管，出院后每3个月复查1次，一般情况良好，无腹痛、发热等不适，饮食正常。术后合并糖尿病，胰岛素控制血糖良好，无脂肪泻等外分泌功能障碍。

## 二、分析与点评

### （一）诊疗过程中的得与失

#### 1. SAP胰腺包裹性坏死（WON）发生感染的判定

该病例早期CT可见胰腺坏死并胰周积液，后期出现严重的IPN、脓毒症。诊疗过程中可见胰腺大面积坏死积液，发病1个月时CT未见气泡征，起病4个月时CT可见气泡征，CT发现其内气体对IPN具有诊断意义，但出现率仅为20%~40%。SAP后期出现反复发热、腹痛等临床症状，或出现一般情况恶化，如呼吸功能、肾功能、凝血功能等器官功能损害，甚至出现血流动力学循环不稳定等病情变化，对IPN诊断具有提示作用。动态检测WBC、PCT、CRP、IL-6等炎症指标有助于IPN的诊断及疗效判断，这类指标的进行性升高往往提示可能存在IPN。

目前临床上尚无统一的评分系统或标志物能对IPN进行早期诊断。现阶段，影像学检查对判断感染范围、评估严重程度以及选择后续干预措施具有极其重要的作用，其中CT

检查发现气泡征是诊断 IPN 的直接证据。而外科或内镜治疗时获取胰周坏死组织或引流液进行病原学检查仍然是诊断 IPN 的金标准。

除此之外，第二代基因测序(next-generation sequencing，NGS)作为一种新型的病原学诊断方法逐渐在临床上得到应用。

该患者起病早期并无器官功能损害，出现胰腺坏死并胰周积液，早期无发热等临床表现，但存在呕吐，体重下降明显，同时起病 1 个月时出现反复低热，患者此时已出现胰腺坏死合并感染征兆，结合患者存在消化道不完全梗阻，CT 检查可见胰周大范围坏死积液，已达到经皮穿刺置管引流(PCD)的指征。因患者无气泡征，同时抗感染治疗后发热好转，当地医院未予重视，未能及时穿刺引流，错失了治疗的最佳时机，因此该患者后期出现的严重脓毒症、感染性休克及心搏骤停是可以避免的。直至起病 4 个月后出现严重脓毒症、感染性休克，并发心搏骤停，经积极综合治疗及紧急外科干预后病情逐步好转，最终患者获得治愈出院，这是一例成功治愈的危重型胰腺炎案例。

### 2. 对于 SAP 外科干预时机的判断

IPN 通常要到起病后第 4 周或更晚时才能被发现，例如通过 CT 检查发现坏死内部有气体存在。4 周或更长时间后，坏死组织更有可能被隔离，并且坏死组织发生液化，使引流或清创更容易实现。因此，目前大多数国内外指南都推荐尽可能将外科干预的时间延迟到发病 4 周后。然而，一旦坏死感染扩散，就有发生脓毒症的风险，可能导致或加重器官衰竭。所以，我们往往需要在早期或晚期引流和(或)清创之间取得平衡。早期干预可能诱发或加剧危重疾病，并有较高的并发症风险，如死亡或出血等。延迟干预可降低这些风险，但可能会增加感染引起并发症的风险。因此，必须提高人们对延迟干预既有好处也有坏处的认识，这些都应在个体化病例的基础上认真考虑。强调需要根据个体情况考虑早期干预和延迟干预的潜在利益和危害，这可能涉及权衡早期干预增加病死率的风险，以及如果清创延迟太久可能导致严重并发症的可能性。

综上所述，穿刺时机需要根据患者病情个体化决定。对于严重器官功能衰竭、早期出现的严重胰周坏死感染导致脓毒症的患者，在积极使用抗菌药物无效的情况下，可能需要提早干预。如果在 SAP 早期的患者中进行 PCD 干预，由于此时全身炎症反应增强和出血风险增加，可能与高发病率和病死率相关。该病例治疗过程中，延迟外科干预时机在发病 1 个月出现发热时就已出现，尽管加强抗感染治疗仍然反复出现发热、腹痛症状，无法完全控制胰周感染进展，最终过度延期干预导致了感染性休克、心搏骤停，极大地增加了患者的风险，导致严重的并发症。

### 3. 对于 SAP 行 PCD 的指征

(1)ACS：SAP 患者可合并腹腔间隔室综合征(ACS)，当腹内压(IAP)>20 mmHg 时，常伴有新发器官功能障碍，是 SAP 患者死亡的重要原因之一。ACS 的治疗原则是及时采取有效的措施降低 IAP，包括增加腹壁顺应性，如使用镇痛药、镇静药、肌松药等；清除胃肠内容物，如采用胃肠减压、灌肠、使用促胃肠动力药等方式；避免过量液体输注，并引流腹腔或腹膜后积液等，如 PCD。减轻后应尽早拔除引流管(72 小时内)，以降低感染可能。根据最近的美国胃肠病协会(AGA)临床实践指南，在早期急性期的感染或包裹性坏死集合的患者应考虑行 PCD。对于 ACS 患者，如果保守治疗失败后，紧急手术干预可能可以挽救生命。如果单纯药物治疗不足以改善 ACS 症状，疑似或确诊 IPN 和持续性器官衰竭的患者，也可能需要在急性坏死物积聚(ANC)阶段进行早期干预。

(2)IPN：PCD 置入引流管是控制胰腺或胰周感染的重要措施。如何早期诊断胰腺坏死存在感染是目前亟须解决的问题，在 CT 检查中发现积液区存在气泡征可提示感染，而在 CT 或超声引导下进行细针穿刺术(FNA)进行细菌培养是诊断的标准之一，但现在不常用，因为它有很高的假阴性率(高达 25%)。此外，理论上还存在将感染引入无菌收集的风险。有研究显示大多数胰腺外科医生没有常规进行 FNA，15%的医生从未进行过 FNA。在没有其他感染源的情况下，根据临床恶化或发热，强烈怀疑感染坏死。在无感染迹象的 ANC 或 WON 的情况下，持续数周的器官衰竭也是可接受的干预指征。PCD 可在超声或 CT 引导下进行，首选经腹膜后路径穿刺；一般认为，对于高度可疑或确诊的 IPN，即使尚未形成完整包裹，若药物治疗效果不佳，PCD 仍是控制感染的安全、有效措施，由于 IPN 坏死组织内有形成分太多，液体成分较少，PCD 后反复堵管，引流效果很差，因此，经 PCD 往往不能视为确定性的治疗，但是可以暂时降低脓腔的压力，缓解脓毒症的全身反应，改善患者的全身状况，为进一步的外科引流创造条件，可作为过渡治疗措施，为后续升阶梯治疗奠定基础。

(3)消化道梗阻或胆道梗阻：SAP 发病后期，对于因压迫消化道或胆道而引起症状的局部并发症亦可行 PCD 治疗。

除此之外，还有几种情况可能也需要进行干预，或者在没有感染的情况下干预。这些情况包括胰腺断裂综合征(DPDS)、持续性不健康状态(持续厌食、顽固性疼痛和体重减轻)等。

(二)总结

对于 SAP 的外科引流须严格把握指征，谨慎选择治疗方式，盲目进行外科干预可能增加感染、出血等严重并发症风险，导致病死率升高；而相应的过度延期也可能导致出现严重致命性的感染，增加病死率。因此，对于 SAP 后期出现的坏死积液是否穿刺、何时穿刺、如何穿刺等方式方法仍需 MDT 综合讨论，制定个体化治疗方案。

(纪连栋)

# 参考文献

［1］ 李非，曹锋. 中国急性胰腺炎诊治指南（2021）［J］. 中国实用外科杂志，2021，41（7）：739-746.

［2］ 陈孝平，王建平，赵继宗. 外科学［M］. 9 版. 北京：人民卫生出版社，2018.

［3］ BOXHOORN L, VOERMANS R P, BOUWENSE S A, et al. Acute pancreatitis［J］. Lancet, 2020, 396 （10252）：726-734.

［4］ BANSAL S S, HODSON J, SUTCLIFFE R S, et al. Performance of the revised Atlanta and determinant-based classifications for severity in acute pancreatitis［J］. Br J Surg, 2016, 103（4）：427-433.

［5］ MEDEROS M A, REBER H A, GIRGIS M D. Acute Pancreatitis：A Review［J］. JAMA, 2021, 325（4）：382-390.

［6］ BALTHAZAR E J, FREENY P C, VANSONNENBERG E. Imaging and intervention in acute pancreatitis ［J］. Radiology, 1994, 193（2）：297-306.

［7］ MORTELE K J, WIESNER W, INTRIERE L, et al. A modified CT severity index for evaluating acute pancreatitis：improved correlation with patient outcome［J］. AJR Am J Roentgenol, 2004, 183（5）：1261-1265.

［8］ DEWAELE J J, DELRUE L, HOSTE E A, et al. Extrapancreatic inflammation on abdominal computed tomography as an early predictor of disease severity in acute pancreatitis：evaluation of a new scoring system［J］. Pancreas, 2007, 34（2）：185-190.

［9］ THOENI R F. The revised Atlanta classification of acute pancreatitis：its importance for the radiologist and its effect on treatment［J］. Radiology, 2012, 262（3）：751-764.

［10］ FOSTER B R, JENSEN K K, BAKIS G, et al. Revised Atlanta Classification for Acute Pancreatitis：A Pictorial Essay［J］. Radiographics, 2016, 36（3）：675-687.

［11］ KHURANA A, NELSON L W, MYERS C B, et al. Reporting of acute pancreatitis by radiologists-time for a systematic change with structured reporting template［J］. Abdominal radiolog y（New York）, 2020, 45 （5）：1277-1289.

［12］ TÜRKVATAN A, ERDEN A, TÜRKOĞLU M A, et al. Imaging of acute pancreatitis and its complications. Part 1：acute pancreatitis［J］. Diagn Interv Imaging, 2015, 96（2）：151-160.

［13］ TÜRKVATAN A, ERDEN A, TÜ RKOĞLU M A, et al. Imaging of acute pancreatitis and its complications. Part 2：complications of acute pancreatitis［J］. Diagn Interv Imaging, 2015, 96（2）：161-169.

［14］ BOLLEN T L, VAN SANTVOORT H C, BESSELINK M G, et al. Update on acute pancreatitis：ultrasound, computed tomography, and magnetic resonance imaging features［J］. Semin Ultrasound CT MRI, 2007,

28(5)：371-383.

[15] GRASSEDONIO E, TOIA P, LA GRUTTA L, et al. Role of computed tomography and magnetic resonance imaging in local complications of acute pancreatitis[J]. Gland Surg, 2019, 8(2)：123-132.

[16] COLVIN S D, SMITH E N, MORGAN D E, et al. Acute pancreatitis：an update on the revised Atlanta classification[J]. Abdom Radiol (NY), 2020, 45(5)：1222-1231.

[17] YI K Q, YANG T, YANG Y M, et al. Appraisal of the diagnostic procedures of acute pancreatitis in the guidelines[J]. Syst Rev, 2021, 10(1)：17.

[18] GE P, LUO Y L, CHUKWUEMEKA S O, et al. Intestinal barrier damage, systemic inflammatory response syndrome, and acute lung injury：A troublesome trio for acute pancreatitis[J]. Biomed Pharmacother, 2020, 132：110770.

[19] CHEN Z F, GUI M, XIE Z H, et al. The effects of continuous renal replacement therapy with different anticoagulation methods on the expression of cytokines in severe acute pancreatitis[J]. Transpl Immunol, 2022, 73：101603.

[20] HU Q, YAO J, WU X J, et al. Emodin attenuates severe acute pancreatitis-associated acute lung injury by suppressing pancreatic exosome-mediated alveolar macrophage activation[J]. Acta Pharm Sin B, 2022, 12(10)：3986-4003.

[21] PETER J L, GEORGIOS I P. Management of Severe Acute Pancreatitis [J]. Curr Treat Options Gastroenterol, 2020, 18(4)：670-681.

[22] CARLA M A, ZOLTÁN B F. Intra-Abdominal Hypertension：A Systemic Complication of Severe Acute Pancreatitis[J]. Medicina (Kaunas), 2022, 58(6)：785.

[23] YANG Q, LUO Y L, LAN B W, et al. Fighting Fire with Fire：Exosomes and Acute Pancreatitis-Associated Acute Lung Injury[J]. Bioengineering (Basel), 2022, 9(11)：56-85.

[24] ZHI Z, YI-XUAN D, YUAN-XU Q, et al. A narrative review of acute pancreatitis and its diagnosis, pathogenetic mechanism, and management[J]. Ann Transl Med, 2021, 9(1)：69.

[25] WANG H H, SHI B. Early fluid resuscitation in severe acute pancreatitis[J]. Zhonghua Yi Xue Za Zhi, 2021, 101(30)：2356-2359.

[26] 王国兴, 肖红丽, 任恩峰. 急性胰腺炎急诊诊断及治疗专家共识[J]. 临床肝胆病杂志, 2021, 37(5)：1034-1041.

[27] 中华医学会外科学会胆道外科学组, 中国研究型医院学会加速康复外科专业委员会, 中华外科杂志编辑部. 胆道外科抗菌药物规范化应用专家共识(2019版)[J]. 中华外科杂志, 2019, 57(7)：481-487.

[28] 郭喆, 关键. 重症急性胰腺炎预防与阻断急诊专家共识[J]. 中国急救医学, 2022, 42(5)：369-379.

[29] PORTER K K, ZAHEER A, KAMEL I R, et al. ACR Appropriateness Criteria (R) Acute Pancreatitis [J]. J Am Coll Radiol, 2019, 16(11S)：S316-S330.

[30] 杜奕奇, 陈其奎, 李宏宇, 等. 中国急性胰腺炎诊治指南(2019年, 沈阳)[J]. 临床肝胆病杂志, 2019, 35(12)：2706-2711.

[31] 中华医学会外科学分会胰腺外科学组. 中国急性胰腺炎诊治指南(2021)[J]. 中国实用外科杂志, 2021, 41(7)：735-742.

[32] 丁丽, 陈佰义, 李敏, 等. 碳青霉烯类耐药革兰氏阴性菌联合药敏试验及报告专家共识[J]. 中国感染与化疗杂志, 2023, 23(1)：8090.

[33] 郭丰. 重症急性胰腺炎合并感染的诊断和抗菌药物使用[J]. 中华消化杂志, 2020, 40(7)：444-447.

［34］ REUKEN P A, ALBIG H, RODEL J, et al. Fungal Infections in Patients With Infected Pancreatic Necrosis and Pseudocysts: Risk Factors and Outcome［J］. Pancreas, 2018, 47(1): 92-98.

［35］ TIAN H, CHEN L, WU X, et al. Infectious Complications in Severe Acute Pancreatitis: Pathogens, Drug Resistance, and Status of Nosocomial Infection in a University-Affiliated Teaching Hospital［J］. Dig Dis Sci, 2020, 65(7): 2079-2088.

［36］ LEE S H, CHOE J W, CHEON Y K, et al. Revised Clinical Practice Guidelines of the Korean Pancreatobiliary Association for Acute Pancreatitis［J］. Gut Liver, 2023, 17(1): 34-48.

［37］ JABER S, GARNIER M, ASEHNOUNE K, et al. Guidelines for the management of patients with severe acute pancreatitis, 2021［J］. Anaesth Crit Care Pain Med, 2022, 41(3): 101060.

［38］ LEPPANIEMI A, TOLONEN M, TARASCONI A, et al. 2019 WSES guidelines for the management of severe acute pancreatitis［J］. World J Emerg Surg, 2019, 14: 27.

［39］ CROCKETT S D, WANI S, GARDNER T B, et al. American Gastroenterological Association Institute Guideline on Initial Management of Acute Pancreatitis［J］. Gastroenterology, 2018, 154(4): 1096-1101.

［40］ 吴秀文, 任建安. 中国腹腔感染诊治指南(2019 版)［J］. 中国实用外科杂志, 2020, 40(1): 1-16.

［41］ BARON T H, DIMAIO C J, WANG A Y, et al. American Gastroenterological Association Clinical Practice Update: Management of Pancreatic Necrosis［J］. Gastroenterology, 2020, 158(1): 67-75.

［42］ 苏磊, 李悦. 急性胰腺炎合并感染的抗菌药物应用［J］. 医学研究生学报, 2017, 30(7): 684-692.

［43］ SARTELLI M, COCCOLINI F, KLUGER Y, et al. WSES/GAIS/SIS-E/WSIS/AAST global clinical pathways for patients with intra-abdominal infections［J］. World J Emerg Surg, 2021, 16(1): 49.

［44］ 中国碳青霉烯耐药肠杆菌科细菌感染诊治与防控专家共识编写组, 中国医药教育协会感染疾病专业委员会, 中华医学会细菌感染与耐药防控专业委员会. 中国碳青霉烯耐药肠杆菌科细菌感染诊治与防控专家共识［J］. 中华医学杂志, 2021, 101(36): 2850-2860.

［45］ SY C L, CHEN P Y, CHENG C W, et al. Recommendations and guidelines for the treatment of infections due to multidrug resistant organisms［J］. J Microbiol Immunol Infect, 2022, 55(3): 359-386.

［46］ VANDIJK S M, HALLENSLEBEN N D L, VAN SANTVOORT H C, et al. Acute pancreatitis: recent advances through randomised trials［J］. Gut, 2017, 66(11): 2024-2032.

［47］ FORSMARK C E, VEGE S S, WILCOX C M. Acute Pancreatitis［J］. N Engl J Med, 2016, 375(20): 1972-1981.

［48］ BARON T H, DIMAIO C J, WANG A Y, et al. American gastroenterological association clinical practice update: management of pancreatic necrosis［J］. Gastroenterology, 2020, 158(1): 67-75.

［49］ 中华医学会外科学分会胰腺外科学组. 中国急性胰腺炎诊治指南(2021)［J］. 中华消化外科杂志, 2021, 20(7): 730-739.

［50］ 林嘉晏, 朱帅, 曹昕彤, 等. 宏基因组二代测序在感染性胰腺坏死病原学诊断中应用研究［J］. 中国实用外科杂志, 2020, 40(9): 1085-1087.

［51］ LIU Z W, YANG S Z, WANG P F, et al. Minimal-access retroperitoneal pancreatic necrosectomy for infected necrotizing pancreatitis: a multicentre study of a step-up approach［J］. Br J Surg, 2020, 107(10): 1344-1353.

［52］ VAN SANTVOORT H C, BESSELINK M G, BAKKER O J, et al. A step-up approach or open necrosectomy for necrotizing pancreatitis［J］. N Engl J Med, 2010, 362(16): 1491-1502.

［53］ HOLLEMANS R A, BAKKER O J, BOERMEESTER M A, et al. Superiority of step-up approach vs open necrosectomy in long-term follow-up of patients with necrotizing pancreatitis［J］. Gastroenterology, 2019, 156(4): 1016-1026.

[54] DARRIVERE L, LAPIDUS N, COLIGNON N, et al. Minimally invasive drainage in critically ill patients with severe necrotizing pancreatitis is associated with better outcomes: an observational study[J]. Crit Care, 2018, 22(1): 321-326.

[55] VAN BRUNSCHOT S, HOLLEMANS R A, BAKKER O J, et al. Minimally invasive and endoscopic versus open necrosectomy for necrotising pancreatitis: a pooled analysis of individual data for 1980 patients [J]. Gut, 2018, 67(4): 697-706.

[56] 李君.专科技能培训教程[M].北京:人民卫生出版社, 2024.

[57] 中华医学会消化病学分会胰腺疾病学组.中国急性胰腺炎诊治指南(2019, 沈阳)[J].中华胰腺病杂志, 2019, 19(5): 321-331.

[58] BAKKER O J, VAN BRUNSCHOT S, VAN SANTVOORT H C, et al. Early versus on-demandnasoenteric tube feeding in acute pancreatitis[J]. N Engl J Med, 2014, 371(21): 1983-1993.

[59] ARVANITAKIS M, OCKENGA J, BEZMAREVIC M, et al. ESPEN guideline on clinical nutrition in acute and chronic pancreatitis[J]. Clin Nutr, 2020, 39(3): 612-631.

[60] 中华医学会肠外肠内营养学分会.中国成人患者肠外肠内营养临床应用指南(2023)[J].中华医学杂志, 2023, 103(13): 946-974.

[61] 中华医学会外科学分会胰腺外科学组.中国急性胰腺炎诊治指南(2021)[J].中华外科杂志, 2021, 59(7): 578-587.

[62] BANKS P A, BOLLEN T L, DERVENIS C, et al. Acute Pancreatitis Classification Working Group. Classification of acute pancreatitis——2012: revision of the Atlanta classification and definitions by international consensus[J]. Gut, 2013, 62(1): 102-111.

[63] JAGIELSKI M, SMOCZYŃSKI M, ADRYCH K. Endoscopic treatment of walled-off pancreatic necrosis complicated with pancreaticocolonic fistula[J]. Surg Endosc, 2018, 32(3): 1572-1580.

[64] HUA Z, SU Y, HUANG X, et al. Analysis of risk factors related to gastrointestinal fistula in patients with severe acute pancreatitis: a retrospective study of 344 cases in a single Chinese center [J]. BMC Gastroenterol, 2017, 17(1): 29.

[65] SINGH A, AGGARWAL M, GARG R, et al. Spontaneous Internal Pancreatic Fistulae Complicating Acute Pancreatitis[J]. Am J Gastroenterol, 2021, 116(7): 1381-1386.

[66] MAATMAN T K, NICOLAS M E, ROCH A M, et al. Colon Involvement in Necrotizing Pancreatitis: Incidence, Risk Factors, and Outcomes[J]. Ann Surg, 2022, 275(3): 568-575.

[67] 宁彩虹, 黄耿文, 申鼎成, 等.感染性胰腺坏死合并十二指肠瘘的微创手术治疗:附15例报告[J].中国普通外科杂志, 2019, 28(9): 1123-1130.

[68] YOKOI Y, KIKUYAMA M, KUROKAMI T, et al. Early dual drainage combining transpapillary endotherapy and percutaneous catheter drainage in patients with pancreatic fistula associated with severe acute pancreatitis[J]. Pancreatology, 2016, 16(4): 497-507.

[69] MALLICK B, DHAKA N, SHARMA V, et al. Impact of timing of presentation of acute pancreatitis to a tertiary care centre on the outcome [J]. Pancreatology, 2019, 19(1): 143-148.

[70] VUJASINOVIC M, DUGIC A, NOURI A, et al. Vascular complications in patients with chronic pancreatitis [J]. J Clin Med, 2021, 10(16): 3720.

[71] GUPTA V, KRISHNA P, KOCHHAR R, et al. Hemorrhage complicating the course of severe acute pancreatitis [J]. Ann Hepatobiliary Pancreat Surg, 2020, 24(3): 292-300.

[72] TANG M Y, CHEN T W, BOLLEN T L, et al. MR imaging of hemorrhage associated with acute pancreatitis [J]. Pancreatology, 2018, 18(4): 363-369.

[73] 傅小云.重症急性胰腺炎患者腹腔出血特点及其对预后的影响[J].中华危重病急救医学,2022,1(34):5.

[74] LABARCA E, ZUBIA F, MARAVÍ-POMA E, et al. Early predictors of abdominal hemorrhage among critically ill patients with pancreatitis: a prospective cohort study [J]. Pancreas, 2018, 47(8): 1027-1032.

[75] ZHENG J, YANG Q J, DANG F T, et al. Drug-induced pancreatitis: An update[J]. Arab Journal of Gastroenterology, 2019, 20(4): 183-188.

[76] MECZKER A, LILLA H, ANDREA P, et al. Analysis of 1060 Cases of Drug-Induced Acute Pancreatitis [J]. Gastroenterology, 2020, 156(5): 1958-1961.

[77] CHADALAVADA R C P. Drug-induced acute pancreatitis: Prevalence, Causative agents, and Outcomes [J]. Pancreatology: official journal of the International Association of Pancreatology (IAP), 2020, 20(7): 1281-1286.

[78] HUGHES D L, HUGHES A, WHITE P B, et al. Acute pancreatitis in pregnancy: meta-analysis of maternal and fetal outcomes[J]. British Journal of Surgery, 2022, 109: 12-14.

[79] BECK S L. Pancreatic Disorders of Pregnancy[J]. Clinical Obstetrics and Gynecology, 2020, 63(1): 226-242.

[80] 王永炎,严世芸.实用中医内科学[M].2版.上海:上海科学技术出版社,2009.

[81] 李建洪,铁明慧,庞永诚,等.中医药综合治疗急性胰腺炎的研究进展[J].中国中医急症,2022(3):549-551.

[82] 吴珊珊,范铁兵.中医药治疗急性胰腺炎的临床应用进展[J].中国中医急症,2020,29(2):370-372.

[83] 李乐之.外科护理学[M].7版.北京:人民卫生出版社,2021.

[84] 中华医学会急诊分会,京津冀急诊急救联盟,北京医学会急诊分会,等.急性胰腺炎急诊诊断及治疗专家共识[J].中华急诊医学杂志,2021,30(2):161-172.

[85] 中华医学会外科学分会胰腺外科学组.中国急性胰腺炎诊治指南(2021)[J].中华外科杂志,2021,59(7):10.

[86] 周阳.临床管道护理[M].北京:人民卫生出版社,2024.

[87] 陈凛,陈亚进,董海龙,等.加速康复外科中国专家共识及路径管理指南(2018版)[J].中国实用外科杂志,2018,38(1):1-20.

[88] 中华医学会灾难医学分会,中国医师协会急救复苏与灾难医学分会,中国医学救援协会救援防护分会.ARDS患者肺康复训练专家共识[J].中国急救复苏与灾害医学杂志,2022,17(4):421-426.

[89] 湖南省卫生健康委员会加速康复外科试点工作指导与评价专家委员会.肝胆胰外科疾病加速康复外科临床路径湖南专家共识(2022版)[J].中国普通外科杂志,2022,31(7):847-859.

[90] 李双玲,谢旻,杨尹默.重症急性胰腺炎的早期液体复苏和器官保护[J].中国实用外科杂志,2024,44(5):524-529.

[91] 中华医学会外科学分会,中华医学会麻醉学分会.中国加速康复外科临床实践指南(2021版)[J].中国实用外科杂志,2021,41(9):961-992.

[92] 朱毅,纪美芳,刘浩,等.加速外科康复核心问题处置策略[M].北京:电子工业出版,2021.

[93] 中国病理生理危重病学会呼吸治疗学组.重症患者气道廓清技术专家共识[J].中华重症医学电子杂志,2020,6(3):272-282.

[94] 武亮,郭琪,胡菱,等.中国呼吸重症康复治疗技术专家共识[J].中国老年保健医学杂志,2018,16(5):3-11.

［95］ 浙江省医学会重症医学分会.浙江省重症急性胰腺炎诊治专家共识［J］.浙江医学，2017，39（14）：1131-1151.

［96］ 黄晓林，燕铁斌.康复医学［M］.6版.北京：人民卫生出版社，2018.

［97］ FREENY P C, HAUPTMANN E, ALTHAUS S J, et al. Percutaneous CTguided catheter drainage of infected acute necrotizing pancreatitis：techniques and results［J］. AJR, Am J Roentgenol, 1998, 170(4)：969-975.

［98］ VAN BAAL M C, VAN SANTVOORT H C, BOLLEN T L, et al. Systematicreview of percutaneous catheter drainage as primary treatment of necrotizing pancreatitis［J］. Br J Surg, 2011, 98(1)：18-27.

［99］ VGOTTLIEB M, KOYFMAN A, LONG B. evaluation and management ofabdominal compartment syndrome in the emergency department［J］.JEmerg Med, 2020, 58(1)：43-53.

［100］ MOWERY N T, BRUNS B R, MACNEW H G, et al. Surgical management of pancreatic necrosis：a practice management guideline fromthe Eastern Association for the Surgery of Trauma［J］. J Trauma Acute CareSurg, 2018, 83(2)：316-327.

［101］ GOMATOS I P, HALLORAN C M, GHANEH P, et al. Outcomes From Minimal Access Retroperitoneal and Open Pancreatic Necrosectomy in 394 Patients With Necrotizing Pancreatitis［J］. Ann Surg, 2016, 263(5)：992-1001.

［102］ RARATY M G, HALLORAN C M, DODD S, et al. Minimal access retroperitoneal pancreatic necrosectomy：improvement in morbidity and mortality with a less invasive approach［J］. Ann Surg, 2010, 251(5)：787-793.

［103］ CONNOR S, GHANEH P, RARATY M, et al. Minimally invasive retroperitoneal pancreaticnecrosectomy［J］. Dig Surg, 2003, 20(4)：270-277.

［104］ 黄耿文，申鼎成，亢浩，等.微创腹膜后入路胰腺坏死组织清除术治疗感染性胰腺坏死18例疗效分析［J］.中国实用外科杂志，2016，36（11）：1197-1199.

［105］ 中华医学会消化内镜分会ERCP学组.中国ERCP指南（2018版）［J］.中国医刊，2018，53（11）：1185-1215.

［106］ LEE P J, PAPACHRISTOU G I. Management of Severe Acute Pancreatitis［J］. Curr Treat Options Gastroenterol, 2020, 18(4)：670-681.

［107］ BUXBAUM J L, ABBAS FEHMI S M, SULTAN S, et al. ASGE guideline on the role of endoscopy in the evaluation and management of choledocholithiasis［J］. Gastrointest Endosc. 2019, 89(6)：1075-1105.

［108］ CHANDRASEKHARA V, KHASHAB M A, MUTHUSAMY V R. Adverse events associated with ERCP［J］. Gastrointest Endosc, 2017, 85(1)：32-47.

［109］ SCHEPERS N J, HALLENSLEBEN N D L, BESSELINK M G, et al. Urgent endoscopic retrograde cholangiopancreatography with sphincterotomy versus conservative treatment in predicted severe acute gallstone pancreatitis（APEC）：a multicentre randomised controlled trial［J］. Lancet, 2020, 396：167-176.

［110］ TESTONI P A. Papillary cannulation and sphincterotomy techniques at ERCP：European Society of Gastrointestinal Endoscopy（ESGE）Clinical Guideline［J］.Endoscopy, 2016, 48(7)：657-683.

［111］ DUMONCEAU J M. Endoscopic Biliary Stenting：Indications, Choice of Stents, and Results：European Society of Gastrointestinal Endoscopy（ESGE）Clinical Guideline-Updated October 2017［J］. Endoscopy, 2018, 50(9)：910-930.

［112］ MANES G. Endoscopic management of common bile duct stones：European Society of Gastrointestinal Endoscopy（ESGE）guideline［J］. Endoscopy, 2019, 51(5)：472-491.

［113］VRAMAN M, VINAY C, RUBEN D A, et al. The role of endoscopy in the diagnosis and treatment of inflammatory pancreatic fluid collections［J］. Gastrointest Endosc, 2016, 83(3)：481-488.

［114］YAO Y, ZHANG D G, GUO J F, et al. A novel self-expanding biflanged metal stent vs tubular metal stent for EUS-guided transmural drainage of pancreatic pseudocyst：A retrospective［J］. Medicine, 2019, 98(3)：e14179.

［115］JING L, QIAN Z, ANNI Z, et al. Comparative outcomes of endoscopic ultrasound-guided lumen-apposing mental stents drainage for pancreatic pseudocysts and walled-off necrosis：Case series and meta-analysis ［J］. Chronic Dis Transl Med, 2021, 7(3)：157-168.

［116］SATORU K, TETSUSHI K, SHINJI K, et al. Endoscopic Ultrasound-Guided Transgastric Drainage of an IntraAbdominal Abscess following Gastrectomy［J］. Clin Endosc, 2019, 52(4)：373-376.

［117］BAPAYE A, DUBALE N A, SHETH K A, et al. Endoscopic ultrasonography-guided transmural drainage of walled-off pancreatic necrosis：comparison between a specially designed fully covered bi-flanged metal stent and multiple plastic stents［J］. Dig Endosc, 2017, 29(1)：104-110.

［118］SIDDIQUI A A, KOWALSKI TE, LOREN D E, et al. Fully covered selfexpanding metal stents versus lumen-apposing fully covered self-expanding metal stent versus plastic stents for endoscopic drainage of pancreatic walled-off necrosis：clinical outcomes and success［J］. Gastrointest Endosc, 2017, 85(4)：758-765.

［119］ANG T L, KONGKAM P, KWEK A B, et al. A two-center comparative study of plastic and lumen apposing large diameter self-expandable metallic stents in endo-scopic ultrasound guided drainage of pancreatic fuid collections［J］. Endosc Ultra sound, 2016, 5(5)：320-327.

［120］SRIDHAR S, VINAY D. EUS-guided biliary drainage for malignant hilar biliary obstruction：A concise review［J］. Endosc Ultrasound, 2021, 10(3)：154-160.

［121］SCHALK W M, ROY L J W, MICHIEL B, et al. Therapeutic endoscopic ultrasound：European Society of Gastrointestinal Endoscopy (ESGE) Guideline［J］. Endoscopy, 2022, 54(2)：185-205.

［122］LI D F, ZHOU C H, WANG L S, et al. Is ERCP-BD or EUS-BD the preferred decompression modality for malignant distal biliary obstruction？ A meta-analysis of randomized controlled trials［J］. Rev Esp Enferm Dig, 2019, 111(12)：953-960.

［123］YOUSUKE N, HIROFUMI K, HIROYUKI I, et al. Endoscopic ultrasound-guided pancreatic duct drainage［J］. Saudi J Gastroenterol, 2019, 25(4)：210-217.

［124］AMY T, VIMAL B, PRASHANT K, et al. EUS-guided pancreatic drainage：A steep learning curve［J］. Endosc Ultrasound, 2020, 9(3)：175-179.

［125］AKIRA I, TAKESHI O, KAZUHIDE H. Endoscopic Ultrasound-Guided Pancreatic Duct Drainage：Techniques and Literature Review of Transmural Stenting［J］. Clin Endosc, 2020, 53(5)：525-534.

［126］LU L, JIN H B, YANG J F, et al. Endoscopic ultrasound-guided pancreaticogastrostomy for symptomatic pancreatic duct obstruction caused by migrated pancreatic stent［J］. World J Gastrointest Endosc, 2017, 9(10)：535-539.

［127］Working Group IAP/APA Acute Pancreatitis Guidelines. IAP/APA evidence-based guidelines for the management of acute pancreatitis［J］. Pancreatology, 2013, 13：e1-15.

［128］YOU B, ZHANG Y L, LUO G X, et al. Early application of continuous high-volume haemofiltration can reduce sepsis and improve the prognosis of patients with severe burns［J］. Crit Care, 2018, 22(1)：173.

［129］DIBIROV M D, DOMAREV L V, SHITIKOV E A, et al. Principles"cliff"pancreatic necrosis in a first-aid hospital［J］. Khirurgiia(mosk), 2017(1)：73-77.

[130] BAGNENKO S F, SAVELLO V E, GOL'TSOV V R, et al. Continuous hemofiltration model using porcine blood for comparing filter life[J]. J Artif Organs, 2018, 21(3): 332-339.

[131] ANDREEV A V, IVSHIN V G, GOLTSOV V R, et al. Minimally invasive interventions for infected pancreatic necrosis[J]. Annaly khirurgicheskoy gepatologii, 2015, 20(3): 110-116.

[132] VESPASIANI-GENTILUCCI U, GALLO P, PICARDI A, et al. The role of intestinal microbiota in the pathogenesis of NAFLD: starting points for intervention[J]. Arch Med Sci, 2018, 14(3): 701-706.

[133] PEDERSEN C, IJAZ U Z, GALLAGHER E, et al. Fecal Enterobacteriales enrichment is associated with increased in vivo intestinal permeability in humans[J]. Physiol Rep, 2018, 6(7): 16-19.

[134] TSURUTA M, IWASHITA M, SHINJO T, et al. Metabolic endotoxemia-activated macrophages promote pancreatic β cell death via IFNβ-Xaf1 pathway[J]. Horm Metab Res, 2017, 50(2): 160-167.

[135] KAUKONEN K M, BAILEY M, PILCHER D, et al. Systemic inflammatory response syndrome criteria in defining severe sepsis[J]. Engl J Med, 2015, 372(17): 1629-1638.

[136] SHANKAR-HARI M, PHILLIPS G S, LEVY M L, et al. Sepsis Definitions Task Force Developing and new definition and assessing new clinical criteria for septic shock[J]. JAMA, 2016, 315(8): 775-787.

[137] RONCO C. Evolution of technology for continuous renal replacement therapy: forty years of improvement: forty years of improvement[J]. Contrib Nephrol, 2018, 194: 1-14.

[138] RICCI Z, ROMAGNOLI S, RONCO C, et al. From continuous renal replacement therapies to multiple organ support therapy[J]. Contrib Nephrol, 2018, 194: 155-169.

[139] POZ Y L, STROKOV A G, KOPYLOVA Y V, et al. Early application of continuous high-volume haemofiltration can reduce sepsis and improve the prognosis of patients with severe burns[J]. Crit Care, 2018, 22(1): 173.

[140] KURIHARA Y, UEKI S, KOKUBO K, et al. Continuous hemofiltration model using porcine blood for comparing filter life[J]. J Artif Organs, 2018, 21(3): 332-339.